Ulrike Thurm Bernhard Gehr

Diabetes- und Sportfibel

Mit Diabetes weiter laufen

Bibliografische Information der Deutschen Bibliothek

Die Deutsche Bibliothek verzeichnet diese Publikation in der Deutschen Nationalbibliographie; detaillierte bibliografische Daten sind im Internet über < http://dnb.ddb.de> abrufbar.

ISBN 978-3-87409-457-3

Autoren:
Ulrike Thurm, Berlin
Dr. med. Bernhard Gehr, Traunstein

Graphik:
Beate Fleischmann, Berlin

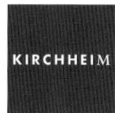
3. aktualisierte und erweiterte Auflage 2009
© Verlag Kirchheim + Co. GmbH
Kaiserstraße 41, 55116 Mainz
www.kirchheim-verlag.de

Vorwort von Prof. Dr. med. Rüdiger Landgraf   11
Vorwort der Autoren   13

1. Countdown vor Sport   21
1.⑤ Insulinversorgung reduzieren   23
1.④ Kohlenhydratzufuhr erhöhen   30
1.③ Flüssigkeit aufnehmen   34
1.② Blutzucker messen   36
1.① Eventuell Ketone messen   42
1.⓪ SOS-Sportset mitnehmen   46

2. Erste Hilfe bei der Therapieanpassung   51
2.1. Diabetes- und Sport-Tagebuch   51
2.2. Kurze körperliche Aktivitäten   53
2.3. Wechselhafte körperliche Aktivitäten   54
2.4. Ausdauersportarten   58
2.5. Sportarten mit besonderen Gefahren   61

3. Den Stoffwechsel verstehen oder: Wie funktioniert mein Körper?   64
3.1. Energie für den Muskel   65
3.2. Kohlenhydrate   66
3.3. Fette und Ketonkörper   70
3.4. Eiweiße   71
3.5. Insulin und seine Gegenspieler   72

4. Den Stoffwechselgesunden nachahmen oder: Wie muss ich meine Diabetes-Therapie an Sport anpassen?   75
4.1. Ziele der Stoffwechselregulation   75
4.2. Muskelarbeit beim Stoffwechselgesunden   77
4.3. Wie kann die Diabetes-Therapie an körperliche Aktivität angepasst werden?   82
4.4. Faktoren, die den Blutzuckerspiegel bei körperlicher Aktivität beeinflussen   85

5. Insulintherapie und Sport 90
5.1. Verschiedene Insulintherapieformen und Sport 90
    5.1.1. Konventionelle Insulintherapie (CT) 90
    5.1.2. Intensivierte Insulintherapie (ICT) 91
    5.1.3. Insulinpumpentherapie (CSII) 92
    5.1.4. Sensorunterstützte Insulintherapie 93
    5.1.5. Beispiele aus der Praxis 94
5.2. Normalinsulin und schnell wirkende Analoginsuline bei Sport 96
5.3. Basalinsulin und lang wirkende Analoginsuline bei Sport 99

6. Blutzucker- und Ketonmessung beim Sport: Technische und praktische Aspekte 101
6.1. Blutzuckermessung unter extremen Umweltbedingungen 101
    6.1.1. Tipps zur Blutzuckermessung bei großer Kälte 103
    6.1.2. Tipps zur Blutzuckermessung bei großer Hitze 107
    6.1.3. Tipps zur Blutzuckermessung in großer Höhe 108
6.2. Ketonmessung in Urin oder Blut? 120
    6.2.1. Urintest auf den Ketonkörper Acetoacetat 120
    6.2.2. Bluttest auf den Ketonkörper ß-Hydroxybutyrat 121

7. Kontinuierliche Glukosemessung (CGM) und Sport 124
7.1. Technische Aspekte 125
7.2. Übersicht der erhältlichen Systeme 126
    7.2.1. CGM-Systeme nach Elektroden-Prinzip 126
    7.2.2. CGM-System nach Mikrodialyseprinzip 128
    7.2.3. Nachteile der verfügbaren Systeme 128
    7.2.4. Studienlage zum Thema CGM und Sport 129
7.3. Praktische Hinweise zur kontinuierlichen Glukosemessung beim Sport 129
    7.3.1. Befestigung des Sensors bzw. des Senders beim Sport 129
    7.3.2. Alarmgrenzen: Anlegen eines Sportprofils 130
    7.3.3. Alarme, Trendpfeile, detaillierte Dokumentation: praktische Helfer beim Sport 131
    7.3.4. Alles ist relativ: Ein Blick auf die Kosten 134

8. Gefährdungen durch Sport und Diabetes 137
8.1. Hypoglykämie 137
    8.1.1. Entstehung einer Hypoglykämie 138
    8.1.2. Symptome einer Hypoglykämie während und nach Sport 138

	8.1.3.	Checkliste: Ursachen einer Hypoglykämie während und nach Sport	141
	8.1.4.	Muskelauffülleffekt	144
	8.1.5.	Alkoholkonsum	146
	8.1.6.	Behandlung einer Hypoglykämie	147
	8.1.7.	Vorsichtsmaßnahmen zur Vermeidung einer Hypoglykämie	151
8.2.	**Hyperglykämie**		152
	8.2.1.	Entstehung einer Hyperglykämie	152
	8.2.2.	Symptome einer Hyperglykämie	153
	8.2.3.	Checkliste: Ursachen einer Hyperglykämie	154
	8.2.4.	Behandlung einer Hyperglykämie	156
	8.2.5.	Flüssigkeitsverlust durch Hyperglykämie	157
8.3.	**Ketoazidose**		159
	8.3.1.	Entstehung einer Ketoazidose	159
	8.3.2.	Behandlung einer Ketoazidose	162
	8.3.3.	Vorsichtsmaßnahmen zur Vermeidung einer Ketoazidose	164

9.	**Gesundheitliche Voraussetzungen für Sport**		**165**
9.1.	Fachärztliche Untersuchung vor Trainingsbeginn		166
9.2.	Sport trotz „Folgeerkrankungen"		167
	9.2.1.	Retinopathie	168
	9.2.2.	Nephropathie	170
	9.2.3.	Periphere Neuropathie und „diabetischer Fuß"	172
	9.2.4.	Autonome Neuropathie	174

10.	**Veränderte Laborwerte nach Sport**	**177**
10.1.	Mikroalbuminurie nach Sport	177
10.2.	Erhöhte Ketonwerte nach Sport	179

11.	**Diabetes und Sport bei Kindern und Jugendlichen**	**180**
	- von Klemens Raile [1] -	
11.1.	Dürfen auch Kinder mit Diabetes Sport treiben?	180
11.2.	Besonderheiten der Diabetes-Therapie bei Kindern und Jugendlichen	182
11.3.	Sport hilft bei der psychischen Entwicklung	184
11.4.	Welche Sportarten sind zu empfehlen?	185
11.5.	Schulsport: Bedeutung der Sportlehrer	187
11.6.	Schulsport: Praktische Hinweise	189

[1] Universitätsklinik und Poliklinik für Kinder und Jugendliche, Leipzig

12. Typ-2-Diabetes und Sport 190
- 12.1. Wie entsteht Typ-2-Diabetes? 190
- 12.2. Körperliche Bewegung als Teil der Diabetestherapie 192
- 12.3. Praktisches Vorgehen und geeignete Sportarten 194
- 12.4. Anpassung der Tablettentherapie an Sport 196
- 12.5. Anpassung der Insulintherapie an Sport 199
- 12.6. Das DiSko-Projekt: Wie Diabetiker zum Sport kommen 200
- 12.7 Das Konzept der Diabetes-Sportgruppen 204
- 12.8 Diabetes-Sportgruppen in Deutschland – Versuch einer Übersicht 207

13. Sporternährung 210
- von Eva Maria Hund[2], Jochen Schmitz[3], Uwe Schröder[4] und Günter Wagner[5] -
- 13.1. Die Basisernährung – Grundlage für sportliche Lorbeeren 210
- 13.2. Flüssigkeitsverlust – ohne Schweiß kein Preis 214
  - 13.2.1. Das richtige Sportgetränk 214
  - 13.2.2. Die richtige Trinkmenge 218
- 13.3. Essen und Trinken vor und während des Sports 220
- 13.4. Essen und Trinken nach dem Sport 225
- 13.5. Das richtige Körpergewicht 226

14. Erfahrungsberichte 228
- 14.1. Freizeit- und Leistungssport 228
  - 14.1.1. Aerobic 228
  - 14.1.2. Badminton 232
  - 14.1.3. Basketball 236
  - 14.1.4. Beachvolleyball 239
  - 14.1.5. Schlittschuhlaufen 244
  - 14.1.6. Extrem-Trekking 247
  - 14.1.7. Radfahren 251
  - 14.1.8. Fallschirmspringen 255
  - 14.1.9. Fußball 258
  - 14.1.10. Golf 261
  - 14.1.11. Inlineskaten 265
  - 14.1.12. Ironman-Triathlon 268
  - 14.1.13. Kampfsport 272

---

[2] Institut für Sporternährung e. V., Bad Nauheim
[3] Institut für Sporternährung e. V., Bad Nauheim
[4] Institut für Sporternährung e. V., Bad Nauheim; Lehrbeauftragter der Fachhochschule Fulda
[5] Institut für Sporternährung e. V., Bad Nauheim;
Lehrbeauftragter der Deutschen Trainerakademie des Deutschen Sportbundes, Köln

14.1.14.	Kraftdreikampf	275
14.1.15.	Laufen	279
14.1.16.	Nordic Walking	284
14.1.17.	Race across America (RAAM) mit kontinuierlicher Glukosemessung	287
14.1.18.	Reiten	294
14.1.19.	Rollhockey	298
14.1.20.	Schwimmen	301
14.1.21.	Skisport	305
14.1.22.	Snowboarden	309
14.1.23.	Spazierengehen	314
14.1.24.	Sprint	318
14.1.25.	Squash	321
14.1.26.	Surfen	324
14.1.27.	Tandemfahren	329
14.1.28.	Tauchen	335
14.1.29.	Tennis	345
14.1.30.	Tischtennis	348
14.1.31.	Wandern	351
14.1.32.	Wildwasser-Kanuslalom	358
14.1.33.	Olympische Goldmedaille: Hockey	362
14.1.34.	Sport während der Remissionsphase: Skitourengehen	366
14.1.35.	Trainings- und Wettkampfpause bei Leistungssportlern: Ultramarathonlauf	372
14.1.36.	Extrembelastung Schichtdienst	377
14.2.	**Kinder und Jugendliche**	**380**
14.2.1.	Schulsport: Bericht einer Schülerin (15 Jahre)	380
14.2.2.	Vereinssport: Bericht eines Schülers (15 Jahre) über Handball	383
14.2.3.	Leistungssport: Bericht eines Schülers (13 Jahre) über Radrennsport	386
14.3.	**Diabetes-Sportgruppen**	**391**
14.3.1.	Bericht eines Teilnehmers	391
14.3.2.	Bericht einer Übungsleiterin	395
14.3.3.	Bericht über den Aufbau eines Netzes von Diabetes-Sportgruppen in Bayern	399
15.	**Kontaktbörse**	**403**
15.1.	International Diabetic Athletes Association (IDAA)	403
15.2.	Arbeitsgemeinschaft Diabetes und Sport der Deutschen Diabetes-Gesellschaft e.V.	407
15.3.	Ansprechpartner für die einzelnen Sportarten	410

15.4. Kontaktadressen zur Suche nach Diabetes-Sportgruppen und zur
Übungsleiterausbildung 415

16. Anhang 419
16.1. Leitlinien der Fachgesellschaften zum Thema Diabetes und Sport 419
16.2. Informationen für Sportlehrer 421
16.3. Molekularbiologie: Regulation der Glukoseaufnahme in die Zelle 427
16.4. Historisches: R. D. Lawrence zum Thema Diabetes und Sport (1926) 429
16.5. Legende: Erklärung aller Symbole, die in den Grafiken
verwendet werden 432
16.6. Literaturverzeichnis 433
16.7. Stichwortverzeichnis 440

Vorwort von Prof. Dr. med. Rüdiger Landgraf

Präsident der Deutschen Diabetes-Gesellschaft 2001–2003

Körperliche Fitness und kontinuierliches Training von Muskelkraft und Geschicklichkeit waren seit Jahrtausenden absolute Voraussetzung für das eigene Überleben und das der Familie und der Sippe. Mit zunehmender Industrialisierung und Technisierung geht mehr und mehr die Notwendigkeit verloren, sich für den Alltag fit zu machen und zu halten. Maschinen und Geräte übernehmen immer häufiger den Körper beanspruchende und trainierende Aufgaben. Die Folgen dieser kompletten Änderungen unseres Aufgaben- und Tätigkeitsspektrums zusammen mit längerer Lebenserwartung sowie hochkalorischer und unausgewogener Ernährung sind die Ursachen dafür, dass in zunehmendem Maße Übergewicht mit allen Konsequenzen wie Typ-2-Diabetes, Fettstoffwechselstörungen, Bluthochdruck und degenerativen Erkrankungen des Skelett-, Binde- und Stützgewebes – um nur einige zu nennen – unser Gesundheitssystem herausfordern und belasten. Sport und Bewegung, organisiert in Sportvereinen oder in Eigeninitiative, sind deshalb von großer Wichtigkeit. Da Übergewicht mit allen Stoffwechselfolgen bereits im Kindes- und Jugendalter immer häufiger zu beobachten ist, sollte bereits im frühesten Kindesalter gesunde Ernährung und körperliches Training fester Bestandteil zu Hause, im Kindergarten und in der Schule sein. Das Gegenteil ist aber leider zu beobachten. Sport, Gymnastik und Bewegung dienen heute fast ausschließlich dem Vergnügen, dem Sozialkontakt, dem Prestige, also der Steigerung der Lebensqualität und dem Profit für den Sportler selbst und für die Sportindustrie. Immer neue Sportarten und Extreme werden in den Sportmarkt „gepusht" und begeistern Anwender und Industrie; Sportvereine, Fitness-Center und Gesundheitsfarmen blühen oder schießen wie Pilze aus dem Boden.

Dieser Hintergrund und die Tatsache, dass Muskelarbeit als hypoglykämisierendes Prinzip seit langem bekannt ist, macht die kritische Auseinandersetzung mit Sport und Bewegung bei der dramatisch zunehmenden Zahl von Menschen mit Diabetes notwendig. Während Joslin die Muskelarbeit noch als eine der drei Säulen der Diabetes-Therapie propagierte, muss heute Muskelarbeit und Sport eher als Störfaktor für die Stoffwechselstabilität des Typ-1-Diabetikers angesehen werden. Der Slogan für diese Betroffenen lautet daher „Sport trotz Diabetes". Völlig anders ist die Situation bei Menschen mit einer Typ-2-Diabetes-Erkrankung. Bei diesen Menschen wird die meist vorhandene schwere Insulinresistenz durch Muskelarbeit drastisch reduziert. Körperliche Aktivität ist dann kausales Therapieprinzip und kann der Diabetesprävention und der Verbesserung diabetischer kardiovaskulärer Folgekrankheiten dienen. Bei der Multimorbidität vieler insbesondere älterer Menschen mit Typ-2-Diabetes fehlt jedoch leider meist die Compliance des Patienten für körperliches Training.

Jedes Lehrbuch für Diabetologie widmet sich dem Thema Diabetes, Muskelarbeit und Sport. Insbesondere für den jungen sportinteressierten aktiven Menschen mit einer Typ-1-Erkrankung und dem Diabetesteam fehlen jedoch häufig detaillierte Kenntnisse und praktische Anleitungen über den Einfluss verschiedener Sportarten auf den Stoffwechsel des Diabetikers. Ratschläge für Sportler mit Diabetes mellitus bleiben meist vage und wenig praktisch. In dem vorliegenden Buch „Diabetes- und Sportfibel" von Ulrike Thurm und Bernhard Gehr stellen zwei Experten auf diesem Gebiet – die eine ist Diplomsportlehrerin, der andere angehender Mediziner, beide selbst aktive Sportler mit Diabetes – die theoretischen Grundlagen und die praktischen Konsequenzen von Sport auf den Stoffwechsel des Diabetikers sehr ausführlich, übersichtlich und allgemein verständlich dar. Sportler mit Diabetes geben sehr praktische Tipps und kommen selbst mit eigenen Erfahrungen zur Diabetestherapie vor, während und nach dem Sport zu Wort. Jeder, der sich für Muskelarbeit, Sport und Diabetes interessiert oder befassen muss (Diabetesteam, Übungsleiter, Sportlehrer an Schulen und Hochschulen etc.), wird in diesem Buch alles – fast alles – über dieses Thema finden. Naturgemäß steht der Mensch mit einer Typ-1-Diabetes-Erkrankung im Vordergrund. Aber auch der Bewegungstherapie des Menschen mit Typ-2-Diabetes ist ein gesondertes Kapitel gewidmet.

Hinterlegt sind die einzelnen Kapitel mit Originalliteratur, so dass der mehr ins Detail gehende Leser rasch die einschlägigen Publikationen nachlesen kann.

Ich wünsche diesem Buch eine große Verbreitung unter Menschen mit Diabetes und anderen Diabetes-Experten!

München, April 2001

Rüdiger Landgraf

Vorwort der Autoren

„Körperliche Aktivität ist gut für Ihr Herz-Kreislauf-System, Ihren Fettstoffwechsel und Ihre Insulinempfindlichkeit." Wer alleine mit solchen Argumenten Menschen mit Diabetes zum Sport motivieren möchte, hat wenig Aussicht auf Erfolg.

Jedem Menschen – nicht nur dem mit Diabetes – wohnt aber die Sehnsucht nach viel Lebensqualität und -freude inne. Eine gute körperliche Leistungsfähigkeit bringt sie diesem Ziel einen großen Schritt näher.

Mit der Diabetes- und Sportfibel möchten wir alle Menschen mit Diabetes, aber auch Diabetesberater, Diabetologen, Ärzte, Familienmitglieder, Eltern, Lehrer, Trainer etc. mit der nötigen Information – und Motivation – versorgen, die Diabetestherapie sicher und „entgleisungsfrei" an körperliche Aktivität anzupassen, sei es im Alltag, in der Freizeit oder im Wettkampf- und Leistungssport.

Die zahlreichen Erfahrungsberichte von Sportlern mit Diabetes sollen zeigen, dass jeder Mensch mit Diabetes in der Lage sein kann, die von ihm gewählte Sportart in der gewünschten Intensität und Dauer gefahrlos auszuüben, wenn er über die erforderlichen Informationen verfügt und entsprechend ausführlich geschult wurde. Wir wünschen uns, Ihnen mit der Diabetes- und Sportfibel viele der dafür nötigen Informationen liefern zu können.

Als wir vor Weihnachten die erste Rohversion des Buches an unsere Korrekturleser schickten, waren wir sehr gespannt auf die ersten Reaktionen. Denn wir hatten uns mit der Diabetes- und Sportfibel einen ziemlich schwierigen „Spagat" vorgenommen: Von der Sportfibel sollen gleichermaßen alle Menschen mit Diabetes profitieren, aber auch für Diabetesberater und Ärzte soll die Sportfibel eine Informationsquelle für ihre tägliche Beratungsarbeit darstellen.

Wie können wir diesen Ansprüchen mit einem einzigen Buch gerecht werden, ohne nicht einen Teil der Leserschaft zu überfordern und andere zu langweilen? Ein gewagtes Unterfangen, und die Reaktionen der korrekturlesenden Ärzte, Dia-

Wenn du ein Schiff bauen willst,

so trommle nicht Leute zusammen,
um Holz zu beschaffen,
Werkzeuge vorzubereiten,
Aufgaben zu vergeben
und die Arbeit einzuteilen –

sondern wecke in ihnen
die Sehnsucht
nach dem weiten,
endlosen
Meer.

Antoine de Saint-Exupéry

betesberater, Sportlehrer, aber vor allem vieler Menschen mit Diabetes mit den unterschiedlichsten Therapieformen überraschten uns sehr. Wir hatten irrtümlicherweise geglaubt, die medizinischen Kapitel würden eher bei den Medizinern und Diabetesberatern auf Interesse stoßen, und die Erfahrungsberichte würden vor allem bei Menschen mit Diabetes größeren Anklang finden.

Genau das Gegenteil trat ein, die Korrekturleser aus den medizinischen Berufen waren eher „von der ganzen Medizin gelangweilt" und wünschten sich noch mehr der so spannenden und informativen Erfahrungsberichte. Die Menschen mit Diabetes waren ganz begeistert von den vielen Hintergrundinformationen, die ihnen in den medizinischen Kapiteln geliefert wurden.

Die Sportfibel ist in Modulform aufgebaut. Das bedeutet, wenn Sie schnell spezielle Informationen zu einem bestimmten Thema, einer speziellen Sportart etc. suchen, können Sie sich zuerst im Starthilfe-Kapitel orientieren. Wenn Sie dann Ihr Spezialthema vertiefen möchten, finden Sie im Kapitel 1 zahlreiche Verweise auf weitere Kapitel oder Erfahrungsberichte, in denen das Thema intensiver behandelt wird. Dieser Modulcharakter bringt aber einen kleinen Nachteil mit sich. Der geneigte Leser, der das gesamte Buch „von vorne bis hinten" durchliest, wird ab und zu auf Wiederholungen stoßen. Dafür entschuldigen wir uns, dies ist aber leider unvermeidbar, wenn die Sportfibel auch ermöglichen soll, alle relevanten Informationen schnell zu erhalten, ohne das kompletten Buch zu lesen. Der Modulcharakter soll auch das medizinische Fachpersonal in der Form unterstützen, dass im Rahmen einer Schulung oder eines individuellen Beratungsgespräches alle zu einem Thema relevanten Tipps sofort auf einen Blick vorliegen.

Trotzdem hoffen wir natürlich, dass Sie die gesamten Seiten unseres Buches von Anfang bis Ende derart fesseln, dass Sie die Sportfibel erst wieder aus der Hand legen können, wenn Sie auch das Stichwortregister bis zum Schluss gelesen haben. In diesem Sinne: Viel Vergnügen!

Eine Anmerkung: Um unser Buch sprachlich nicht unnötig zu komplizieren, verzichten wir z. B. auf die differenzierten Anreden als „Leser" oder „Leserinnen". Natürlich meinen wir immer diskriminierungsfrei beide Geschlechter. Aus ähnlichen Gründen verzichten wir darauf, die Blutzuckerwerte gleichzeitig in mg/dl und in mmol/l anzugeben. Eine Umrechnungstabelle finden Sie auf Seite 2.

Wir danken Dr. med. Uwe Gudat, der es immer wieder verstanden hat, unsere schönen, neu überarbeiteten Kapitel derart zu zerpflücken, dass wir es schon bereuten, jemals mit dem Schreiben begonnen zu haben. Im Ernst, ohne Uwe Gudats fundierte, konstruktive Kritik und sein absolutes Spezialwissen auf dem Gebiet Diabetes und Sport würden der Diabetes- und Sportfibel viele Ideen fehlen. Uwe Gudat hat mit seiner jahrelangen medizinischen Erfahrung dieses Buch immens bereichert. Danke!

Wir danken unserer Medien-Designerin Beate Fleischmann. Sie hat es mit ihrer Kreativität nicht nur verstanden, viele komplexe, medizinische Inhalte wirklich greifbar und für den Leser leicht verständlich darzustellen. Besonders mit „Fritzi" hat sie der Sportfibel zu ihrem gestalterischen „roten Faden" verholfen und dem Buch so seinen ganz individuellen Stil gegeben. Tausend Dank, besonders für deine Geduld, auch bei der x-ten Korrektur niemals die Autoren wirklich erschlagen zu haben.

Wir danken den Mitautoren einzelner Kapitel, die durch ihr spezifisches Fachwissen die Sportfibel ungemein bereichert haben. Danke an Eva Maria Hund, Dr. Klemens Raile und Dr. Hans-Rüdiger Klare, Jochen Schmitz, Uwe Schröder und Wolfgang Wagner.

Ohne die Erfahrungsberichte der Sportler mit Diabetes würde dieses Buch niemals existieren. Diese ganz individuellen Berichte beinhalten unzählige Insidertipps und erwecken die gesamte Theorie erst zum Leben. Nur durch ihre Arbeit, ihre Erfahrungen und ihr gesammeltes Wissen konnte dieses Buch überhaupt erst entstehen. Wir danken:

*Wir waren uns nicht immer einig, wir sprachen nicht immer dieselbe Sprache (Ruhrpott/München), wir waren gegenseitig unsere härtesten Kritiker. Das Ergebnis liegt vor Ihnen: Wir haben uns ein ums andere Mal zur individuellen Bestform angestachelt und sind in den vier Jahren gemeinsamer Arbeit an der Diabetes- und Sportfibel ein verdammt gutes Team geworden (natürlich, wie auf dem Foto zu sehen, auch Dank „Fritzis" geduldiger Vermittlungsarbeit).
Beim München-Marathon 2000 gingen wir gemeinsam an den Start und kamen auch beide ans Ziel, wenn auch nicht gleichzeitig (man vergleiche die Beinlängen!).*

Andreas Alt, Dr. Felicitas Altenhöfer, Holger Appel, Roland Baude, Karin Bauer, Götz Budiner, Ingrid Buschkühle, Gaby Dombek, Richard Dopjans, Diana Drossel, Fabian Engler, Tobias Engler, Carsten Fischer, Beate Fleischmann, Dr. Hansgeorg Frohn, Elke Frye, Dr. Michael Gomer, Manfred Graup, Martina Grote, Herbert Hausmann, Jutta Heitz, Katrin Hoefer, Peter Hornig, Dieter Keck, Andreas Koch, Detlev Kraft, Astrid Lauck, Eva Ludwigs, Gisela Michalski, Ingrid Nassir, Dr. Rolf Porsche, Dominik Richter, Peter Riemer, Josef Schlosser, Regine Schmutterer, Barbara Seibold, Katharina Staudinger, Elke Volk, Marc Weinstrauch, Karin Wolff, Dr. Peter Zimmer.

Wir danken unseren unermüdlichen Korrekturlesern, die unglaublich viel Zeit und Arbeit investiert haben, die Rohversion durchzuackern. Ohne ihre Anregungen, ihre konstruktive Kritik, die wichtigen Ideen, die unzähligen Vorschläge und Tipps, ihre beharrliche Fehlersuche hätte die Sportfibel nicht ihr heutiges „Gesicht"! Wir danken:

Karin Beck, Prof. Michael Berger, Dr. Walter Bube, Ingrid Buschkühle, Prof. Ernst Chantelau, unseren Eltern, Heidi Frank, Inge Gerding, Martin Greetfeld, Dr. Franz Hierl, Renate Jäckle, Thorsten Jordan, Anke Kornmeier, Peter Kremsreiter, Prof. Rüdiger Landgraf, Martina Lilla, Gisela Michalski, Brigitte Osterbrink, Dr. Wolfgang Pielmeier, Uwe Pietruck, Susanne Post, Prof. Peter Sawicki, Birger Thornuß, Prof. Eberhard Standl, Priv. Doz. Michael Ulbig, Ulrike Beate Wassill, Dr. Peter Zimmer. Außerdem danken wir Markus Beisl, der die erste Korrekturversion durch eine legendäre Nachtschicht am Kopierer erst ermöglichte.

Wir danken dem Kirchheim-Verlag, hier ganz besonders Reiner Wolf und Martina Becker, für die angenehme und reibungslose Zusammenarbeit! Hat Spaß gemacht!

Vorwort zur 3. Auflage

Als uns der Kirchheim-Verlag im Sommer 2008 mitgeteilt hat, dass sich die Vorräte der Sportfibel dem Ende näherten und eine Neuauflage erforderlich würde, haben wir uns natürlich erst einmal über das große Interesse an unserem Buch riesig gefreut. Klar, eine Neuauflage ist doch schön und macht sicher nicht so viel Arbeit – ersteres ist unzweifelhaft richtig, bei letzterem lagen wir allerdings voll daneben.

Seit der letzten Auflage bewährten sich einige bahnbrechende Innovationen der Diabetestherapie insbesondere auch im Bereich der körperlichen Aktivität, sodass die Sportfibel deutlich an Umfang zugelegt hat. Das neue Kapitel zur kontinuierlichen Glukosemessung (Kap. 7) dürfte für alle Sportler mit Diabetes und ihre betreuenden Diabetesteams von immensem Interesse sein. Auch zur Blutketonmessung entstand aufgrund neuer Erkenntnisse ein neues Kapitel (Kap. 6.2), und die Empfehlungen ziehen sich durch die gesamte Sportfibel (siehe u. a. Countdown Kap. 1.1). In den vergangenen Jahren wurden wir immer wieder gefragt, wie man unter extremen Umweltbedingungen verlässlich seinen Blutzucker messen kann. Da es hierzu bisher tatsächlich keine brauchbare Information gab, erstellten wir in mühevoller Recherchearbeit ein innovatives Kapitel zu diesem Thema (Kap. 6.1). Immer im Fluss ist das Thema Typ-2-Diabetes und Sport, daher wurde Kapitel 10 mit aktuellen Daten und Studienergebnissen „runderneuert" und gibt jetzt z. B. auch Auskunft über die Inkretintherapie und Sport. Da immer mehr medizinische Leitlinien das Thema Diabetes und Sport berühren, erstellten wir eine Übersicht zu den in Deutschland und international verfügbaren Leitlinien (Kap. 16.1).

In der Schlussphase der „Überarbeitung" fühlten wir uns in die Entstehungsgeschichte der Sportfibel zurückversetzt: Unendlich viele Nachtschichten, gerötete Augen vom vielen Recherchieren und Schreiben, nur eines war diesmal anders. Den dazu nötigen Kaffee konnten wir leider nicht gemeinsam trinken, da die Überarbeitung parallel in Berlin und im Chiemgau (Traunstein) stattfand. Dafür glühten die Telefon- und E-Maildrähte umso mehr. Zum Glück hat die räumliche Distanz unsere fantastische Kooperation nicht beeinträchtigt, wir haben wie damals zäh um jedes Kapitel gerungen, auch wenn einiges über ein Dutzend Mal quer durch die Republik gejagt wurde. Wir haben uns wie früher wunderbar ergänzt, unerbittlich kritisiert, gegenseitig motiviert und angetrieben, gelobt und bekrittelt – um letztendlich wieder festzustellen, dass wir mit niemand anderem lieber ein gemeinsames Buch schreiben würden.

Aber genau wie die erste Auflage war diese Überarbeitung nur möglich, weil wir unglaublich viel Unterstützung und Hilfe erfahren haben. Nur durch den massiven Einsatz engagierter Mitstreiter konnten wir einige Kapitel neu erarbeiten, andere aktualisieren oder auf den neuesten Stand bringen. Das Kapitel zur kontinuierlichen Glukosemessung (Kap. 7) wäre ohne die Unterstützung durch die aktuellen Pioniere auf diesem noch steinigen Weg nicht möglich gewesen, wir danken Prof. Dr. Lutz Heinemann (Profil-Institut, Neuss), Dr. Andreas Thomas (Fa. Medtronic, Meerbusch) und Dr. Michael A. Pani (Fa. Abbott, Wiesbaden). Andreas May (Hamburg) gab wertvolle Hinweise zum Thema aus Anwendersicht. Das Kapitel Blutzucker- und Ketonmessung beim Sport (Kap. 6) konnte in dieser Form überhaupt erst realisiert werden, weil uns zahlreiche Extremsportler mit Diabetes ihren unglaublichen Erfahrungsschatz zur Verfügung gestellt und uns kompetente Naturwissenschaftler und Mediziner unterstützt haben. Herzlicher Dank geht an Dr. Joachim Hönes (Mannheim), Dr. med. Bodo Gutt (München), Dr. med. Thomas Bobbert (Berlin), Geri Winkler (Wien), David Panofsky (Madison, U.S.A.), Jordi Admetlla (Barcelona), Anne Royer (Kanada), Prof. Chris Thompson (Dublin), Prof. Avogaro (Padua), Dr. David Maldonado (La Paz, Bolivien) und Dr. Daniel Öberg (Västervik, Schweden). Für die zur Verfügung gestellten Fotos bedanken wir uns herzlichst bei Geri Winkler (Mt. Everest), Jordi Admetlla (Aconcagua) und David Panofsky (Pik Lenin). Die Aktualisierung von Kapitel 10 (Typ-2-Diabetes) wurde durch die immense Zuarbeit von Jaqueline Braun (Offenburg), die uns mit aktuellen Daten aller Art versorgte, immens erleichtert – danke! Dr. Gerhard Schmeisl (Bad Kissingen) gab wertvolle Hinweise zum Thema Inkretine und Sport. Für die spannenden neuen Erfahrungsberichte, durch die die Sportfibel erst ihre wirkliche Bestimmung erfährt, danken wir Romy Schreiber und Monique Hanley.

Nicht zuletzt möchten wir uns bei Herrn Hamm vom Kirchheim-Verlag für die schier unerschöpfliche Geduld und Nachsicht danken, die er mit uns hatte.

Wir wünschen weiterhin viel Spaß beim Lesen und beim Sport!

Ulrike Thurm und Bernhard Gehr

Adressen der Autoren:

Ulrike Thurm
Sportlehrerin und Diabetesberaterin DDG
Seebadstraße 106
12621 Berlin
Telefon: 030/42 80 80 68
E-Mail: thurm@idaa.de

Dr. med. Bernhard Gehr
Weckerlestraße 15
83278 Traunstein
Telefon: 08 61/2 09 03 63
E-Mail: b.gehr@gmx.de

Adressen der Co-Autoren einzelner Kapitel:
Dr. med. Klemens Raile
Arzt/Forschungslabor
Universitätsklinik und Poliklinik für Kinder und Jugendliche
Oststraße 21-25
04155 Leipzig
Telefon: 03 41/97 26 0 68 (Labor)
Telefax: 03 41/97 26 0 09
E-Mail: raik@server3.medizin.uni-leipzig.de

Dipl. oec. troph. Eva Maria Hund, Institut für Sporternährung e. V. (IS)
Dipl. oec. troph. Jochen Schmitz, IS
Dipl. oec. troph. Uwe Schröder, IS, Lehrbeauftragter der Fachhochschule Fulda
Dipl. oec. troph. Günter Wagner, IS, Lehrbeauftragter der
Deutschen Trainerakademie des Deutschen Sportbundes (Köln)

Institut für Sporternährung e. V. (IS)
In der Aue
61231 Bad Nauheim
Telefon: 0 60 32/7 12 00
Telefax: 0 60 32/7 12 01
E-Mail: institut@isonline.de

1. Countdown vor Sport

Worin besteht eigentlich der Unterschied zwischen Sportlern mit und ohne Dia-betes?

Sportler ohne Diabetes müssen sich vor Beginn körperlicher Aktivität keine Gedanken darüber machen, wie sie ihren Stoffwechsel an Sport anzupassen haben – bei ihnen geht das alles „vollautomatisch".

Bei Sportlern mit Diabetes dagegen versagt diese „Automatik". Sie müssen die Reaktion des Stoffwechsels von Nichtdiabetikern auf körperliche Aktivität so gut wie möglich imitieren, um eine Unterzuckerung oder eine Stoffwechselentgleisung während und nach Sport zu vermeiden und um optimal leistungsfähig zu sein. Auf den Punkt gebracht: Wer Diabetes hat, muss vor körperlicher Aktivität zuerst sein Gehirn einschalten!

Welche Punkte müssen Sportler mit Diabetes bedenken, bevor sie gefahrlos aktiv werden können?

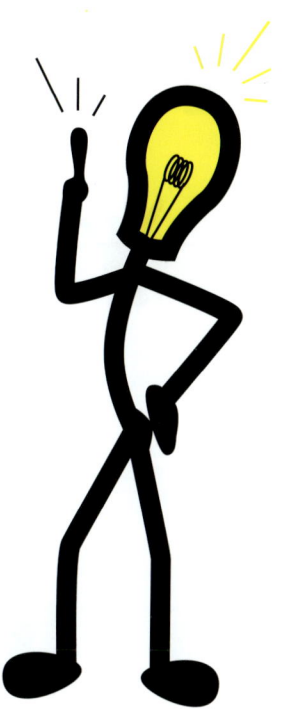

Countdown vor Sport

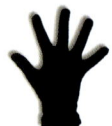 Insulinversorgung reduzieren

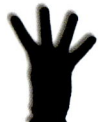 Kohlenhydratzufuhr erhöhen

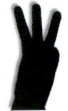 Flüssigkeit aufnehmen

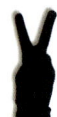 Blutzucker messen

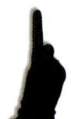 Eventuell Ketone messen

 SOS-Sportset mitnehmen!
Viel Spaß beim Sport!

1. ⑤ Insulinversorgung reduzieren

„Vor einigen Jahren erzählte mir einmal ein junger Mann mit Typ-1-Diabetes, dass er jeden Nachmittag zwischen 17:00 und 17:45 Uhr joggen würde. Ich fragte ihn, halb verwundert, halb skeptisch, ob er das wirklich jeden Tag, unabhängig von Jahreszeit, Wetter, Urlaub etc. macht. *Ja, selbstverständlich*, war seine Antwort. Daraufhin meinte ich, dass ihm das wohl sehr viel Freude machen müsse, wenn er das so regelmäßig tue. Dem widersprach er allerdings energisch: *Ich hasse dieses Laufen! Ich muss es aber auf Anordnung meines Arztes machen, da mein Blutzucker sonst vor dem Abendessen unweigerlich ansteigt.*"

Prof. Michael Berger berichtete diese Geschichte aus seiner Ambulanz [13]. In diesem Beispiel wird körperliches Training als Zwang eingesetzt, um die Fehler einer schlechten Insulintherapie wieder gutzumachen. Auch die früher üblichen, strikten Diätregeln waren zu nichts anderem gut, als die Fehler der früher üblichen Insulintherapie auszugleichen. Sport und strenge Diät wurden nicht zur Behandlung des Diabetes verwendet. Sie wurden lediglich dazu missbraucht, die Schwächen der damaligen Insulintherapien auszugleichen.

Heute darf sich niemand mehr die Frage stellen: „Wann muss ich Sport treiben, um meinen Blutzucker nicht ansteigen zu lassen?" Inzwischen gibt es stimmige Insulintherapien, und die Frage muss daher lauten: „Wie habe ich meine Insulintherapie anzupassen, damit ich genau dann körperlich aktiv sein kann, wenn ich es möchte?"

Die Zeiten, als die Insulin-Wirkkurven den Lebensrhythmus aller Menschen mit Diabetes bestimmten, sind glücklicherweise vorbei. Mit einer entsprechenden Schulung ist heute jeder dazu in der Lage, seine Insulintherapie auf seinen individuellen Lebensrhythmus abzustimmen – nicht umgekehrt. Insbesondere gilt das auch für körperliche Aktivität.

Literaturverzeichnis siehe Kap. 16.6

a) Wie „normal" ist körperliche Aktivität für mich?

Jeder Mensch mit Diabetes muss sich vor Beginn einer körperlichen Aktivität zunächst die Frage stellen, wie viel körperliche Aktivität für ihn „normal" ist, d. h. ob und wie die geplante Aktivität von der alltäglichen Belastung abweicht.

> **Beispiel:**
> **Weicht die geplante Aktivität von der „normalen" Alltagsbelastung ab?**
>
> Die körperliche Aktivität im Alltag eines Büroangestellten unterscheidet sich stark von der eines Postboten. Entsprechend unterschiedlich müssen beide ihre Diabetestherapie an eine körperliche Aktivität am Wochenende anpassen.
>
> *Körperlich inaktiver Büroangestellter*
> Unter der Woche geht der Büroangestellte einer sitzenden Tätigkeit nach, wobei er körperlich sehr wenig aktiv ist.
> Bei ihm kann schon eine geringe körperliche Aktivität am Wochenende ganz drastische Therapieanpassungen erforderlich machen. Plant er z. B. eine Wanderung mit Freunden, muss er seine Insulindosis deutlich reduzieren und seine Kohlenhydratzufuhr erhöhen, um eine Unterzuckerung zu vermeiden.
>
> *Körperlich sehr aktiver Postbote*
> Ein Postbote trägt täglich die Post aus, wobei er viel zu Fuß unterwegs ist und Fahrrad fährt.
> Unternimmt er am Wochenende zur selben Tageszeit eine Radtour mit seiner Familie, stellt dies keine Abweichung von seiner „normalen" körperlichen Aktivität im Alltag dar. Seine Diabetestherapie ist genau auf diese Belastung eingestellt.
> Wenn der Postbote dagegen das ganze Wochenende zu Hause auf dem Sofa läge, müsste er seine Therapie wahrscheinlich ändern, d. h. die Insulinversorgung erhöhen und/oder weniger Kohlenhydrate essen und trinken.
>
>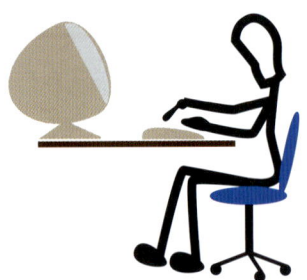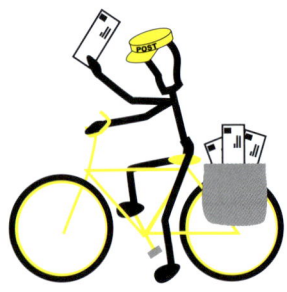

b) Zeitpunkt der körperlichen Aktivität

Um die Insulintherapie an körperliche Aktivität anzupassen, müssen sich Menschen mit Diabetes als erstes überlegen, zu welcher Zeit sie körperlich aktiv sein wollen. Ist der Zeitpunkt geklärt, lautet die nächste logische Frage, wieviel Insulin zu diesem Zeitpunkt wirksam ist.

Wer eine **Intensivierte Insulintherapie** (s. Kap. 5.1.2) durchführt, muss zwischen Normalinsulin bzw. schnellwirkendem Analoginsulin und Verzögerungsinsulin differenzieren. Wenn die Wirkung verschiedener Insuline überlappt, kann der Blutzucker während körperlicher Aktivität stärker abfallen.

Beispiel:
Zeitpunkt der körperlichen Aktivität (Intensivierte Insulintherapie)

Frau Müller führt eine Intensivierte Insulintherapie durch und möchte am Samstag ihre Wohnung putzen. Ob sie damit nach dem Frühstück oder nach dem Mittagessen beginnt, hat große Auswirkungen auf die nötige Anpassung der Insulintherapie:

Direkt nach dem Frühstück
Sofort nach dem Frühstück hat die Wirkung des morgens gespritzten Verzögerungsinsulins noch nicht eingesetzt. Beginnt Frau Müller zu dieser Zeit mit dem Putzen, muss sie lediglich das Normal- bzw. Analoginsulin zum Frühstück reduzieren. Das Basalinsulin muss sie wahrscheinlich nicht verringern.

Direkt nach dem Mittagessen
Direkt nach dem Mittagessen wirken das morgens gespritzte Verzögerungsinsulin und das mittags gespritzte Normal- bzw. Analoginsulin. Weil sich beide Insuline in ihrer Wirkung überlappen, senkt die gleiche körperliche Aktivität den Blutzucker zu dieser Zeit stärker ab als sofort nach dem Frühstück.
Daher muss Frau Müller in diesem Fall evtl. sowohl das Bolusinsulin zum Mittagessen als auch das Basalinsulin am Morgen reduzieren.

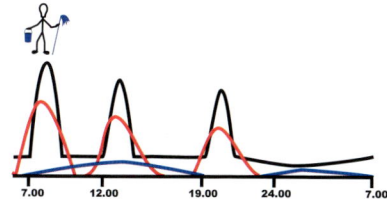

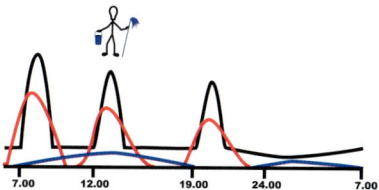

Bei der **Insulinpumpentherapie** (s. Kap. 5.1.3) kommt ausschließlich kurzwirkendes Insulin zum Einsatz. Bei der Anpassung der Insulinpumpentherapie an Sport ist entscheidend, ob die körperliche Aktivität in den Zeitraum einer Boluswirkung fällt oder ob zu dieser Zeit nur die Basalrate wirksam ist.

> ### Beispiel:
> ### Zeitpunkt der körperlichen Aktivität (Insulinpumpentherapie)
>
> Herr Schmidt hat eine Insulinpumpe und möchte am Samstag den Garten umgraben. Ob er damit z. B. direkt nach dem Frühstück oder erst am späten Nachmittag beginnt, hat große Auswirkungen auf die Anpassung der Insulinpumpentherapie:
>
> *Sport während der Boluswirkung*
> Körperarbeit während der Boluswirkung führt zu einem stärkeren Blutzuckerabfall.
> Will Herr Schmidt seinen Garten direkt nach dem Frühstück umgraben, muss er den Frühstücks-Bolus entsprechend drastisch kürzen. Wenn das Umgraben lange dauert, sollte Herr Schmidt auch die Basalrate entsprechend absenken.
>
> *Sport während alleiniger Basalratenwirkung*
> Wenn nur die Basalrate wirksam ist, senkt körperliche Aktivität den Blutzucker nicht so stark ab. Will Herr Schmidt den Garten am späten Nachmittag umgraben, muss er vermutlich die Basalrate reduzieren, je nach verwendetem Pumpeninsulin 1-2 Stunden vorher (s. Kap. 3.6). Eine Reduktion des Mittagessens-Bolus ist wahrscheinlich nicht nötig.
>
>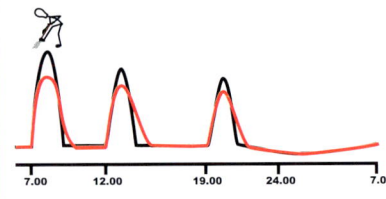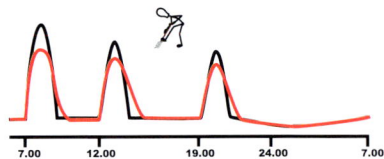

c) Belastungsdauer und -intensität

Als nächstes stellt sich die Frage, wie lange und wie intensiv die körperliche Aktivität sein soll. Ist eine kurze, wenig intensive Belastung geplant, muss die Insulindosis nicht so stark reduziert werden wie bei einer längeren und intensiveren Belastung.

Beispiel: Belastungsdauer und -intensität

Susanne möchte mit ihren Freundinnen eine Fahrradtour unternehmen. Welches Insulin sie um wie viel Prozent reduzieren muss, ist von der Dauer und Intensität der Radtour abhängig.

Insulintherapieanpassung bei geringer Belastungsdauer und -intensität
Susanne radelt mit ihren Freundinnen nur eine kurze Strecke in gemütlichem Tempo; direkt nach dem Frühstück soll es losgehen.
Susanne sollte das Einheiten/BE-Verhältnis zum Frühstück um 30-50 % reduzieren. Die Dosis des Verzögerungsinsulins braucht sie wahrscheinlich nicht zu verändern.
Zur Unterzuckerungs-Bekämpfung sollte Susanne eine mit kohlenhydrathaltiger Flüssigkeit gefüllte Fahrradflasche mitnehmen.

Insulintherapieanpassung bei hoher Belastungsdauer und -intensität
Unternimmt Susanne mit ihren Freundinnen eine ganztägige Radtour in zügigem Tempo, muss sie drastischere Insulindosisreduktionen vornehmen.
Susanne sollte ihr Verzögerungsinsulin vor der Radtour um 50 % und das Einheiten/BE-Verhältnis zu den Mahlzeiten vor und während der Radtour um 50-70 % reduzieren.
Zusätzlich sollte sie z. B. aus einer Fahrradflasche regelmäßig kohlenhydrathaltige Flüssigkeit trinken (mindestens ein Liter/Stunde).

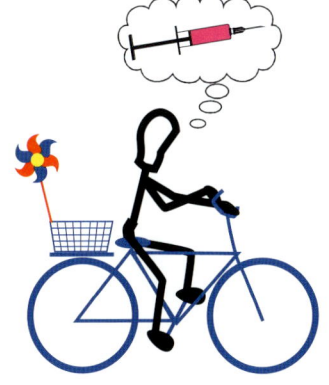
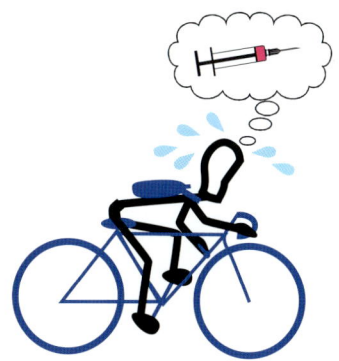

d) Muskelauffülleffekt

Als letztes bleibt die Frage zu klären, wie lange die geplante körperliche Aktivität nachwirkt. Für den Zeitraum des Muskelauffülleffekts (s. Kap. 8.1.4.) muss die Insulinversorgung reduziert bleiben.

> **Beispiel: Muskelauffülleffekt und Insulintherapieanpassung**
>
> Der Muskelauffülleffekt nach der körperlichen Aktivität ist abhängig von Belastungsdauer und -intensität. Wie stark hat sich Herr Schmidt bei der Gartenarbeit verausgabt?
>
> *Muskelauffülleffekt nach geringer Belastung*
> Hat Herr Schmidt nur kurz nach dem Frühstück einige Rosenzweige gekappt, ist die Nachwirkung dieser körperlichen Aktivität maximal bis zum Mittag zu spüren. Wenn überhaupt nötig, muss er lediglich – je nach gemessenem Blutzuckerwert – das Bolusinsulin zum Mittagessen geringfügig reduzieren.
>
> *Muskelauffülleffekt nach hoher Belastung*
> War Herr Schmidt den ganzen Tag lang damit beschäftigt, seinen großen Garten umzugraben, hinterläßt das „Spuren" bis zum nächsten Tag.
> Herr Schmidt muss nach einer so langen und intensiven Belastung wahrscheinlich das Bolusinsulin zum Mittagessen, zum Abendbrot und die Basalrate zur Nacht drastisch um 30-70 Prozent reduzieren.
>
>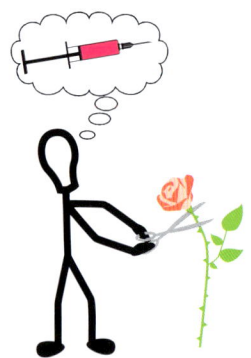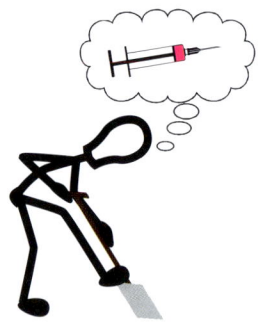

Insulinversorgung reduzieren

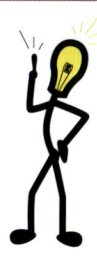

Folgende Fragen sind wichtig, um die Insulintherapie vor, während und nach einer körperlichen Aktivität richtig anzupassen:
- Um wie viel weicht die geplante körperliche Aktivität von meiner „normalen" Alltagsbelastung ab?
- Wann möchte ich körperlich aktiv sein?
- Wieviel Insulin ist zu diesem Zeitpunkt wirksam?
- Wie lange und wie intensiv möchte ich mich bewegen?
- Wie lange wirkt die geplante körperliche Aktivität nach?

Weitere Informationen zur Insulindosisreduktion:

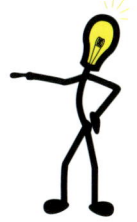

- ➤ Kap. 2.: Erste Hilfe bei der Therapieanpassung
- ➤ Kap. 3.: Den Stoffwechsel verstehen
- ➤ Kap. 4.: Den Stoffwechselgesunden nachahmen
- ➤ Kap. 5.: Insulintherapie und Sport
- ➤ Kap. 8.: Hypoglykämie, Hyperglykämie, Ketoazidose
- ➤ Kap. 12.5.: Typ-2-Diabetes: Anpassung der Insulintherapie an Sport
- ➤ Kap. 14.: Erfahrungsberichte

1. ④ Kohlenhydratzufuhr erhöhen

Sportlern mit und ohne Diabetes wird empfohlen, bei erhöhter körperlicher Aktivität vermehrt Kohlenhydrate (ca. 10-20 g KH pro 30 Minuten) zu sich zu nehmen. Bei Muskelarbeit wird mehr Energie benötigt als in Ruhe. Um langfristig eine optimale Leistungsfähigkeit und Ausdauer aufrecht zu erhalten, sollte dem Körper die verbrauchte Energie sofort wieder zugeführt werden (s. auch Kap. 3).

Wenn die körperliche Aktivität bewusst eingesetzt wird, um Gewicht zu verlieren, gilt diese Empfehlung natürlich nicht. Wer abnehmen will, sollte die verbrauchte Energie nicht „nachfüllen", sondern bei der Therapieanpassung an Sport mehr Gewicht auf die Insulinreduktion legen (s. auch Erfahrungsbericht 14.1.15.).

a) Art der aufgenommenen Kohlenhydrate

Die zentrale Frage bei der Erhöhung der Kohlenhydratzufuhr ist, wann Sie körperlich aktiv sein wollen. Zu dieser Zeit sollten die aufgenommenen Kohlenhydrate dann auch wirken. Im Klartext heißt das: entweder langsam wirkende Kohlenhydrate deutlich vor Belastungsbeginn (1-2 Stunden) zu sich nehmen oder direkt vor der Belastung schnell wirkende Kohlenhydrate trinken (s. auch Kap. 13.3).

Beispiel: Art der aufgenommenen Kohlenhydrate

Orangensaft oder Müsli? Apfel oder Vollkornbrot? Vor ihrem Hausputz überlegt sich Frau Müller, welche Art von Kohlenhydraten sie einnehmen will. Dabei ist entscheidend, wie schnell die Kohlenhydrate aufgenommen werden und wie lange sie wirken.

Langsam wirkende Kohlenhydrate deutlich vor Belastungsbeginn
Wenn Frau Müller den kurzen Hausputz mit einem Vollkornmüsli abdecken will, sollte sie dieses mindestens eine Stunde vor Beginn der Putzaktion zu sich nehmen.
Nähme sie das Müsli erst direkt vor dem Hausputz zu sich, würde es höchstwahrscheinlich erst resorbiert, wenn sie den Schrubber wieder in den Schrank gestellt hat. Der Blutzucker würde erst nach Beendigung der kurzen körperlichen Aktivität ansteigen: leider zu spät! Gleiches gilt für das „berühmte" Stück Sahnetorte vor der Diabetes-Sportstunde...

Schnell wirkende Kohlenhydrate direkt vor Belastungsbeginn
Schnell wirkende Kohlenhydrate wie z. B. Obstsaft sind gut geeignet, wenn sich Frau Müller spontan zu einem Putzdurchgang entscheidet.
Mit einem Glas Orangensaft unmittelbar vor dem Putzen kann sie den Blutzucker schnell ein wenig erhöhen, um eine Unterzuckerung bei der folgenden körperlichen Aktivität zu vermeiden. Für einen längeren Hausputz reicht das allerdings nicht aus (s. nächstes Beispiel).

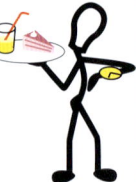

Welche Art von Kohlenhydraten geeignet ist, hängt auch von der Intensität und Dauer der geplanten sportlichen Betätigung ab. Je länger die körperliche Aktivität dauert, desto länger sollten auch die aufgenommenen Kohlenhydrate wirken.

> **Beispiel: Welche Kohlenhydrate für welche körperliche Aktivität?**
>
> Will Herr Schmidt nur kurz die Rosen schneiden oder plant er, den ganzen Tag seinen großen Garten umzugraben? Je nach dem ist eine andere Kohlenhydratzufuhr zu empfehlen.
>
> *Kohlenhydrate für*
> *kurze körperliche Aktivität*
> Für ein kurzes Rosenschneiden wäre z. B. ein Glas Orangensaft kurz vor Beginn der Gartenarbeit sinnvoll.
>
> *Kohlenhydrate für*
> *ganztägige körperliche Aktivität*
> Wenn Herr Schmidt seinen ganzen Garten umgraben möchte, wären außer dem Glas Orangensaft zusätzlich z. B. ein Vollkornmüsli oder zwei belegte Brötchen empfehlenswert.
>
>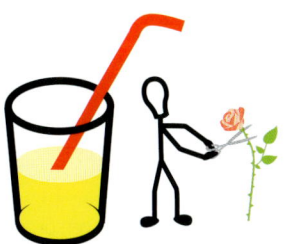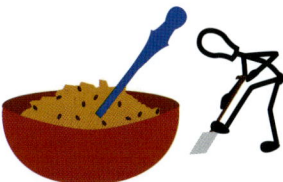

b) Muskelauffülleffekt

Der Muskelauffülleffekt nach dem Sport ist abhängig von der Belastungsdauer und -intensität. Bei einer kurzen, nicht besonders intensiven körperlichen Aktivität wird wenig Energie verbraucht. Anders sieht es bei einer ganztägigen Belastung aus: Danach sind die Kohlenhydratspeicher der Muskulatur entleert und müssen wieder aufgefüllt werden (s. auch Kap. 8.1.4.). Oft ist es sinnvoll, für diesen Zeitraum die Zufuhr von Kohlenhydraten zu erhöhen.

Beispiel: Muskelauffülleffekt und Kohlenhydrataufnahme

Susanne und ihre Freundinnen sind von der Fahrradtour zurück.

Muskelauffülleffekt nach geringer Belastung
Die „Nachwirkungen" der kurzen Radtour in gemütlichem Tempo nach dem Frühstück sind maximal bis zum Mittag zu spüren.
Wenn Susanne nicht abnehmen möchte, kann sie die Kohlenhydratzufuhr zum Mittagessen leicht erhöhen, um den Energieverlust auszugleichen und dem Muskelauffülleffekt vorzubeugen. Möchte Susanne jedoch Körpergewicht verlieren, sollte sie je nach Blutzuckerwert auch zum Mittagessen die Insulinversorgung um circa 20-30 % verringern.

Muskelauffülleffekt nach großer Belastung
Nach einer ganztägigen Radtour sollte Susanne am Abend die Kohlenhydratzufuhr deutlich erhöhen. Auch vor dem Schlafengehen sollte sie sich je nach Blutzuckerwert nochmal etwas Kohlenhydrat-Nachschub gönnen, falls sie keine Gewichtsreduktion anstrebt.
Wenn Susanne abnehmen möchte, sollte sie statt dessen die Insulinversorgung zum Abendessen und zur Nacht um mindestens 30-50 % reduzieren.

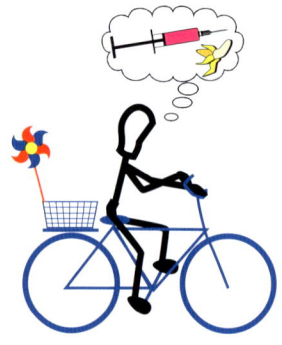
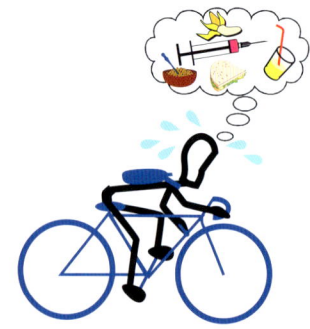

Kohlenhydratzufuhr erhöhen

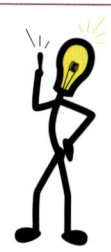

- Entweder langsam wirkende Kohlenhydrate deutlich vor Belastungsbeginn (1-2 Stunden) essen,
- oder sehr schnell wirkende Kohlenhydrate direkt vor der Belastung trinken.
- Nach Sport: Muskelauffülleffekt beachten! Evtl. weiterhin Kohlenhydratzufuhr erhöhen.

Weitere Informationen zur Kohlenhydratzufuhr:

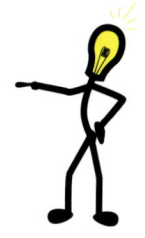

➤ Kap. 2.: Erste Hilfe bei der Therapieanpassung
➤ Kap. 3.: Den Stoffwechsel verstehen oder: Wie funktioniert mein Körper?
➤ Kap. 4.: Den Stoffwechselgesunden nachahmen oder: Wie muss ich meine Diabetes-Therapie an Sport anpassen?
➤ Kap. 8.1.6.: Hypo-Helfer im Vergleich: Cola, Glukose-Gel und Traubenzucker
➤ Kap. 13.: Sporternährung
➤ Kap. 14.: Erfahrungsberichte

1. ③ Flüssigkeit aufnehmen

Jeder Mensch schwitzt bei körperlicher Anstrengung. Dabei gehen über die Haut große Mengen an Flüssigkeit verloren. Auch zu hohe Blutzuckerwerte (Hyperglykämie) vermehren den Flüssigkeitsverlust massiv. Liegt der Blutzucker über der Nierenschwelle, wird das Zuviel an Zucker über die Nieren ausgeschieden, und die Urinmenge steigt.

Daher müssen Sportler mit Diabetes, die ihre körperlichen Aktivitäten mit Blutzuckerwerten über der Nierenschwelle (ca. 160 mg/dl) beginnen, mehr Flüssigkeit zu sich nehmen als stoffwechselgesunde Sportler.

Ganz wichtig hierbei: Alkoholische Getränke zählen nicht als Flüssigkeit! Im Gegenteil, sie trocknen den Körper eher noch stärker aus. Während der körperlichen Aktivität sind kohlenhydrathaltige Getränke aus zwei Gründen am besten geeignet: Sowohl der erhöhte Energie- als auch der erhöhte Flüssigkeitsbedarf werden gedeckt.

Beispiel: Flüssigkeit aufnehmen

Erika möchte mit ihren Freundinnen einen Spaziergang oder eine Wanderung unternehmen. Wann und wie viel Flüssigkeit sie trinken muss, um durch die körperliche Aktivität trotz ihres Ausgangsblutzuckerwertes über der Nierenschwelle nicht zu stark auszutrocknen, richtet sich vor allem nach der Dauer und Intensität der Belastung.

Flüssigkeitsaufnahme vor einer geringen körperlichen Belastung
Erika spaziert mit ihren Freundinnen nur eine kurze Strecke in gemütlichem Tempo. Vor Beginn der Bewegung sollte sie ausreichend kohlenhydrathaltige Flüssigkeit wie z. B. eine Apfelsaftschorle trinken.
Während der kurzen körperlichen Aktivität ist es nicht unbedingt nötig, Flüssigkeit zu sich zu nehmen. Erika sollte jedoch zur Unterzuckerungs-Bekämpfung z. B. kohlenhydrathaltige Flüssigkeit in Form eines 200-ml-Tetrapak-Fruchtsaftgetränkes (gezuckert) dabei haben.

Flüssigkeitsaufnahme vor einer intensiven körperlichen Belastung
Unternimmt Erika mit ihren Freundinnen eine ganztägige Bergwanderung in steilem, anspruchsvollem Gelände, reicht es keinesfalls aus, nur vor Beginn der Wanderung etwas zu trinken.
In diesem Fall sollte Erika regelmäßig kohlenhydrathaltige Flüssigkeit trinken. So kann sie den hohen Flüssigkeitsverlust ausgleichen, den eine lang andauernde und intensive körperliche Belastung mit sich bringt.

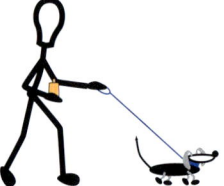
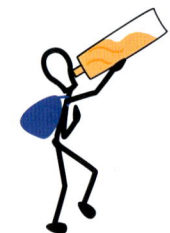

Flüssigkeit aufnehmen

- Liegt der Ausgangsblutzucker über der Nierenschwelle (ca. 160 mg/dl), müssen Sportler mit Diabetes vor dem Sport mehr Flüssigkeit trinken als Stoffwechselgesunde.
- Kohlenhydrathaltige Flüssigkeit ist während des Sports am besten geeignet.

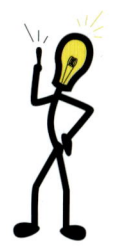

Weitere Informationen zur Flüssigkeitszufuhr:

➤ Kap. 8.2.5.:   Flüssigkeitsverlust durch Hyperglykämie
➤ Kap. 13.2.:   Sportgetränk und Trinkmenge
➤ Kap. 14.:   Erfahrungsberichte

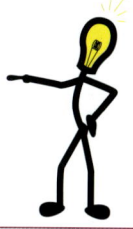

1. ② Blutzucker messen

Vor Beginn jeder körperlichen Aktivität muss auf jeden Fall der Blutzucker gemessen werden. Der Blutzuckertest direkt vor dem Start ist absolut unverzichtbar. Auch bei Verwendung eines Systems zur kontinuierlichen Glukosemessung (CGM) ist vor dem Start ein konventioneller Blutzuckertest notwendig. Die Präzision der CGM erfüllt noch nicht die hohen Anforderungen für weitreichende Therapieentscheidungen, wie sie vor Beginn körperlicher Aktivität nötig sind.

Die Bedeutung des Blutzuckertests vor dem Start ist vergleichbar mit dem Treibstoffcheck eines Piloten, bevor er mit seinem Flugzeug abhebt. Wenn dem Flugzeug in 10 000 Meter Höhe der Sprit ausgeht, wird es zwangsläufig abstürzen. Angesichts dieser Gefahr nimmt es der Pilot gerne auf sich, jedes mal, bevor er startet, auf die Tanknadel zu achten.

Ähnliches gilt für Sportler mit Diabetes. Ein „Blutzuckerabsturz" bei einer Wanderung im Gebirge könnte ebenfalls fatale Konsequenzen haben. Selbst wenn es zuvor tausendmal gut gegangen ist, selbst wenn man glaubt, genau zu „spüren", wie der Stoffwechsel gerade liegt: Eine einzige Fehleinschätzung kann dramatische Folgen haben. Mit dem Blutzuckertest vor dem Start können Menschen mit Diabetes dieser Gefahr wirkungsvoll vorbeugen (s. auch Kap 8.1.).

Jeder Mensch mit Diabetes sollte sich vor Beginn einer körperlichen Aktivität die Frage stellen: „Was ist das Schlimmste, was mir passieren kann?" Ein kurzfristig erhöhter Ausgangsblutzucker hat keine messbaren Auswirkungen auf den HbA1c und hat vermutlich auch keinen Einfluss auf die Entstehung diabetischer Folgeerkrankungen. Eine Unterzuckerung während körperlicher Aktivität kann einen Sportler mit Diabetes dagegen in lebensbedrohliche Situationen bringen. Daher sollten Menschen mit Diabetes gerade vor unbekannten körperlichen Belastungen lieber einen leicht erhöhen Ausgangsblutzuckerwert in Kauf nehmen.

150-180 mg/dl – Das ist der Blutzuckerbereich, den die meisten Sportler mit Diabetes vor Beginn körperlicher Aktivität anstreben. Die zahlreichen Erfahrungsberichte in Kapitel 14 sind sich in diesem Punkt weitgehend einig. Aber natürlich gibt es auch Sportler, die einen höheren oder niedrigeren Ausgangsblutzucker bevorzugen.

Steigende Blutzuckertendenz – Die Tendenz des Blutzuckers ist vor Beginn körperlicher Aktivität ebenso bedeutend wie seine absolute Höhe. Die Blutzuckertendenz ist aus dem Verlauf des Blutzuckers in den Stunden vor dem Start ersichtlich (gleichbleibend / steigend / fallend). Deutlich einfacher und zuverlässiger ist der Glukosetrend mithilfe der kontinuierlichen Glukosemessung zu ermitteln (CGM, siehe Kap. 7). Zu Beginn von körperlicher Aktivität ist eine **steigende** Blutzuckertendenz notwendig. Wer dagegen bei fallendem Glukosetrend ohne zusätzliche Kohlenhydrate mit körperlicher Aktivität beginnt, riskiert mit hoher Wahrscheinlichkeit eine Unterzuckerung.

Wie hoch der Start-Blutzucker sein sollte, hängt von verschiedenen Faktoren ab:

a) Insulinmenge im Blut

Die während der Körperarbeit im Blut und im Unterhautfettgewebe befindliche Insulinmenge ist ganz entscheidend für die nötige Höhe des Ausgangsblutzuckers. Je mehr Insulin sich aktuell im Blut befindet, desto stärker fällt der Blutzucker während körperlicher Aktivität ab und desto höher sollte der Ausgangsblutzucker gewählt werden.

Beispiel:
Ausgangsblutzucker in Abhängigkeit von der Insulinversorgung

Wenn Frau Müller ihren Hausputz für die Zeit der maximalen Boluswirkung plant, also z. B. nach einer Mahlzeit, muss der Ausgangsblutzucker höher sein.

Ausgangsblutzucker vor dem Abendessen
Vor dem Abendessen wirkt nur noch der Rest des am Morgen gespritzten Verzögerungsinsulins. Für einen Hausputz zu dieser Zeit ist ein leicht erhöhter Blutzucker ausreichend, also z. B. 150 mg/dl.

Ausgangsblutzucker nach dem Abendessen
Direkt nach dem Abendessen und dem dafür verabreichten Mahlzeitenbolus befindet sich sehr viel Insulin im Blut und im Unterhautfettgewebe. Wenn Frau Müller ihren Hausputz für diese Zeit plant, sollte sie einen höheren Ausgangsblutzuckerwert anstreben, z. B. 180 mg/dl.

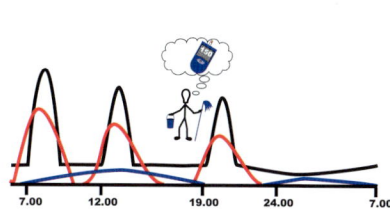
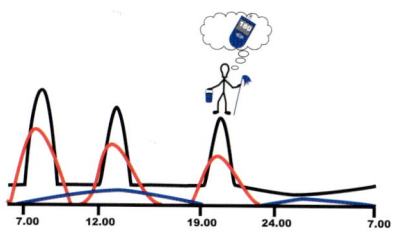

b) Trainingszustand

Auch der Trainingszustand hat großen Einfluss auf die nötige Höhe des Ausgangsblutzuckers. Besonders bei Sportlern, die ihre Ausdauer trainieren, vergrößern sich die Glykogenspeicher in Muskulatur und Leber erheblich (s. Kap. 3.2.). Ausdauertrainierte Sportler können den erhöhten Energiebedarf länger aus den eigenen Glykogenspeichern decken als Untrainierte. Mit steigender Fitness sinkt die Wahrscheinlichkeit für eine Unterzuckerung!

Doch nicht nur die allgemeine Ausdauer ist trainierbar, sondern auch spezielle Techniken. Je besser Sportler mit Diabetes in einer spezifischen Sportart trainiert sind, desto ökonomischer sind ihre Bewegungen und desto geringer ist der zu erwartende Blutzuckerabfall. Bei besserem Trainingszustand ist also kein so hoher Ausgangsblutzuckerwert mehr nötig.

Auch ansonsten gut trainierte Sportler sollten neue, bisher unbekannte Belastungen mit einem höheren „Sicherheitsblutzucker" beginnen, um Unterzuckerungen durch den unkalkulierbaren Mehraufwand an Energie zu vermeiden.

Beispielsweise wird ein Läufer mit Diabetes, der erstmals für einen Triathlon trainieren möchte, plötzlich mit den bis jetzt unbekannten Belastungsformen des Schwimmens und Radfahrens konfrontiert. Bei den „neuen" Sportarten fällt der Blutzucker am Anfang wahrscheinlich drastischer ab als bei einer vergleichbaren Lauf-Belastung. Mit der Zeit werden die Bewegungen beim Schwimmen und Radfahren ökonomischer, und der Energieaufwand sinkt. Vor der Belastung ist dann kein so hoher Ausgangsblutzucker mehr notwendig wie zu Beginn des Trainings.

Beispiel: Ausgangsblutzucker in Abhängigkeit vom Trainingszustand

Holger und Peter möchten im Sommer mit ihren Klassenkameraden zum Schwimmen gehen. Peter ist ein gut trainierter Schwimmer, Holger ist völlig ungeübt.

Ausgangsblutzucker bei ungewohnter Sportart
Holger hat gerade erst das Schwimmen gelernt, seine Bewegungen erinnern an einen wild paddelnden Hund. Fast alle Muskelgruppen seines Körpers sind in Aktion.
Um den immensen Energieaufwand auszugleichen, benötigt Holger in diesem Fall einen höheren Ausgangsblutzucker, z. B. 200 mg/dl.

Ausgangsblutzucker bei gewohnter Sportart
Peter schwimmt „wie ein Fisch im Wasser". Pfeilschnell und dabei noch Kraft sparend bewegt er sich durchs Wasser, Anstrengung ist kaum ersichtlich.
Peter braucht deutlich weniger Kraft als Holger, sein Energieverbrauch ist geringer. Aus Sicherheitsgründen sollte jedoch auch der trainierte Peter einen leicht erhöhten Ausgangsblutzucker anstreben, bevor er ins Becken springt, also z. B. 150 mg/dl.

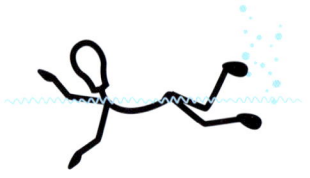
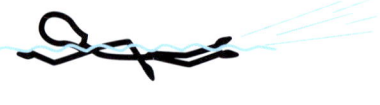

c) Höherer „Sicherheitsblutzucker" bei gefährlichen Sportarten

Während der Durchführung einiger Sportarten ist die Einnahme von Kohlenhydraten schwieriger als im normalen Leben. Beim Wildwasserkanuslalom z. B. ist es nicht möglich, entspannt eine „Brotzeit" zu sich zu nehmen, wenn sich der Kanute inmitten wilder Strudel, Strömungen und Felsen befindet. Auch während des Tauchens ist es nur mit einiger Übung möglich, spezielle Kohlenhydrate in der Tiefe zu sich zu nehmen.

Zudem ist bei Sport die Hypoglykämie-Erkennung erschwert. Die normalen Reaktionen des Körpers auf sportliche Belastungen können die Unterzuckerungs-Symptome überdecken (s. Kap. 8.1.2.). Im „Normalfall" werden Unterzuckerungen bemerkt, weil der Körper zur Gegenregulation Stresshormone wie Adrenalin ausschüttet. Während anstrengendem und gefährlichem Sport sind diese Stresshormone sowieso schon im Übermaß aktiv, was die Wahrnehmung von Unterzuckerungen erschwert oder sogar unmöglich macht. Aus Sicherheitsgründen sollten Sportler vor solchen Belastungen auf jeden Fall einen deutlich erhöhten Ausgangsblutzucker anstreben.

Beispiel: Ausgangsblutzucker bei gefährlichen Sportarten

Fritz möchte einen Satz Tennis spielen, Marc will einen Tauchgang in 30 Metern Tiefe von ca. 45 Minuten Dauer durchführen. Beide Athleten sind in ihrer Sportart trainiert und haben schon sehr viel Erfahrung bezüglich der entsprechenden Dosisanpassung bei unzähligen Tennismatches oder Tauchgängen gesammelt.

Ausgangsblutzucker bei weniger gefährlichen Sportarten
Fritz hat bei jedem Seitenwechsel die Gelegenheit, problemlos seinen Blutzucker zu messen und entsprechend der Werte Kohlenhydrate zu trinken oder zu essen. Beim Auftreten von Hypoglykämie-Symptomen kann er sofort das Match unterbrechen und Not-BE zu sich nehmen.
Deshalb reicht Fritz als erfahrenem diabetischen Tennisspieler vor dem Match ein Ausgangsblutzucker von ca. 150 mg/dl.

Ausgangsblutzucker bei Extrem- oder Risikosportarten
Marc hat während des Tauchgangs keine Möglichkeit, seinen Blutzucker zu bestimmen. Die Zufuhr von Kohlenhydraten in der Tiefe ist viel komplizierter als an Land. Hypoglykämie-Symptome können durch die Stresshormonausschüttung überlagert werden.
Marc sollte vor dem Tauchgang einen Blutzuckerwert von mindestens 200 mg/dl anstreben, um eine Unterzuckerung in der Tiefe definitiv ausschließen zu können.

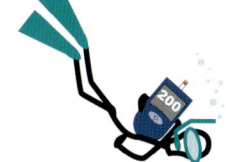

**Beispiel:
Erhöhter Blutzucker nach Beendigung der körperlichen Aktivität**

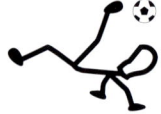

Andreas war von 19:00-20:30 Uhr beim Fußballtraining. Er hat vor dem Training zum Abendbrot das Einheiten/BE-Verhältnis um 60 % reduziert und ist mit einem Ausgangsblutzuckerwert von 241 mg/dl gestartet.
Direkt nach dem Training, um 20:30 Uhr, liegt Andreas' Blutzuckerspiegel bei 223 mg/dl. Da er weiß, dass der Blutzucker durch den Muskelauffülleffekt von alleine wieder abfallen kann, gibt Andreas zunächst kein Korrekturinsulin ab. Statt dessen trinkt er einen Liter Wasser, weil er nach dem anstrengenden Training großen Durst hat und misst nach einer Stunde erneut.

Der Blutzucker ist von alleine abgefallen.
164 mg/dl – optimal! Erschöpft fällt Andreas um 21:30 ins Bett.

Der Blutzucker ist unverändert hoch.
221 mg/dl – das ist zuviel. Vorsichtig gibt Andreas 0,5 Einheiten Korrekturinsulin ab, bevor er ins Bett geht. Den Korrekturfaktor hat er um ca. 70 Prozent reduziert (s. unten).

Absenkung des Korrekturfaktors nach körperlicher Aktivität:
Eine Einheit schnellwirkendes Insulin senkt bei Andreas den Blutzuckerspiegel zu dieser Tageszeit ohne körperliche Aktivität um 40 mg/dl. Da Andreas nach dem Training einen leicht erhöhten Blutzuckerwert vor dem Schlafen anstrebt, ist sein Zielblutzucker 160 mg/dl. Er rechnet: 223 mg/dl minus 160 mg/dl (Zielblutzucker). Andreas liegt also 63 mg/dl über seinem Zielbereich.
Ohne körperliche Aktivität würde er zu dieser Tageszeit 1,5 Einheiten schnellwirkendes Insulin benötigen, um den Blutzucker von 223 mg/dl auf ca. 160 mg/dl abzusenken. Diesen Korrekturfaktor senkt Andreas jetzt auf Grund des Muskelauffülleffektes um ca. 70 % ab, d. h. er gibt jetzt nur noch 0,5 Einheiten Insulin ab, um den Blutzucker auf ca. 160 mg/dl abzusenken.

d) Korrektur erhöhter Blutzuckerwerte vor, während und nach körperlicher Aktivität

Vor Beginn körperlicher Aktivität streben die meisten Sportler mit Diabetes einen leicht erhöhten Ausgangsblutzuckerwert zwischen 150 und 180 mg/dl an. Nicht immer gelingt diese Punktlandung, nicht selten schießt der Blutzucker über das angestrebte Ziel hinaus.

Menschen mit Diabetes, die bei der Therapieanpassung an körperliche Aktivität noch unerfahren sind, sollten vor und während der Belastung den Blutzucker eher nicht korrigieren. Statt dessen sollten sie abwarten, wie sich der Blutzucker während des Sports entwickelt.

Ist der Blutzucker direkt nach Beendigung des Sports immer noch erhöht,
■ Trinken Sie viel kohlenhydratfreie Flüssigkeit (mindestens 1 Liter) zur Rehydrierung,

- Warten Sie eine Stunde ab und
- Kontrollieren Sie dann Ihren Blutzucker erneut.

Häufig fällt der Blutzucker alleine durch die Nachwirkung der körperlichen Aktivität (Muskelauffülleffekt s. auch Kap. 8.1.4.) wieder in den angestrebten Zielbereich ab. Sollte der Blutzucker nach einer Stunde immer noch unverändert erhöht sein, können Sie diesen nach Rücksprache mit Ihrem behandelnden Diabetesteam ganz, ganz vorsichtig mit einer sehr geringen Dosis schnellwirkendem Insulin korrigieren. Der sonst zu dieser Tageszeit übliche Korrekturfaktor (ohne körperliche Aktivität) muss dafür um mindestens 60-80 Prozent reduziert werden.

Blutzucker messen

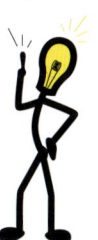

- Vor jeder körperlichen Aktivität muss auf jeden Fall der Blutzucker gemessen werden, auch bei gleichzeitiger Verwendung eines Systems zur kontinuierlichen Glukosemessung.
- Die meisten Sportler mit Diabetes streben einen Ausgangsblutzucker von 150-180 mg/dl an, je nach aktuell wirkender Insulinmenge, Trainingszustand u. a.
- Bei gefährlichen Sportarten ist ein höherer „Sicherheitsblutzucker" empfehlenswert.
- Der Blutzucker muss bei Sportbeginn eine steigende Tendenz haben, um das Unterzuckerungsrisiko zu verringern.
- Bei Korrekturen von erhöhten Blutzuckerwerten nach körperlicher Aktivität muss der Korrekturfaktor um mindestens 60-80 Prozent gesenkt werden.

Weitere Informationen zum Ausgangsblutzucker:

- ➔ Kap. 8.1.: Hypoglykämie
- ➔ Kap. 6.1.: Blutzuckermessen unter extremen Umweltbedingungen: Tipps zur Messung in großer Kälte, Hitze oder Höhe – und im Wasser.
- ➔ Kap. 8.3.3.: Vorsichtsmaßnahmen zur Vermeidung einer Ketoazidose
- ➔ Kap. 5.2.: Normalinsulin und schnell wirkende Analoginsuline bei Sport
- ➔ Kap. 7: Kontinuierliche Glukosemessung („Glukosesensor") und Sport
- ➔ Kap. 14.: Erfahrungsberichte

1. ① Eventuell Ketone messen

Spätestens wenn der Blutzucker vor Beginn einer körperlichen Aktivität über 250 mg/dl liegt oder wenn körperliche Symptome einer Ketoazidose bestehen, muss ein Ketontest durchgeführt werden. Nicht die absolute Höhe des Blutzuckerspiegels entscheidet, ob sich die Stoffwechsellage während der körperlichen Belastung verbessert oder verschlechtert – der ausschlaggebende Messwert sind die Ketonkörper.

Ist der Ketonspiegel erhöht, liegt mit hoher Wahrscheinlichkeit ein absoluter Insulinmangel vor, und eine diabetische Stoffwechselentgleisung (Ketoazidose) kann die Folge sein. In dieser Situation führt Muskelarbeit keinesfalls dazu, dass der Blutzucker sinkt. Im Gegenteil: Körperliche Belastung unter diesen Bedingungen lässt den Stoffwechsel weiter entgleisen, und die Ketoazidose verschlimmert sich (siehe Kap. 8.3.). Bei erhöhtem Ketonspiegel darf daher auf keinen Fall mit körperlicher Aktivität begonnen oder diese fortgesetzt werden.

Sollen die Ketone im Urin oder wie seit einigen Jahren möglich im Blut gemessen werden? Aus medizinischer Sicht ist der Blut-Ketontest zu bevorzugen, aus finanziellen Gründen erhält jedoch meist weiterhin der Urintest den Zuschlag. Insbesondere Sportlern mit Insulinpumpentherapie und Sportlern mit ICT, die in Phasen der auslaufenden Basalinsulinwirkung Sport treiben, muss zum Blut-Ketontest geraten werden. Weitere Information zu technischen Fragen finden sie in Kapitel 6.2.

Urin-Ketontest: Bei welchen Keton-Messwerten darf mit dem Sport begonnen werden, und wann wird es gefährlich? Beim Urintest, der schon seit langer Zeit verwendet wird, ist sich die Fachwelt einig (Tabelle 1): Ist der Ketontest negativ

Urin-Ketontest	Was heißt das?	Was tun?
Negativ (keine Verfärbung des Testfeldes)	Normalbereich	Viel Spaß beim Sport! Kontrollieren Sie nach spätestens einer Stunde Blutzucker und ggf. Ketone.
+ („einfach positiv")		
++ („zweifach positiv")	Ketoazidose	Kein Sport!!! Notfalltherapie wie mit dem behandelnden Diabetesteam besprochen, ggf. stationäre Behandlung im Krankenhaus.
+++ („dreifach positiv")		

Tabelle 1: Interpretation des Urin-Ketontests vor Sport
Liegt der Blutzucker vor körperlicher Aktivität über 250 mg/dl oder bestehen Symptome einer Ketoazidose, muss ein Ketontest durchgeführt werden. Beim Urin-Ketontest wird der Ketonkörper Azetoazetat bestimmt. Was die Ergebnisse für den Beginn körperlicher Aktivität bedeuten, können Sie dieser Tabelle entnehmen.

oder einfach positiv und liegen keine Symptome einer Ketoazidose vor, darf mit der körperlichen Aktivität begonnen werden. Bei mehrfach positivem Ergebnis (++ / +++) ist von einer Ketoazidose auszugehen und eine entsprechende Therapie einzuleiten. Körperliche Aktivität darf dann auf keinen Fall begonnen oder fortgesetzt werden.

Blut-Ketontest: Wie die Ergebnisse des prinzipiell überlegenen Blut-Ketontests zu interpretieren sind, darüber sind sich Studienautoren und Fachgesellschaften im Detail noch nicht ganz einig. Unbestritten ist Folgendes: Ein Blutketonspiegel bis 0,5 mmol/l gilt als völlig unauffällig („Normbereich") und erlaubt ohne Zweifel

Blutketon-spiegel (in mmol/l)	Was heißt das?	Was tun?
0,0 - 0,5	Normalbereich Ausreichende Insulinversorgung	Viel Spaß beim Sport! Kontrollieren Sie nach spätestens einer Stunde Blutzucker und ggf. Ketone.
0,6 - 1,0	Moderat erhöhter Blutketonspiegel. Es besteht zumindest ein relativer Insulinmangel.	Sport kann bei diesen Ketonwerten nicht empfohlen werden. Eine Erhöhung der Insulingaben ist meist notwendig. **Unter folgenden Bedingungen kann dennoch mit der körperlichen Aktivität begonnen werden:** (1) Völliges körperliches Wohlbefinden, insbesondere keine Symptome einer Ketoazidose. (2) Engmaschige Tests von Blutzucker und -ketonen, spätestens nach einer Stunde. Bei weiterer Verschlechterung muss die körperliche Aktivität sofort beendet und die Stoffwechsellage normalisiert werden. (3) Patienten mit Insulinpumpentherapie müssen das komplette System auf einen technischen Defekt oder Anwendungsfehler prüfen.
1,1 - 2,9	Verdacht auf beginnende Ketoazidose	Kein Sport!!! Notfalltherapie wie mit dem behandelnden Diabetesteam besprochen, ggf. stationäre Behandlung im Krankenhaus.
ab 3,0	Ketoazidose!	

Tabelle 2: Interpretation des Blut-Ketontests vor Sport
Liegt der Blutzucker vor körperlicher Aktivität über 250 mg/dl oder bestehen Symptome einer Ketoazidose, muss ein Ketontest durchgeführt werden. Beim Blut-Ketontest wird der Ketonkörper ß-Hydroxybutyrat aus dem kapillären Blut bestimmt. Was die Ergebnisse für den Beginn körperlicher Aktivität bedeuten, können Sie dieser Tabelle entnehmen (modifiziert nach [21, 27, 43, 66, 90, 109]).

den Beginn von Muskelarbeit, sofern keine Symptome einer Ketoazidose bestehen. In weit über 90 Prozent der Fälle dürfte der Messwert in diesem Bereich liegen. Übersteigt der Blutketonspiegel 3,0 mmol/l (einige Quellen: 3,5 oder 3,8 mmol/l), liegt mit Sicherheit eine Ketoazidose vor, und es darf auf keinen Fall körperliche Aktivität durchgeführt werden. Die Meinungen über den Bereich dazwischen gehen auseinander.

Wir empfehlen nach Auswertung der aktuellen Studienlage und von Expertenmeinungen folgende Vorgehensweise (Tabelle 2):
- Bis zu einem Blutketonspiegel von 0,5 mmol/l und ohne Symptome einer Ketoazidose kann mit der körperlichen Aktivität begonnen werden.
- Ab einem Wert von 0,6 mmol/l empfehlen wir, von körperlicher Aktivität Abstand zu nehmen, es sei denn es bestehen keinerlei Beschwerden (wie z. B. Übelkeit, Erbrechen, Bauchschmerzen, Krämpfe, Kopfschmerzen, Müdigkeit) und es werden die in Tabelle 2 genannten Vorsichtsmaßnahmen eingehalten.

Beispiel: Ketontest vor körperlicher Aktivität

Was bedeutet das für Frau Müller beim Frühjahrsputz? Wenn sie einen Ausgangsblutzuckerwert von über 250 mg/dl ermittelt, muss sie einen Ketontest durchführen.

Blutzucker 260, Blut-Ketontest 0,1 mmol/l oder Urin-Ketontest negativ
Bei einem Ketontest im Normbereich ist das Risiko für eine Ketoazidose während der körperlichen Aktivität sehr gering. Frau Müller darf mit dem Hausputz beginnen. Im Verlauf der körperlichen Betätigung sollte der Blutzucker absinken. Sie sollte engmaschig den Blutzucker testen und ggf. den Ketontest wiederholen.

Blutzucker 260, Blut-Ketontest 2,5 mmol/l oder Urin-Ketontest positiv (++)
Bei einem Blut-Ketontest von 2,5 mmol/l oder einem ++ positiven Urin-Ketontest darf Frau Müller auf keinen Fall irgendeine Körperarbeit durchführen! Körperliche Aktivität würde den Blutzucker weiter erhöhen und die Stoffwechsellage weiter verschlechtern. Jetzt gilt es, Ruhe zu bewahren und die Ketoazidose sofort zu behandeln.

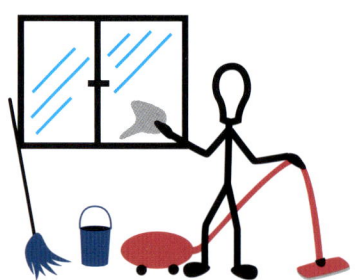
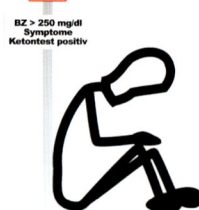

- Ab 1,1 mmol/l darf auf keinen Fall Körperarbeit ausgeführt werden („Sportverbot"!), stattdessen muss unverzüglich die Stoffwechselentgleisung mit geeigneten Mitteln behandelt werden.

Ketone messen

Spätestens bei Blutzuckerwerten über 250 mg/dl oder bei Symptomen einer Ketoazidose muss ein Ketontest durchgeführt werden!

- **Ketontest im Normbereich** (Bluttest bis 0,5 mol/l bzw. Urintest negativ oder +): Sie können mit körperlicher Aktivität beginnen, falls keine Symptome einer Ketoazidose bestehen; jedoch müssen Blutzuckertest und ggf. Ketontest engmaschig wiederholt werden.
- **Blutketontest leicht erhöht** (0,6-1,0 mmol/l): Keine körperliche Aktivität empfohlen. Unter bestimmten Voraussetzungen und Empfehlungen (Tabelle 2) kann dennoch mit Sport begonnen werden.
- **Ketontest deutlich erhöht** (Bluttest ab 1,1 mmol/l bzw. Urintest ++ oder +++): Keine körperliche Aktivität, sondern sofort Notfalltherapie beginnen!

Weitere Informationen:

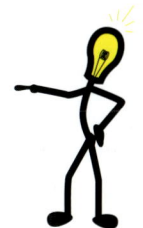

➤ Kap. 6.2.: Technische Fragen zur Ketonmessung in Urin/Blut
➤ Kap. 8.3.: Ketoazidose
➤ Kap. 8.2.1.: Entstehung einer Hyperglykämie

1. 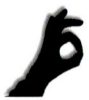 „SOS-Sportset" mitnehmen! Viel Spaß beim Sport.

a) Umfang des „SOS-Sportsets"

Wie groß das „SOS-Sportset" sein sollte, das Menschen mit Diabetes bei körperlicher Aktivität immer dabei haben müssen, ist je nach Art und Dauer der Belastung sehr verschieden. Im Minimalfall besteht das „Sportset" aus einer Tube Glukose-Gel, im anderen Extremfall aus fast allen denkbaren Diabetes-Utensilien.

Auch bei leichten körperlichen Aktivitäten wie z. B. einem Hausputz sollte man sicherstellen, dass immer schnell wirkende Kohlenhydrate wie Saft, Cola, Glukose-Gel o. ä. in greifbarer Nähe sind. Wenn Sie Symptome einer Unterzuckerung wahrnehmen, sollten Sie nicht erst zum nächsten Geschäft gehen müssen, um die nötigen Hypo-Helfer zu erstehen.

Für eine **kurze Joggingrunde** ist es nicht nötig, einen Ersatzkatheter oder Insulin-Pen mitzunehmen. Absolut notwendig ist aber, schnell wirkende Kohlenhydrate zur Behandlung einer Hypoglykämie dabei zu haben. Ohne ausreichende Not-BE sollte ein Sportler mit Diabetes nirgendwohin gehen und erst recht nicht laufen.

Die Not-BE immer direkt am Körper zu tragen, ist besonders wichtig. Die schönsten Not-BE helfen nichts, wenn der Fußballer z. B. beim Spiel auf dem Platz unterzuckert und die Kohlenhydrate in der gut verschlossenen Umkleidekabine lagern. Auch ist es beim Schwimmen im freien Gewässer nicht wirklich clever, das Glukose-Gel in der Badetasche am Strand zu deponieren. Im Ernstfall werden Sie dieses aus eigener Kraft möglicherweise nicht mehr erreichen können. Das heißt, auch beim Schwimmen gehört das wasserfeste Glukose-Gel in die Badehose bzw. den Badeanzug.

Bei **ganztägigen Aktivitäten** muss die Diabetes-„Notausrüstung" umfangreicher sein. Ein Beispiel: Sie planen mit der Familie am Wochenende eine gemütliche Bergwanderung. Eigentlich sollte es nur in gemächlichem Tempo zur nächsten Hütte gehen, um dort zu essen und die Aussicht zu genießen. Doch irgendwie sind Sie vom richtigen Weg abgekommen und irren stundenlang durch die Wälder. Mitten im Gebirge droht eine Unterzuckerung, Sie haben nicht genügend Kohlenhydrate dabei – ein Alptraumszenario nimmt seinen Lauf.

Doch selbst eine gemütliche Radtour quer durch Wald und Wiesen kann sich bei mangelhafter Ausrüstung zum Fiasko entwickeln. Weit entfernt von der nächsten Ortschaft meldet die Insulinpumpe einen Katheterverschluss, der Blutzucker ist deutlich erhöht, das Rad hat einen Platten... zu Fuß dauert es Stunden bis zur nächsten Ortschaft. Ohne den Reservekatheter oder die Spritze aus der „Notausrüstung" hätte der Insulinpumpenträger ein gewaltiges Problem.

Mit entsprechender Vorbereitung und Notausrüstung sind solche Dramen vermeidbar. Für ganztägige Aktivitäten, besonders in der freien Wildbahn, sollten Sie folgende Utensilien in ihr „SOS-Sportset" einpacken:

Beispiel: SOS-Sportset für ganztägige Aktivitäten

- Blutzuckermessgerät, ausreichend Teststreifen, Stechhilfe, Ketonteststreifen
- Insulin
- Spritzen, Pens
- Glukagon-Spritze
- Bei Typ-2-Diabetes: evtl. Tabletten, wenn nicht mit Insulin behandelt
- Sonstige Medikamente, die Sie regelmäßig einnehmen
- Insulinpumpe: Batterien, Ersatzkatheter u. ä.
- Ausreichend Flüssigkeit
- Ausreichende Menge an „schnellen" Kohlenhydraten (Cola, Glukose-Gel, Traubenzucker etc.)
- Ausreichende Menge an „langsamen" Kohlenhydraten (Obst, Brot, Energie- oder Müsliriegel etc.)

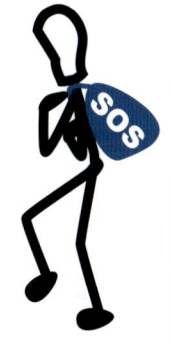

Das ständige Mitschleppen all dieser „Utensilien" mag Ihnen umständlich oder gar lästig erscheinen. Diese Unbequemlichkeiten stehen jedoch in keinem Verhältnis zu den Problemen, die entstehen können, wenn Sie auf eine Notlage mangels entsprechender Ausrüstung nicht sofort und adäquat reagieren können.

Für den Erfolg aller **Extremtouren** ist eine ausgezeichnete Vorbereitung ausschlaggebend. Das gilt auch für die Diabetes-Ausrüstung. Berechnen Sie vorher ihren Bedarf an Teststreifen, Insulin, Kohlenhydraten, Insulinpumpenzubehör etc. und nehmen Sie alles in doppelter Ausführung mit. Es ist sinnvoll, die Ausrüstung auf zwei komplette Sets zu verteilen und diese in unterschiedlichen Taschen mitzuführen.

b) Transport des SOS-Sportsets bei extremer Kälte

Die Diabetes-Ausrüstung muss bei eisigen Außentemperaturen unter allen Umständen so warm wie möglich gehalten werden. Das gilt nicht nur für das Insulin, sondern auch z. B. für das Blutzuckermessgerät und die Teststreifen. Am besten tragen Sie ihren gesamten Diabetesbedarf unter der Kleidung direkt am Körper: Entweder in einer Innentasche der untersten Bekleidungsschicht oder in einem Umhänge-Beutel direkt über der untersten Bekleidungsschicht (praktikables Beispiel siehe Info-Kasten). Letztere Version hat außerdem den Vorteil, dass die Ausrüstung gut sortiert und optimal zugänglich ist.

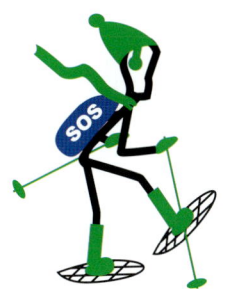

Größere Insulinvorräte können bei extremer Kälte in einer Thermosflasche transportiert werden. Befüllen Sie die Thermosflasche mit kühlem Wasser, niemals mit Eiswürfeln o. ä. (das Insulin könnte gefrieren). Wer unterschiedliche Insulinampullen mit Papieretiketten verwendet, sollte die Ampullen zunächst in Aluminiumfolie einwickeln. Wenn sich die Papieretiketten im Wasser ablösen, kann die Unterscheidung der Insuline ansonsten schwierig sein.

Auch Lebensmittel können einfrieren. Tragen Sie deshalb immer einige Not-BE direkt am Körper, dort bleiben sie warm und sind leicht zugänglich. Fettarme Energieriegel sind bei niedrigen Temperaturen besonders gefährdet. Die Not-BE erst warm lutschen zu müssen, um sie aufzutauen, ist zur Behandlung einer Unterzuckerung alles andere als geeignet.

„Cold Weather Pump and Supply Bag"

Zur Aufbewahrung der Diabetes-Ausrüstung in großer Kälte haben sich spezielle Umhänge-Taschen sehr bewährt, die über der ersten Unterwäscheschicht getragen und durch die Körperwärme warmgehalten werden. Der U.S.-Amerikaner David Panofsky entwickelte für eine Expedition im Jahr 2000/2001 erstmals eine solche „Komplett-Lösung" (siehe Kap. 6.1.1.: Tipps zur Blutzuckermessung in großer Kälte), die sich so gut bewährte, dass die kanadische Diabetesberaterin Anne Royers diese Taschen nun in kleiner Serie produzieren lässt (Bezug zum Preis von ca. 65 $ bei anne.c.royer@gmail.com).

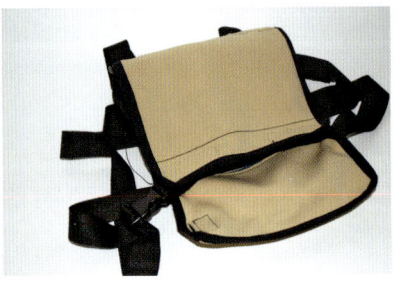
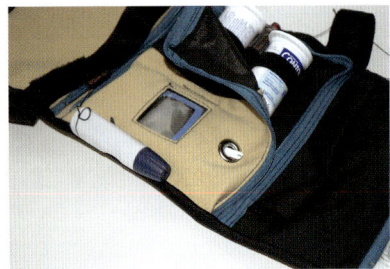
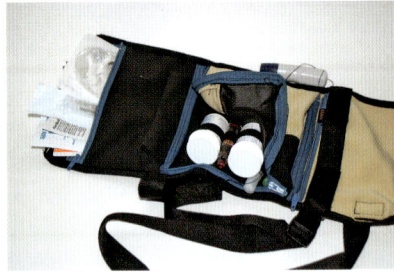
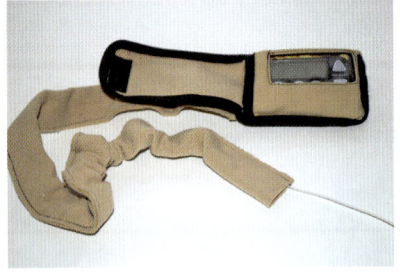

Die Tasche wird mit Gurten vor dem Bauch getragen (ein Gurt um den Hals, einer um den Körper) und bietet Platz für Blutzuckermessgerät (muss für die Messung nicht entnommen werden), Teststreifen, Kontrolllösung, Insulinvorräte und ggf. Insulinpens. Eine Insulinpumpe ist durch eine abnehmbare Extra-Tasche mit integriertem Schutzmantel für den Katheter ebenfalls gut geschützt (siehe Fotos).

c) Transport des SOS-Sportsets bei extremer Hitze

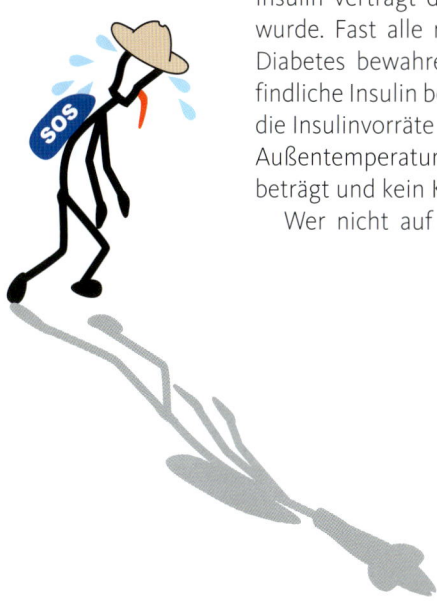

Insulin verträgt deutlich mehr, als ihm früher zugetraut wurde. Fast alle mit Insulin behandelten Menschen mit Diabetes bewahren heute das gerade im Gebrauch befindliche Insulin bei Zimmertemperatur auf und lagern nur die Insulinvorräte im Kühlschrank. Was aber tun, wenn die Außentemperatur plötzlich +40 Grad Celsius oder mehr beträgt und kein Kühlschrank in Reichweite ist?

Wer nicht auf das Gewicht der Diabetes-Ausrüstung achten muss, kann das Insulin in einer mit kühlem Wasser gefüllten Thermosflasche aufbewahren (s. „Transport des SOS-Sportsets bei extremer Kälte").

Wenn es auf jedes Gramm ankommt, ist die Anschaffung eines speziellen Kühlsystems empfehlenswert (z. B. Frio®), das den Diabetesbedarf ohne Stromzufuhr wohltemperiert aufbewahrt. Taucht man das Frio®-Element in Wasser, bilden die darin enthaltenen Kristalle ein Gel, das die Ausrüstung bei einer konstanten Außentemperatur von z. B. +38 Grad Celsius etwa 45 Stunden lang kühlt. Diesen Vorgang können Sie so oft wiederholen, wie Ihnen Wasser zur Verfügung steht. Geht Ihnen in der Wüste das Wasser aus, wird die Kühlung des Insulins sowieso nebensächlich.

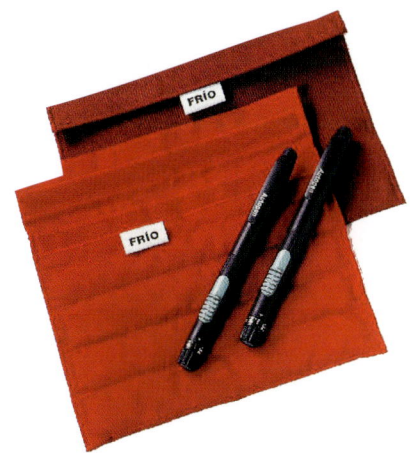

„SOS-Sportset" mitnehmen

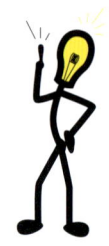

- Ohne eine ausreichende Menge an Not-BE sollten Menschen mit Diabetes nirgendwohin gehen, geschweige denn laufen.
- Die weiteren Bestandteile des SOS-Sportsets richten sich nach Art, Dauer, Umgebung etc. der körperlichen Aktivität. Es kann im Minimalfall nur ein Glukose-Gel oder im anderen Extremfall alle zur Diabetestherapie nötigen „Utensilien" umfassen.
- Die Diabetes-Ausrüstung muss gegen extreme Kälte oder Hitze geschützt werden.

Weitere Informationen zum „SOS-Sportset":

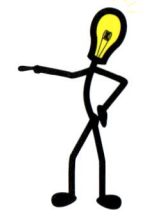

➤ Kap. 6.1.1.:   Blutzuckermessungen in großer Kälte
➤ Kap. 6.1.2.:   Blutzuckermessungen in großer Hitze
➤ Kap. 6.1.3.:   Blutzuckermessungen in großer Höhe
➤ Kap. 14.:   Erfahrungsberichte

2. Erste Hilfe bei der Therapieanpassung, oder: Wie bastle ich mir mein „Blutzucker-Kochrezept?"

Viele Menschen mit Diabetes und natürlich auch ihr Diabetes-Team würden sich für die Anpassung der Diabetestherapie an Sport eine einfache Rezeptur wünschen, die z. B. wie folgt aussehen könnte:

> Ich nehme die körperliche Aktivität X, vermische diese mit einem Ausgangsblutzucker von A, rühre noch eine abgewogene Menge an Kohlenhydraten gleich K unter und übe sie über eine bestimmte Zeit T aus, so erhalte ich den Zielblutzucker von Z.

Schade, dass das nicht klappt! Denn obwohl eigentlich alle Zutaten bekannt sind, ergeben sie bei verschiedenen Sportlern unter verschiedenen Bedingungen komplett andere Ergebnisse. Dieses Kapitel soll „Erste Hilfe" bei der Therapieanpassung an körperliche Aktivität leisten: Es soll erste Anhaltspunkte liefern und Möglichkeiten aufzeigen, wie Menschen mit Diabetes die individuell richtige Therapieanpassung an die von ihnen gewünschte Sportart finden können.

Sportler mit Diabetes können die für sie stimmigen Insulin- und Kohlenhydratanpassungen nur herausfinden, indem sie nach Rücksprache mit ihrem Diabetes-Team/Arzt verschiedene Konzepte ausprobieren. Vor, während und nach der Belastung müssen sie sehr häufig den Blutzucker messen und die Werte z. B. in einem Sport-Tagebuch dokumentieren.

2.1. Diabetes- und Sport-Tagebuch

Das wichtigste Hilfsmittel für Sportler mit Diabetes, die auf der Suche nach der individuell richtigen Therapieanpassung an ihre Sportart sind, ist ein „Diabetes- und Sport-Tagebuch". Es strukturiert die zahlreichen Versuche und Experimente, die nötig sind, um die Blutzuckerwerte während und nach der körperlichen Aktivität gut unter Kontrolle zu haben. Vor allem ist ein Sport-Tagebuch auch die Voraussetzung dafür, dass der betreuende Arzt und das Diabetes-Team konkrete Tipps zur erfolgreichen Therapieanpassung und -optimierung an die gewünschte körperliche Aktivität geben können.

Ein Sport-Tagebuch ist eine ausführliche Dokumentation aller Faktoren, die bei der Anpassung der Diabetestherapie an die körperliche Betätigung von Bedeutung sein könnten. Je mehr Informationen der Sportler mit Diabetes dabei sammelt, desto einfacher kann er in Zusammenarbeit mit seinem Diabetes-Team/ Arzt und ggf. mit Trainern oder Sportlehrern seine individuelle Therapieanpassung finden.

Die meisten Menschen mit Diabetes führen ein Diabetes-Tagebuch. Diese handschriftlichen Aufzeichnungen bzw. die Computer-Datenbank bilden die Grundlage für ein Diabetes- und Sport-Tagebuch. Es entsteht, indem zu dieser Grundlage weitere Informations-Kategorien hinzugefügt werden. Welche „Zutaten" müssen auf jeden Fall „abgewogen" und notiert werden, damit das „Rezept" gelingt? Ein Diabetes- und Sport-Tagebuch sollte folgende Informationen enthalten:

a) Datum und Uhrzeit der Belastung
Im Tagesverlauf variiert die Insulinempfindlichkeit. Auch die verschiedenen Insulinwirkkurven können je nach Tageszeit unterschiedliche Therapieanpassungen notwendig machen (s. auch Kap. 5.).

b) Beurteilung der körperlichen Aktivität
Abhängig von Art, Dauer und Intensität der Belastung sind unterschiedliche Konzepte der Therapieanpassung nötig (s. auch Kap. 4.).

c) Blutzuckerwerte
Durch intensives Austesten kann ein individueller Blutzuckerbereich ermittelt werden, in dem die körperliche Leistungsfähigkeit am besten ist. Mit der passenden Therapieanpassung sollte der Blutzucker während der Belastung stabil in diesem Bereich liegen. Je nach Art, Intensität und Dauer der körperlichen Aktivität sollte auch ein Anpassungskonzept für den nächtlichen Ausgangsblutzucker erarbeitet werden, damit der Sportler nicht durch den Muskelauffülleffekt in eine Unterzuckerung rutscht (s. Kap. 8.1.4.).

d) Insulinreduktion
Die Insulindosisreduktion vor, während und nach einer Belastung muss detailliert mit der genauen Dosis, der prozentualen Reduktion und Zeitangaben im Diabetes- und Sport-Tagebuch notiert werden. In der möglichst genauen Nachahmung des Insulinspiegels eines stoffwechselgesunden Sportlers liegt der Schlüssel zur Therapieanpassung an körperliche Aktivität (s. Kap. 4.).

e) Art und Menge der zugeführten Kohlenhydrate
Jeder Sportler hat eine „Lieblingsspeise", die er während einer Belastung am besten verträgt und die ihm gut schmeckt. Viele Tennisspieler essen beispielsweise Ba-

nanen beim Seitenwechsel, und die Tour-de-France-Fahrer lassen sich vom Begleitfahrzeug ihre speziellen Energiedrinks reichen. Der Sportler mit Diabetes muss aber nicht nur herausfinden, welche Nahrungsmittel sein Magen während einer Belastung am besten verträgt. Besonders wichtig ist, wie schnell, wie lange und wie stark sich die zugeführten Kohlenhydrate auf seinen Blutzuckerspiegel auswirken (s. Kap. 13.).

In den folgenden Abschnitten finden Sie Beispiele spezieller Sport-Tagebücher für vier verschiedene Formen körperlicher Aktivität:

- Kurze Körperliche Aktivitäten,
- Wechselhafte Belastungen (Fußball),
- Ausdauerbelastungen (Fahrrad fahren),
- Sportarten mit besonderen Gefahren (Tauchen).

2.2. Kurze körperliche Aktivitäten

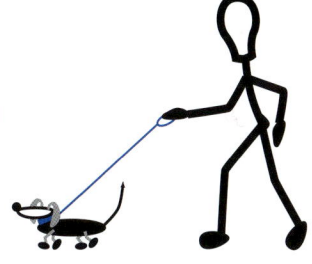

Kurze Belastungen sind z. B. ein kurzer Spaziergang, ein wenig Joggen, Einkaufen gehen, eine kurze Strecke Fahrrad fahren, Auto waschen, eine Runde Schwimmen oder ein kleiner Hausputz.

Ziel:
Das Hauptziel bei kurzer körperlicher Aktivität besteht darin, nicht zu unterzuckern.

Wie kann das Ziel erreicht werden?
Auch vor kurzen Belastungen sollten Sie auf jeden Fall den Blutzucker messen. Falls Sie körperlich wenig aktiv sind, sollten Sie auch bei geringen Belastungen einen Ausgangsblutzucker über 150 mg/dl anstreben. Um eine mögliche Unterzuckerung rechtzeitig behandeln zu können, sollten Sie immer schnellwirkende Kohlenhydrate mitführen, z. B. ein kleines Tetrapack Saft, Traubenzucker oder Glukose-Gel.

Ein Beispiel: Frau Maier möchte am Nachmittag spazieren gehen. Sie misst vor dem Kaffee ihren Blutzucker. Dieser liegt bei 98 mg/dl. Sie isst zum Kaffee zwei BE, ohne für diese einen extra Insulinbolus abzugeben. Bevor sie das Haus verlässt, misst sie den Blutzucker nochmals; er liegt jetzt bei 167 mg/dl, optimal! Für den Spaziergang steckt sie noch ein 200-ml-Orangensaftpäckchen ein, und los geht's.

Was ist besonders zu beachten?
Auch nach kurzen Belastungen sollten Sie auf jeden Fall den Blutzucker messen. Ist der Blutzucker durch die körperliche Aktivität nicht wie erwartet in den Zielbereich abgefallen, reicht es vor der nächsten ähnlichen Belastung wahrscheinlich aus, weniger zusätzliche Kohlenhydrate einzunehmen. Falls Sie während der kurzen körperlichen Aktivität unterzuckerten, sollten Sie vor der nächsten ähnlichen Belastung mehr Kohlenhydrate zu sich nehmen oder zusätzlich die Insulindosis reduzieren.

Dokumentieren Sie die Blutzuckerwerte, die eingenommenen Kohlenhydrate und die eventuelle Insulindosisreduktion auf jeden Fall in Ihrem Diabetes-Tagebuch. Notieren Sie zusätzlich Art, Dauer und Intensität der körperlichen Belastung. Diskutieren Sie die Therapieanpassung mit Ihrem Diabetes-Team/Arzt.

Zurück zum Beispiel: Frau Maier hat nach dem Spaziergang einen Blutzucker von 124 mg/dl, ideal! Wenn sie das nächste Mal ihre Runde dreht, kann sie die Therapieanpassung genauso beibehalten.

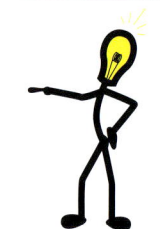

> **Erfahrungsberichte zu kurzen körperlichen Aktivitäten:**
>
> 14.1.1.: Aerobic
> 14.1.7.: Radfahren
> 14.1.10.: Golf
> 14.1.15.: Laufen
> 14.1.20.: Schwimmen
> 14.1.23.: Spazieren gehen
> 14.1.24.: Sprint
> 14.2.1.: Schulsport
> 14.3.1.: Bericht eines Teilnehmers einer Diabetes-Sportgruppe
> 14.3.2.: Bericht einer Übungsleiterin einer Diabetes-Sportgruppe

2.3. Wechselhafte körperliche Aktivitäten

Wechselhafte körperliche Belastungen sind Mannschaftssportarten wie z. B. Fußball, Basketball, Handball, Hockey oder Volleyball, aber auch Rückschlagspiele wie Tennis, Squash, Badminton oder Tischtennis.

Ziel:
Das Ziel bei allen wechselhaften Belastungen ist, während der gesamten Spieldauer ein konstantes Leistungsniveau halten zu können. Daher sollten Sie starke Blutzuckerschwankungen (Unterzuckerungen und deutlich erhöhte Blutzuckerwerte) beim Sport vermeiden.

Mannschaftssportarten werden meist über längere Zeiträume gespielt, oft über mehrere Stunden. Dabei ist das Belastungsniveau oft wechselhaft und schwer vorherzusagen. Diese unkalkulierbaren Faktoren erschweren die Therapieanpassung an wechselhafte körperliche Aktivität oft erheblich.

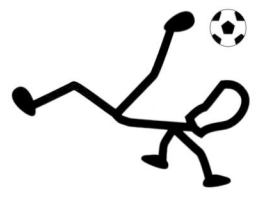

Ein Beispiel: Andreas spielt Fußball und ist von seinem Trainer am Samstag für das Auswärtsspiel aufgestellt worden. Im Vorfeld kann er nicht genau abschätzen, wie stark das gegnerische Team spielen wird und ob sein direkter Gegenspieler einen guten oder schlechten Tag erwischen wird. Wird es eher ein technisch geprägtes Spiel oder ein „kick and rush" mit immens hoher Kilometerleistung? Bei einem tiefen Boden ist die Kraftanstrengung erheblich höher als auf einem schön gepflegten „englischen Grün". Wie viele Ballkontakte wird er im Spiel haben, wird er im Mittelpunkt des Geschehens stehen oder von seinen Mitspielern nur mit wenigen Anspielen bedacht? Wie kann Andreas seine Diabetes-Therapie an eine wechselhafte Belastung mit so vielen unbekannten Komponenten anpassen?

Wie kann das Ziel erreicht werden?
Zu Beginn der wechselhaften körperlichen Aktivität sollte der Blutzuckerspiegel erhöht sein (ca. 150-180 mg/dl). Dafür darf sich nicht zuviel Insulin im Körper befinden. Eine Reduktion der während der Belastung wirkenden Insuline um 30 bis 70 Prozent ist empfehlenswert. Bei einem zu hohen Insulinspiegel droht sofort eine Unterzuckerung, wenn sich das Spiel aus unplanbaren Gründen anstrengender gestalten sollte. Ist der Blutzuckerwert übermäßig erhöht, beeinträchtigt das ebenfalls die Leistungsfähigkeit: Starke Müdigkeit und schwere Glieder machen einen schnellen Sprint oder einen spritzigen Antritt unmöglich.

Zurück zum Beispiel: Andreas muss sich vor dem Spiel genau überlegen, wie viel Insulin zur Spielzeit zwischen 15:30 und 17:15 Uhr wirkt. Seine Basalrate reduziert er ab 14 Uhr um 50 Prozent, den Analoginsulin-Bolus zum Mittagessen um 12 Uhr lässt er wegen des großen Zeitabstands zum Spiel unverändert. Um 14:30 Uhr misst Andreas seinen Blutzucker: 104 mg/dl. Um einen Ausgangsblutzucker von ca. 150-180 mg/dl zu Spielbeginn zu erreichen, trinkt er 1 BE Orangensaft und isst 1 BE Müsliriegel. Kurz vor dem Spiel liegt seine Blutglukose bei 197 mg/dl – etwas zu hoch, aber ein Bolus zu diesem Zeitpunkt wäre viel zu riskant. Anpfiff! Die gegnerische Mannschaft war überraschend spielstark, bis zur Halbzeit ist Andreas' Blutzucker auf 119 mg/dl gefallen. Erneut nimmt er 2 schnelle BE zu sich. Andreas' Mannschaft verliert 3:2, aber wenigstens liegt sein Blutzucker im grünen Bereich.

Was ist besonders zu beachten?
Bei einer wechselhaften körperlichen Belastung sollten Not-BE immer greifbar sein, z. B. eine Tube Glukose-Gel in der Hosentasche. Zusätzlich sollten Sie ausreichend schnelle Kohlenhydrate zusammen mit dem Blutzuckermessgerät am Spielfeldrand deponieren.

Bedenken Sie nach Spielende den Muskelauffülleffekt. Reduzieren Sie deshalb auch nach der Aktivität die Insulinversorgung und erhöhen Sie die Kohlenhydratzufuhr. Bei wechselhafter körperlicher Belastung am Nachmittag oder Abend sollten Sie auf jeden Fall die basale Insulinversorgung zur Nacht um 30 bis 50 Prozent reduzieren.

Dokumentieren Sie alle Ereignisse in einem speziellen Diabetes- und Sport-Tagebuch und besprechen Sie Ihre durchgeführte Therapieanpassung mit ihrem Diabetes-Team/Arzt.

Zurück zu Andreas: Vor dem Anpfiff steckt er sich noch schnell 2 Carrero-Glukose-Gels in die Hosentasche. An die Auswechselbank legt er seine Tasche, die er mit Orangensaft, Müsliriegeln und seinem Blutzuckermessgerät bestückt hat. Eine mit Orangensaftschorle gefüllte Plastikflasche steht am Spielfeldrand. In den häufigen Verletzungspausen nutzt Andreas die Gelegenheit und nimmt einen Schluck aus der Flasche.

Beim Abendessen in der Vereinskneipe reduziert er den Bolus für die Spaghetti um 40 Prozent; die Basalrate senkt er für die ganze Nacht um 50 Prozent, da es nicht bei nur einem Bier zum Abendessen geblieben ist. Mit einem Blutzucker von 172 mg/dl geht Andreas ins Bett.

Erfahrungsberichte zu wechselhaften körperlichen Aktivitäten:

14.1.2.:	Badminton	14.1.26.:	Surfen
14.1.3.:	Basketball	14.1.29.:	Tennis
14.1.4.:	Beach-Volleyball	14.1.30.:	Tischtennis
14.1.9.:	Fußball	14.1.33.:	Hockey
14.1.13.:	Kampfsport	14.1.36.:	Extrembelastung Schichtdienst
14.1.19.:	Rollhockey		
14.1.21.:	Skisport	14.2.1.:	Schulsport
14.1.22.:	Snowboarden	14.2.2.:	Handball
14.1.25.:	Squash		

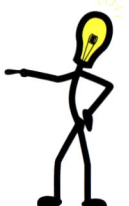

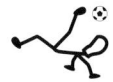

Fußballtagebuch vom _____

Spielinformationen:

Spieltag: _____ Datum: _____

Uhrzeit: _____ Temperatur: _____
Heimspiel: _____ Auswärtsspiel/ Platzverhältnisse: _____

Spielposition: _____ gespielte Minuten: _____

Gegner: _____ Ergebnis: _____

Diabetesinformationen:

Start des Fußballspiels/ Trainings:	
= Zeitabstand nach Injektion	
Normalinsulin	Minuten
Analoginsulin	Minuten
Verzögerungsinsulin	Minuten
Basalratenreduktion	Minuten
Ende des Fußballspiels/ Trainings:	

Zeit	Blutzucker	Bolus	Kohlenhy-drate/ BE	Einheiten/ BE	VZ BR	Bemerkungen/ Reduktion %	
							VOR
							WÄHREND
							NACH

Bemerkungen:
Art/Menge der Kohlenhydrate: _____
Besonderheiten/Unterzuckerungen, etc.: _____

Starthilfe

2.4. Ausdauersportarten

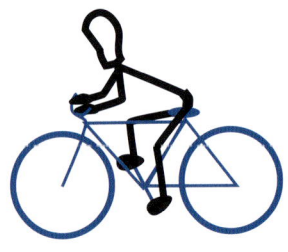

Ausdauerbelastungen sind z. B. Fahrrad fahren, Laufen, Schwimmen, ein langer Spaziergang, Wandern, Reiten, ein ganztägiger Umzug, Skitourengehen, Inline-Skaten, einen großen Garten umgraben, Triathlon oder Aerobic.

Ziel:
Das wichtigste Ziel bei Ausdauerbelastungen ist, die arbeitende Muskulatur kontinuierlich mit Kohlenhydraten zu versorgen. Der Körper verbraucht permanent Energie, die ihm in Form von Kohlenhydraten wieder zugeführt werden muss, um das Leistungsniveau aufrecht zu erhalten. Um den bei Ausdauersportarten sehr hohen Flüssigkeitsverlust auszugleichen, sollten Sie während der Belastung regelmäßig Flüssigkeit trinken.

Ein Beispiel: Susanne plant mit ihrem Freund eine Radtour am Wochenende. Susanne fährt jeden Tag mit dem Fahrrad zur Arbeit und ist eine geübte Radfahrerin. Für die Therapieanpassung spielen Fahrzeit, Tempo und Gelände eine wichtige Rolle. Ein plötzlicher Wetterumschwung könnte Susanne im wahrsten Sinne des Wortes die Therapieanpassung verhageln, denn der Energieverbrauch liegt bei Gegenwind und kühlen Außentemperaturen um ein Vielfaches höher als an einem warmen, windstillen Tag. Wird ihr Freund wieder den Packesel abgeben, wie bei der letzten Tour? Es wäre ganz schön anstrengend, müsste sie diesmal alles selbst transportieren.

Wie kann das Ziel erreicht werden?
Sie sollten Ausdauerbelastungen mit deutlich erhöhten Blutzuckerwerten über 180 mg/dl beginnen. Um einen zu hohen Insulinspiegel während der Ausdaueraktivität zu vermeiden, ist es empfehlenswert, die basale Insulinversorgung und das Mahlzeiteninsulin vor, während und nach der Belastung um 50-80 Prozent zu verringern.

Um die verbrauchte Energie sofort zu ersetzen, sollten Sie während Ausdaueraktivitäten kontinuierlich Kohlenhydrate (mindestens 1-2 BE pro Stunde) aufnehmen. Wenn Sie kohlenhydrathaltige Flüssigkeit trinken, können Sie gleichzeitig den erhöhten Flüssigkeitsbedarf decken.

Zurück zu Susanne: Zum Frühstück hat sie ihr Einheiten/BE-Verhältnis um 70 Prozent und ihr Verzögerungsinsulin um 50 Prozent reduziert. Vor dem Start misst Susanne einen Blutzuckerwert von 264 mg/dl, macht einen Azetontest – negativ. „Ein Ausgangsblutzucker über 180 mg/dl ist zum Radfahren genauso wichtig wie die Luft in den Reifen", denkt sie. „Klar, dass ich dabei auch mal über's Ziel hinausschießen kann." Susanne befestigt ihre zwei Flaschen, die randvoll mit Apfelschorle gefüllt sind, am Fahrrad. In die Taschen ihres Radtrikots steckt sie zusätzlich 2 Tuben Jubin-Glukose-Gel und einen Power-Bar-Riegel, um bei Unterzuckerungssymptomen sofort Not-BE zur Hand zu haben. Regelmäßig Apfelschorle zu trinken und Energieriegel zu essen hat sich für Susanne beim Radfahren immer am besten bewährt.

Was ist besonders zu beachten?
Bei Ausdauerbelastungen sollten sie regelmäßig den Blutzucker messen, wenn Sie nicht besonders trainiert sind mindestens stündlich.

Der Muskelauffülleffekt und die erhöhte Insulinsensibilität nach einer Ausdauerbelastung können sich noch weit in den nächsten Tag hineinziehen. Deshalb ist es meist erforderlich, die Insulindosis am Abend, zur Nacht und häufig sogar am folgenden Tag, nach Extrembelastungen auch am übernächsten Tag um ca. 30 bis 50 Prozent zu reduzieren. Parallel dazu sollten Sie die Kohlenhydratzufuhr deutlich steigern, um die entleerten Glykogenspeicher von Muskulatur und Leber wieder aufzufüllen.

Dokumentieren Sie alle Ereignisse in einem speziellen Diabetes- und Sport-Tagebuch und besprechen Sie Ihre durchgeführte Therapieanpassung mit Ihrem Diabetes-Team/Arzt.

Und Susanne? Da sie die Radtour mit einem so hohen Blutzuckerwert begann, misst sie anfangs stündlich den Blutzucker. „Regelmäßige Blutzuckerkontrollen sind beim Fahrradfahren genauso wichtig wie das Licht bei Nachtfahrten. Wie das Licht mir den Straßenverlauf zeigt, zeigen mir die gemessenen Werte, in welche Richtung sich mein Stoffwechsel gerade bewegt", hat sie in der Diabetes-Schulung gelernt. Durch die Belastung sinkt Susannes Blutzuckerwert schnell ab und stabilisiert sich dann durch die regelmäßige Kohlenhydrataufnahme zwischen 142 und 181 mg/dl.

Weil sie sich den ganzen Tag bewegt hat, reduziert sie das Mahlzeiteninsulin für die Pizza zum Abendessen um 40 Prozent und das Basalinsulin zur Nacht um 50 Prozent.

Erfahrungsberichte zu Ausdauersportarten:

14.1.1.:	Aerobic	14.1.20.:	Schwimmen
14.1.5.:	Schlittschuhlaufen	14.1.23.:	Spazierengehen
14.1.7.:	Radfahren	14.1.27.:	Tandemfahren
14.1.10.:	Golf	14.1.31.:	Wandern
14.1.11.:	Inline-Skaten	14.1.34.:	Skitourengehen
14.1.12.:	Ironman Triathlon	14.1.35.:	Ultramarathon
14.1.15.:	Laufen	14.2.3.:	Radrennsport
14.1.18.:	Reiten		

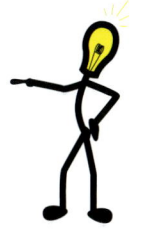

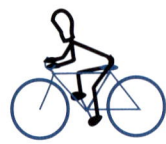

Fahrradtour am _____

Ziel/Route: _____

km: _____ Durchschnitt: _____ km/h Höhenmeter (+): _____

Zeit unterwegs: _____ Lufttemperatur: _____ °C

reine Fahrzeit: _____ Wetter: _____

Basalratenabsenkung   vorher: _____ % ____ h; während: ____ %; danach: ____ % ____ h

Uhrzeit	BZ	BE	Bo	Ort	km	Fahrzeit	Bemerkung

BZ-Max: _____   BE/10 km: _____

BZ-Min: _____   BE/h: _____

Fazit:

2.5. Sportarten mit besonderen Gefahren

Körperliche Aktivitäten mit besonderen Gefahren sind z. B. Tauchen, Fallschirmspringen, Extrem-Klettern, Dachdecken, Wildwasser-Kanufahren oder Drachenfliegen.

Ziel:
Das Ziel bei Sportarten mit besonderen Gefahren ist, unter allen Umständen eine Beeinträchtigung der Urteilsfähigkeit zu vermeiden. Deshalb müssen Hypoglykämien unbedingt vermieden werden. Eine Unterzuckerung bei Sportarten mit besonderen Gefahren kann nicht nur Sie selbst, sondern auch Ihre Mitsportler in große Gefahr bringen.

Ein Beispiel: Marc plant einen Tauchgang in 30 Meter Tiefe. Bei einer Unterzuckerung brächte er auch seinen Tauchpartner in ernste Gefahr, weil Marc ihm dann im Falle einer Notsituation unter Wasser nicht helfen könnte. Deshalb muss Marc Unterzuckerungen beim Tauchen 100-prozentig vermeiden.

Wie kann das Ziel erreicht werden?
Umfassende Voruntersuchungen müssen vor Beginn einer Sportart mit besonderen Gefahren klären, ob Sie generell körperlich in der Lage sind, diese risikolos auszuüben.

Der Ausgangsblutzucker muss vor Beginn einer derartigen Sportart konstant über 180 mg/dl liegen. Nur so können Sie das Risiko für eine Unterzuckerung während der körperlichen Aktivität minimieren.

Zurück zum Beispiel: Da Marc unter Wasser nicht den Blutzucker messen kann, reicht es vor einem Tauchgang nicht aus, nur die aktuelle Blutzuckerhöhe zu kennen. Er muss auch wissen, welche Tendenz der Blutzucker gerade einschlägt, ob er konstant ist, steigt oder fällt. Deshalb misst Marc seinen Blutzucker eine Stunde, eine halbe Stunde und direkt vor dem Tauchgang. Eine Stunde vor dem Abtauchen liegt sein Blutzucker bei 200 mg/dl, eine halbe Stunde später bei 160 mg/dl. Da der Blutzucker fällt, trinkt Marc sicherheitshalber 2 BE Cola. Direkt vor dem Tauchgang liegt der Blutzucker bei 234 mg/dl, hat also eine steigende Tendenz – perfekt, es kann in die Tiefe gehen.

Was ist besonders zu beachten?

Wer eine Sportart mit besonderen Gefahren ausüben will, muss sich auf jeden Fall ausführlich von seinem Diabetes-Team/Arzt schulen und beraten lassen. Der Stoffwechsel muss unter Alltagsbedingungen optimal eingestellt sein.

Außerdem müssen Sie sich umfassend über die gewünschte Sportart informieren und die Ausrüstung evtl. dem Diabetes anpassen.

Zurück zu Marc: Vor Beginn des Tauchurlaubs hat sich Marc ausführlich von seinem Diabetes-Team schulen lassen. Marc ist schon vor seiner Diabetesmanifestation getaucht, seither aber nicht mehr. Um wieder in sein Hobby einzusteigen, kontaktierte er andere Taucher mit Diabetes (IDAA). Diese rieten ihm, einen Spezialkurs für Taucher mit Diabetes zu besuchen. Marc erlernte in diesem Spezialkurs, seine Diabetestherapie individuell an das Tauchen anzupassen, Glukose unter Wasser einzunehmen und welches spezielle Equipment für tauchende Diabetiker erforderlich ist.

Erfahrungsberichte zu Sportarten mit besonderen Gefahren:

14.1.6.: Extrem-Trekking
14.1.8.: Fallschirmspringen
14.1.12.: Ironman-Triathlon
14.1.28.: Tauchen
14.1.32.: Wildwasser-Kanuslalom

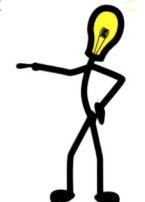

Diabetes Tauch Logbuch

Datum:_____

Zeit	Blutzucker	Bolus	VZinsulin/ Basal rate	BE	Einheiten/BE	Bemerkungen/ Reduktion %

Tauch-Planung:

	-60	-30	0	nach
Blutzucker				
BE				
Flüssigkeit				

Start des Tauchgangs:		:
= Zeitabstand nach Injektion		
Normalinsulin		Min
Analoginsulin		Min
Verzögerungsinsulin		Min
Basalratenreduktion		Min
Ende des Tauchgangs		:

Tauchgang:

Nummer:____ Ort:_____Land/Boot/Wrack/Strömung/Nacht/anderes:_____
_____ Sicht:_____ Wassertemperatur:_____
Wetter:_____ Meer:_____ Anzug:_____ Gewichte:_____ kg
BUDDY:_____ informiert über:

Tauchprofil:

Glukagon_ Hyposymptome_ Jubin _ Notfalltherapie_

Kommentare:

Group [ ]   Group [ ]   SIT :
Depth: ___m   Bottom Time ___min.   RNT ___min   +ABT ___min   TBT ___min

_____
_____
_____
_____

Gesamt-Tauchzeit: ___h ___min
Tauchlehrer:_____
Tauchpartner:_____

© IDAA

Starthilfe

3. Den Stoffwechsel verstehen oder: Wie funktioniert mein Körper?

Haben Sie sich schon einmal gefragt, was alles in Ihrem Körper passiert, wenn Sie körperlich aktiv sind? „Körperliche Aktivität" findet immer dann statt, wenn sich Muskeln zusammenziehen. Dabei verbrauchen Sie Energie, ganz ähnlich wie z.B. ein Auto beim Fahren Energie verbraucht. Das Auto gewinnt die Energie aus der Verbrennung von Benzin, Menschen gewinnen die Energie aus Nährstoffen. Das Auto muss regelmäßig aufgetankt werden, um weiterfahren zu können. Der Mensch muss regelmäßig essen und trinken, um weiterarbeiten zu können.

Neben der Muskulatur sind noch zahlreiche andere Faktoren für eine koordinierte Bewegung nötig. Viele verschiedene Zellen müssen gemeinsam arbeiten, damit Sie z.B. Fahrrad fahren können. Nervenzellen senden Befehle aus dem Gehirn an die Muskeln von Armen, Rumpf und Beinen, die zum Fahrrad fahren nötig sind. Daraufhin ziehen sich die Muskelzellen zusammen, und Ihr Drahtesel setzt sich in Bewegung. Dabei wird viel Energie verbraucht, welche Sie zuvor in Form von Nährstoffen aufgenommen haben müssen. Je weiter Sie mit dem Fahrrad fahren, desto stärker werden die Energiespeicher von Muskel-, Leber- und Fettgewebe entleert. Aus Glukose und Fett erhält die arbeitende Muskulatur neue Kraft.

Für körperlich aktive Menschen mit Diabetes ist es hilfreich, einen Überblick über die Funktionsweise des Stoffwechsels zu haben. Dieses Kapitel erklärt, was beim stoffwechselgesunden Sportler während körperlicher Aktivität passiert.

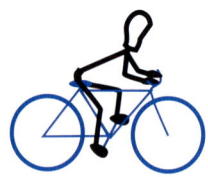

3.1. Energie für den Muskel

In der Form, in der die Nahrungsbestandteile im Darm aufgenommen werden, können weder Muskel- noch Nervenzellen etwas mit ihnen anfangen. Um an die darin enthaltene Energie zu gelangen, müssen alle Zellen die aufgenommenen Zucker und Fette zunächst verbrennen. Das ist wie bei einem elektrischen Zug. Mit den Rohstoffen Braunkohle oder Erdgas kann ein elektrischer Zug noch nichts anfangen. Diese Energieträger müssen erst in speziellen Kraftwerken in Strom umgewandelt werden. Erst damit kann der Zug dann fahren. Dem Strom entspricht im menschlichen Körper eine chemische Substanz (ATP), die bei der Verbrennung von Kohlenhydraten und Fetten in den einzelnen Körperzellen entsteht. Damit können dann beispielsweise Nervenzellen Befehle verschicken und viele Muskelzellen zusammen ein Fahrrad bewegen.

In jeder Muskelzelle ist jedoch nur eine sehr geringe Menge dieser chemischen Substanz vorhanden. Der kleine Vorrat wäre beispielsweise bei einem 100-Meter-Sprint schon nach der halben Strecke aufgebraucht. Um die weitere Energieversorgung aufrecht zu erhalten, laufen bei einer körperlichen Belastung verschiedene Mechanismen ab, die im Folgenden erklärt werden.

Wie kommt der Muskel zu seiner Kraft?

- Die aufgenommenen Nahrungsmittel, vor allem Glukose und Fette, werden in den einzelnen Körperzellen verwertet.
- Dabei entsteht eine chemische Substanz (ATP), mit der z. B. Muskelzellen Arbeit verrichten können.

3.2. Kohlenhydrate

Die Nahrungsbestandteile werden nach ihrem Aufbau eingeteilt in Kohlenhydrate, Fette, Eiweiße, Vitamine und Salze (s. Kap. 13.).

a) Kohlenhydrate: Einfach- und Mehrfachzucker

Kohlenhydrate sind die wichtigsten Energielieferanten
- bei einer kurzen körperlichen Aktivität,
- bei einer intensiven Belastung und
- bei einer Steigerung der Anstrengung.

So verbraucht z. B. ein Fahrradfahrer zu Beginn, beim Bergauf fahren und beim Beschleunigen vor allem Kohlenhydrate.

Wichtige Kohlenhydrate sind z. B. Traubenzucker (Glukose) und Fruchtzucker (Fruktose). Sie heißen Einfachzucker, weil die Zuckermoleküle einzeln vorliegen und nicht zusammenhängen. Daher sind Einfachzucker besonders schnelle Energielieferanten.

Mehrfachzucker bestehen aus mehr oder weniger langen Ketten von aneinander gehängten Einfachzuckern. Wichtige Mehrfachzucker sind zum Beispiel Haushaltszucker (Saccharose), Stärke und Glykogen. Nach der Aufnahme von Mehrfachzuckern müssen diese zunächst in Einfachzucker zerlegt werden, bevor die Körperzellen daraus Energie gewinnen können. Deshalb sind Mehrfachzucker langsamere Energielieferanten.

b) Speicherung der Kohlenhydrate

Nach einer Mahlzeit wird ein kleiner Teil der aufgenommenen Kohlenhydrate sofort verbraucht. Der größere Teil wird jedoch gespeichert und erst später verwertet. Ein sehr wichtiges Speicherorgan für Kohlenhydrate ist die Leber. Über das Blut wird die aus dem Darm aufgenommene Glukose zuerst zur Leber transportiert. Die Leber nimmt einen Teil der Glukose aus dem Blut auf und speichert sie, meistens in Form von Glykogen (Glykogen-Synthese).

Glykogen besteht aus vielen, mittels chemischer Bindung aneinander gehängten Glukosemolekülen und ist eine schnell zugängliche Speicherform der Glukose. Wenn der Blutzucker zu tief absinkt, wird dieser Speicher angezapft. Dann zertrennt die Leber das gespeicherte Glykogen wieder zu Glukose und gibt sie ins Blut ab (Glykogenolyse). Auch Muskelzellen sind in der Lage, große Mengen an Glykogen zu speichern.

Beim Ausdauertraining geschieht dann Folgendes: Um den arbeitenden Muskelzellen mehr Glukose zur Verfügung zu stellen, vergrößern sich im Lauf der Zeit

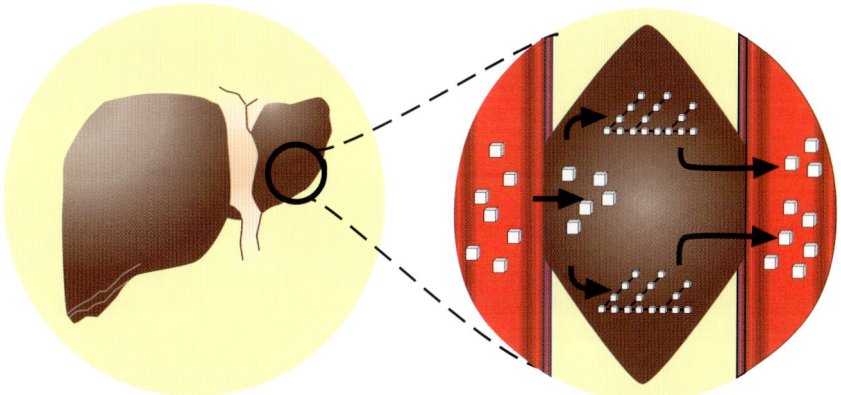

Die Leber speichert Glukose in Form von Glykogen. Bei Bedarf zertrennt sie das gespeicherte Glykogen wieder zu Glukose und gibt sie ins Blut ab.*

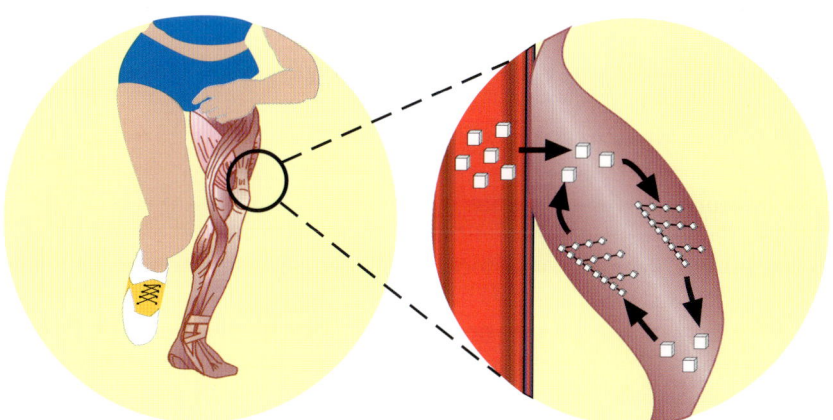

In Ruhe speichert die Muskulatur Glukose in Form von Glykogen. Bei körperlicher Aktivität greift sie auf das gespeicherte Glykogen zurück.

die Glykogenspeicher von Leber und Muskulatur. Das kann so weit gehen, dass z. B. Radsport-Profis mehr als doppelt so viel Glykogen in ihrer Leber speichern können wie Freizeitsportler!

Glukose aus der Nahrung, die nicht gleich von der Leber aufgenommen wird, gelangt über den Blutkreislauf zu den Muskeln und zum Fettgewebe. Die Muskelzellen können Glukose aufnehmen und entweder direkt als Glykogen speichern oder in Fett umwandeln und als Fette speichern. Ähnlich ist es bei den Fettzellen.

* Erklärung aller Symbole, die in den Grafiken verwendet werden s. 16.5. Legende.

Stoffwechsel verstehen

	mmol Glykogen / kg Körpergewicht
Freizeitsportler	67
Mittel- & Langstreckenläufer	97
Skilangläufer	109
Kanusportler	112
Schwimmer	135
Strassenradsportler	138
Bahnradsportler	143

Durch Training kann sich die Größe der Glykogenspeicher des Körpers mehr als verdoppeln. Darstellung des gespeicherten Glykogens pro kg Körpergewicht bei Freizeitsportlern und bei Ausdauertrainierten in Ruhe [48]*.

Sie sind darauf spezialisiert, Glukose aufzunehmen, umzuwandeln und als Fette zu speichern.

Fett hat als Energiespeicher im Körper viele Vorteile. Fette speichern viel mehr Energie bei deutlich geringerem Gewicht als Glykogen. Die Energiedichte von Fett ist fünf mal so hoch wie die von Glykogen. Das bedeutet, dass in einem Gramm Fett fünf mal mehr Energie gespeichert ist als in einem Gramm Glykogen. Daher speichert der menschliche Körper die meiste Energie in Form von Fett. Die Fettdepots eines normalgewichtigen Menschen enthalten über 30 mal mehr Energie als die Glykogenvorräte von Leber und Muskulatur.

c) Verwertung der Kohlenhydrate

Grundsätzlich ist es dem Körper möglich, aus Glukose mit und ohne Sauerstoff (aerob/anaerob) Energie zu gewinnen. Die Verwertung von Kohlenhydraten ohne Sauerstoff (Glykolyse) ist aber sehr unwirtschaftlich und meist nur über kurze Zeit möglich. Viel mehr Energie kann der Körper gewinnen, wenn er Glukose „richtig" verbrennt, d. h. in Anwesenheit von Sauerstoff (Oxidation).

Ein 100-Meter-Sprinter muss schon vor der Ziellinie damit beginnen, Kohlenhydrate zu verwerten, um noch die letzten Meter bis ins Ziel zu schaffen. Bei einem 100-Meter-Sprint setzt die Belastung jedoch schneller ein, als die Atemtätigkeit gesteigert werden kann. Die arbeitenden Muskelzellen haben viel zu wenig Sauerstoff zur Verfügung. Unter diesen so genannten anaeroben Bedingungen können die Zellen nur wenig Energie aus der Glukose gewinnen (Glykolyse). Am Ende wird aus der Glukose Milchsäure, die sich in den Muskeln des Sprinters anhäuft. Doch bevor es so weit gekommen ist, hat der Sprinter schon die Ziellinie überquert.

Während die anaerobe Zuckerverwertung für einen Sprinter sehr gut geeignet ist, hätte sie für einen Langstreckenläufer nur Nachteile: Mit ihr wird nur wenig Energie aus der Glukose gewonnen, und sie würde schnell zur Funktionsuntüch-

---

* Literaturverzeichnis s. Kap. 16.6.

tigkeit der Muskulatur führen (Anhäufung von Milchsäure). Daher hat sich die Natur für längere Belastungen etwas anderes ausgedacht.
Wenn die arbeitende Muskulatur genügend Sauerstoff zur Verfügung hat (aerobe Bedingungen), wie z. B. bei einem 5000-Meter-Lauf, wird die Glukose viel effektiver verwertet. Dann kann die Muskelzelle fast zwanzig mal so viel Energie aus der Glukose heraus holen, und übrig bleiben nur die harmlosen Endprodukte Kohlendioxid und Wasser. Für diese Art der Energiegewinnung muss mehr Sauerstoff zum Muskel geschafft werden. Daher haben ausdauertrainierte Sportler eine leistungsfähigere Atmung und ein fitteres Herz-Kreislauf-System.

Speicherung der Kohlenhydrate

- Zuerst werden die aufgenommenen Kohlenhydrate in Einfachzucker wie z. B. Glukose zerlegt.
- Der Körper speichert die nicht sofort benötigte Glukose in Form von Glykogen oder als Fett.

Verwertung der Kohlenhydrate

Je nach dem, wieviel Sauerstoff zur Verfügung steht, verwendet der Körper die Glukose auf zwei verschiedenen Wegen zur Energiegewinnung:
- Sauerstoffmangel (anaerobe Bedingungen): Es kann nur wenig Energie aus der Glukose geholt werden. Schnell häuft sich Milchsäure an. Nur für kurze Belastungen geeignet, z. B. 100-Meter-Sprint.
- Ausreichend Sauerstoff (aerobe Bedingungen): Es kann fast 20 mal so viel Energie aus der Glukose gewonnen werden. Ideal für Ausdauerbelastungen, z. B. 5000-Meter-Lauf.

3.3. Fette und Ketonkörper

Wenn der Körper sich in Ruhe befindet, sind Fette die bevorzugten Energielieferanten. Bei körperlicher Anstrengung können sie hingegen nicht alle Energie liefern, weil
- die Verbrennung von Fetten zu Beginn körperlicher Aktivität nur relativ langsam gesteigert werden kann,
- zur Verbrennung von Fetten immer ausreichend Sauerstoff notwendig ist und
- die Verbrennung von Fetten, auch wenn sie auf Hochtouren läuft, nicht so viel Energie pro Zeiteinheit liefern kann wie die Verbrennung von Kohlenhydraten.

Zu Beginn körperlicher Aktivität verwertet die arbeitende Muskulatur zunächst Glukose, um ihren stark erhöhten Energiebedarf zu decken (s. auch Kap. 3.2.c). Mit zunehmender Dauer verwendet der Sportler immer mehr Fett zur Energiegewinnung; bei mehrstündigen Ausdauerbelastungen deckt er sogar über die Hälfte seines Energiebedarfs mit Fetten.

Die Zellen des Gehirns und des gesamten Nervensystems können mit Fetten jedoch nichts anfangen. Sie sind auf den steten Nachschub von Kohlenhydraten über die Blutbahn angewiesen. Die Kohlenhydrat-Vorräte des Körpers in Form von Glykogen sind sehr begrenzt, dagegen stellen die ungefähr dreißig mal so großen Fett-Vorräte einen praktisch unerschöpflichen Energiespeicher dar.

Bei sehr langen Ausdauerbelastungen kann es zu einem gefährlichen Abfall des Blutzuckerspiegels kommen. Dies passiert, wenn die Muskelzellen große Mengen Glukose aus der Blutbahn entnehmen und die Leber nicht mehr für genug Nachschub sorgen kann. Die gefährliche Folge: Wenn die Vorräte an Glukose schrump-

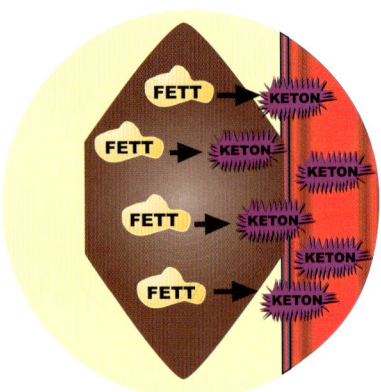

Die Leber kann aus Fetten Ketonkörper herstellen.

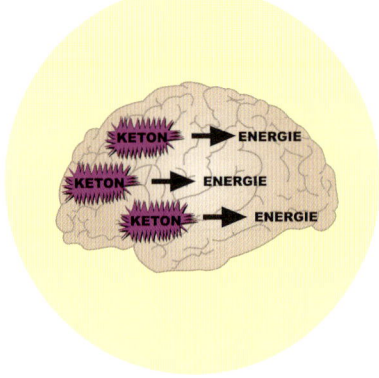

Im Notfall verwendet das Gehirn Ketonkörper zur Energiegewinnung.

fen, ist die Energieversorgung des Gehirns gefährdet! In dieser Situation wendet die Natur einen Trick an. Aus Fetten kann zwar keine Glukose hergestellt werden, aber die Leber ist dazu in der Lage, daraus ein so genanntes „Ersatzkohlenhydrat" für das Gehirn zu produzieren: Ketonkörper. Die Leber gibt die Ketonkörper ins Blut ab, und die Zellen des Gehirns und des Nervensystems verwenden sie zur Energiegewinnung.

Beim Stoffwechselgesunden können dann genauso wie beim Sportler mit Diabetes Ketonkörper in Blut und Urin nachgewiesen werden, **ohne** dass der Blutzucker erhöht ist (siehe Kap. 10.2.: Erhöhte Ketonwerte nach Sport).

Fette und Ketonkörper

- In Ruhe: Fette decken den sehr geringen Ruhe-Energiebedarf der Muskulatur.
- Ausdauerbelastung: Langsame Steigerung der Fettverbrennung.
- Wichtig: Gehirn und Nervensystem können Fette nicht zur Energiegewinnung nutzen. Bei mehrstündigen Ausdauerbelastungen kommt es daher auch beim Stoffwechselgesunden zur Bildung von Ketonkörpern als „Ersatzkohlenhydrat" für die Gehirnfunktion („Sportazeton").

3.4. Eiweiße

Die Eiweiße, auch Proteine genannt, sind der dritte wichtige Nahrungsbestandteil. Bei der Verdauung im Darm werden die Eiweiße in ihre kleinsten Bestandteile zerlegt. Diese Aminosäuren sind die Bausteine für Gewebe, Enzyme und Hormone des Körpers. Obwohl auch Aminosäuren zur Energiegewinnung herangezogen werden können, spielen sie als Energiequelle nur bei lang dauernder Muskelarbeit eine kleinere Rolle. Dann stellt die Leber aus Aminosäuren Glukose her (=Glukoneogenese). Der Körper betreibt „Raubbau" an sich selbst, denn zur Sicherung der Glukoseversorgung opfert er beispielsweise wichtige Gewebe-Eiweiße. So weit kommt es jedoch nur bei extremen Ausdauerbelastungen, z. B. bei einem Marathonlauf oder einem Fahrradrennen über 250 Kilometer.

Eiweiße

- Wichtigster Baustoff des Körpers.
- Nur bei extremen Ausdauerbelastungen verwendet der Körper Eiweiße zur Herstellung von Glukose (Glukoneogenese in der Leber).

3.5. Insulin und seine Gegenspieler

Für den Körper als ganzes ist es sehr wichtig, dass die einzelnen Körperzellen nicht unkoordiniert arbeiten. Es wäre nicht sinnvoll, wenn entgegengesetzte Stoffwechselvorgänge gleichzeitig abliefen. Viel Energie würde unnütz verschwendet, wenn beispielsweise die eine Hälfte der Leberzellen aus Glukose Glykogen aufbaute und gleichzeitig die andere Hälfte der Leberzellen ihr Glykogen wieder zu Glukose abbaute.

Daher gibt es einen Mechanismus zur Steuerung der einzelnen Körperzellen. Drüsen wie z. B. die Bauchspeicheldrüse produzieren Hormone und geben sie in die Blutbahn ab. Mit dem Blut werden sie zu allen Körperzellen transportiert. Hormone sind Botenstoffe und weisen die Körperzellen an, bestimmte Stoffwechselvorgänge anzukurbeln und entgegengesetzte abzuschalten. Das System der Hormone handelt wie ein Dirigent, der das Orchester der Körperzellen zum Gleichklang bringt. Ob gerade Dur oder Moll gespielt wird, entscheidet der Dirigent nach den aktuellen Erfordernissen.

Die beiden Hormone Insulin und Glukagon sind für Menschen mit Diabetes am wichtigsten und werden im Folgenden genauer beschrieben.

a) Insulin

Insulin ist das einzige Hormon, das den Blutzuckerspiegel senkt. Als „Speichersignal" fördert es alle Vorgänge, die mit der Speicherung von Glukose, Fetten oder mit der Bildung von Proteinen zu tun haben. Beim Stoffwechselgesunden gibt die Bauchspeicheldrüse immer dann verstärkt Insulin in die Blutbahn ab, wenn der Blutzuckerspiegel ansteigt, also z. B. nach dem Essen.

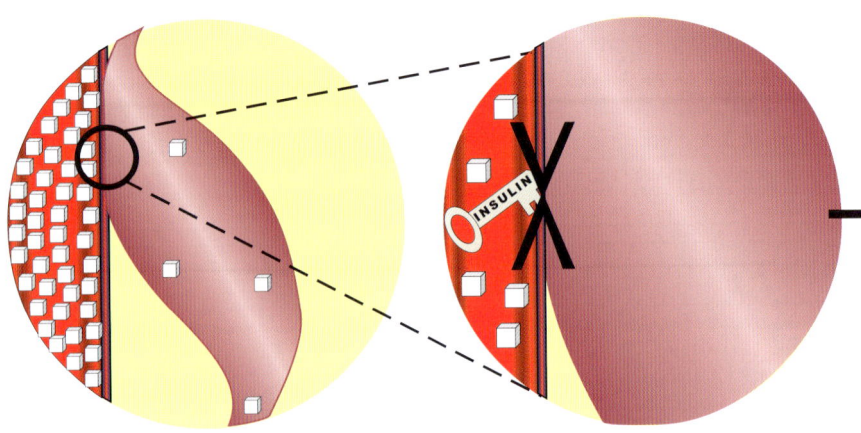

Ohne den „Schlüssel" Insulin können Muskel- und Fettzellen keine Glukose aus dem Blut aufnehmen

Ohne Insulin können die Muskel- und Fettzellen dem Blut praktisch keine Glukose entnehmen. Nur unter der Wirkung von Insulin wird die Zelloberfläche für Glukose durchlässig und der Blutzuckerspiegel sinkt ab (s. Kap. 16.3. Regulation der Glukoseaufnahme in die Zelle). In den Zellen fördert Insulin dann die Umwandlung der Glukose in die Speicherformen Glykogen und Fett.

Umgekehrt hemmt Insulin die Freisetzung von Kohlenhydraten und Fetten ins Blut. Gehemmt werden der Abbau von Leberglykogen zu Glukose, die Herstellung von Glukose aus anderen Vorstufen in der Leber (Glukoneogenese) und die Freisetzung von Fetten aus den Fettdepots.

Die Zellen des Gehirns bilden eine wichtige Ausnahme in Bezug auf die Insulinwirkung. Sie sind „insulinunabhängig", d. h. sie können auch ohne Insulin Glukose aus dem Blut aufnehmen.

Wirkungen von Insulin

- Insulin senkt den Blutzuckerspiegel und ist das „Speichersignal" des Körpers: Nur mit Insulin können Muskel- und Fettzellen Glukose aus dem Blut aufnehmen und in die Speicherformen Glykogen und Fett umwandeln.
- Umgekehrt hemmt Insulin die Freisetzung von Glukose ins Blut, z. B. den Abbau von Leber-Glykogen zu Glukose.

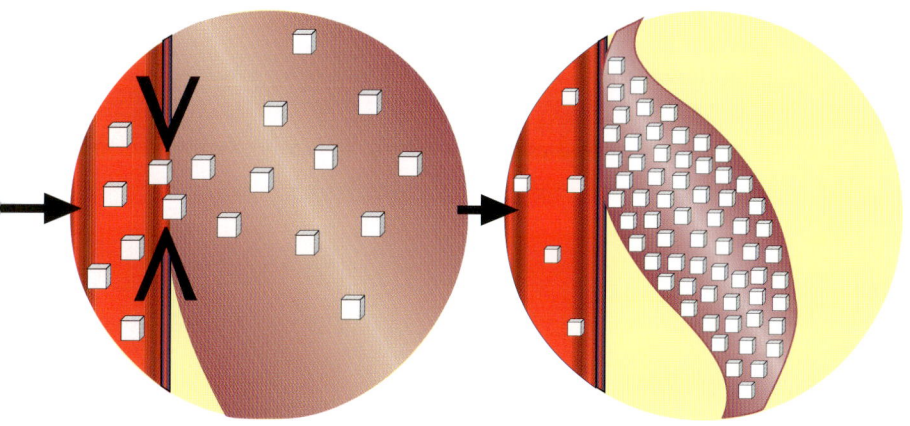

– auch nicht bei körperlicher Aktivität.

b) Glukagon

Glukagon ist ein „Gegenspieler" des Insulins: Es erhöht den Blutzuckerspiegel. Andere Insulin-Gegenspieler sind z. B. Adrenalin und Noradrenalin. Glukagon wird in der Bauchspeicheldrüse hergestellt und bei einem Mangel an Glukose als „Hungersignal" ins Blut abgegeben. Sein Effekt auf den Stoffwechsel ist dem des Insulins genau entgegengesetzt.

Unter der Wirkung von Glukagon werden gespeicherte Energieträger mobilisiert: Die Leber gibt aus ihren Glykogen-Speichern Glukose ins Blut ab. Auf diese Weise erhöht Glukagon den Blutzuckerspiegel (s. Kap. 8.1.6.). Auch die Fettdepots des Körpers werden angezapft. Die Muskelzellen verbrennen mehr Fette und sparen die wertvolle Glukose für das Gehirn auf.

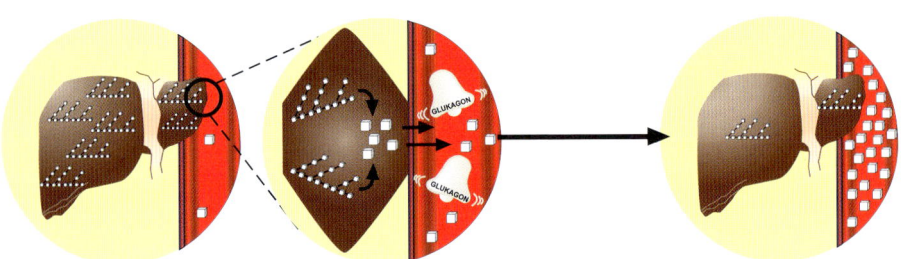

Glukagon ist das „Alarmsignal" des Körpers. Es führt dazu, dass die Leber ihre gespeicherte Glukose ins Blut abgibt.

Wirkungen von Glukagon

- Glukagon hebt den Blutzuckerspiegel an und ist das „Hungersignal" des Körpers: Die Leber gibt aus ihren Glykogen-Speichern Glukose ins Blut ab.

4. Den Stoffwechselgesunden nachahmen oder: Wie muss ich meine Diabetes-Therapie an Sport anpassen?

4.1. Ziele der Stoffwechselregulation

Eigentlich dreht sich im Leben alles immer nur um das eine: Energie. Denn ohne die Energie aus den Nahrungsmitteln könnten wir keinen Finger rühren, geschweige denn Fahrrad fahren oder einen Marathon laufen.

Der Körper bezieht die benötigte Energie immer gleichzeitig aus einer Vielzahl von Quellen. Dabei spielen zwei Energielieferanten eine herausragende Rolle: Kohlenhydrate und Fette. Je nach Intensität und Dauer der körperlichen Aktivität ändert sich der Anteil der Energielieferanten am „Gemisch" der Energieversorgung.

Das Gehirn kann aus Fetten keine Energie gewinnen und ist auf den steten Nachschub von Glukose angewiesen. Daher verfolgt der Körper ständig zwei Prinzipien:
- Der Blutzuckerspiegel darf nicht zu weit absinken. Ansonsten wäre die Versorgung des Gehirns mit Glukose gefährdet.
- Die Muskelzellen verwenden zur Energiegewinnung so wenig Glukose und so viele Fette wie möglich, um die begrenzten Kohlenhydratvorräte des Körpers zu schonen.

Die Leber sorgt für Nachschub, wenn der Blutzucker absinkt. Falls der Glukosegehalt im Blut abfällt, z. B. bei körperlicher Aktivität oder wenn man einige Stunden nichts gegessen hat, verfügt die Leber über zwei Möglichkeiten einzugreifen. Sie hat in Form von Glykogen Kohlenhydrate gespeichert (s. Kap. 3.2.). Dieser „Tank" wird als erstes angezapft. Die Leber zertrennt das gespeicherte Glykogen in seine Bestandteile und gibt die gewonnene Glukose ins Blut ab. Die Vorräte an Glykogen sind jedoch begrenzt, nach spätestens zwei Stunden körperlicher Belastung ist der „Tank" ziemlich leer. Dann beginnt die Leber mit der Herstellung von Glukose aus Nicht-Kohlenhydraten wie etwa aus Milchsäure oder Eiweißen (Glukoneogenese).

Ein Auto kommt mit einer Tankfüllung um so weiter, je größer der Tank ist. Das gleiche gilt für einen Sportler und seine Glykogen-Vorräte. Jedoch kommt ein Auto mit derselben Tankfüllung noch weiter, wenn es mit dem zur Verfügung stehenden Benzin ökonomisch umgeht. Auch der menschliche Körper geizt bei körperlicher Aktivität mit dem wertvollen Brennstoff Glukose. Die Muskelzellen bevorzugen zur Energiegewinnung Fette, wenn Sauerstoff und Fette in ausreichender Menge vorhanden sind. Dies ist vor allem in Ruhe und bei Ausdauerbelastungen geringer bis mittlerer Intensität der Fall. So beteiligt sich die Muskulatur an der Einsparung von Glukose, um die begrenzten Kohlenhydratspeicher des Körpers zu schonen.

Ziele der Stoffwechselregulation

- Oberstes Ziel: Versorgung des Gehirns mit Glukose.
- Durch Glykogenabbau hält die Leber den Blutzuckerspiegel konstant.
- Die Muskelzellen bevorzugen zur Energiegewinnung Fette, um die Glukose-Vorräte des Körpers zu schonen.

4.2. Muskelarbeit beim Stoffwechselgesunden

Wenn Menschen mit Diabetes Sport treiben wollen, müssen sie ihre Diabetes-Therapie anpassen. Dazu ist es hilfreich zu verstehen, wie ein nicht-diabetischer Organismus auf körperliche Belastung reagiert.

Die bei körperlicher Aktivität auftretenden hormonellen Veränderungen verfolgen zwei Ziele. Einerseits muss die arbeitende Muskulatur ausreichend mit Energie versorgt werden, und andererseits muss der Blutzuckerspiegel konstant gehalten werden, weil das Gehirn auf die Versorgung mit Blutglukose angewiesen ist.

Bei körperlicher Aktivität erhöht sich die Insulinempfindlichkeit der Muskel- und Fettzellen (s. Kap. 16.3. Regulation der Glukoseaufnahme in die Zelle). Dadurch wird die Oberfläche dieser Zellen durchlässiger für Glukose. Um dieselbe Menge an Glukose aus dem Blut aufzunehmen, wird dann weniger Insulin benötigt: Der Insulinbedarf sinkt. Nach Beendigung der Muskelarbeit bleibt die erhöhte Insulinempfindlichkeit noch für einige Zeit erhalten („Muskelauffülleffekt", s. Kap. 8.1.4.).

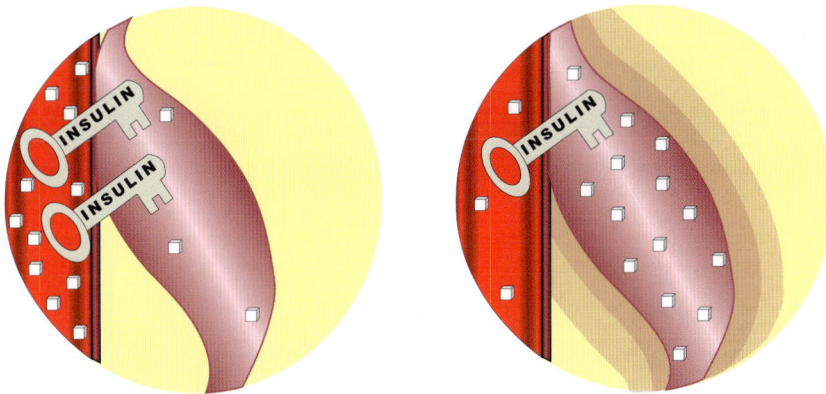

Bei körperlicher Aktivität (rechts) sind die Muskelzellen insulinempfindlicher als in Ruhe (links). Obwohl der Insulinspiegel dann beim Stoffwechselgesunden sinkt, können die Muskelzellen mehr Glukose aufnehmen als in Ruhe.

Beginnt ein Stoffwechselgesunder mit körperlicher Aktivität, sinkt zunächst sein Blutzuckerspiegel leicht ab, weil die arbeitenden Muskelzellen dem Blut vermehrt Glukose entnehmen. Daraufhin bremst die Bauchspeicheldrüse die Insulinausschüttung. Schlagartig fällt die Insulinkonzentration im Blut ab. Der niedrigere Insulinspiegel im Blut hat gleich mehrere bedeutende Konsequenzen:

- Die Leber kann mehr Glukose ins Blut abgeben, weil die hemmende Wirkung des Insulins auf die Glukose-Freisetzung aus Glykogen (Glykogenolyse) wegfällt.
- Die bei körperlicher Aktivität höhere Insulinempfindlichkeit des Muskel- und Fettgewebes wird ausgeglichen.
- Die Muskelzellen können mehr Fett zur Energiegewinnung verwenden, weil sich die hemmende Wirkung des Insulins auf den Fettabbau (Lipolyse) verringert. So hilft der niedrigere Insulinspiegel, Glukose zu sparen.

Während der Insulinspiegel im Blut abnimmt, werden die Gegenspielerhormone des Insulins vermehrt freigesetzt. Hormone wie Adrenalin und Glukagon regen die Leber dazu an, vermehrt Glukose abzugeben und veranlassen die Fettzellen, Fette aus ihren Speichern ins Blut abzugeben. Obwohl der Körper alles unternimmt, um Kohlenhydrate einzusparen, kann die Glukoseaufnahme in den arbeitenden Muskeln je nach Belastungsdauer und -intensität auf das zehn- bis fünfzigfache des Ruhewertes ansteigen.

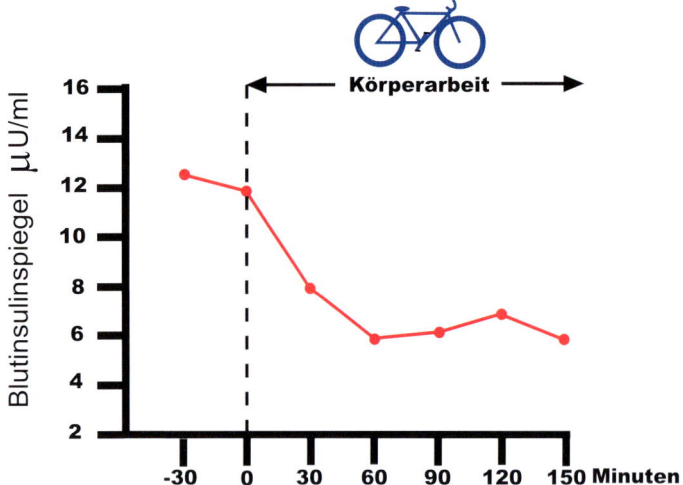

Der Insulinspiegel fällt beim Stoffwechselgesunden sofort ab, wenn er mit körperlicher Aktivität beginnt. (Darstellung des Abfalls des Blutinsulinspiegels von Hunden zu Beginn körperlicher Aktivität [25]*. Beim Menschen fällt der Insulinspiegel genauso ab, die physiologische Forschung bediente sich jedoch anderer Säugetiere.)

* Literaturverzeichnis s. Kap. 16.6.

WENIGER INSULIN BEI KÖRPERLICHER AKTIVITÄT

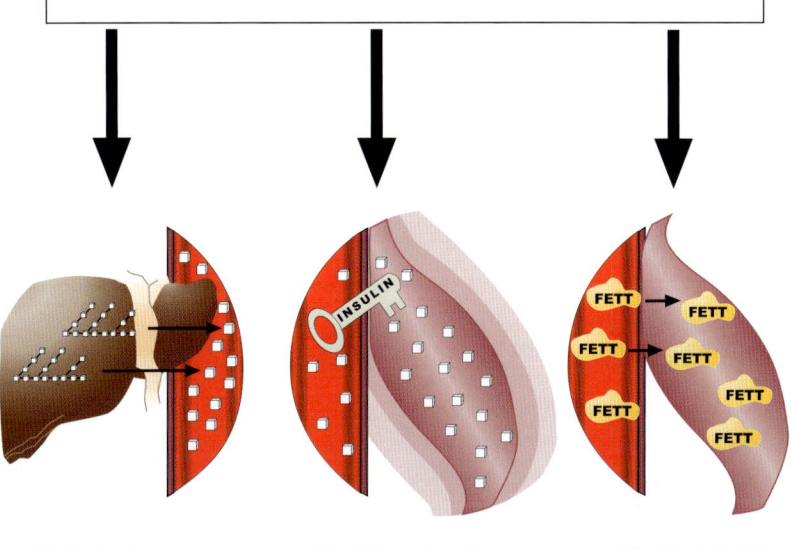

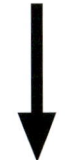
Die Leber kann mehr Glukose ins Blut abgeben.

Die höhere Insulinempfindlichkeit der Muskulatur wird ausgeglichen.

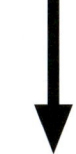
Die Muskeln können mehr Fett zur Energiegewinnung verwenden.

Blutzuckerspiegel bleibt konstant

Es ist interessant, eine einzelne Muskelzelle „bei der Arbeit" zu beobachten und zu sehen, welche Quellen sie bevorzugt, um ihren gesteigerten Energiebedarf zu decken. In Ruhe deckt die Muskelzelle ihren sehr geringen Energiebedarf vorwiegend mit Fetten. Wenn sie zu arbeiten beginnt, steigt der Energiebedarf stark an. Die Muskelzelle zertrennt zunächst gespeichertes Glykogen und verwendet die entstandene Glukose zur Energiegewinnung.

Erst nach 5-10 Minuten versorgt sich die Muskelzelle zunehmend mit weiteren Energielieferanten aus der Blutbahn. Dabei ist es für sie am bequemsten, sich an der Blutglukose zu bedienen. Um die Glukose besser aufnehmen zu können, erhöht die Muskelzelle ihre Insulinempfindlichkeit, doch die Bauchspeicheldrüse war schneller. Sie hat bereits die Insulinausschüttung reduziert. Trotzdem gelingt es der Muskelzelle, dem Blut mehr Glukose zu entnehmen als im Ruhezustand.

Die Leber muss ihre Glukoseausschüttung nun in beträchtlichem Umfang steigern, um den Blutzuckerspiegel aufrecht zu erhalten. Zunächst zertrennt sie gespeichertes Leberglykogen, doch dieser Vorrat ist – je nach Intensität der Belastung – nach ein bis zwei Stunden aufgebraucht. Dann beginnt die Leber damit, Glukose aus anderen Vorstufen wie z. B. Eiweißen herzustellen (Glukoneogenese), so dass die Versorgung des Gehirns mit Glukose auch bei extremen Ausdauerbelastungen gesichert ist.

Unterdessen verwendet unsere Muskelzelle mehr und mehr Fette zur Energiegewinnung. Der Fettstoffwechsel kommt zwar nur langsam in Schwung, aber dafür sind die Fettvorräte des Körpers nahezu unerschöpflich. Ein Marathonläufer gewinnt ab der ersten Stunde ca. ein Viertel und ab der zweiten Stunde sogar die Hälfte der verbrauchten Energie aus seinen Fettdepots.

Nach der Beendigung der Muskelarbeit ist der Körper darum bemüht, die entleerten Energiespeicher wieder aufzufüllen. Die Muskelzelle entnimmt dem Blut Glukose, um das verbrauchte Muskelglykogen zu ersetzen. Auch die Leber füllt ihre Kohlenhydratspeicher wieder auf. Die Insulinempfindlichkeit der Muskel- und Leberzellen ist während dieser Zeit weiterhin erhöht („Muskelauffülleffekt", s. Kap. 8.1.4.).

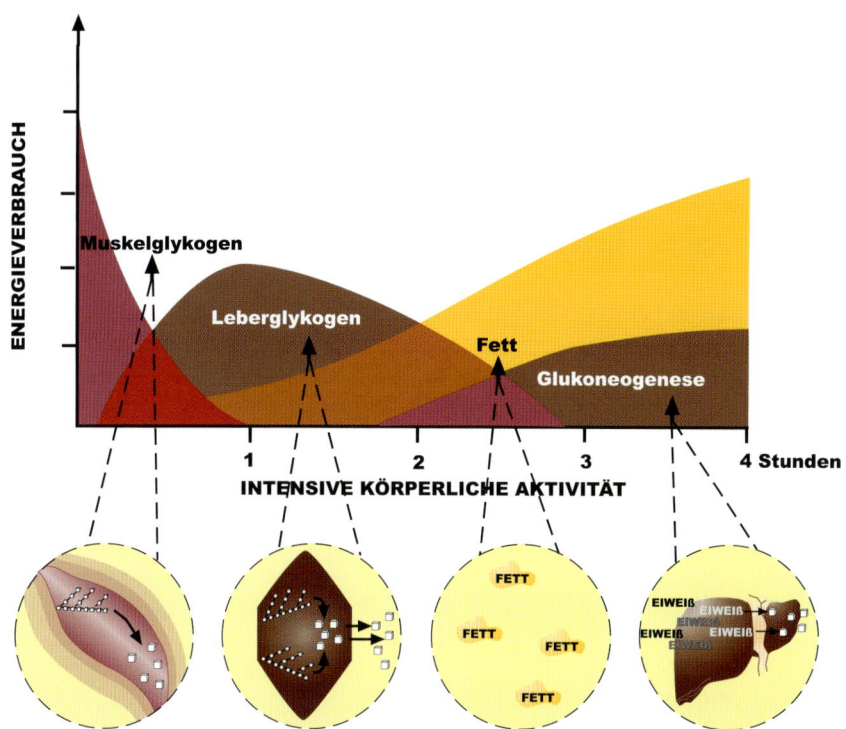

Bei körperlicher Aktivität kommen abgestuft das Muskelglykogen, Leberglykogen, Fettreserven und bei extremer Ausdauerbelastung Nicht-Kohlenhydrate (Glukoneogenese der Leber) zum Einsatz.

Muskelarbeit beim Stoffwechselgesunden

- Höhere Insulinempfindlichkeit der Muskel- und Fettzellen bei körperlicher Aktivität.
- Der Insulinspiegel fällt beim Stoffwechselgesunden sofort ab, wenn er mit Körperarbeit beginnt. Die Leber schüttet mehr Glukose aus, die Muskelzellen können mehr Fett verwerten, und die höhere Insulinempfindlichkeit wird ausgeglichen.
- Auf diese Weise wird die arbeitende Muskulatur ausreichend mit Energie versorgt und ein normaler Blutglukosespiegel zur Versorgung des Gehirns aufrecht erhalten.

4.3. Wie kann die Diabetes-Therapie an körperliche Aktivität angepasst werden?

Leider gibt es kein allgemein gültiges Patentrezept zur Therapieanpassung an körperliche Aktivität. Was aber jedem Menschen mit Diabetes empfohlen werden kann, ist Folgendes: Imitiere die hormonellen Veränderungen, die beim Stoffwechselgesunden während der Muskelarbeit zu beobachten sind, so gut es geht (s. Kap. 4.2.)! Dieses Prinzip sollte immer der oberste Grundsatz bei der Therapieanpassung an körperliche Aktivität sein.

Wieviel Glukose wird bei körperlicher Aktivität verbraucht? Die geleistete Arbeit bestimmt den Gesamtenergieverbrauch. Dabei hängt die Höhe des Glukoseverbrauchs von der Dauer und Intensität der Belastung ab.
- Je länger die Muskelarbeit dauert, desto mehr Energie wird verbrannt.
- Je anstrengender die körperliche Aktivität ist, desto höher ist der Glukoseanteil am Energieverbrauch.
- Durch Training steigt der Anteil der Fette am Gesamtenergieverbrauch, der Kohlenhydratanteil sinkt entsprechend.

Wie unterschiedlich die nötigen Therapieanpassungen aussehen können, sei vorweg an zwei Beispielen gezeigt:

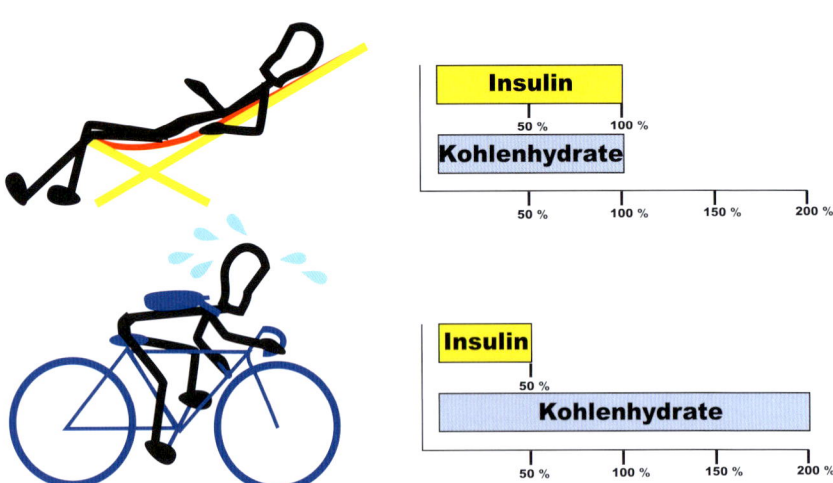

Weniger Insulin und/oder mehr Kohlenhydrate – so wird die Diabetes-Therapie an körperliche Aktivität angepasst.

Bei einem 100-Meter-Sprint ist zwar die Intensität der Belastung sehr hoch, die Dauer aber sehr kurz. Bei einer so kurzen körperlichen Aktivität wird nur relativ wenig Energie verbraucht. Je nach Trainingszustand ist eher nicht damit zu rechnen, dass der Blutzucker abfällt. Für einen einzelnen Sprint dieser Art muss die Insulintherapie meist nicht verändert werden, obwohl die Intensität der Belastung sehr hoch ist.

Im Gegensatz dazu kann Muskelarbeit geringerer Intensität sehr viel Energie verbrauchen, wenn sie über einen längeren Zeitraum durchgeführt wird. Bei einer leichten Fahrradtour, die z. B. zwei Stunden dauert, kann es daher ohne entsprechende Therapieanpassungen zu einem beeindruckenden Blutzuckerabfall kommen. Um eine Unterzuckerung zu vermeiden, muss die Diabetes-Therapie unbedingt angepasst werden.

Grundsätzlich gibt es drei Möglichkeiten, die Diabetes-Therapie an körperliche Aktivität anzupassen:

a) Verringerung der Insulinzufuhr

Bereits zu Beginn der Muskelarbeit muss der Insulinspiegel im Blut abgesenkt sein. Dies kann durch eine Reduktion der basalen Insulinversorgung (Basalrate bzw. Basalinsulingabe) schon einige Zeit vor der geplanten sportlichen Aktivität, durch geringere Insulingaben zur letzten Mahlzeit oder durch eine Kombination dieser beiden Möglichkeiten erreicht werden.

Auch nach Beendigung der Muskelarbeit bleibt die erhöhte Insulinempfindlichkeit noch für längere Zeit erhalten („Muskelauffülleffekt", s. Kap. 8.1.4.). Um Unterzuckerungen nach der Muskelarbeit zu vermeiden, muss die Insulinzufuhr nach dem Sport reduziert bleiben, bis die Insulinempfindlichkeit wieder normalisiert ist. Je nach Intensität der Muskelarbeit und Trainingszustand kann das einige Stunden oder im Extremfall sogar einige Tage dauern.

Wie beim Stoffwechselgesunden führt auch beim Sportler mit Diabetes die geringere Insulinversorgung dazu, dass
- die erhöhte Insulinempfindlichkeit des Muskel- und Fettgewebes ausgeglichen wird,
- die Leber mehr Glukose ins Blut abgeben kann und
- die Muskeln mehr Fett zur Energiegewinnung verwenden können.

Körperliche Aktivität verstärkt die Wirkung des Insulins. Auf keinen Fall aber kann Sport die Funktion dieses lebenswichtigen Hormons ersetzen: Ganz ohne Insulin geht gar nichts! Denn ohne Insulinversorgung, und sei sie noch so gering, kann die Muskulatur auch während sportlicher Belastung dem Blut keine Glukose entnehmen. Bei einem absoluten Insulinmangel beschleunigt Muskelarbeit sogar die Entstehung einer diabetischen Stoffwechselentgleisung (Ketoazidose, s. Kap. 8.3.).

Aus diesem Grund darf die Insulinversorgung nie so weit abgesenkt werden, dass der Insulinspiegel im Blut auf Null abfällt. Auch bei der größten körperlichen Anstrengung benötigen Sportler mit Diabetes noch geringe Mengen an Insulin.

b) Erhöhung der Kohlenhydratzufuhr

Beim Stoffwechselgesunden fällt die Insulinkonzentration im Blut sofort ab, wenn er mit einer körperlichen Aktivität beginnt. Auch mit der ausgefeiltesten Insulintherapie-Anpassung kann das nicht vollständig imitiert werden. Sogar die Insulinpumpentherapie kann den plötzlichen Abfall des Insulinspiegels nach Beginn der Muskelarbeit nur unvollkommen nachahmen.

Deshalb ist es praktisch immer nötig, die sportliche Betätigung mit leicht erhöhten Blutzuckerwerten zu beginnen. In den allermeisten Fällen wäre es fahrlässig, mit Blutzuckerwerten unter 150 mg/dl mit körperlicher Aktivität zu beginnen. Außerdem ist es sinnvoll, die Glukoseausschüttung der Leber durch die zusätzliche Einnahme von Kohlenhydraten zu unterstützen („Sport-BE"). Art und Menge der nötigen Kohlenhydrate hängen dabei unter anderem von der jeweiligen Belastung, der Blutzuckerhöhe, der aktuellen Insulinversorgung und dem Trainingszustand ab.

c) Verringerung der Insulinzufuhr und Erhöhung der Kohlenhydratzufuhr

Eine Kombination der beiden dargestellten Möglichkeiten der Therapieanpassung ist meistens sinnvoll. Die Gewichtung der beiden Optionen ist dabei individuell sehr verschieden und ist abhängig von den im nächsten Kapitel besprochenen zahlreichen Faktoren.

Wie wird die Diabetes-Therapie an körperliche Aktivität angepasst?

Grundsätzlich gibt es drei Möglichkeiten der Therapieanpassung an Muskelarbeit:
- Verringerung der Insulinzufuhr
- Erhöhung der Kohlenhydratzufuhr
- Verringerung der Insulinzufuhr und Erhöhung der Kohlenhydratzufuhr

4.4. Faktoren, die den Blutzuckerspiegel bei körperlicher Aktivität beeinflussen

a) Charakterisierung der körperlichen Belastung
Während körperlicher Aktivität nehmen unzählige Faktoren Einfluss auf den Blutzuckerspiegel. Zunächst einmal hängt die Wirkung auf den Blutzuckerspiegel ganz allgemein von der Form der durchgeführten Muskelarbeit ab:

■ **Art, Intensität und Dauer der Belastung**
Je mehr Muskelgruppen arbeiten und je länger und intensiver sie das tun, desto stärker ist der Blutzuckerabfall. Schwimmen senkt den Blutzucker beispielsweise deutlich schneller als Minigolfspielen und ein 10-Kilometer-Lauf stärker als ein 1.000-Meter-Lauf.

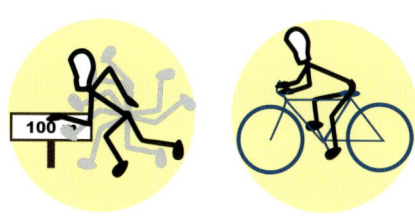

■ **Tageszeit der Muskelarbeit**
Im Tagesverlauf ändert sich die Insulinempfindlichkeit. Parallel dazu variiert auch das Ausmaß der Blutzuckersenkung durch Muskelarbeit. Wer eine konventionelle oder intensivierte Insulintherapie durchführt, muss außer-

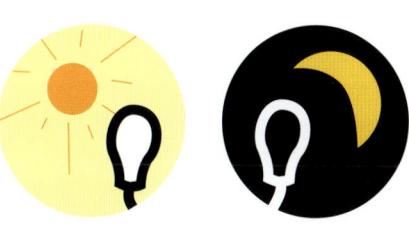

dem das Wirkmaximum des Basalinsulins beachten. Ein und dieselbe sportliche Aktivität erfordert z. B. vor dem Frühstück eine andere Therapieanpassung als vor dem Mittagessen.

■ **Trainingszustand**
Ausdauertrainierte Sportler besitzen größere Glykogen-Reserven in Leber und Muskulatur. Ihr Herz-Kreislauf-System ist leistungsfähiger, wodurch sie Glukose effektiver verwerten und mehr Fette zur Energiegewinnung verwenden

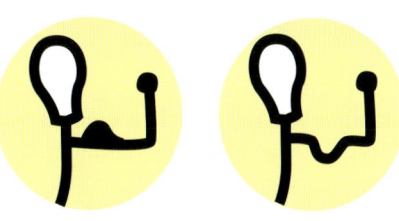

können. Wenn eine bestimmte Sportart häufiger durchgeführt wird, arbeitet der Körper ökonomischer. Die entsprechenden Muskelgruppen werden trainiert, die Koordination verbessert sich, und die Bewegungen werden energiesparender durchgeführt. All das führt dazu, dass der Blutzucker während einer bestimmten sportlichen Belastung beim Trainierten weniger stark abfällt als beim Untrainierten.

b) Allgemeine Stoffwechsel-Faktoren

Unabhängig von der Art der körperlichen Belastung wird der Blutzuckerverlauf bei Menschen mit Diabetes von einigen allgemeinen Stoffwechsel-Faktoren beeinflusst:

■ Ausgangsblutzucker

Ist der Blutzucker vor Beginn der körperlichen Aktivität leicht erhöht, hat der Sportler mit Diabetes einen „Sicherheitsabstand" nach unten. Dieser „Sicherheitsabstand" bietet Schutz vor einer Unterzuckerung. Liegt der Blutzucker vor Beginn der Muskelarbeit dagegen in der Nähe des Normalbereichs (unter 150 mg/dl), kann sich eine Hypoglykämie viel schneller entwickeln.

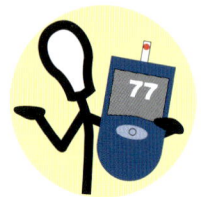
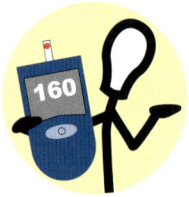

■ Ausgangs-Ketonspiegel

Bei Blutzuckerwerten über 250 mg/dl oder bei Symptomen einer Ketoazidose vor Beginn körperlicher Aktivitä muss ein Ketontest durchgeführt werden. Ist dieser positiv (siehe Kap. 1.①), darf auf keinen Fall mit der Muskelarbeit begonnen werden, denn körperliche Belastung würde die Entwicklung der beginnenden Stoffwechselentgleisung sogar beschleunigen (siehe Kap. 8.3). Stattdessen muss sofort mit der Behandlung der Ketoazidose begonnen werden.

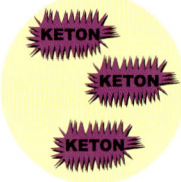

■ Zeitpunkt der letzten Nahrungsaufnahme

Die Wirkung von Kohlenhydraten auf den Blutzuckerspiegel ist nicht immer zuverlässig vorherzusagen, wenn sie unmittelbar vor der körperlichen Aktivität eingenommen wurden. Wird Nahrung zu kurz vor körperlicher Aktivität eingenommen, kann sich ihre Aufnahme deutlich verzögern. Es ist möglich, dass lang wirkende Kohlenhydrate, die unmittelbar vor dem Sport eingenommen wurden, den Blutzucker nicht mehr rechtzeitig anheben. Der Körper entscheidet sich möglicherweise aus ökonomischen Gründen dafür, die Verdauung im Darm liegender lang wirkender Kohlenhydrate bis zum Ende der Muskelarbeit zurückzustellen. Deshalb sollte dem Körper vor Beginn körperlicher Aktivität immer ausreichend Zeit gegeben werden, die Nahrung aufzunehmen.

■ **Art und Menge der aufgenommenen Kohlenhydrate**
Schnell wirkende Kohlenhydrate (Einfachzucker) wie z. B. Cola, Saft, Glukose-Gel oder Traubenzucker heben den Blutzuckerspiegel zwar schnell an, jedoch kann die Blutglukose während der sportlichen Belastung dann auch genauso schnell wieder abstürzen. Dagegen sind Mehrfachzucker (Nudeln, Brot, ...) und darunter besonders die faserreichen Nahrungsmittel (Müsli, Vollkornbrot, ...) dazu geeignet, den Blutzucker über längere Zeit konstant zu halten.

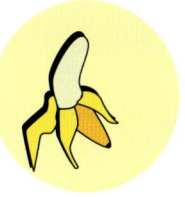
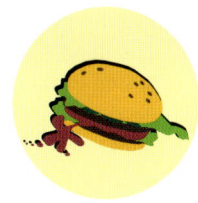

■ **Einnahme von Medikamenten**
Bei der Einnahme von Medikamenten, die durch Wechselwirkungen den Blutzuckerspiegel verändern (z. B. Cortison o. ä.), kann es zu Änderungen der Wirkung dieser Medikamente auf die Blutglukose während körperlicher Betätigung kommen.

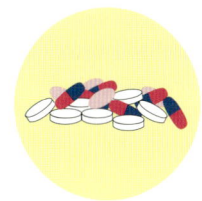

■ **Alkoholkonsum**
Alkohol bremst die Glukoseausschüttung der Leber und führt zu einem Abfall des Blutzuckerspiegels. Wird Alkohol im Zusammenhang mit Sport konsumiert, muss die Insulinversorgung noch stärker reduziert werden, um Unterzuckerungen zu vermeiden (siehe Kap. 8.1.5.).

c) Aktuelle Insulinversorgung

Entscheidend für die Vorhersage der Wechselwirkung zwischen körperlicher Aktivität und Insulin ist die Abschätzung, wie viel Insulin zu Beginn der Körperarbeit „an Bord" ist. Die verbleibende Wirkung ergibt sich aus der Menge, Art und dem Zeitpunkt der letzten Insulingaben. Je höher der Insulinspiegel im Blut ist, desto stärker ist auch der Blutzuckerabfall. Sportler mit Diabetes müssen vor jeder körperlichen Aktivität überlegen, wie viel verbleibende Insulinwirkung zu berücksichtigen ist.

■ Zeitpunkt des letzten Bolus/ der letzten Insulininjektion

Je länger der letzte Bolus zurückliegt, desto geringer ist bei guter Stoffwechsellage der Blutzuckerabfall unter Muskelarbeit. Während des Wirkmaximums des Basalinsulins ist der Blutzuckerabfall durch körperliche Aktivität um ein Vielfaches größer als in Phasen auslaufender Basalinsulinwirkung.

■ Verwendete Insulinart

Die Höhe des Insulinspiegels hängt vom Wirkprofil des verwendeten Insulins ab.

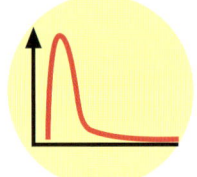 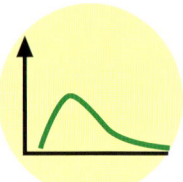

Beispielsweise erreicht der Insulinspiegel bei schnellwirkenden Analoginsulinen früher sein Maximum und fällt dann schneller wieder ab als bei Normalinsulin (s. Kap. 5.2).

■ Höhe des letzten Bolus/ der letzten Insulininjektion

Je höher der letzte Bolus bzw. die letzte Insulininjektion war, desto stärker ist der

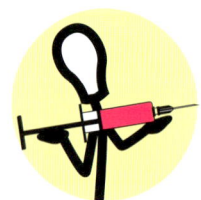 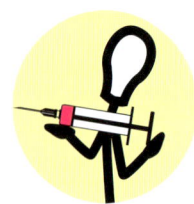

Blutzuckerabfall während körperlicher Aktivität. War der letzte Einheiten/ BE-Faktor zu hoch (zu geringe Reduktion), kann bei der Körperarbeit eine Unterzuckerung entstehen. Wurde der letzte Bolus/BE-Faktor zu stark reduziert, kann der Blutzucker während der sportlichen Aktivität ansteigen.

■ **Umfang der Absenkung der basalen Insulinversorgung**
Je länger und nachhaltiger vor einer Muskelarbeit die basale Insulinversorgung abgesenkt wurde, desto langsamer sinkt der Blutzucker bei körperlicher Aktivität. Eine zu starke Absenkung kann aber auch einen Anstieg des Blutzuckers während der Körperarbeit zur Folge haben.

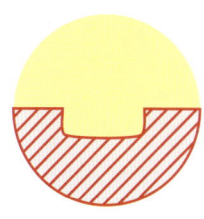

■ **Zeitraum des Ablegens der Insulinpumpe**
Wird die Insulinpumpe zu lange abgelegt, entwickelt sich ein absoluter Insulinmangel, und der Blutzucker steigt an. Im Extremfall kann eine diabetische Stoffwechselentgleisung (Ketoazidose) entstehen. Wie lange die Insulinpumpe abgelegt werden kann, ohne sich Insulin mit Spritze oder Pen zuzuführen, hängt unter anderem von der Art des verwendeten Pumpeninsulins ab (s. Kap. 5.2.).

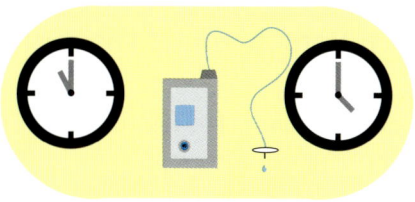

Faktoren, die den Blutzuckerspiegel bei körperlicher Aktivität beeinflussen

a) Charakterisierung der körperlichen Belastung
- Art, Intensität und Dauer der Belastung
- Tageszeit der Muskelarbeit
- Trainingszustand

b) Allgemeine Stoffwechsel-Faktoren
- Ausgangsblutzucker
- Ausgangs-Ketonspiegel
- Zeitpunkt der letzten Nahrungsaufnahme
- Art und Menge der aufgenommenen Kohlenhydrate
- Einnahme von Medikamenten
- Alkoholkonsum

c) Aktuelle Insulinversorgung
- Zeitpunkt des letzten Bolus/der letzten Insulininjektion
- Verwendete Insulinart
- Höhe des letzten Bolus/der letzten Insulininjektion
- Umfang der Absenkung der basalen Insulinversorgung
- Zeitraum des Ablegens der Insulinpumpe

5. Insulintherapie und Sport

Mit jeder Form der Insulintherapie ist es möglich, Sport zu treiben oder sich körperlich zu betätigen. Trotzdem gibt es Unterschiede zwischen den verschiedenen Therapieformen, die im Folgenden beleuchtet werden. Bei der Anpassung aller Insulintherapien an Sport ist es entscheidend, den Blutinsulinspiegel rechtzeitig und ausreichend abzusenken.

5.1. Verschiedene Insulintherapieformen und Sport

5.1.1. Konventionelle Insulintherapie (CT)

Vor allem bei Menschen mit Typ-2-Diabetes und bei kleinen Kindern mit Typ-1-Diabetes werden auch heute noch Mischinsuline zur Diabetes-Therapie eingesetzt. Diese Insuline bestehen aus einer festen Kombination von Normalinsulin bzw. schnell wirkendem Analoginsulin und Verzögerungsinsulin. Das Mischungsverhältnis variiert von 10/90 bis zu 50/50. Die Injektion der Mischinsuline erfolgt in der Regel vor dem Frühstück und vor dem Abendessen.

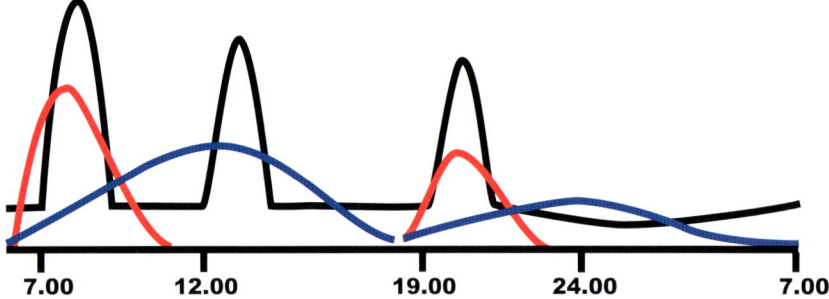

Bei der konventionellen Insulintherapie wird zweimal täglich eine feste Mischung aus Normal-/Analoginsulin (rot) und Basalinsulin (blau) gespritzt (schwarz: Stoffwechselgesunder).

Die Insulinmenge kann bei der konventionellen Insulintherapie kaum variiert werden. Zu den Zeiten der starken Insulinwirkung muss gegessen werden; umgekehrt dürfen keine Kohlenhydrate eingenommen werden, wenn die Insulinwirkung nur schwach ist. Zeitpunkt und Kohlenhydratmenge der Mahlzeiten sind bei der konventionellen Insulintherapie festgelegt. Idealerweise heben sich dann die blutzuckersteigernde Wirkung des Essens und die blutzuckersenkende Wirkung des Insulins auf, so dass daraus letztlich ein halbwegs normaler Blutzucker resultiert.

Auch im Zusammenhang mit körperlicher Aktivität kann die Insulinmenge oft nicht abgesenkt werden. Wird die Mischinsulindosis abgesenkt, kann es zu „Löchern" in der basalen Insulinversorgung kommen. Bei kurzen körperlichen Aktivitäten ist es meist nicht sinnvoll, die Mischinsulindosis zu reduzieren; es sollten zusätzliche Kohlenhydrate eingenommen werden. Bei ganztägigen sportlichen Aktivitäten dagegen sollte auch die Mischinsulindosis verringert werden. (Beispiele s. Kap. 5.1.5.)

5.1.2. Intensivierte Insulintherapie (ICT)
= Basis-Bolus-Therapie (BBT), Funktionelle Insulintherapie (FIT)

Die Insulin-Grundversorgung wird bei der intensivierten Insulintherapie durch täglich 1-4 Injektionen von langwirkendem Basalinsulin sichergestellt. Die Mahlzeiten werden mit Injektionen von Normalinsulin oder schnellwirkenden Analoginsulinen abgedeckt.

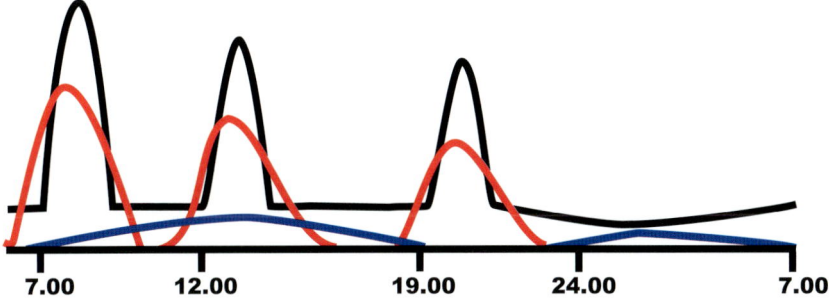

Bei der intensivierten Insulintherapie wird 1-4 mal täglich Basalinsulin (blau) und 4-6 mal Normal-/Analoginsulin (rot) gespritzt. (schwarz: Stoffwechselgesunder).

Zur Anpassung an Sport können die Insulinversorgung reduziert und/oder die Kohlenhydrataufnahme erhöht werden. Die Basalinsulin-Versorgung stellt Sportler mit Diabetes hier manchmal vor Probleme. Durch die Basal-Spritzen bildet sich bei der intensivierten Insulintherapie stets ein mehr oder weniger großes Insulindepot im Unterhautfettgewebe. Je nach Tageszeit kann es sein, dass körperliche Aktivität mehrere Stunden im Voraus geplant werden muss. Beispielsweise ist die Vorbereitungszeit für Sport nach dem Frühstück gering, da in diesem Fall nur das Mahlzeiteninsulin reduziert und/oder die Kohlenhydratmenge erhöht werden muss. Ausdauersport um die Mittagszeit dagegen muss schon am Morgen geplant werden, da das am Morgen injizierte Basalinsulin zu dieser Zeit sein Wirkungsmaximum erreicht. (Beispiele s. Kap. 5.1.5.)

5.1.3. Insulinpumpentherapie (CSII)

Die „Pumpe" deckt den basalen Insulinbedarf durch eine kontinuierliche Insulininfusion ins Unterhautfettgewebe. Zu den Mahlzeiten werden Insulin-Zusatzraten (Bolus) abgerufen. In der Insulinpumpe wird ausschließlich Normalinsulin bzw. schnell wirkendes Analoginsulin verwendet.

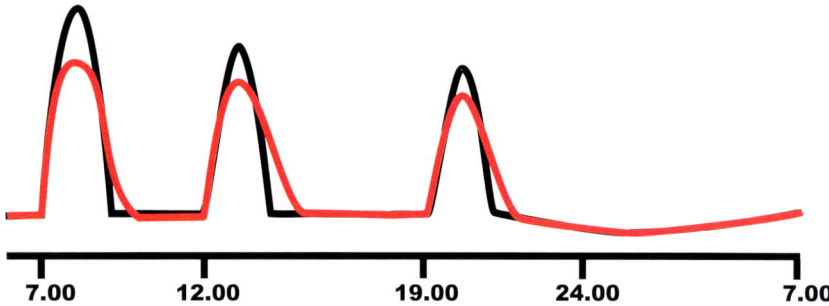

Die Insulinpumpentherapie (rot) kann die Insulinfreisetzung des Stoffwechselgesunden am besten nachahmen (schwarz: Stoffwechselgesunder).

Da bei der Insulinpumpentherapie kein Basalinsulin nötig ist, sind im Vergleich zur intensivierten Insulintherapie nur sehr geringe Mengen an Insulin im Unterhautfettgewebe vorhanden. Je kleiner die im Unterhautfettgewebe vorhandene Menge an Insulin ist, desto schneller kann mit körperlicher Aktivität begonnen werden und desto geringer ist die Unterzuckerungsgefahr. Bei der Insulinpumpentherapie dauert es nur ein bis zwei Stunden, bis die Basalratenreduktion wirkt und auch Ausdauerbelastungen nichts mehr im Wege steht. Die Möglichkeit zu spontaner und kurzfristiger Planung von körperlicher Aktivität stellt für aktive Sportler einen deutlichen Zugewinn an Lebensqualität dar.

Mit der Insulinpumpentherapie ist es heute so gut wie mit keiner anderen Therapieform möglich, die Blutinsulinspiegel des Stoffwechselgesunden zu imitieren. Dennoch ist auch sie nicht in der Lage, den plötzlichen Abfall des Insulinspiegels nachzuahmen, wie ihn die Bauchspeicheldrüse beim Stoffwechselgesunden nach dem Beginn von Muskelarbeit erreicht. Während die Bauchspeicheldrüse ihr Insulin in die Pfortader und damit unmittelbar in die Leber abgibt, gelangt das Hormon bei allen gängigen Insulinersatztherapien über das Unterhautfettgewebe in die Blutbahn und nach diesem umständlichen Umweg schließlich zur Leber. Aus diesem Grund ist es auch mit der Insulinpumpentherapie nicht möglich, ohne spezielle Vorbereitungen Sport zu treiben. (Beispiele s. Kap. 5.1.5.)

5.1.4. Sensorunterstützte Insulintherapie

Trotz der aktuell noch sehr hohen Kosten nehmen Systeme zur kontinuierlichen Glukosemessung zunehmend Einzug in den Diabetes-Alltag. Unabhängig von der Art der Insulintherapie liefert die kontinuierliche Glukosemessung den entsprechend geschulten Anwendern Information darüber, wie Ernährung, Lebensführung und körperliche Aktivität den Blutzuckerverlauf beeinflussen. Bisher unentdeckte Hypo- und Hyperglykämien werden sichtbar. Häufig gelingt es, diese Phasen wesentlich zu verkürzen oder Blutzuckerschwankungen sogar weitgehend zu vermeiden, was zu einer signifikanten Verbesserung der Einstellungsqualität führt (besserer HbA_{1c}, weniger Hypoglykämien).

Die aktuell erhältlichen Systeme zur kontinuierlichen Glukosemessung zeigen nicht nur den aktuellen Glukosewert und Verlaufsprofile der letzten Stunden an, sondern ermitteln auch, in welche Richtung und mit welcher Geschwindigkeit sich der Glukosespiegel im Moment entwickelt. Diese Trendinformation ist gerade im Zusammenhang mit Sport sehr hilfreich zur Vermeidung von Unterzuckerungen. Mithilfe der kontinuierlichen Glukosemessung können wichtige Therapieentscheidungen deutlich früher gefällt werden, wodurch gravierende Stoffwechselschwankungen vermieden werden und die Leistungsfähigkeit in Training und Wettkampf verbessert wird. Sämtliche Daten können auf den Computer übertragen und dort ausgewertet werden. Dies erleichtert dem Sportler und seinem Diabetes-Team die weitere Optimierung der Therapieanpassung an körperliche Aktivität.

Ausführliche Information zur kontinuierlichen Glukosemessung im Zusammenhang mit Sport finden Sie in Kapitel 7.

Verschiedene Insulintherapieformen und Sport

- Konventionelle Insulintherapie (CT): Die Insulinversorgung kann fast nicht variiert werden. Anpassung an Sport meist nur über Zusatz-Kohlenhydrate möglich.
- Intensivierte Insulintherapie (ICT): Ein großes Basalinsulindepot befindet sich im Unterhautfettgewebe. Je nach Tageszeit kann die Vorbereitungszeit vor körperlicher Aktivität mehrere Stunden betragen.
- Insulinpumpentherapie (CSII): Körperliche Aktivität ist dank des minimalen Insulindepots im Unterhautfettgewebe ohne lange Vorbereitungszeit möglich.
- Sensorunterstützte Insulintherapie: Die kontinuierliche Glukosemessung erleichtert die Therapieanpassung an körperliche Aktivität und trägt dazu bei, größere Blutzuckerschwankungen zu vermeiden.

5.1.5. Beispiele aus der Praxis

Beispiel: Eine halbe Stunde Joggen

Michael möchte nach dem Frühstück eine halbe Stunde joggen. Wie muss er seine Diabetes-Therapie anpassen, wenn er eine konventionelle bzw. eine intensivierte Insulintherapie durchführt oder eine Insulinpumpe hat?

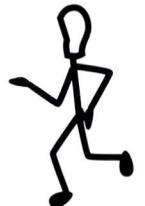

Konventionelle Insulintherapie (CT)
Michael kann seine Insulindosis fast nicht reduzieren. Wenn er die Mischinsulindosis am Morgen reduzieren würde, hätte er am Nachmittag, wenn die geplante körperliche Aktivität längst vorbei ist, zu wenig Verzögerungsinsulin.
Um trotzdem eine Unterzuckerung beim Joggen zu vermeiden, erhöht Michael beim Frühstück die Kohlenhydratzufuhr deutlich.

Intensivierte Insulintherapie (ICT)
Michael kann je nach Wunsch
- entweder den Bolus zum Frühstück deutlich reduzieren,
- die Kohlenhydratzufuhr zum Frühstück erhöhen
- oder beide Möglichkeiten kombinieren.

Die intensivierte Insulintherapie ist flexibel. Michael kann die Therapie so anpassen, wie es sein individueller Lebensrhythmus erfordert.

Insulinpumpentherapie (CSII)
Mit einer Insulinpumpe kann sich Michael entscheiden zwischen einer
- Reduktion des Frühstücksbolus,
- Erhöhung der Kohlenhydratzufuhr
- oder einer Kombination beider Möglichkeiten.

Wie bei der intensivierten Insulintherapie hat er die freie Wahl zwischen mehr essen, weniger spritzen oder beidem – ganz nach persönlicher Vorliebe.

Beispiel: Ganztägige Radtour

Michael möchte eine ganztägige Radtour unternehmen. Wie muss er in diesem Fall seine Diabetes-Therapie anpassen, wenn er eine konventionelle oder eine intensivierte Insulintherapie durchführt oder eine Insulinpumpe hat?

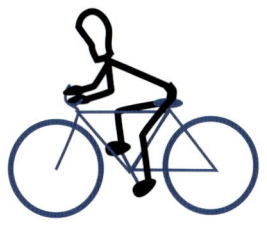

Konventionelle Insulintherapie (CT)

Bei einer ganztägigen Radtour sollte Michael die Insulininjektionen zum Frühstück und zum Abendbrot jeweils um 50 Prozent reduzieren. So wird er der erhöhten Insulinempfindlichkeit und dem erhöhten Glukoseverbrauch gerecht. Entsprechend den gemessenen Blutzuckerwerten entscheidet Michael vor, während und nach der Radtour, wie viele Kohlenhydrate er zusätzlich essen muss, um eine Unterzuckerung zu vermeiden.

Michael muss folgendes Problem beachten: Wird die Mischinsulin-Dosis reduziert, wirkt es nicht mehr so lang. Die Insulinwirkung ist möglicherweise schon Stunden vor der nächsten Injektion zu Ende! Um dies nicht zu verpassen, misst er am Nachmittag häufiger den Blutzucker und spritzt sich zur Überbrückung ggf. eine kleine Dosis schnell wirkendes Insulin.

Intensivierte Insulintherapie (ICT)

Michael sollte vor dem Frühstück die Basalinsulindosis um mindestens die Hälfte reduzieren. Tagsüber muss Michael das Wirkprofil seines Verzögerungsinsulins beachten. Das einmal gespritzte Basalinsulin kann nicht mehr an aktuelle Veränderungen der Belastung angepasst werden. Zur Zeit der maximalen Wirkung sollte er die Kohlenhydratzufuhr entsprechend erhöhen, in den „Wirkungslöchern" entsprechend senken oder zusätzlich schnell wirkendes Insulin injizieren.

Bei den Mahlzeiten variiert Michael je nach Blutzuckerwerten und gewünschter Kohlenhydratzufuhr den Bolus. Sollte die reduzierte Basalinsulindosis bereits am Nachmittag nicht mehr wirksam sein, spritzt sich Michael überbrückend eine geringe Dosis schnell wirkendes Insulin.

Zur Nacht reduziert Michael sein Basalinsulin um ca. 30-50 Prozent.

Insulinpumpentherapie (CSII)

Mit einer Insulinpumpe ist Michael bei einer ganztägigen Belastung mit nicht exakt planbarer Belastungsintensität am flexibelsten.

Die Basalratenreduktion kann Michael während der Tour exakt der Belastungsintensität anpassen. Dass die basale Insulinversorgung bei der Insulinpumpentherapie nicht schon weit im Voraus festgelegt werden muss, unterscheidet sie grundlegend von den anderen Therapieformen. Auch bei stark reduzierter Basalrate kommt es im Gegensatz zu einer Injektionstherapie (CT, ICT) zu keinen späteren „Löchern" in der basalen Insulinversorgung.

Bei der Kohlenhydratzufuhr und der Bolusgabe ist Michael sehr flexibel und richtet sich nach den Blutzuckerwerten und seinem Appetit.

In der Nacht senkt Michael seine Basalrate um ca. 30-50 Prozent ab.

5.2. Normalinsulin und schnell wirkende Analoginsuline bei Sport

Seit 1996 sind in Deutschland schnell wirkende Analoginsuline auf dem Markt. Das herkömmliche Normalinsulin hat die Eigenschaft, dass sich in der Ampulle die Insulinmoleküle zusammenlagern, was die Aufnahme des Insulins aus dem Unterhautfettgewebe verzögert. Durch gentechnische Veränderungen wurde erreicht, dass dieser Effekt bei Analoginsulinen nicht mehr so leicht eintritt. Zurzeit sind drei schnell wirkende Analoginsuline auf dem Markt, die sich in ihrem Wirkprofil sehr stark ähneln: Insulin Lispro (Humalog®, Lilly; Liprolog®, Berlin-Chemie), Insulin Aspart (Novorapid®, Novo Nordisk) und Insulinglulisin (Apidra®, Sanofi-Aventis).

Schnell wirkende Analoginsuline gelangen nach der Injektion ins Unterhautfettgewebe schneller ins Blut als Normalinsulin, sie erreichen höhere Konzentrationen im Blut, und ihre Wirkung ist früher beendet.

Das macht in vielen Fällen, aber bei weitem nicht immer einen Spritz-Ess-Abstand überflüssig und das Mahlzeiteninsulin bzw. der Bolus kann unmittelbar vor oder sogar nach dem Essen abgegeben werden. Die Blutzuckerwerte nach der Mahlzeit sind niedriger als bei der Verwendung von Normalinsulin, und auch bei der Korrektur erhöhter Blutzuckerwerte sind die Analoginsuline von Vorteil. Der Hauptvorteil der schnell wirkenden Analoginsuline ist jedoch die im Vergleich zu Normalinsulin viel kürzere Wirkdauer und der dadurch ermöglichte flexiblere Lebensstil.

Im Zusammenhang mit Sport ist es wichtig, das veränderte Wirkprofil der schnell wirkenden Analoginsuline zu beachten. Je nachdem, wie viel Zeit zwischen der letzten Injektion des Analoginsulins und der körperlichen Belastung liegt, kann die Gefahr für Unterzuckerungen im Vergleich mit Normalinsulin sowohl erhöht als auch erniedrigt sein [105]:

- Wird Körperarbeit relativ früh nach einer Analoginsulin-Injektion/einem Bolus ausgeführt, d. h. ungefähr zum Zeitpunkt des Wirkmaximums (ab ca. 30-60 Min. nach Injektion), ist die Hypoglykämie-Gefahr erhöht.

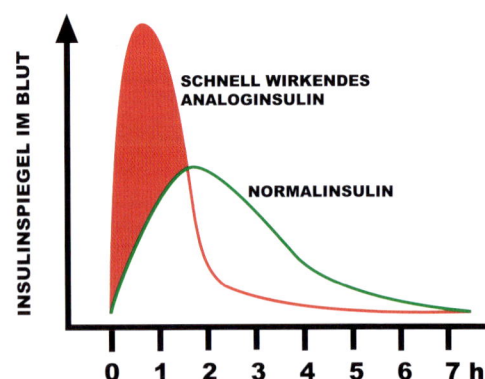

Die Hypoglykämie-Gefahr ist 30-60 Min. nach Injektion bei der Verwendung eines schnell wirkenden Analoginsulins höher als bei Normalinsulin.

Grund dafür ist der schnellere Wirkeintritt und das höhere Wirkmaximum der Analoginsuline. Für eine körperliche Betätigung in diesem Zeitraum muss der Bolus stärker reduziert werden als eine entsprechende Normalinsulindosis, und/oder es müssen mehr schnell wirkende Sport-BE eingenommen werden.

- Wird Körperarbeit relativ spät nach einer Analoginsulin-Injektion/einem Bolus ausgeführt (ab ca. 2-3 Std. nach Injektion), ist die Hypoglykämie-Gefahr niedriger, denn die Wirkung der schnell wirkenden Analoginsuline klingt schneller ab als die des Normalinsulins. Für eine körperliche Betätigung in diesem Zeitraum muss der Bolus nicht so stark reduziert werden wie eine entsprechende Normalinsulindosis. Ab 3 Stunden nach Injektion/Bolus ist für eine körperliche Aktivität möglicherweise überhaupt keine Reduktion der Analoginsulindosis mehr nötig.

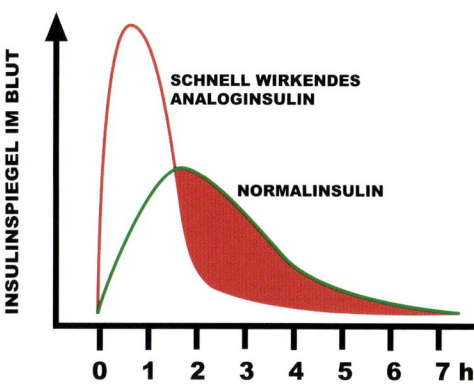

Ab ca. 2 Stunden nach Injektion ist die Hypoglykämie-Gefahr bei der Verwendung eines schnell wirkenden Analoginsulins niedriger als bei Normalinsulin.

- Insulinpumpenträger, die ein schnell wirkendes Analoginsulin verwenden, brauchen ihre Basalrate nicht so früh abzusenken wie bei der Verwendung von Normalinsulin. In der Regel genügt es, die Basalrate ca. 1 Stunde vor Beginn der körperlichen Aktivität abzusenken. Pumpenträger, die ein Normalinsulin verwenden, müssen die Basalrate schon ca. 2 Stunden vorher absenken.

- Wie lange die Insulinpumpe abgelegt werden darf, ohne dass es zu einer Verschlechterung des Stoffwechsels kommt, ist individuell verschieden. Insulinpumpenträger, die ein schnell wirkendes Analoginsulin verwenden, sollten ihre Pumpe für maximal 2-3 Stunden ablegen, ohne sich mit einer Spritze oder einem Pen Insulin zuzuführen. Wird die Analoginsulinzufuhr länger vollständig unterbrochen, droht die Entwicklung einer diabetischen Stoffwechselentgleisung (Ketoazidose, s. Kap. 8.3)! Pumpenträger, die ein Normalinsulin verwenden, können die Pumpe meist für ca. 3-4 Stunden ablegen, ohne sich Insulin mit einer Spritze oder einem Pen zu injizieren. Im Einzelfall kann es auch bereits wesentlich früher oder später zu einer Verschlechterung des Stoffwechsels kommen. Die große individuelle Bandbreite sei an zwei extremen Beispielen illustriert.

(a) Beim Berlin Marathon 2002 legte ein Insulinpumpenträger seine mit schnellwirksamem Analoginsulin befüllte Pumpe 3 Stunden vor dem Start ab und hatte auch beim Zieleinlauf (7½ Stunden nach Ablegen der Insulinpumpe) noch normoglykämische Blutzuckerwerte (124 mg/dl) und keine Ketone im Urin. Er hat während des 4½-stündigen Marathonlaufes kein zusätzliches Insulin injiziert und circa 12 bis 15 BE getrunken und gegessen. Der Läufer hat zweifelsfrei einen Typ-1-Diabetes, kein C-Peptid mehr und eine Diabetesdauer von über 30 Jahren.

(b) Beim New-York-City-Marathon 1993 legte ein Insulinpumpenträger seine mit Normalinsulin befüllte Pumpe vor dem Start ab und musste den Lauf bei Kilometer 15 mit einer Ketoazidose beenden.

Die meisten Menschen treiben nur ungern mit vollem Magen Sport. Meistens liegen mindestens 2 Stunden zwischen der letzten größeren Mahlzeit mit Insulingabe und der körperlichen Aktivität. Da die Gefahr von Unterzuckerungen in diesem Zeitraum bei der Verwendung eines schnell wirkenden Analoginsulins niedriger ist als bei Normalinsulin, halten einige Wissenschaftler schnell wirkende Analoginsuline für die besseren „Sportler-Insuline". [5, 105]

Erhöht oder vermindert die Verwendung eines schnell wirkenden Analoginsulins nun die Hypoglykämie-Gefahr im Zusammenhang mit Sport? Dies hängt davon ab, wie viel Zeit zwischen der letzten Injektion und der Körperarbeit liegt. Sportler mit Diabetes, die ein schnell wirkendes Analoginsulin verwenden, müssen auf jeden Fall ausreichend über das veränderte Wirkprofil und die daraus resultierende veränderte Insulintherapieanpassung an körperliche Aktivität informiert und geschult werden.

Normalinsulin und schnell wirkende Analoginsuline bei Sport

Sportler mit Diabetes müssen bei der Verwendung von schnell wirkenden Analoginsulinen das veränderte Wirkprofil beachten, wenn sie körperliche Aktivität planen:
- Sport ca. 30-60 Min. nach dem letzten Bolus: stärkere Dosisreduktion nötig als bei der Verwendung von Normalinsulin und/oder Einnahme von mehr schnell wirkenden Sport-BE.
- Sport ab ca. 2-3 Std. nach einem Bolus: nicht so starke Dosisreduktion nötig wie bei der Verwendung von Normalinsulin, ab ca. 3 Stunden evtl. gar keine Dosisreduktion mehr nötig.
- Insulinpumpenträger müssen die Basalrate erst ca. 1 Stunde vor der körperlichen Aktivität absenken, wenn sie ein schnell wirkendes Analoginsulin verwenden.
- Wie lange eine Insulinpumpe während körperlicher Aktivität bei welcher Insulinart gefahrlos abgelegt werden kann, muss individuell engmaschig ausgetestet werden.

5.3. Basalinsulin und lang wirkende Analoginsuline bei Sport

Bei der konventionellen und bei der intensivierten Insulintherapie (CT und ICT) wird der nahrungsunabhängige Insulinbedarf durch Basalinsulin gedeckt. Um eine verzögerte Abgabe des Insulins in die Blutbahn zu erreichen, werden chemische Substanzen zugesetzt. Zur Deckung des Insulingrundbedarfs müssen die konventionellen Basalinsuline zumeist zweimal täglich injiziert werden.

Mit dem Ziel, den basalen Insulinbedarf gleichmäßiger zu gewährleisten, wurden gentechnisch veränderte Insuline entwickelt. Zurzeit sind folgende lang wirkende Analoginsuline auf dem Markt: Insulin glargin (Lantus®, Sanofi-Aventis) und Insulin detemir (Levemir®, Novo Nordisk).

a) Insulin glargin (Lantus®)
Das seit 2000 erhältliche Insulin glargin wurde mit dem Ziel entwickelt, den basalen Insulinbedarf mit nur mehr einer einzigen Injektion am Tag zu decken. Durch die veränderte Aminosäurenfrequenz bildet Insulin glargin nach der Injektion ins subkutane Fettgewebe Insulinkristalle. Die Depotwirkung kann 24 Stunden und länger anhalten. Die Möglichkeit der täglichen Einmalgabe mag im Alltag von Vorteil sein, im Zusammenhang mit körperlicher Aktivität kann die lange Wirkdauer jedoch zum Problem werden. Eine Dosisreduktion ist im Zusammenhang mit Sport nur bedingt möglich, da eine geringere Dosis auch eine geringere Wirkdauer zur Folge hat. Durch eine wesentliche Dosisreduktion ist die kontinuierliche Insulinversorgung über 24 Stunden gefährdet. Vor der folgenden Injektion des lang wirkenden Analoginsulins könnte ein „Loch" im Wirkprofil entstehen, das den Blutzucker ansteigen lässt.

Vermutlich ist es bei der Verwendung von Insulin glargin sinnvoller, die körperliche Aktivität mit der Einnahme von zusätzlichen Kohlenhydraten auszugleichen. Dies ist jedoch in zwei Fällen problematisch:
- Bei besonders anstrengenden und/oder ausdauernden Belastungen ist die Einnahme von so großen Mengen an Sport-BE evtl. nicht mehr praktikabel.
- Wird Sport zur Reduktion des Körpergewichts betrieben, ist die Einnahme von zusätzlichen Kohlenhydraten nicht sinnvoll.

In diesen Fällen ist es möglich, die Dosis von Insulin glargin zu reduzieren und das evtl. entstehende „Loch" im Wirkprofil vor der folgenden Injektion mit einer kleinen Dosis eines kürzer wirkenden Insulins zu decken.

Die Studienlage zu lang wirkenden Analoginsulinen und Sport ist dürftig. Im Jahr 2005 wurde an 13 Typ-1-Diabetikern untersucht, ob die Resorption von Insulin glargin durch körperliche Aktivität beschleunigt wird [82]. Zwar wurde das injizierte Analoginsulin während der mäßigen halbstündigen Fahrradergometer-Belastung (65 Prozent VO2max) nicht schneller aufgenommen als in Ruhe, doch reichte die „normal" resorbierte Insulinmenge aus, den Blutzuckerspiegel von im Mittel ca. 218 mg/dl auf ca. 131 mg/dl zu reduzieren. Bei Fortsetzung der körperlichen Aktivität wäre es mit Sicherheit zu einer Unterzuckerung gekommen.

b) Insulin detemir (Levemir®)
Seit Ende 2004 ist Insulin detemir auf dem Markt. Bei Insulin detemir führt eine Kette freier Fettsäuren zur Bindung an das Transportprotein Albumin im Blut, von dem es langsam und kontinuierlich freigesetzt wird. Von diesem neuartigen Verzögerungsprinzip verspricht man sich eine stabilere und reproduzierbarere Wirkung. Die Wirkdauer beträgt je nach Dosierung ca. 12-20 Stunden. Da die meisten Patienten Insulin detemir zweimal täglich injizieren, führt eine Dosisreduktion nicht sofort zu einem „Loch" im Wirkprofil. Möglicherweise ist Insulin detemir daher besser für körperliche Aktivität geeignet; konkrete Aussagen sind hierzu mangels Studienmaterial derzeit jedoch noch nicht zu treffen.

6. Blutzucker- und Ketonmessung beim Sport: Technische und praktische Aspekte

Bei fast allen Therapieentscheidungen sind Menschen mit Diabetes auf technische Geräte angewiesen. Blutzuckermessgeräte sind seit langem nicht mehr wegzudenken, ebenso die Ketonmessung. Dieses Kapitel beantwortet häufige Fragen, die in der Praxis im Zusammenhang mit Sport auftreten: Wie kann ich meinen Blutzucker in großer Kälte, Hitze oder Höhe messen? Welche Vorteile bietet die Ketonmessung im Blut im Vergleich zum Urintest?

6.1. Blutzuckermessung unter extremen Umweltbedingungen

Wer als Sportler mit Diabetes die häusliche Umgebung verlässt, wird früher oder später mit den „Naturgewalten" konfrontiert. Auch bei Regen, Schnee oder sengender Hitze sind Sportler mit Diabetes darauf angewiesen, jederzeit einen Blutzuckertest durchführen zu können. Dessen Ergebnis ist gerade unter Extrembedingungen sehr wichtig für Therapieentscheidungen und muss daher verlässlich sein.

Ein Beispiel: Auf einer Radtour regnet es in Strömen, und weit und breit ist keine Möglichkeit zum Unterstellen in Sicht. Trotzdem muss bei körperlicher Aktivität regelmäßig der Blutzucker kontrolliert werden. Für eine zuverlässige Blutzuckermessung ist unter diesen Bedingungen ein wenig Improvisationstalent nötig. Wichtig ist, sich vom Wind abzuwenden und sich leicht nach vorne zu beugen. In der halb geöffneten Regenjacke ist dann in der Regel eine „trockene" Blutzuckermessung möglich. Die zur Blutentnahme auserkorene Fingerbeere kann an einem nicht komplett durchnässten Kleidungsstück oder an einem Taschentuch, z. B. aus einer wasserdichten Packtasche, abgetrocknet werden.

Auch wirklich extreme Bedingungen sind mit entsprechender Planung und akribischer Vorbereitung zu meistern. Ein weiteres Beispiel: Ultramarathon-Schwimmen. Auch wer sich stunden- oder tagelang ununterbrochen im flüssigen Element aufhält, interessiert sich irgendwann für seinen Blutzucker. Doch ist eine Blutzuckermessung im Wasser überhaupt möglich? Alles eine Frage der Technik, wie die britische Langstreckenschwimmerin Jen Alexander bewies, als sie nonstop in knapp 20 Stunden den Ärmelkanal durchquerte. Alle 30 bis 60 Minuten wurde ihr vom Begleitboot an einem Seil eine wasserdichte Plastik-Box zugeworfen, die in zwei Kammern aufgeteilt war. In der ersten Kammer befand sich ein kleines Handtuch, an dem sie sich eine Hand abtrocknete. In der zweiten Kammer waren neben einer bereits „geladenen" Stechhilfe zwei Blutzuckermessgeräte befestigt. Das Team hatte die Teststreifen bereits eingeführt, sodass die Schwimmerin einhändig eine Blutprobe auftragen konnte. Anschließend schloss sie die Box wieder, und das Team holte diese an Bord. Nach Ende der Messung gab das Team der Schwimmerin ihren Blutzuckerwert durch und warf ihr dem Wert entsprechende Mengen an Kohlenhydraten zu. Die Insulinzufuhr regelte Jen Alexander problemlos über ihre Insulinpumpe. Auch nachts bei völliger Dunkelheit, bei bis zu vier Meter hohen Wellen und bei heftiger Gegenströmung führte Jen Alexander die Blutzucker-Messprozedur durch. Ihr Motto lautet dabei: *„Es gibt keine Situation, in der man den Blutzucker nicht messen kann, man muss es nur wollen."*

Leider sind nicht alle widrigen Umwelteinflüsse so zuverlässig abzuhalten wie das Wasser. Begibt man sich z. B. in große Höhe, wird die Messgenauigkeit der Testgeräte durch den geringeren Luftdruck beeinträchtigt. Ähnlich schwer zu beeinflussen ist die Umgebungstemperatur, die ebenfalls die Messgenauigkeit beeinflusst. Bereits ein banaler Skiurlaub im Alpenraum stellt den Sportler mit Diabetes also vor die Frage: Wie reagiert mein Blutzuckermessgerät auf solche Bedingungen?

Die Zulassungsbestimmungen für Blutzuckermessgeräte sind für Menschen, die sich in extreme Umweltbedingungen begeben, unbefriedigend. Nach dem Medizinproduktegesetz, der in Deutschland hierfür gültigen Rechtsnorm, müssen „In-vitro-Diagnostika zur Eigenanwendung" „in der häuslichen Umgebung" zuverlässig funktionieren [71]. Desweiteren wird auf Anhang I der Richtlinie 98/97/EG der Europäischen Union verwiesen. Wer sich hiervon mehr verspricht, wird jedoch ebenfalls enttäuscht. Die EU gibt sich damit zufrieden, dass das Gerät unter „vernünftigerweise vorhersehbaren Umgebungsbedingungen" präzise Ergebnisse liefert [85]. Die Hersteller haben also freie Hand zu entscheiden, welche Bedingungen „vernünftigerweise vorhersehbar" sind. Die meisten entscheiden sich für einen Temperaturbereich von ca. 10 bis 40 Grad Celsius und Höhen unter 3.000 Meter.

Im Folgenden finden Sie einige Tipps, wie man unter „nicht häuslichen" Umweltbedingungen trotzdem noch halbwegs glaubwürdige Blutzuckermesswerte erhalten kann.

* Literaturverzeichnis siehe Kap. 16.6.

6.1.1 Tipps zur Blutzuckermessung bei großer Kälte

Bei eisigen Temperaturen, z. B. beim Schlittschuhlaufen, Skifahren oder beim Winterspaziergang, ist das Blutzuckermessen etwas schwieriger als im Alltag.

a) Warum ist große Kälte überhaupt ein Problem beim Blutzuckermessen?

Messtechnische Probleme
Wird die zugelassene Betriebstemperatur des Blutzuckermessgeräts unterschritten, kann es zu gravierenden Fehlbestimmungen kommen, falls das Gerät dann überhaupt noch funktioniert. Grundlegendes Problem ist, dass bei niedriger Temperatur die verwendeten Enzyme wesentlich langsamer arbeiten. Dies betrifft sämtliche Technologien gleichermaßen (GOD/GDH, elektrochemisch/photometrisch; grundlegende Information zur Messtechnik siehe Kap. 6.1.3.).

Die Messgerätehersteller verfolgen unterschiedliche Strategien, um diesen Temperaturfehler zu „bereinigen" (Temperatursensor, verlängerte Messzeit, Überdosierung der Messenzyme...). Fast alle Geräte verfügen über einen Temperatursensor, der sich auf der Platine im Geräteinneren befindet. Der „Bordcomputer" korrigiert den gemessenen Blutzuckerwert entsprechend und zeigt den optimierten Wert an. Dies funktioniert gut, falls die Temperatur im zugelassenen Bereich liegt und falls die gemessene Temperatur auch der des Teststreifens entspricht, wo die chemische Reaktion stattfindet. Unter Extrembedingungen kann der Teststreifen jedoch deutlich schneller abkühlen als das Messgerät, was zu einer falschen Korrektur des angezeigten Wertes und damit zu einer gravierenden Fehlmessung führt. Ein Beispiel: Beim Skifahren bei -5 Grad und mäßigem Wind werden Messgerät und Teststreifen direkt am Körper aufbewahrt. Dort herrscht eine Temperatur von geschätzten 20 Grad. Für eine Messung wird das Gerät der Tasche entnommen, ein Teststreifen eingeführt und die Blutprobe aufgetragen. Da das Messgerät wesentlich schwerer ist als der Streifen, kühlt es nicht so schnell ab; während des Messvorganges hat das Gerät dann beispielsweise noch 10 Grad, während der Teststreifen bereits auf 2 Grad abgekühlt ist. Um wie viel und in welche Richtung der angezeigte Messwert nun abweicht, hängt vom Geschick der Entwickler des Messgerätemodells ab und kann im Einzelfall nur experimentell ermittelt werden.

Bei Blutzuckermessungen in extremer Kälte ist also anzustreben, dass die Temperatur des **Teststreifens** im zugelassenen Bereich liegt und möglichst wenig von der Temperatur des Messgeräts abweicht. Dies ist durch eine geeignete Durchführung des Test zu erreichen (siehe Punkt b) und durch die Auswahl eines geeigneten Messgeräts (siehe Punkt d).

Problem der kalten Finger
Auch durch eine verminderte Blutzirkulation in der Peripherie können die Messwerte verfälscht werden. Wenn man aus den seit Stunden kalten Fingern nur mit Mühe einen Tropfen Blut herausbekommt, dürfte deren Durchblutung schon seit längerem reduziert sein. Der kapillär gemessene Blutzuckerwert ist dann entsprechend „veraltet" und entspricht womöglich nicht mehr dem eigentlich interessanten Blutzucker in der arbeitenden Muskulatur und im Gehirn. Bei raschen Blutzuckeränderungen sind Größe und Richtung dieser Abweichung unkalkulierbar.

Das Problem der kalten Finger kann vermieden werden, wenn man unter den ausreichend isolierten Überhandschuhen noch hauchdünne Seidenhandschuhe trägt, die die Wärmerückhaltung wesentlich verbessern. Es hat sich bewährt, an den Stellen zur Blutentnahme Löcher in die Seidenhandschuhe zu schneiden, sodass man zur Messung nur den Überhandschuh ausziehen muss.

b) Wie führt man eine Blutzuckermessung bei großer Kälte durch?

- Vor der Messung sollten die Hände warm und gut durchblutet sein. Daher sollten die Handschuhe erst unmittelbar vor dem Blutzuckertest ausgezogen werden (siehe Punkt a: „Problem der kalten Finger").
- Bei extremer Kälte sollte die Blutzuckermessung unter der halbgeöffneten Jacke direkt am Körper durchgeführt werden.
- Bei stürmischen Verhältnissen ist schon viel gewonnen, wenn man sich vom Wind wegdreht. Falls möglich sollte man Schutz hinter einem Baum oder z. B. einem aufgestellten Snowboard suchen.
- Das Wichtigste: **Tempo!** Je schneller der Test durchgeführt wird, desto weniger weicht die Temperatur des Messgerätes von der des Teststreifens ab und desto genauer ist der erhaltene Messwert (siehe Punkt a). Zudem verweigern die meisten Messgeräte bei Unterschreiten der zugelassenen Betriebstemperatur gänzlich den Dienst.
- Das Gerät sollte der Jackentasche nur zum Einführen des Teststreifens und zum Auftragen der Blutprobe entnommen werden. Nach dem Auftragen der Blutprobe, wenn die Messung läuft, sollte das Gerät sofort wieder in die warme Jackentasche gesteckt werden. Erst zum Ablesen des Wertes sollte es wieder entnommen werden.
- Die erhaltenen Messwerte sind mit Skepsis zu betrachten, sie sind nur als grobe Richtschnur geeignet. Im Zweifel sollte man immer seinem Gefühl vertrauen! Lieber eine vermeintliche, nur „gefühlte" Unterzuckerung zuviel behandeln als in eine schwere Hypoglykämie rauschen, nur weil das Messgerät vielleicht fälschlich zu hohe Werte anzeigt.

c) Wo sind Messgerät und Teststreifen bei großer Kälte am besten aufgehoben?

- Messgerät und Teststreifen sollten möglichst nah am Körper transportiert werden, am besten in einer Innentasche einer unteren Bekleidungsschicht (nicht in einer Außentasche!). Falls nötig kann eine Jackentasche mit aluminiumbeschichtetem Isoliermaterial an der äußeren Taschenseite präpariert werden. Mit einem speziellen Umhängebeutel bleibt die gesamte Diabetes-Ausrüstung auch bei extremsten Umweltbedingungen ausreichend warm und optimal zugänglich (siehe Kasten).
- Auch Ersatzmessgeräte und -teststreifen dürfen auf keinen Fall gefrieren, da dies oft zu fatalen Schäden an beweglichen Teilen oder am Display führt. Kontrolllösung wird durch Einfrieren ebenfalls beschädigt und darf anschließend nicht mehr verwendet werden.

Praxisbeispiel: „Extreme cold weather bag" von David Panofsky

Der US-Amerikaner David Panofsky führte 2001 eine Gruppe von sieben Diabetikern auf den Gipfel des 6.962 Meter hohen Aconcagua (Argentinien). Da keine geeigneten Taschen zur Aufbewahrung der Diabetes-Ausrüstung aufzutreiben waren, entwickelte er schließlich selbst ein Modell. Im Folgenden beschreibt David Panofsky die Funktionsweise seines „extreme cold weather bag" [77]:

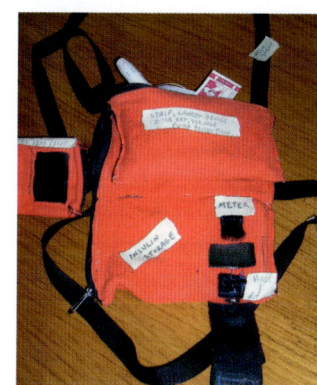

„Das Blutzuckermessgerät muss leicht zugänglich und trotzdem innerhalb des vom Hersteller empfohlenen Temperaturbereichs aufbewahrt werden. Ich erreiche das, indem ich das Gerät (und das übrige kälteempfindliche „Diabeteszubehör") in einer speziellen Tasche trage, die ich für diesen Zweck entwickelt habe. Nach einer Vielzahl von Prototypen bietet sie nun Platz für Insulinpumpe, Insulinvorräte, Stechhilfe (befestigt an einem Band), Teststreifen und natürlich das Messgerät. Die Tasche besteht aus winddichtem Fleece-

Material, ist ca. 15 x 25 x 1,5 cm groß und wird über der ersten Unterwäsche-Schicht direkt am Körper getragen. Die Befestigung erfolgt mit

David Panofskys „extreme cold weather bag" zur Aufbewahrung aller kälteempfindlichen Diabetes-Utensilien wird über der ersten Unterwäsche-Schicht am Bauch getragen. Zur Blutzuckermessung muss das Gerät nicht entnommen werden.

längenverstellbaren Gurten um Hals und Körper (ähnlich einem Rucksack, aber vorne). Die Tasche hat ein durchsichtiges Plastikfenster für das Display

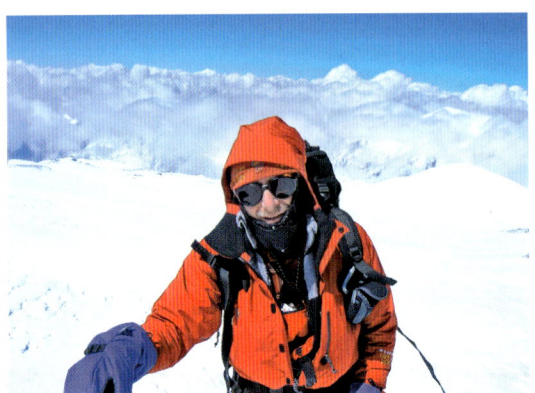

Mit Improvisationstalent sind auch unter extremsten Bedingungen noch Blutzuckermessungen möglich, wie David Panofsky in 7.100 Meter Höhe am Pik Lenin (Pamir-Gebirge, Tadschikistan/Kirgisistan) beweist.

des Blutzuckermessgeräts. Zum Einführen des Teststreifens ist eine kleine Öffnung vorhanden, sodass man das Gerät zum Blutzuckermessen nicht entnehmen muss. Mit diesem System läuft eine Blutzuckermessung folgendermaßen ab: Ich öffne die äußere Bekleidungsschicht, ziehe kurz die Handschuhe aus (Fäustlinge oder Fingerhandschuhe), führe einen Teststreifen in das Messgerät ein, pieske mich in einen Finger, trage den Tropfen Blut auf den Teststreifen auf und schließe die äußere Bekleidungsschicht wieder, damit die Wärme nicht entweicht. Nach Ende des Tests öffne ich die Jacke wieder, schaue mir den Blutzuckerwert an und passe meine Therapie entsprechend an. Ich empfehle, Kontrolllösungen verschiedener Konzentrationen zu verwenden, um sicher zu gehen, dass die erhaltenen Messwerte glaubwürdig sind."

In der Praxis bewährte sich die Tasche so gut, dass sich die Diabetesberaterin Anne Royer dazu entschloss, sie in kleiner Serie fertigen zu lassen (weitere Informationen und Kontaktdaten finden Sie in Kap. 1.⊙b: Transport des SOS-Sportsets bei extremer Kälte).

d) Welches Blutzuckermessgerät ist für große Kälte am besten geeignet?

Temperaturbereich: Wintersportler sollten bei der Anschaffung eines neuen Blutzuckermessgerätes auf einen möglichst großen Temperaturbereich achten. Inzwischen sind Messgeräte auf dem Markt, die ab plus vier oder fünf Grad Celsius zugelassen sind (z. B. Abbott Freestyle®, Bayer Contour®, Menarini GlucoMen LX®; Angaben ohne Gewähr und ohne Anspruch auf Vollständigkeit, Stand 11/2008). Ab sechs Grad Celsius sind die aktuellen Geräte von LifeScan und Roche zugelassen (Stand 11/2008).

Messdauer: Je kürzer ein Messgerät widrigen Bedingungen ausgesetzt wird, desto zuverlässiger sind die Messwerte. Daher sind „im Normalfall" Testgeräte mit einer kurzen Messzeit zu bevorzugen (die schnellsten Geräte brauchen heute nur noch drei Sekunden!). Unter wirklich extremen Bedingungen, d. h. Temperaturen weit unter dem Gefrierpunkt, sind jedoch Messgeräte mit **längerer** Messzeit besser geeignet. Dies erscheint zunächst paradox, ist aber einfach zu erklären. Bei einer Messdauer von z. B. 30 Sekunden ist es problemlos möglich, nach dem Auftragen des Blutstropfens das Gerät zumindest für die verbleibenden 20 bis

25 Sekunden wieder in der wärmenden Jacke zu verstauen. Dadurch gelingt es, für den Großteil der Messung „optimierte" Umweltbedingungen zu schaffen, was bei Verwendung eines modernen ultraschnellen Messgeräts nicht möglich ist. Die guten Erfahrungen von Extrem-Bergsteigern mit langsamen Messgeräten bestätigen diese Vermutung (siehe Kap. 6.1.3.).

Einfache Bedienung: Je genauer die Temperatur des Messgeräts mit der des Teststreifens übereinstimmt, desto präziser sind die Messwerte (siehe Punkt a). Durch umständliches Hantieren mit einzelnen Teststreifen können diese jedoch schnell wesentlich kälter werden. Für extreme Bedingungen sind daher Messgeräte, die über einen integrierten Vorrat an Teststreifen verfügen, besser geeignet. Mittlerweile haben mehrere Hersteller derartige Messsysteme im Programm (z. B. Bayer Dex® und Breeze®, Roche Accu-Chek Compact Plus®; Angaben ohne Gewähr und ohne Anspruch auf Vollständigkeit, Stand 11/2008). Diese Geräte können auch mit klammen Fingern noch gut bedient werden.

6.1.2. Tipps zur Blutzuckermessung bei großer Hitze

Wer in heimischen Gefilden bleibt, wird sein Blutzuckermessgerät wohl keinen zu hohen Temperaturen aussetzen: Die meisten Testgeräte sind für eine Betriebstemperatur bis 40 oder 45 Grad Celsius zugelassen. Ein Gerät ermittelt sogar bis 50 Grad noch präzise Messwerte (Abbott Precision Xceed®; alle Angaben ohne Gewähr und ohne Anspruch auf Vollständigkeit, Stand 11/2008). Das ist in der Regel genug, denn für höhere Umgebungstemperaturen ist auch der Mensch nicht ausgelegt.

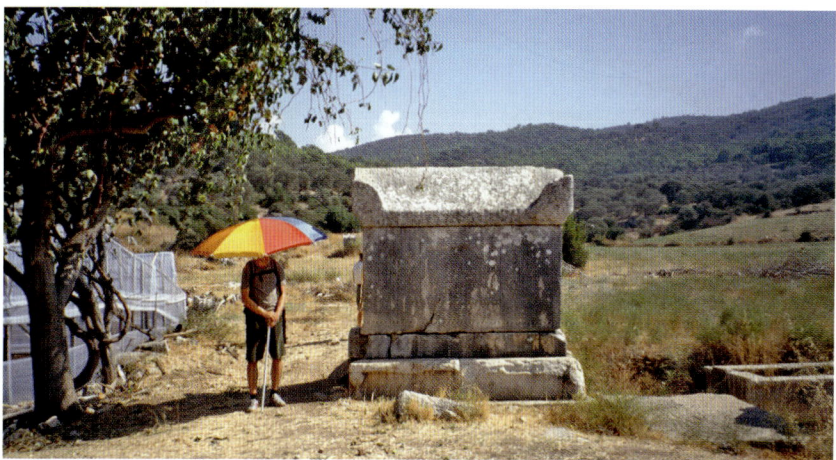

Auch bei großer Hitze sind noch zuverlässige Blutzuckertests möglich, falls einige Grundregeln beachtet werden.

Problematisch kann jedoch die korrekte Lagerung der Teststreifen sein. Hierfür erlauben die Hersteller unisono Maximaltemperaturen von 30 Grad, auch wenn die Sensoren erfahrungsgemäß deutlich strapazierfähiger sind. Diese Temperatur wird auch in gemäßigten Breiten in Gepäckstücken, die den ganzen Tag in der Sonne „braten", schnell überschritten. Direkte Sonneneinstrahlung ist auf jeden Fall zu vermeiden. Überlegen sie sich, wo in ihrem Gepäck die geringste Temperatur zu erwarten ist (im Rucksack z. B. zentral im Hauptfach) und deponieren sie dort größere Teststreifen-Vorräte. Falls Zweifel bestehen, ob die zulässige Höchsttemperatur im Gepäck nicht doch überschritten wird, kann auch auf technische Lösungen (Kühlung) zurückgegriffen werden (siehe Kap. 1.⊙: Transport des SOS-Sportsets bei extremer Hitze). An leicht zugänglichen, aber auch entsprechend heißeren Stellen wie z. B. im Rucksackdeckel sollten nur wenige Teststreifen zum sofortigen Verbrauch (am selben Tag) aufbewahrt werden.

Bei Strandaufenthalten und bei Reisen in Wüstenregionen muss das Messgerät unbedingt vor dem Eindringen von Sand geschützt werden. Ansonsten kann das Einführen des Teststreifens unmöglich werden, wie z. B. beim Marathon des Sables geschehen.

6.1.3. Tipps zur Blutzuckermessung in großer Höhe

Bei Abenteuern in großer Höhe ist es für Bergsportler mit Diabetes besonders wichtig, glaubwürdige Blutzucker-Messwerte zu erhalten. Eine sinnvolle Therapieanpassung ist sonst nicht möglich, und eine schwere Hypoglykämie oder eine Ketoazidose können fernab der Zivilisation schnell lebensbedrohlich werden. Leider ist es keineswegs selbstverständlich, dass man sich in jeder beliebigen Höhenlage auf sein Blutzuckermessgerät verlassen kann. Die mit der Höhe einhergehenden Probleme der Messtechnik sind bereits in der Theorie und unter Laborbedingungen sehr komplex, die Messung „in freier Wildbahn" bringt weitere Unsicherheiten mit sich. Wie kommt man trotzdem in großer Höhe zu verlässlichen Blutzuckerwerten?

a) Bis zu welcher Höhe garantieren die Gerätehersteller?

Wer Deutschlands höchsten Berg, die Zugspitze (2.962 m) besteigen will, braucht sich keine größeren Sorgen um das Blutzuckermessgerät zu machen. Alle Hersteller garantieren zumindest bis 3.048 m (10.000 Fuß), dass die angezeigten Werte „stimmen", das heißt dass sie um höchstens 15 Prozent vom „wahren" Blutzuckerwert abweichen. Das gilt nach allgemeiner Übereinkunft als ausreichend präzise, um die richtigen Therapieentscheidungen zu fällen. Roche wagt sich in bis dato unbekannte Höhen und hat seine aktuellen Blutzuckermessgeräte bis 4.000 m zugelassen (Stand 11/2008).

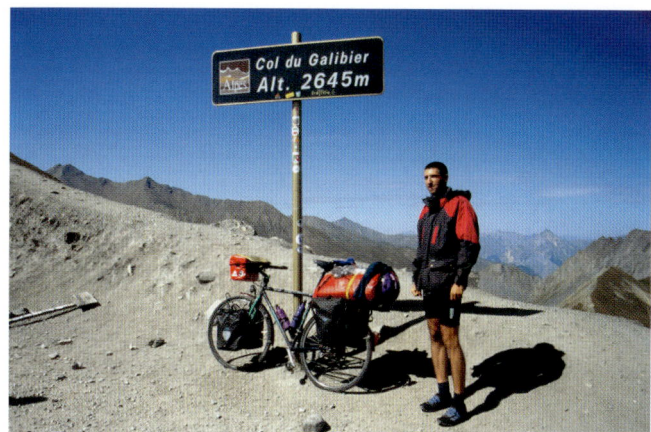

Bereits ab 1.500 bis 2.000 Meter kann es beim Blutzuckermessen zu Abweichungen kommen.

Werden diese Höhengrenzen überschritten, bedeutet das natürlich nicht automatisch, dass nur noch „Zufallszahlen" angezeigt werden. Einige Geräte funktionieren noch bis in extreme Höhenlagen ausreichend präzise, jedoch ist es den Herstellern aus technischen und logistischen Gründen nicht möglich, unter diesen erschwerten Bedingungen entsprechende Untersuchungen durchzuführen. Kein Hersteller trifft Aussagen zur Präzision seiner Messgeräte über den zugelassenen Höhenbereich hinaus.

b) Bis in welcher Höhe sind glaubwürdige Blutzuckermessungen theoretisch möglich?

Moderne Blutzuckermessgeräte sehen aus wie modische Accessoires, beherbergen in ihrem Inneren aber ein komplexes Chemie-Labor. Genauer gesagt befindet sich dieses im Teststreifen: Enzyme, Coenzyme, Mediatoren und Indikatoren wandeln die Blutglukose in ein elektrisches oder ein Farbsignal um, welches vom Messgerät erkannt und in einen Blutzuckerwert umgerechnet wird [52].

Welche Schritte sind dabei theoretisch sauerstoffabhängig, werden also mit zunehmender Höhe durch die „dünnere Luft" mit ihrem niedrigeren Sauerstoffgehalt beeinträchtigt? Hier erfordern v. a. Enzyme und Coenzyme eine differenziertere Betrachtung. In den aktuell erhältlichen Blutzuckersensoren wird entweder das Enzym Glukose-Oxidase (GOD) oder Glukose-Dehydrogenase (GDH) verwendet (siehe Tabelle 1).

GOD: Bei der Glukose-Oxidase hängt die Enzymreaktion stark von der Konzentration des als Elektronenakzeptor notwendigen Sauerstoffs ab [51]. Je nach Teststreifenkonstruktion reagiert das System mehr auf den Luftsauerstoff oder auf den Sauerstoff in der Blutprobe. Im ersten Fall ist das Messergebnis klar höhenabhängig, mit zunehmender Höhe ergeben sich meist falsch niedrige Messwerte

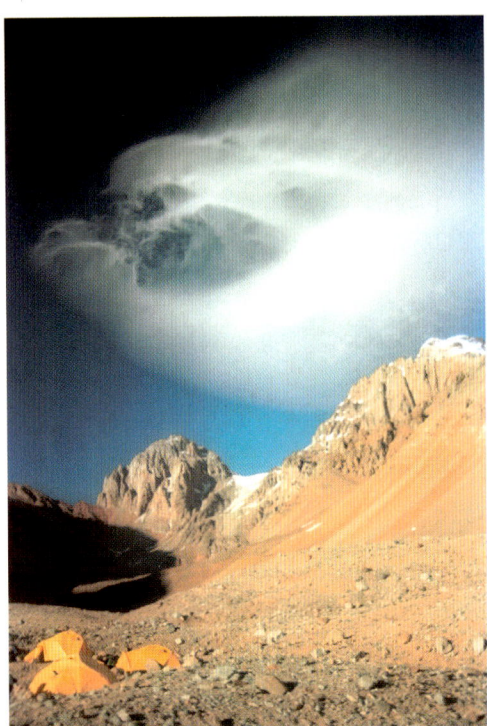

Im Jahr 2001 nahm eine Expedition mit acht Typ-1-Diabetikern die fast 7.000 Meter hohe Aconcagua (Argentinien), Amerikas höchsten Berg, in Angriff.

(z. B. „echter" Wert 180 mg/dl, angezeigt werden 150 mg/dl). Wie stark die Höhenabhängigkeit im Einzelfall ist, lässt sich nur experimentell klären. Theoretisch sind Messsysteme auf GOD-Basis jedoch oberhalb des zugelassenen Höhenbereichs nicht mehr zu empfehlen.

GDH: Die Glukose-Dehydrogenase-Reaktion ist prinzipiell nicht abhängig vom Sauerstoffpartialdruck, theoretisch ist die Blutzuckermessung mit Geräten dieser Technologie völlig höhenunabhängig. Die Messwerte sollten auch in extremen Höhen noch zuverlässig sein, falls die übrigen Umgebungsbedingungen (Temperatur, Luftfeuchtigkeit etc.) im zulässigen Bereich sind [38, 51, 103].

c) Welche weiteren Störfaktoren sind mit extremer Höhe verbunden?

Beim Blutzuckermessen in großer Höhe ist der geringere Sauerstoff-Partialdruck der Luft jedoch nur ein Teil des Problems. Wesentliche weitere Störfaktoren sind mit extremen Höhen immer untrennbar verbunden und können die Messergebnisse ebenfalls verfälschen. Teilweise sind diese Faktoren durch das eigene Verhalten und insbesondere durch eine geeignete Durchführung der Messung günstig zu beeinflussen.

Temperatur:
Mit Aufenthalten in extremer Höhe sind immer auch sehr tiefe Temperaturen verbunden, die meist außerhalb der zugelassenen Betriebstemperatur der Blutzuckermessgeräte liegen. Pro 150 Meter Höhengewinn nimmt die Lufttemperatur um ca. ein Grad Celsius ab. Ab ca. 3.000 m NN liegt die Temperatur während der meisten Zeit des Jahres unter dem Gefrierpunkt, in größeren Höhen herr-

Messverfahren	Hersteller	Geräteserie (Handelsnamen in D)
Glukose-Oxidase (GOD)	Agamatrix	Wellion Linus®
	Bayer	Breeze®, Dex®, Elite®
	Braun	Omnitest®
	Lifescan	One Touch®
	Menarini	GlucoMen®
Glukose-Dehydrogenase (GDH)	Abbott	Freestyle®, Precision®
	Bayer	Contour®
	Roche	Advantage®, Aviva®, Compact plus®, Sensor®

Tabelle 1: Welches Enzym steckt in meinen Teststreifen? Diese Frage wird hier für einige derzeit übliche Blutzuckermesssysteme beantwortet (Quelle: Herstellerangaben, ohne Gewähr und ohne Anspruch auf Vollständigkeit, Stand 11/2008).

schen häufig -15 bis -30 Grad oder noch weniger. Wird die zugelassene Betriebstemperatur des Blutzuckermessgeräts unterschritten, kann es zu gravierenden Fehlbestimmungen kommen, falls das Gerät dann überhaupt noch funktioniert. Ausführliche Information hierzu finden Sie in Kap. 6.1.1.

Hämatokrit:
Trinkt ein Athlet weniger Flüssigkeit, als er durch Schwitzen, Atmung und Urinausscheidung verliert, wird sein Blut „dickflüssiger", und der Hämatokritwert steigt an. Bei sportlichen Aktivitäten in der Höhe ist dies häufig der Fall, da die Luft dort extrem trocken ist und Durstgefühl und Appetit vermindert sind. Blutzuckerwerte über ca. 160 mg/dl fördern die Dehydrierung zusätzlich (siehe Kap. 8.2.5.). Durch einen zu hohen Hämatokritwert kann im Teststreifen die Diffusion der Probe und der Chemikalien behindert sein, was je nach Bauart bei vielen Messgeräten zu falsch niedrigen Ergebnissen führt. Im Rahmen einer Studie wurden bereits an der Obergrenze des vom Hersteller zugelassenen Hämatokritbereichs (bei knapp 60 Prozent) Messwerte angezeigt, die um bis zu 40 Prozent zu niedrig waren [9, 96].

Medikamente:
Zur Vorbeugung der Höhenkrankheit (acute mountain sickness, AMS) nehmen zahlreiche Höhenbergsteiger Medikamente ein. Es kommen verschiedene Arzneimittel zum Einsatz (Azetazolamid, ASS, Ibuprofen u. a.), die je nach verwendeter Dosis und je nach verwendetem Messgerät die Blutzuckermessung verfälschen können. ASS (Aspirin®) in hohen Dosen kann gerätespezifisch zu falsch hohen oder falsch niedrigen Messwerten führen [97]. Azetazolamid (Diamox®) führt zu

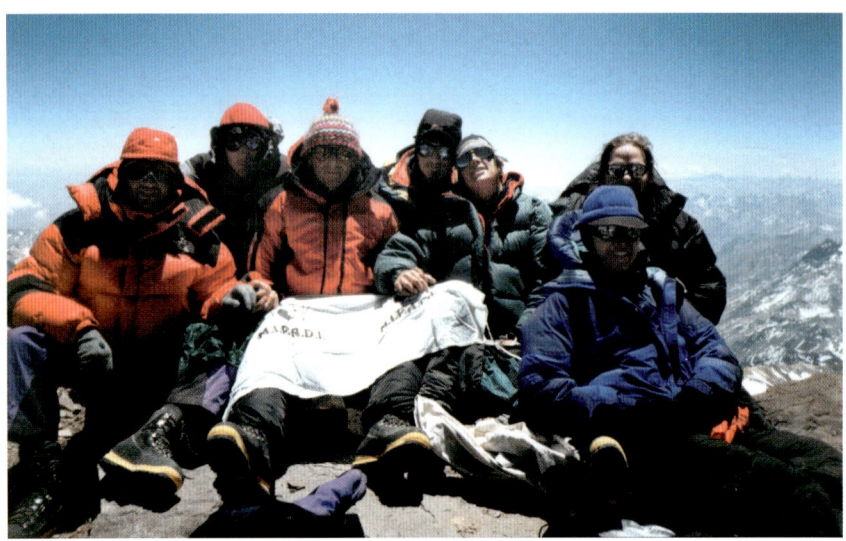

Sieben Diabetiker auf dem Gipfel des Aconcagua (6.962 m).

einer Azidose und auf diesem Weg bei einigen Geräten zu falsch niedrigen Ergebnissen im hohen Blutzuckerbereich [32, 98]. Unabhängig davon ist Bergsportlern mit Diabetes von der Einnahme von Azetazolamid aufgrund des erhöhten Ketoazidose-Risikos abzuraten [70].

Persönliche Routine:
Je besser der Sportler mit Diabetes sein Blutzuckermessgerät kennt, desto genauer sind die ermittelten Blutzuckerwerte [57]. Dies gilt insbesondere unter extremen Umweltbedingungen. Bei einer Expedition bis in 4.215 Meter Höhe wurde deutlich, dass die individuelle Routine eine wesentliche Rolle spielt. Teilnehmer, die ihr Blutzuckermessgerät noch nicht gut kannten, produzierten deutlich stärker abweichende Messwerte als die mit ihrem Messgerät vertrauten Teilnehmer (Abweichung der Erfahrenen im Mittel -11 Prozent, der Unerfahrenen -16 Prozent) [102].

d) Wie ist die Studienlage zur Präzision der Blutzuckermessgeräte in großer Höhe?

Was bisher zur Genauigkeit einzelner Blutzuckermessgeräte in großer Höhe veröffentlicht wurde, ist für den potentiellen Anwender leider nur selten brauchbar: Meist wurden Modelle untersucht, die mittlerweile gar nicht mehr auf dem Markt sind, und fast alle Studien beschränken sich auf Höhen unter 4.000 Meter. Ergebnisse von einer Geräteserie können nicht ohne weiteres auf ähnliche Messgeräte übertragen werden, da viele Eigenschaften von der individuellen Konstruktion abhängen und damit tatsächlich gerätespezifisch sind. Die folgende Zusammenfassung von Studienergebnissen ist daher nur zur groben Orientierung geeignet (Stand 11/2008).

- Bereits ab 1.500 bis 2.000 Meter werden von Geräten auf **Glukose-Oxidase-Basis** systematisch falsch niedrige Messwerte beschrieben. Allerdings liegen diese noch im zulässigen Bereich (weniger als 15 Prozent Abweichung) [10, 16, 31].

Blutzuckermessung am Gipfel des Aconcagua (6.962 m) mithilfe des „extreme cold weather bag" von David Panofsky (siehe Kap. 6.1.c und Kap. 1.⓪b).

- Einige Autoren berichten bis 3.000 Meter Höhe über noch ausreichend präzise Messwerte von Geräten auf **Glukose-Oxidase-Basis** [19, 29, 70, 81], andere setzen die Grenze bei 4.000 Metern [102], wiederum andere bemängeln schon ab 2.500 Meter Höhe Abweichungen von bis zu -30 Prozent [30].
- Zu den neueren Geräten auf **Glukose-Dehydrogenase-Basis** ist die Studienlage sehr dünn. In den wenigen Untersuchungen wurden sie noch in 4.500 Meter Höhe als ausreichend präzise beschrieben und waren den Glukose-Oxidase-Geräten im direkten Vergleich stets überlegen [16, 22, 76].
- Zur Blutzuckermessung über 4.500 Meter Höhe kursieren nur Einzelfallberichte (siehe nächster Punkt).

e) Erfahrungsberichte

La Paz, 3.600 bis 4.000 m
Viele Menschen leben in Südamerika ständig in großer Höhe. Ein Beispiel: La Paz, die Hauptstadt Boliviens, liegt auf 3.600 bis 4.000 Meter Höhe und zählt zwei Millionen Einwohner. Darunter sind ca. 150.000 Diabetiker, die teilweise mehrmals täglich den Blutzucker messen. Dr. David Maldonado, Endokrinologe aus La Paz:

„Vor einigen Jahren erfuhren wir vom Einfluss des Atmosphärendrucks und des Sauerstoffpartialdrucks auf das Blutzuckermessen, und wir suchten nach Messgeräten, die uns exakte Ergebnisse garantierten. Das Problem war: Wir fanden kein einziges Gerät, das dieser Anforderung entsprach. Also verwenden wir weiterhin die Messgeräte, die bei uns verfügbar sind (Anmerkung: Lifescan OneTouch ultra®). Insgesamt haben wir in der Praxis keine Probleme mit den Blutzuckerkontrollen. Der Unterschied zu Labortests ist gering und beträgt im Mittel ca. 7 bis 10 mg/dl" [64]. Wie präzise die Referenzmethode des Labors in so großer Höhe ist, bleibt naturgemäß unklar.

Mount Kilimanjaro, 5.895 m

Im Jahr 1999 unternahm eine Gruppe von 16 Diabetikern aus Irland eine Expedition auf Afrikas höchsten Berg, den Kilimanjaro (5.895 Meter, Tansania): Ein Höhen-Erfahrener, drei Bergsteiger mit Ausdauerkondition und zwölf „Anfänger". Sechs Diabetiker erreichten den Gipfel, zehn mussten aus unterschiedlichen Gründen aufgeben (zwei Ketoazidosen und vom Diabetes unabhängige Probleme). Prof. Chris Thompson aus Dublin berichtet: *„Alle Blutzuckermessgeräte zeigten bei Testung von Kontrolllösungen mit zunehmender Höhe signifikant zu niedrige Werte an (Abbott Precision QID®, Bayer Glucometer 4®). Auf 4.500 Meter lagen die Messwerte ca. 30 Prozent zu niedrig, wobei die Präzision bei höherer Temperatur wieder besser wurde. (...) Von den sechs Typ-1-Diabetikern, die den Gipfel erreichten, versagte bei zweien am Morgen der letzten Etappe das Blutzuckermessgerät vollständig, bei einer Temperatur von -12 Grad Celsius."* *„Einige Symptome der Höhenkrankheit wie Kopfschmerzen und Benommenheit erschwerten die Erkennung von Hypoglykämien."* *„Weil die Messgeräte in der Höhe oft falsch niedrige Werte anzeigten, wurden zu viele Unterzuckerungen diagnostiziert. Dies führte dazu, dass einzelne Teilnehmer das Selbstvertrauen verloren und ihre Insulindosen übermäßig reduzierten, was wiederum die Gefahr von Ketoazidosen erhöhte."* [69, 70].

Der Kinderarzt Dr. Daniel Öberg aus Västervik (Schweden) bestieg 2003 den Kilimanjaro und verglich die Präzision verschiedener Blutzuckermessgeräte unter Extrembedingungen: *„In der großen Höhe und bei den tiefen Temperaturen wichen die drei Geräte voneinander ab. Am Gipfel, 5.895 Meter über dem Meeresspiegel, zeigten meine Messgeräte 50 mg/dl (Abbott Precision Ultra®), 214 mg/dl (Bayer Ascensia Contour®) und 378 mg/dl an (Roche Accu-Chek Compact®)."* *„In Anbetracht der Tatsache, dass ich am Gipfel keinerlei Hypoglykämie-Symptome hatte, halte ich die beiden höheren Messwerte für realistischer."* [76, 79].

Aconcagua, 6.962 m

Jordi Admetlla aus Barcelona berichtet Positives von einer Expedition mit acht versierten Typ-1-Diabetikern auf den Aconcagua (Argentinien), mit fast 7.000 Meter der höchste Berg Amerikas. Ein Kletterer musste aufgrund eines Diabetes-unabhängigen Problems bei einer Höhe von 6.700 Metern umkehren, die restlichen sieben erreichten im Januar 2001 den Gipfel. Die meisten Expeditionsteilnehmer vertrauten auf das Messgerät Glucometer Elite XL® (Bayer) [5]. *„Mit den Blutzuckermessgeräten gab es keine Probleme. Die Geräte wurden mit selbst gebastelten Taschen geschützt und direkt an der Haut getragen"* [3].

Cho Oyu, 8.201 m

Eine italienische Expedition hatte im Jahr 2002 den sechsthöchsten Himalaya-Gipfel, den 8.201 Meter hohen Cho Oyu (Nepal/China), zum Ziel. Von sechs teilnehmenden Typ-1-Diabetikern erreichte einer den Gipfel. Die Präzision der Blutzuckermessgeräte (Bayer Ascensia Elite®) wurde mehrfach mit verschiedenen Kont-

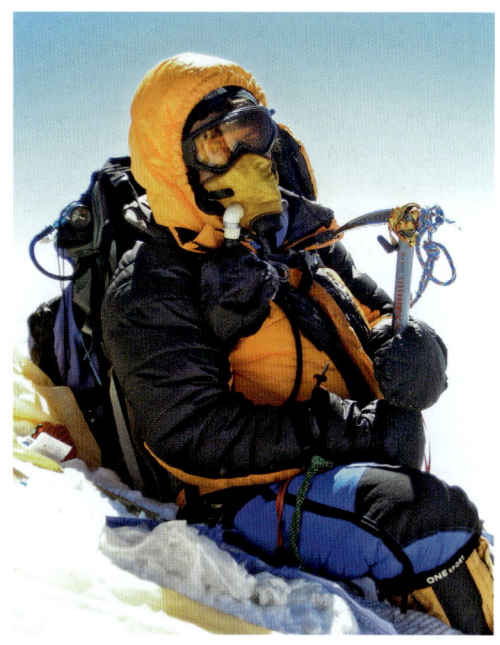

Geri Winkler an der Grenze zur Stratosphäre, auf dem Gipfel des Mount Everest. Hier geht auch so manchem Blutzuckermessgerät die Luft aus.

rolllösungen überprüft – mit guten Ergebnissen. Zudem wurden erstmals bis in Höhen von 5.600 Metern Blut-Ketontests durchgeführt, deren Ergebnisse ebenfalls glaubwürdig waren (Prof. Avogaro, Padua) [8], nähere Information hierzu finden Sie in Kap. 6.2.

Paola Pavan aus Padua fasst die wichtigsten Erkenntnisse der Expedition zusammen: *„Es zeigte sich, dass Typ-1-Diabetiker ohne Folgeerkrankungen an Bergunternehmungen in extremer Höhe teilnehmen können, jedoch führt diese Aktivität zu einer Verschlechterung der metabolischen Kontrolle. Diabetiker, die an solchen Aktivitäten teilnehmen möchten, müssen sehr gut geschult werden, um das Blutzuckermessgerät optimal zu bedienen und um Ernährung und Insulinversorgung entsprechend anzupassen."* [78].

Mount Everest, 8.848 m

Seit 2006 ist der höchste Berg der Welt auch für Diabetiker kein unerreichtes Ziel mehr. Fast zeitgleich standen innerhalb weniger Tage der Spanier Jose Feijoo, der Österreicher Geri Winkler (startete mit dem Fahrrad am Toten Meer!) und der US-Amerikaner Will Cross auf dem 8.848 Meter hohen Gipfel.

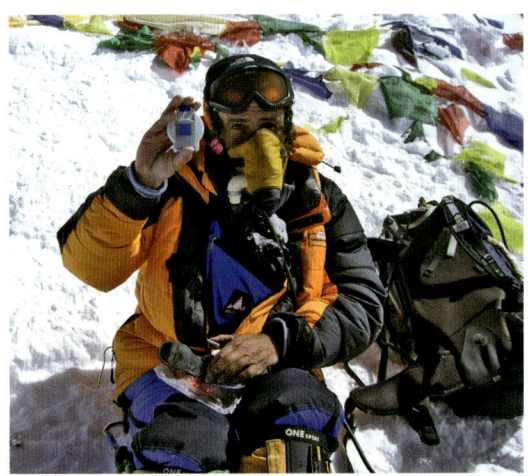

Weltrekord! Kurz vor dem Gipfel des Mount Everest führte Geri Winkler auf 8.430 Meter Höhe eine Blutzuckermessung durch.

Geri Winkler beschreibt, wie er die Qualität seiner Blutzucker-Messungen in extremer Höhe im Lauf der Jahre verbesserte und wie er bei einem Test in extremer Höhe vorgeht: [110] *„Bis zum Jahr 2000 habe ich an hohen Bergen stets mit visuellen Teststreifen gemessen, die Geräte haben am Berg versagt. Diese Messungen waren sehr ungenau (zu tiefe Werte). Mein HbA_{1C} war nach solchen Touren stets sehr schlecht. 2001 habe ich mehrere Blutzuckermessgeräte getestet und zwar bei der Besteigung von Elbrus (5.642 m) und Pik Lenin (7.134 m). Mein Favorit ist das Ascensia Dex2® (Bayer). Es lieferte bei Vergleichsmessungen in der Höhe die genauesten Werte und was noch wichtiger ist: Man muss nicht mit Einzelstreifen herumhantieren, die Teststreifen sind wetterfest verpackt, und das Gerät ist leicht und lässt sich sehr schnell auf Betriebstemperatur bringen. Einzelstreifen wären auf den Expeditionen außerhalb des Zeltes die Hölle."*

„Am Mount Everest habe ich meine höchste Blutzuckermessung auf dem sogenannten Balcony zwischen Südsattel und Südgipfel durchgeführt, auf 8.430 Meter.* Dies ist wohl die einzige Stelle, wo man während des 18-stündigen Gipfelganges gefahrlos den Blutzucker messen kann. Ich habe dort den Rucksack abgelegt, meine Handschuhe ausgezogen (geschätzte Temperatur minus 10 bis 15 Grad), das Gerät aus der Daunenjacke genommen und gemessen. Problem war nur, die nötige Blutmenge rauszuquetschen. Zeitaufwand: einige Minuten, da ich auf Grund zu geringer Blutmenge mehrere Fehlmessungen hatte. Auf dem Gipfel selbst habe ich zwar das Gerät in die Kamera gehalten, aber keine Messung durchgeführt. Alle am Everest vorgenommenen Messungen dürften korrekt gewesen sein. Ich vertraue meinem Gerät und schätze sehr, dass es keine falschen Werte bei niedrigen Temperaturen oder zu wenig Blut liefert, sondern den Benutzer auf diesen Missstand aufmerksam macht."
„Der am Balcony gemessene Blutzuckerwert lag bei 350 mg/dl, ich hatte das schon in etwa gespürt. Auf dem Südsattel (Höhenlager) betrug er dann 556. Extrem hoch, ein

---

* Geri Winklers Blutzuckermessung auf 8.430 Meter Höhe dürfte „Weltrekord" sein. In der Literatur ist kein höherer Test beschrieben, und dem Autor ist keine höhere Blutzuckermessung bekannt.

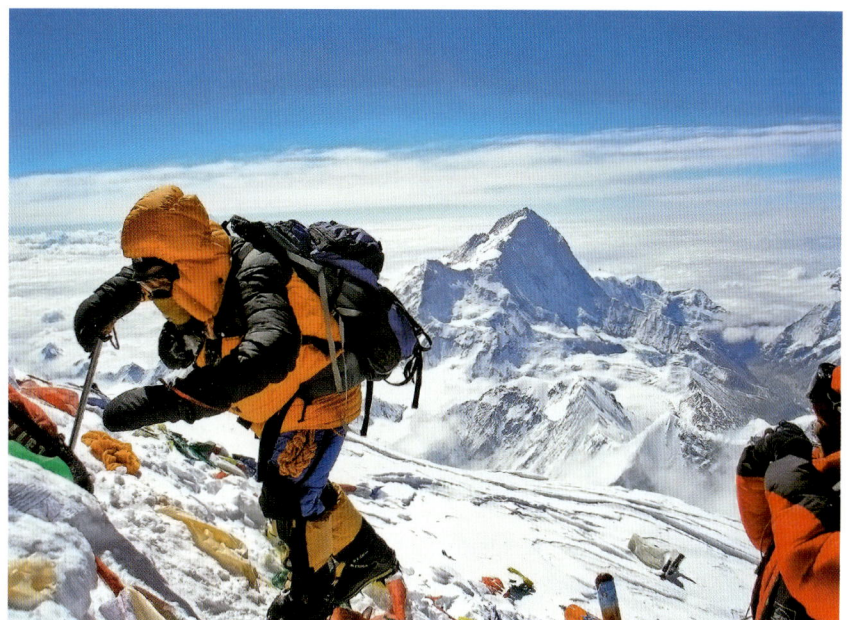

Höher geht's nicht. Geri Winkler auf dem Gipfel des Mt. Everest (8.848 m).

Phänomen, das ich immer wieder in großen Höhen feststellen musste. Die Ursache ist ungeklärt. Meine und auch Will Cross' Theorie: extreme Dehydrierung."

Fazit der Erfahrungsberichte

Die Praxis zeigt, dass man auch in extremer Höhe noch glaubwürdige Blutzuckerwerte erhalten kann, falls sich Messtechnologie, individuelle Charakteristik des Geräte- und Teststreifenmodells und Umweltbedingungen optimal ergänzen und die Messung perfekt durchgeführt wird. Andererseits wird auch deutlich, dass es zu extremen Abweichungen kommen kann, wenn auch nur ein Glied dieser Kette nicht perfekt arbeitet. Die Erprobung von Blutzuckermessgeräten in extremen Höhen birgt Überraschungen! Zwei Beobachtungen sind auf Anhieb nicht in Einklang mit der Theorie zu bringen:

*„Wie ist es möglich, dass sogar auf dem Gipfel des Mt. Everest (8.848 m) von einem Messgerät auf Basis der sauerstoff**abhängigen** Glukose-Oxidase noch verlässliche Ergebnisse berichtet werden? Eigentlich müsste doch ein falsch niedriger Wert angezeigt werden!"*

Der Schlüssel liegt am ehesten im spezifischen Design der Teststreifen: Einige Glukose-Oxidase-basierte Teststreifenmodelle scheinen weitgehend mit dem Sauerstoff aus der Blutprobe auszukommen, während andere wesentlich stärker auf den Luftsauerstoff angewiesen sind. Mit erstgenannten dürften auch in großer Höhe noch verlässliche Messungen möglich sein. In welche Kategorie ein Messgerät einzuordnen ist, kann im Einzelfall nur experimentell herausgefunden werden.

„*Blutzuckermessgeräte auf Basis der sauerstoff**unabhängigen** Glukose-Dehydrogenase müssten doch in extremer Höhe genauso präzise messen wie auf Meeresniveau. Warum kann es dennoch auch mit diesen Geräten zu erheblichen Abweichungen kommen?*"

Erschwerend kommt in extremer Höhe die niedrige Temperatur hinzu. Sie liegt meist weit außerhalb des von den Herstellern vorgesehenen Bereichs und kann bei Messgeräten jeder Technologie zu großen Abweichungen nach oben oder unten führen. Ähnliches gilt für erhöhte Hämatokritwerte, die bei Höhenbergsteigern häufig vorhanden sind. Wie gut ein Messgerät mit diesen Bedingungen zurecht kommt, ist im Einzelfall ebenfalls nur experimentell zu klären.

f) Praktische Tipps zur Blutzuckermessung in der Höhe

- **Auswahl des Blutzuckermessgeräts:** Bis 3.048 Meter sind die Blutzuckermessgeräte aller Hersteller zugelassen, bis 4.000 Meter die aktuellen Geräte von Roche. Wer höher hinaus will, kann sich an der Wahl erfahrener Höhenbergsteiger orientieren. Von wesentlicher Bedeutung ist auf jeden Fall auch ein möglichst großer Temperaturbereich.
- Der Bergsteiger muss mit seinem Messgerät sehr vertraut sein. Er sollte das Gerät vorher zumindest einige Monate im Alltag verwenden.
- **Ersatz-Messgerät** und zwei Sätze **Ersatzbatterien** gehören zur Grundausstattung. Ob der Bergsteiger zweimal das gleiche oder zwei verschiedene Messgeräte mitführt, ist letztlich eine „Bauchentscheidung". Wichtiger erscheint die sorgfältige Auswahl des Haupt-Messgeräts.
- Messgerät, Sensoren und Ersatzbatterien müssen **immer direkt am Körper** an der untersten Bekleidungsschicht getragen werden, damit sie nicht zu kalt werden (siehe Kap. 6.1.1.).
- Geeignete Maßnahmen zum Erreichen einer möglichst optimalen **Messtemperatur** haben oberste Priorität (siehe Kap. 6.1.1.).
- Zur Abschätzung der Präzision der Messungen hat sich das Mitführen **standardisierter Testlösungen** („Kontrolllösungen") verschiedener Konzentration bewährt. Die Testlösungen dürfen auf keinen Fall einfrieren. Sie sollten daher ebenfalls direkt am Körper mitgeführt werden.
- Die Symptome einer Unterzuckerung ähneln einigen Symptomen der Höhenkrankheit (diese sind z. B. Kopfschmerzen, Verwirrung, Übelkeit, Erbrechen oder Müdigkeit). Vor jeder Etappe sollten daher **fixe Zeiten zur Blutzuckermessung** festgelegt werden. Alle Mitglieder des Teams sollten die Zeiten kennen und den Bergsteiger mit Diabetes ggf. darauf hinweisen.

- Trotz aller Sorgfalt sind die erhaltenen Messwerte mit Skepsis zu betrachten. Im Zweifel sollte man immer seinem Gefühl vertrauen! Lieber eine vermeintliche, nur „gefühlte" Unterzuckerung zuviel behandeln als in eine schwere Hypoglykämie rauschen, nur weil das Messgerät vielleicht fälschlich zu hohe Werte anzeigt.
- Visuelle Teststreifen (z. B. Roche Haemo-Glukotest®, Bayer Glucostix®) werden von zahlreichen Abenteurern als „Notnagel" mitgeführt, allerdings sind damit in extremer Höhe keine verlässlichen Messungen mehr möglich. Alle erhältlichen visuellen Blutzuckerteststreifen verwenden Glukose-Oxidase und werden in der Höhe als außerordentlich unzuverlässig beschrieben. Zudem sind sie in extremer Höhe schwierig bis unmöglich abzulesen, da das Licht dort seine Farbe Richtung Blau ändert. Zelte sind in der Regel bunt, es gibt also keinen Ort mit „neutralem" Licht.
- **Kontinuierliche Glukosemessung in extremer Höhe:** Kurz gesagt dürfte der Glukosesensor auch in großer Höhe so genau oder ungenau messen, wie er kalibriert wird. Das Abbott-System (Navigator®) ist bis 3.048 Meter offiziell zugelassen; Medtronic macht keine konkrete Aussage zur Höhentauglichkeit seiner Systeme (Stand 11/2008). Alle derzeit erhältlichen Sensoren verwenden das sauerstoffabhängige Enzym Glukose-Oxidase. Die Schwankungen des Sauerstoffpartialdrucks im Unterhautfettgewebe sind jedoch wesentlich geringer als in der Höhenluft. Zudem wird bei der kontinuierlichen Glukosemessung das elektrische Potential erst nach externer Kalibrierung in einen Glukosewert umgerechnet. Erfolgt diese Kalibrierung mit einem höhentauglichen Blutzuckermessgerät (s. oben), sollte auch der Glukosesensor glaubwürdige Messwerte liefern. Eine Kalibrierung sollte mindestens alle 1.000 Höhenmeter erfolgen.

6.2. Ketonmessung in Urin oder Blut?

Wie kann man bei erhöhten Blutzuckerwerten zwischen einer banalen Hyperglykämie und einer Ketoazidose unterscheiden? Vor dieser Frage steht gelegentlich jeder Mensch mit Typ-1-Diabetes. Von besonderer Bedeutung ist der sichere Ausschluss einer beginnenden Ketoazidose vor Beginn körperlicher Aktivität, denn durch Bewegung würde eine beginnende ketoazidotische Stoffwechselentgleisung sogar noch verschlimmert. Daher folgt in diesem Kapitel ein kurzer Vergleich der beiden unterschiedlichen Ketonmessmethoden.

Allgemeines zur Ketoazidose wird in Kapitel 8.3. erklärt (Entstehung, Therapie und Vorbeugung der Ketoazidose).

6.2.1. Urintest auf den Ketonkörper Acetoacetat

Seit langer Zeit ist es möglich, mit einem Urin-Teststreifen den Ketonkörper Acetoacetat nachzuweisen. Nach Benetzung des Teststreifens mit Urin und der erforderlichen Wartezeit vergleicht man die Verfärbung des Testfeldes mit der Skala und erhält einen semiquantitativen Messwert (negativ / + / ++ / +++), der den Ketonstatus seit der letzten Blasenentleerung repräsentiert. Ein deutlich positives Testergebnis, also ++ oder +++, lässt nach allgemeiner Übereinkunft auf eine beginnende oder bestehende Ketoazidose schließen.

Der Urin-Ketontest ist mit ca. 0,15 € pro Messung sehr preisgünstig. Leider bestehen mehrere Probleme, die dazu geführt haben, dass seine Nützlichkeit und Zuverlässigkeit von einer zunehmenden Zahl von Autoren und Fachgesellschaften in Frage gestellt wird. Stattdessen wird zum Bluttest geraten (siehe Kap. 6.2.2.).

Hauptproblem ist, dass der Urintest von den Patienten zu selten durchgeführt wird. Gerade beim Sport ist die Urin-Ketonmessung oft praktisch wie faktisch nicht durchführbar. Körperlich Aktive sind in der erforderlichen Situation häufig nicht in der Lage, Urin zu lassen, da beim Sport viel Flüssigkeit über die Haut verloren geht (Schweiß!). Allein aus diesem Grund ist es in der Regel nicht möglich, z. B. während eines Marathonlaufs einen Urin-Ketontest durchzuführen. Ebenso gravierend sind praktische Probleme. Insbesondere Frauen ist es im offenen Gelände nicht möglich, sich für einen Urintest zurückzuziehen (Bergwanderung, Nordic-Walking-Gruppe, …). Meist wird auch der Zeitverlust, den ein Toilettengang mit sich bringt, nicht toleriert (im Training oder Wettkampf).

Studien haben gezeigt, dass im häuslichen Umfeld nur in höchstens 60 Prozent der Fälle von Interesse ein Urintest durchgeführt wird, und in der Notfallambulanz gelingt dies bei nicht einmal jedem zweiten Patienten [21, 58, 63]. Ein weiteres Problem ist, dass der Urintest häufig „nicht stimmt": Sowohl falsch positive (z. B. bei gleichzeitiger Einnahme des Blutdrucksenkers Captopril) als auch falsch negative Ergebnisse (z. B. in der Frühphase einer beginnenden Ketoazidose, nach Einnahme großer Mengen Vitamin C oder bei falscher Lagerung der Teststreifen) sind irreführend und können schwerwiegende Folgen haben.

Das Problem wurde in zahlreichen Studien untersucht. Ein Beispiel: In einer Notaufnahme wurden bei 111 aufeinander folgenden Patienten mit einem Blutzucker von über 250 mg/dl sowohl die Urin- als auch die Blutketone bestimmt. Von den sieben Patienten, die eine Ketoazidose entwickelten, war in fünf Fällen anfangs entweder keine Urinprobe zu erhalten oder das Ergebnis des Urintests war nicht besorgniserregend (negativ oder +). Sogar bei den drei Patienten, die im Verlauf der Ketoazidose verstorben sind, war der Urinketonbefund zu Beginn unauffällig (negativ oder +). Im Rahmen des Blutketontests bei Aufnahme waren jedoch alle sieben Patienten mit deutlich erhöhten Werten aufgefallen [21].

6.2.2. Bluttest auf den Ketonkörper ß-Hydroxybutyrat

Seit einigen Jahren ist ein Messgerät auf dem Markt, das neben Blutzuckersensoren auch mit speziellen Ketonteststreifen bestückt werden kann (Abbott Precision Xceed®). Damit ist erstmals die Selbstmessung von Ketonkörpern im kapillären Blut möglich – so schnell (10 Sek.) und komfortabel wie ein Blutzuckertest. Auf diese Weise können erstmals auch Dialysepatienten ohne Restharnausscheidung ihren Ketonstatus bestimmen. Gemessen wird der bei einer Ketoazidose vorherrschende Ketonkörper ß-Hydroxybutyrat (ß-HB), das Ergebnis wird in mmol/l angezeigt. Ein Teststreifen kostet derzeit ca. 1,60 € (Stand 11/2008). Die Kosten werden von den Krankenkassen bisher nur in Ausnahmefällen übernommen.

Die Methode ist zugelassen für Hämatokritwerte zwischen 30 und 60 Prozent, für Temperaturen zwischen 18 und 30°C, eine Luftfeuchtigkeit zwischen 10 und 90 Prozent und bis zu einer Höhe von 2.195 m NN. Erfahrungswerte legen den Schluss nahe, dass bis in wesentlich größere Höhenlagen verlässliche Ketonmessungen möglich sind (über 5.000 Meter). [1]

Im Vergleich zur Urinmessung bescheinigen zahlreiche Studienautoren der Blut-Ketonmessung Überlegenheit. Die Deutsche Diabetes-Gesellschaft (DDG) nennt in der Leitlinie zum Thema Sport immer zuerst den Blut- und dann den Urintest, ohne auf die Unsicherheit des Urintests hinzuweisen [35]. Die US-amerikanische Diabetesgesellschaft (ADA) trifft eine klare Aussage: *„Medizinisches Fachpersonal sollte beachten, dass die derzeit verfügbaren Urin-Ketontests keine zuverlässige Diagnose oder Verlaufsbeobachtung einer Ketoazidose erlauben. Blut-Ketontestverfahren, die den vorherrschenden Ketonkörper ß-Hydroxybutyrat quantifizieren, sind verfüg-*

---

[1] Prof. Angelo Avogaro (Padua) berichtet über Blutketonmessungen während einer Expedition auf den 8.201 Meter hohen Cho Oyu: „Optium Abbott for blood Ketones: we indeed had reliable ketone levels. Measurements were performed between 5.000 and 5.650 mt altitude. Usually I trust in what I am doing; otherwise I do not do." [8]

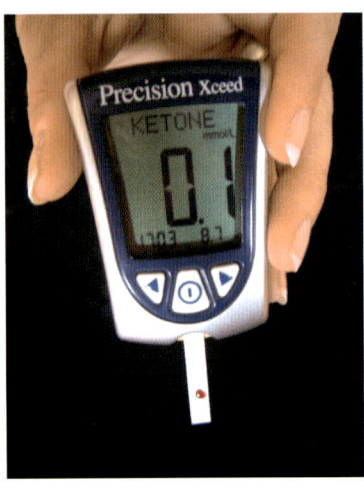

Die Messung der Ketonkörper im Blut ist der Messung im Urin nach Ansicht führender Fachgesellschaften vorzuziehen.

bar und sind den Urin-Testverfahren zur Diagnose und Verlaufsbeobachtung einer Ketoazidose vorzuziehen." [7].

Das wichtigste Argument ist einfach: Während ein Urintest häufig nicht möglich ist oder nicht durchgeführt wird (siehe oben) gelingt der Blutketontest nahezu ausnahmslos. Der Blut-Ketontest wird selbst im häuslichen Umfeld (mit wechselnder Motivation) von über 90 Prozent der speziell geschulten Patienten in der entsprechenden Situation durchgeführt. Im Rahmen einer Studie wurden 123 Kinder und Jugendliche mit Diabetes entweder mit einem Blutketonmessgerät oder mit Urinteststreifen ausgestattet. Nach einem halben Jahr war die Zahl der Krankenhausaufenthalte in der Blutketongruppe nur halb so hoch wie in der Vergleichsgruppe (38/100 Patientenjahre vs. 75/100) [58]. Auch sprechen viele technische Argumente für die Blutketonmessung, so die wesentlich bessere Zuverlässigkeit (für die Diagnose einer Ketoazidose liegen Sensitivität, Spezifität, positive und negative Vorhersagekraft jeweils bei bis zu 100 Prozent) [94] und die frühzeitigere Diagnose einer beginnenden Ketoazidose (nach Stoppen der Insulinpumpe war in einer Studie der Urintest nach 212 Minuten signifikant, der kapilläre Bluttest nach 180 Minuten)[42]. Bei der Therapie einer Ketoazidose ist von Bedeutung, dass der Bluttest die Rückbildung der ketotischen Stoffwechsellage wesentlich schneller anzeigt als der Urintest, wodurch Insulinüberdosierungen vermieden werden können [7].

Über die Interpretation der Blut-Ketonwerte unter Alltagsbedingungen besteht in der Literatur inzwischen weitgehend Einigkeit [21, 43, 66, 90, 109]. Im Zusammenhang mit Sport wurde bisher dagegen nur eine einzige, relativ kleine Studie veröffentlicht [63]. Bei 47 Kindern und Jugendlichen wurde vor Beginn einer moderaten körperlichen Aktivität der Blutzucker gemessen und falls er über 250 mg/dl lag auch der Blut-Ketonspiegel (ein Urintest wurde nicht durchgeführt). Bei zehn Teilnehmern lag der Blutzucker über dieser Marke (im Mittel 309 mg/dl). Keiner der zehn Blut-Ketontests ergab einen Wert von über 0,5 mmol/l, sodass alle am Sportprogramm teilnehmen durften, welches komplikationslos verlief. Bei der anschließenden Messung lag der Ketonspiegel bei allen Teilnehmern weiterhin im Normbereich, der Blutzucker war auf im Mittel 245 mg/dl gesunken. Bei keinem Teilnehmer mit anfangs unauffälligem Blut-Ketonspiegel war es durch die körperliche Aktivität zu einer Verschlechterung der Stoffwechsellage gekommen, sie hatte sich im Gegenteil verbessert.

Zusammengefasst besagt die aktuelle Datenlage: Bis zu einem Blut-Ketonspiegel von 0,5 mmol/l kann bedenkenlos mit körperlicher Aktivität begonnen werden, bis zu einem Wert von 1,0 mmol/l unter bestimmten Voraussetzungen und bei Berücksichtigung einiger Vorsichtsmaßnahmen. Bei Blutketonwerten von über 1,1 mmol/l besteht ein „Sportverbot", stattdessen muss die beginnende Ketoazidose behandelt werden (mehr Information zu Messwerten und Interpretation finden sie in Kap. 1.◎: Countdown vor Sport).

Ketonmessung in Urin/Blut

- Liegt der Blutzucker vor dem Sport über 250 mg/dl oder bestehen Symptome einer Ketoazidose, muss ein Ketontest durchgeführt werden.
- Der Blut-Ketontest ist praktikabler und zuverlässiger als der Urintest, verringert die Komplikationsrate und ist daher falls möglich vorzuziehen. Grenzwerte und Interpretation für Blut- und Urintest siehe Kap. 1.◎.
- Kostenerstattung: Ob die Krankenkassen Blutketonteststreifen bezahlen, liegt in ihrem eigenen Ermessen. In der Regel werden bis zu zehn Teststreifen pro Quartal erstattet (Bluttest 1,60 €, Urintest 0,15 € pro Messung, Stand 11/2008).
- Vor allem Typ-1-Diabetikern mit Insulinpumpe oder mit ICT, die in Zeiten auslaufender Basalinsulinwirkung Sport treiben, muss dazu geraten werden, sich ggf. auf eigene Kosten weitere Blutketonteststreifen zu besorgen.

7. Kontinuierliche Glukosemessung (CGM) und Sport

- unter Mitarbeit von Lutz Heinemann[1] und Andreas May[2]

Nach vielen Jahren des Wartens gibt es nun Geräte zu kaufen, die es ermöglichen, kontinuierlich den Glukosespiegel zu verfolgen. Dadurch ist ein neues Zeitalter in der Diabetestherapie eröffnet. Die Verfügbarkeit dieser Geräte im Alltag wird die Diabetestherapie wesentlich weitreichender verändern als z. B. die Entwicklung neuer Insuline. Die Geräte zur kontinuierlichen Glukosemessung werden auch „CGM-Systeme" (aus dem Englischen: continuous glucose monitoring) oder umgangssprachlich „Glukosesensoren" genannt.

Bisher wird durch häufiges Blutzuckermessen vor, während und nach der sportlichen Aktivität der aktuelle Blutzucker erfasst. Durch die kontinuierliche Glukosemessung erspart sich der Sportler nicht nur das häufige Stechen, er erhält auch wesentlich mehr Information. Ein Blick auf das Display genügt, und der Athlet erfährt neben dem aktuellen Glukosespiegel[3] auch seine Tendenz (gleichbleibend / steigend / fallend), welche durch Trendangaben und eine mehrstündige Verlaufskurve veranschaulicht wird. Ferner warnen die Geräte durch einen akustischen oder einen Vibrationsalarm den Nutzer, wenn voreingestellte Grenzwerte erreicht sind oder wenn diese in absehbarer Zeit erreicht werden. Große Blutzuckerausschläge und Hypoglykämien können dadurch weitgehend vermieden werden.

Die kontinuierliche Glukosemessung erleichtert nicht nur im Alltag die Diabetestherapie, sondern in besonderem Maße auch deren Anpassung an Sport. Insulindosis und Kohlenhydratzufuhr können vor, während und nach körperlicher Aktivität leichter an die aktuelle Stoffwechsellage angepasst werden. Insbesondere wenn der Sport am Nachmittag oder Abend stattfindet, ist die kontinuierliche Glukosemessung ein willkommenes Sicherheitsnetz in der anschließenden Nacht, wenn der Muskelauffülleffekt die Hypoglykämiegefahr noch für Stunden erhöht.

Zudem erfordern zahlreiche sportliche Aktivitäten ein hohes Maß an Flexibilität. Sind Intensität und/oder Dauer nicht vorhersehbar, kann die Anpassung der

---

[1] Kap. 7.1. und 7.2.: Mitarbeit von Prof. Dr. rer. nat. Lutz Heinemann, Profil-Institut für Stoffwechselforschung, Neuss

[2] Kap. 7.3.: Mitarbeit von Andreas May, Hamburg

[3] Im Zusammenhang mit der kontinuierlichen Glukosemessung sollte grundsätzlich vom Glukosespiegel gesprochen werden und nicht vom Blutzuckerspiegel. Denn mit den bisher verfügbaren Systemen zur kontinuierlichen Glukosemessung wird die Glukosekonzentration im Zwischenzellraum (Interstitium) des Unterhautfettgewebes bestimmt, der so genannte „Gewebezucker". Dieser entspricht nicht immer exakt dem Blutzuckerspiegel.

Diabetestherapie bei nur punktueller Blutzuckermessung zum Lotteriespiel werden. Bereits die Verschiebung der Anfangszeit eines Wettkampfes bei einem Turnier kann zu einem großen Problem werden. Bei zahlreichen Sportarten wie z. B. beim Tennis ist von vornherein unklar, wie lange die körperliche Aktivität dauern wird: Drei oder fünf Sätze, ein oder vier Stunden? Ähnlich unvorhersehbar ist die Spielstärke des Gegners am jeweiligen Tag. Auch wechselnde Witterungsverhältnisse können die Anpassung der Diabetestherapie wesentlich erschweren, man denke z. B. an plötzlich aufkommenden Gegenwind im Verlauf eines Radrennens.

In diesen Situationen kommen die Vorzüge der kontinuierlichen Glukosemessung besonders zum Tragen, denn der Athlet kann damit die Reaktion seines Stoffwechsels „in Echtzeit" verfolgen. Der Sportler kann sich wieder voll auf seinen Wettkampf konzentrieren, ohne durch Gedanken an drohende Stoffwechselschwankungen oder -entgleisungen gestört zu werden. Die Rennradfahrerin Monique Hanley (siehe Erfahrungsbericht 14.1.17.) brachte es auf den Punkt: *„Es ist für mich das unbeschreiblichste Wunder in meinem Leben als diabetische Sportlerin, dass ich mich einfach wie alle anderen Race-across-America-Fahrer ‚nur' auf das Radfahren konzentrieren konnte. Ich hatte zum ersten Mal in meinem Leben das Gefühl, dass ich als Sportlerin an einem Wettkampf teilnahm, nicht als Diabetikerin."*

7.1. Technische Aspekte

Die Genauigkeit der kontinuierlichen Glukosemess-Systeme (CGM-Systeme) wurde in den letzten Jahren stark verbessert, sie erreicht aber noch nicht die Präzision von Blutzuckermessgeräten. Insbesondere bei rascher Änderung des Blutzuckerspiegels und bei niedrigen Blutzuckerwerten besteht noch Verbesserungsbedarf.

Bei der kontinuierlichen Glukosemessung wird die Glukosekonzentration aus technischen Gründen nicht im Blut gemessen, sondern in der Zwischenzellflüssigkeit (Interstitium) des Unterhautfettgewebes. Der Kontakt zu dieser Flüssigkeit ist nur invasiv möglich: Je nach System wird entweder eine Elektrode durch die Haut gestochen oder ein Mikrodialysekatheter unter die Haut gelegt. Die Glukosekonzentration in der Zwischenzellflüssigkeit entspricht weitgehend der Glukosekonzentration im Blut, allerdings mit einer wichtigen Ausnahme. Ändert sich der Blutzuckerspiegel sehr schnell, führt dies nicht sofort zu einer Änderung der Glukosekonzentration im Interstitium, sondern erst mit einer gewissen zeitlichen Verzögerung. Ändert sich der Blutzucker sehr schnell, wird die zeitliche Latenz der Gewebezuckermessung offensichtlich. Dies kommt vor allem nach Mahlzeiten und beim Sport vor. Wie groß diese Latenz ist, hängt u. a. von den Bedingungen des individuellen Patienten und vom gewählten CGM-System ab, sodass hierzu keine allgemeingültigen exakten Angaben möglich sind (ganz grobe Schätzung: 15 bis 30 Minuten).

Die im Interstitium gemessene Glukosekonzentration muss in einen Blutzuckerwert umgerechnet werden. Dazu wird nach dem Legen des Sensors eine Kalibrierung mithilfe einer konventionellen Blutzuckermessung durchgeführt. Dieser Schritt muss während der Sensorlaufzeit mehr oder weniger häufig (dies variiert etwas bei den verschiedenen Systemen) wiederholt werden.

Offiziell dürfen die auf dem Display der CGM-Systeme angezeigten Glukosewerte nicht zur Anpassung der Therapie genutzt werden. Die Zulassungsbehörden halten die Messungen noch nicht für ausreichend genau, um sich bei wichtigen Therapieentscheidungen darauf zu verlassen. Das kontinuierlich zur Verfügung stehende Signal des CGM-Systems liefert nach Lesart der Zulassungsbehörden nur zusätzliche Informationen, um die Therapiesicherheit zu verbessern. Tatsächlich kann es in der Praxis, insbesondere auch beim Sport zu Fehlmessungen mit den CGM-Systemen kommen, weshalb Sportler den angezeigten Werten nicht blind vertrauen dürfen. Allerdings werden die meisten Anwender den angezeigten Werten nach anfänglicher Überprüfung durch konventionelle Blutzuckermessungen doch in den meisten Situationen vertrauen.

7.2. Übersicht der erhältlichen Systeme

Aktuell stehen in Deutschland vier verschiedene Systeme zur kontinuierlichen Glukosemessung zur Verfügung (Stand 11/2008). Diese werden im Folgenden kurz vorgestellt. Es soll hier ganz bewusst keine Aussage zu den Vor- und Nachteilen der einzelnen Systeme im Sinne einer Empfehlung gemacht werden.

7.2.1. CGM-Systeme nach Elektroden-Prinzip

Beim Elektroden-Prinzip wird eine Messelektrode ins Unterhautfettgewebe eingeführt, an deren Spitze die enzymchemische Glukosemessung stattfindet. Meh-

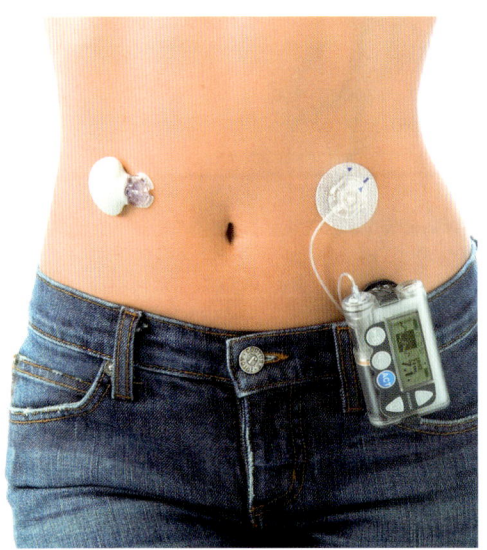

Guardian REAL-Time® System zur kontinuierlichen Glukosemessung (Hersteller: Medtronic). Direkt auf den Sensor ist der MiniLink®-Transmitter aufgesteckt (links im Bild), welcher die Daten an eine Insulinpumpe desselben Herstellers sendet (rechts im Bild, mit Insulinkatheter). Für Patienten ohne Insulinpumpe ist ein separates Empfangsgerät erhältlich."

	Medtronic CGMS System Gold®	Medtronic Guardian REAL-Time®/Paradigm REAL-Time®	Abbott FreeStyle Navigator®
Maximale Liegedauer eines Sensors	3 Tage	3 Tage	5 Tage
Preis pro Sensor	ca. 50 €	ca. 50 €	ca. 65 €
Häufigkeit der Aktualisierung des angezeigten Glukosewerts	alle 5 Min.	alle 5 Min.	alle 60 Sek.
Eindringtiefe des Sensors	13 mm (wird schräg eingeführt)	13 mm (wird schräg eingeführt)	ca. 5 mm (wird senkrecht eingeführt)
Größe des Senders („Transmitter")	entfällt (Kabelverbindung)	3,6 x 2,8 x 0,9 cm 5,4 Gramm	5,2 x 3,1 x 1,1 cm 13,6 Gramm
Größe des Empfängers („Monitor" bzw. „Receiver")	9,0 x 7,0 x 2,2 cm 114 Gramm (ohne Batt.)	8,1 x 5,1 x 2,0 cm 79 Gramm (mit Batt.)	8,2 x 6,3 x 2,2 cm 99 Gramm (mit Batt.)
Wasserdicht?	Nein	Sensor + Transmitter sind bis 30 Min. und 2,4 Meter Tiefe wasserdicht.	Sensor + Transmitter sind bis 30 Min. und 1 Meter Tiefe wasserdicht.
Besonderheiten	Erstes erhältliches CGM-System. Eine Anzeige der Messwerte auf dem Display ist nicht möglich, diese können nur rückblickend vom Arzt am Computer ausgewertet werden.	Zwei mögliche Empfangsgeräte: 1. Guardian REAL-Time®: separates Empfangsgerät mit o. g. Abmessungen. 2. Paradigm REAL-Time®: Datenübermittlung an Insulinpumpe desselben Herstellers (Paradigm 522 oder 722) und Anzeige der Werte auf deren Display mit eingeschränktem Funktionsumfang (weniger Alarmfunktionen).	Ein Blutzuckermessgerät derselben Firma (Freestyle®) ist zur Kalibrierung in den Empfänger integriert.

Tabelle 2: Übersicht über die derzeit in Deutschland verfügbaren CGM-Systeme mit Elektroden-Prinzip (Stand 11/2008, alle Angaben ohne Gewähr).

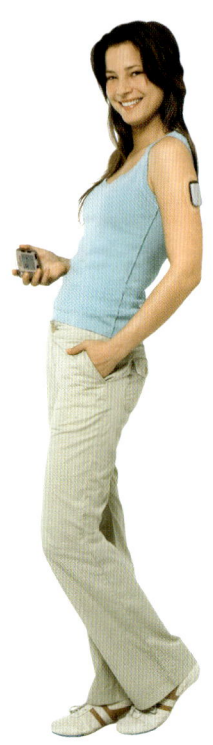
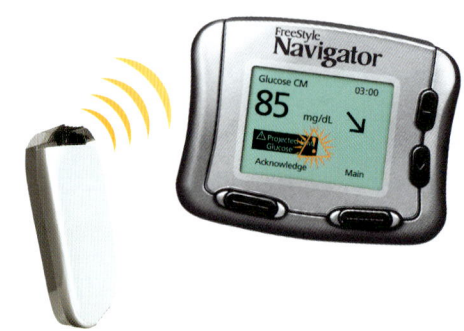

FreeStyle Navigator® System zur kontinuierlichen Glukosemessung (Hersteller: Abbott, System natürlich auch auf Deutsch erhältlich). Der Sensor mit Transmitter wird am Oberarm oder am Bauch getragen. Die Daten werden an ein Monitor-Gerät gesendet, welches über umfangreiche Darstellungs- und Alarmfunktionen verfügt.

rere Hersteller verfolgen diesen Ansatz (Medtronic CGMS System Gold® und Guardian REAL-Time®, Abbott Freestyle Navigator®). Ein weiteres System ist bisher nur in den USA auf dem Markt, vermutlich wird es aber in den nächsten Jahren auch bei uns erhältlich sein (DexCom Seven®). Diese Systeme haben zahlreiche Gemeinsamkeiten. Die Messelektrode, die etwas größer ist als ein Insulinkatheter, wird mit einer Einstechhilfe ins Unterhautfettgewebe eingeführt und mit einem Pflaster befestigt. Sie ist mit einem Sender („Transmitter") verbunden, der die Messwerte drahtlos an ein Anzeige-Gerät („Monitor" bzw. „Receiver") überträgt. Dies ermöglicht mehr Flexibilität beim Tragen des Systems. Nach entsprechender Kalibrierung werden die Messwerte im Display des Monitors zusammen mit einer Trendinformation angezeigt und regelmäßig aktualisiert. Die Geräte der verschiedenen Hersteller unterscheiden sich in einigen technischen Details, in der Software und im Preis (siehe Tabelle auf der vorhergehenden Seite).

7.2.2. CGM-System nach Mikrodialyseprinzip

Die Firma Menarini Diagnostics entwickelte ein CGM-System nach Mikrodialyseprinzip (GlucoDay®). Dabei wird ein dünner Katheter relativ flach unter die Haut ins Unterhautfettgewebe geschoben und wieder ausgeführt. Dies ist vom Nutzer selbst nur schwer durchführbar. Durch den Katheter wird eine spezielle Flüssigkeit gepumpt, die in Kontakt mit dem Interstitium steht und deren Glukosekonzentration im CGM-Monitor gemessen wird (Betriebsdauer 48 Stunden). Das Gewicht dieses CGM-Systems ist aufgrund der zu pumpenden Flüssigkeiten und der größeren Batterien deutlich höher, sodass es beim Sport kaum Verwendung findet.

7.2.3. Nachteile der verfügbaren Systeme

Die beschriebenen CGM-Systeme haben derzeit noch einige Nachteile:
- Das Legen der Sensoren ist eine mehr oder weniger schmerzhafte Prozedur,
- die Nutzungsdauer eines Sensors ist auf wenige Tage begrenzt (zahlreiche Patienten benutzen die Sensoren aus Preisgründen länger als offiziell zugelassen),
- es können Nebenwirkungen wie Blutungen an der Einstichstelle auftreten,
- die Messqualität ist teilweise (insbesondere im niedrigen Blutzuckerbereich) nicht befriedigend,
- beim Sport kann sich die Verklebung lösen und der Sensor aus der Einstichstelle herausrutschen (Gegenmaßnahmen werden in Kap. 7.3.1. erläutert),
- die Geräte können bei der Sportausübung stören und
- mehr oder weniger häufig muss der CGM-Monitor kalibriert werden.

7.2.4. Studienlage zum Thema CGM und Sport

Die Hersteller sponsern die Nutzung ihres Systems bei Sportereignissen, um mediale Aufmerksamkeit zu gewinnen und um ihr System positiv darzustellen. Systematische Untersuchungen zur kontinuierlichen Glukosemessung beim Sport sind im Moment dagegen noch Mangelware. Die meisten veröffentlichten Studien zum Thema CGM und Sport sind Kurzzeitstudien unter experimentellen Bedingungen und beschäftigen sich mit der Frage der Nutzbarkeit der jeweiligen Systeme beim Sport. Zu anderen wichtigen Fragen, wie z. B. der Interpretation der CGM-Informationen bei körperlicher Aktivität oder zum Einfluss der CGM auf die Therapiequalität beim Sport, sind noch keine Arbeiten publiziert.

7.3. Praktische Hinweise zur kontinuierlichen Glukosemessung beim Sport

Jeder Sportler, der bereits ein CGM-System getragen hat, schätzt die großen Vorteile der kontinuierlichen Glukosemessung. Dennoch gibt es einige Punkte, die beim Sporttreiben beachtet werden sollten; Punkte, die so nicht in den Bedienungsanleitungen zu finden sind.

7.3.1. Befestigung des Sensors bzw. des Senders beim Sport

Leider ist das Trägerpflaster bei allen derzeit erhältlichen CGM-Systemen ein großer Schwachpunkt, denn es löst sich bei vielen Patienten häufig deutlich vor

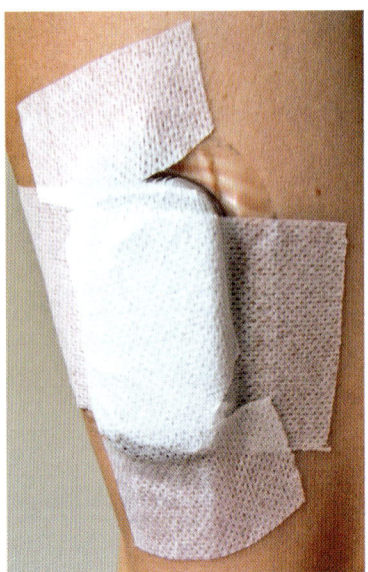

Zusätzliche Befestigung von Sensor und Transmitter des Abbott FreeStyle Navigator® Systems mit Fixomull stretch® Pflaster.

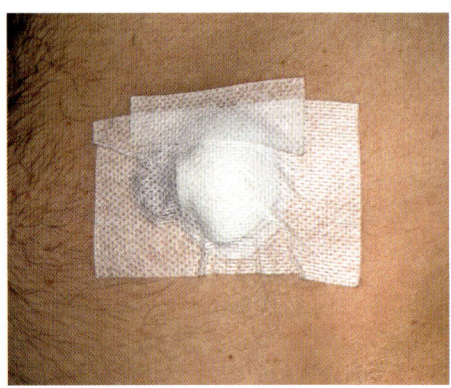

Zusätzliche Befestigung von Sensor und Transmitter des Medtronic Guardian Real-Time® Systems mit Fixomull stretch® Pflaster.

Ende der zugelassenen Liegedauer – nicht nur bei einem sportlichen Lebensstil! Daher sollte der Sender unbedingt zusätzlich fixiert werden.

Bewährt hat sich eine zusätzliche Sicherung mit dem äußerst hautfreundlichen Fixomull stretch® (gut geeignet ist eine Breite von 5 cm). So ist der Sender selbst bei heftigen Bewegungen und starker Schweißbildung sicher fixiert und übersteht selbst intensivste sportliche Belastungen wie beispielsweise einen Marathonlauf oder ein Radrennen. Mit dieser Befestigung ist sogar ein mehrstündiger Schwimmwettkampf ohne Sensorverlust möglich, wie ein CGM-Träger berichtete.

Doch nicht nur der Sender widersteht bei geeigneter Befestigung dauerhaft dem nassen Element. Mit etwas Aufwand kann man das gesamte CGM-System „hochseetauglich" machen und damit auch z. B. beim Segeln oder Schwimmen die Vorzüge der kontinuierlichen Glukosemessung nutzen. Von Herstellerseite werden bisher noch keine wasserdichten Taschen für die Monitorgeräte angeboten. Da die Empfangsgeräte jedoch ungefähr die Abmessungen eines Mobiltelefons haben, bietet sich die Zweckentfremdung wasserdichter Handy-Taschen an. Gute Erfahrungen machten Anwender mit Produkten der Firma Aquapac (Homepage www.aquapac.de): Der Empfänger des Freestyle Navigator®-Systems passt z. B. gut in die Tasche „PRO Sports" zum Preis von ca. 50 €, die an einem Sport-Gurt befestigt werden kann. Mit dieser Tasche ist das Gerät bis in 10 Meter Tiefe absolut wasserdicht verpackt, und es kann durch die flexible Folie problemlos bedient und abgelesen werden. Die Funkverbindung zur Datenübertragung wird durch die Tasche nicht beeinträchtigt.

7.3.2. Alarmgrenzen: Anlegen eines Sportprofils

Der Blutzuckerverlauf beim Sport unterscheidet sich oft deutlich von dem Profil im Alltag. Bei körperlicher Aktivität kommt es häufig zu raschen Blutzuckeränderungen, welche von den CGM-Systemen technisch bedingt nur verzögert detektiert werden können (siehe oben). In der Folge warnen die CGM-Systeme gerade bei körperlicher Aktivität manchmal später vor einer Hypoglykämie als dies wünschenswert wäre. Daher ist es sinnvoll, die Alarmeinstellungen für den Sport umzuprogrammieren.

Statt der im Alltag meist üblichen Grenzen von 80 mg/dl für den Alarm „Niedriger Blutzucker" und 180 mg/dl für den Alarm „Hoher Blutzucker" haben sich beim Sport folgende Einstellungen bewährt:
- 120 mg/dl für den Alarm „Niedriger Blutzucker"
- 220 bis 250 mg/dl für den Alarm „Hoher Blutzucker" (Sportler, die gewollt hohe Blutzuckerwerte anstreben, können diesen Alarm eventuell sogar deaktivieren)
- Der Voralarm „Hoher Blutzucker erwartet" kann ausgeschaltet werden.

Da der Blutzuckerabfall beim Sport oft sehr schnell erfolgt und umgekehrt die Verdauung deutlich verlangsamt ist, muss die Warnung vor Hypoglykämien sehr frühzeitig erfolgen. Mit einem Wert von 120 mg/dl für den Alarm „Niedriger Blutzucker" bleibt selbst mit Erreichen des Grenzwerts noch genügend Zeit, mittels schnell wirkender Kohlenhydrate gegenzusteuern und damit eine Leistungseinbuße oder gar einen Sportabbruch durch niedrige Blutzuckerwerte im Training oder Wettkampf zu vermeiden.

Umgekehrt lassen sich hohe Werte je nach körperlicher Betätigung kaum vermeiden und sind in gewissen Grenzen als „Sicherheitsabstand" zum Schutz vor Unterzuckerungen sogar erwünscht. Da vor jeder sportlichen Betätigung ein Ausgangsblutzucker von 150 bis 200 mg/dl anzustreben ist, sind 220 bis 250 mg/dl in den meisten Fällen ein vernünftiger Kompromiss für die obere Alarmschwelle.

Die Empfehlung zum Verzicht auf den Voralarm „Hoher Blutzucker erwartet" ist ein Erfahrungswert: Gerade beim Sport schwanken die Blutzucker immer wieder, denn die schnell wirkenden Sport-BE (Energie-Gels, Cola o. ä.) führen zu einem deutlichen Blutzuckeranstieg. Auf die nervtötende Warnung des Geräts, dass bei fortgesetztem Blutzuckeranstieg in 30 Minuten eine Hyperglykämie drohe, verzichten viele Sportler gerne. Genau diese Erhöhung des Blutzuckers wurde mit den Sport-BE ja beabsichtigt!

Noch ein Tipp aus der Praxis: Wenn der Sportler z. B. den Alarm für eine Hypoglykämie auf Ton stellt und den Alarm für eine Hyperglykämie auf Vibration, kann er beim Sport, ohne auf das Display zu sehen, die Art des Stoffwechselproblems erkennen.

7.3.3. Alarme, Trendpfeile, detaillierte Dokumentation: praktische Helfer beim Sport

a) Mehr Sicherheit durch Alarme vor, während und nach dem Sport
Nach diesen „Vorarbeiten" steht dem Sportgenuss eigentlich nichts mehr im Wege, denn die kontinuierliche Blutzuckermessung erleichtert Sport mit Diabetes ungemein. Mit Glukosesensor kann endlich ohne ständige Angst vor einer Hypoglykämie Sport getrieben werden. Denn die kontinuierliche Blutzuckermessung warnt, lange bevor ein Leistungsabfall eine drohende Hypoglykämie ankündigt.

Praxisbeispiel 1: Glukosetrend vor dem Marathonstart

Beim Berlin-Marathon 2002 wurde an Läufern mit Diabetes eine Studie zur kontinuierlichen Glukosemessung durchgeführt (Medtronic CGMS®). Die Läufer konnten ihre Glukosewerte während dem Marathon nicht sehen, die Auswertung erfolgte retrospektiv).

Gezeigt werden die Glukoseprofile von zwei Läufern in den Stunden vor dem Start. Die beiden Läufer haben den Wettkampf mit einem identischen Startblutzucker begonnen (Läufer 1: 176 mg/dl, Läufer 2: 180 mg/dl). Der entscheidende Unterschied: Der Glukosetrend von Läufer 1 war beim Start deutlich ansteigend, der Glukosetrend von Läufer 2 deutlich fallend. Wie sich die beiden Läufer während des Marathonlaufs geschlagen haben, sehen Sie im nächsten Praxisbeispiel (rechts).

Läufer 1

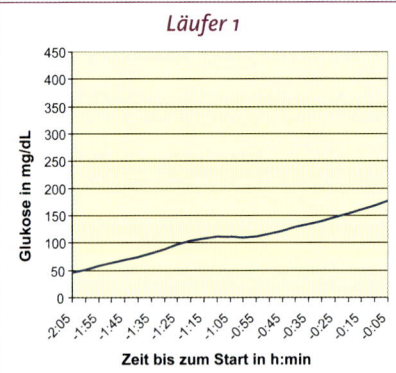

Läufer 2

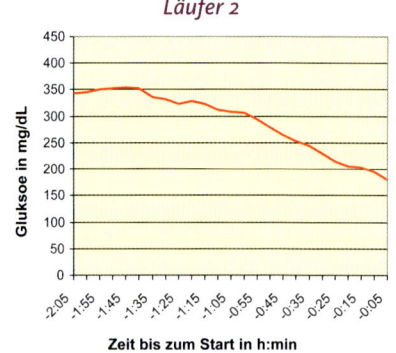

Basalratenreduktion: 50 %
Bolusreduktion: 80 %
KH-Aufnahme: 5 BE
Flüssigkeitsaufnahme: 500 ml
Glukose-Mittelwert: 109 ± 37 mg/dl
Schwankungsbreite: 130 mg/dl
Startwert: 176 mg/dl
Glukosetrend beim Start: steigend

Basalratenreduktion: 33 %
Bolusreduktion: 30 %
KH-Aufnahme: 6 BE
Flüssigkeitsaufnahme: 200 ml
Glukose-Mittelwert: 289 ± 58 mg/dl
Schwankungsbreite: 174 mg/dl
Startwert: 180 mg/dl
Glukosetrend beim Start: fallend

Und das ohne zeitraubende Boxenstopps zum Blutzuckermessen. Mit anderen Worten: Der Diabetes bremst einen Sportler nicht mehr!

b) Mehr Information durch Angabe des Glukosetrends
Auch abgesehen von den Alarmen ist der Nutzer eines CGM-Systems über seinen Blutzuckerverlauf stets im Bilde. Ändert sich der Glukosespiegel derzeit kaum, wird dies durch einen waagrechten Pfeil (→) signalisiert. Einen mäßigen Anstieg bzw. Abfall des Glukosespiegels zeigen die Pfeile (↗) oder (↘) an, während die Pfeile

Praxisbeispiel 2: Glukosetrend während des Marathonlaufs

Die unterschiedlichen Glukosetrends beim Start (siehe erstes Praxisbeispiel) hatten gravierende Auswirkungen auf den weiteren Verlauf des Rennens.

Läufer 1 erreichte bei einem nahezu konstanten Blutzuckerverlauf eine optimale Leistung (persönliche Bestzeit in 3:33 Stunden mit einem Glukosemittelwert von 139 mg/dl bei einer für einen Marathonlauf normalen Kohlenhydratzufuhr von 9 BE). Läufer 2 musste während des gesamten Marathons permanent gegen eine Unterzuckerung ankämpfen (Glukosemittelwert 89 mg/dl, 23 BE für 3:54 Stunden Belastung), überschritt seine persönliche Bestzeit um über 30 Minuten und empfand seine körperliche Leistungsfähigkeit als miserabel. Wie es nach dem Marathonlauf weiter ging, sehen Sie im nächsten Praxisbeispiel (Seite 134).

Läufer 1

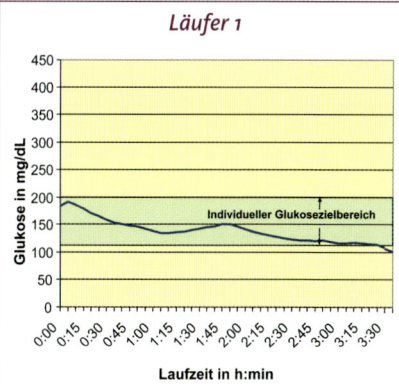

Laufzeit in h:min

Läufer 2

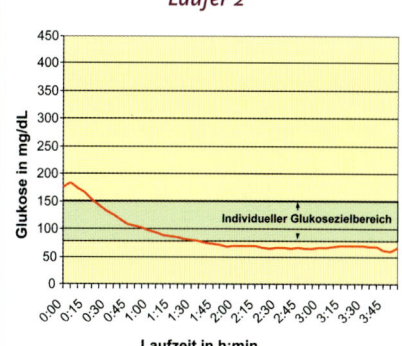

Laufzeit in h:min

Laufzeit: 3:33 Std.
KH-Aufnahme: 9 BE
Flüssigkeitsaufnahme: 1250 ml
Basalratenreduktion: 50 %
Glukose-Mittelwert: 139 ± 21 mg/dl
Schwankungsbreite: 89 mg/dl
Zielwert: 103 mg/dl
Trend: leicht abfallend

Laufzeit 3:54 Std.
KH-Aufnahme: 23 BE
Flüssigkeitsaufnahme: 3000 ml
Basalratenreduktion: 30 %
Glukose-Mittelwert: 89 ± 34 mg/dl
Schwankungsbreite: 124 mg/dl
Zielwert: 67 mg/dl
Trend: 120 Min. stark fallend, dann gleichbleibend

(↑) und (↓) auf sehr rasche Veränderungen hinweisen. Durch die Trendpfeile weiß der Sportler stets, wie sich sein Blutzucker in der nächsten Zeit entwickeln wird und kann Therapieentscheidungen deutlich früher und differenzierter treffen, als dies bei alleiniger Durchführung punktueller Blutzuckermessungen der Fall wäre.

Das System der Trendpfeile bewährt sich bereits in der unmittelbaren Vorbereitung von Training oder Wettkampf. Zu Beginn einer körperlichen Aktivität wird ein steigender Blutzucker angestrebt, um die Wahrscheinlichkeit einer Unterzuckerung während des Sports zu senken. Konnte diese steigende Tendenz bisher nur durch mehrere Blutzuckermessungen in zeitlichem Abstand belegt werden, so reicht jetzt ein kurzer Blick auf den Monitor des CGM-Systems: Ein steigender

Praxisbeispiel 3: Muskelauffülleffekt nach dem Marathonlauf

Der Muskelauffülleffekt wird oft auch von trainierten Sportlern noch unterschätzt, wie die CGM-Profile der Läufer beim Berlin-Marathon bei o.g. Studie zeigten. Das Verzögerungsinsulin bzw. die Basalrate wurden nach der Belastung um circa 30 Prozent reduziert. Dennoch wurden in der Nacht nach dem Marathon um ca. 50 bis 80 mg/dl niedrigere Glukosewerte gemessen als in der Nacht vor dem Marathon.

Die Grafik zeigt einen Vergleich der Glukosewerte in der Nacht vor dem Marathon mit der Nacht nach dem Marathon. Abgebildet ist die Differenz der beiden Einzelkurven (Glukoseverlauf in der Nacht nachher minus Glukoseverlauf in der Nacht vorher). Der Wert von -75 mg/dl um 22:30 Uhr bedeutet beispielsweise, dass der durchschnittliche Glukosespiegel in der Nacht nach dem Marathon zu diesem Zeitpunkt um 75 mg/dl geringer war als in der Nacht vor dem Marathon.

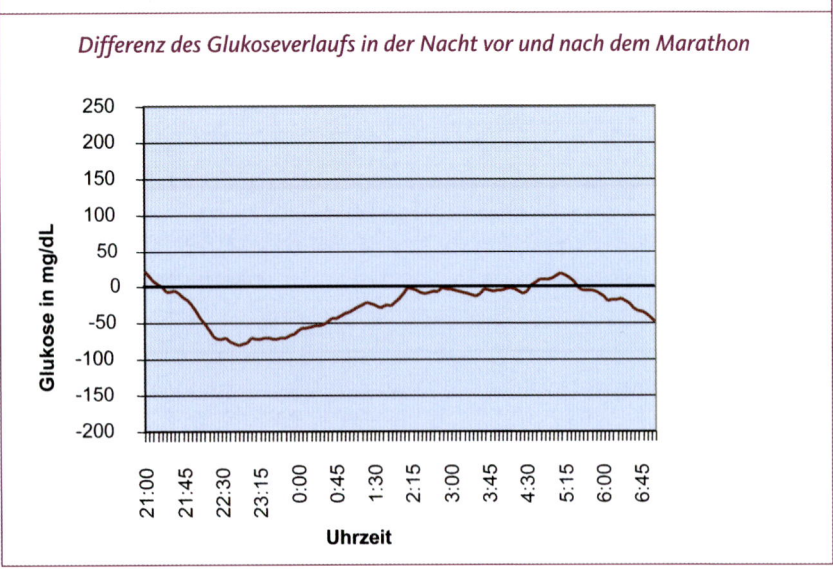

Differenz des Glukoseverlaufs in der Nacht vor und nach dem Marathon

Trend-Pfeil (↗) signalisiert zweifelsfrei die aktuelle Tendenz, und bei ansteigendem Trend steht dem Startschuss nichts mehr im Wege (s. Praxisbeispiel 1 u. 2)!

Aber auch während der körperlichen Aktivität bedeuten die Trendinformationen einen großen Vorteil, wie folgendes Beispiel zeigt: Zwanzig Minuten vor Ende des Trainings misst der Sportler einen scheinbar perfekten Wert von 132 mg/dl. Dieser Wert scheint es zu erlauben, sich zum Abschluss noch einmal richtig zu verausgaben. Doch erst der mittels CGM erhaltene Trendpfeil (↓) zeigt, wie gefährlich diese Deutung daneben liegt: Der Blutzucker fällt zum Zeitpunkt der Messung stark ab, und ohne eine sofortige Zufuhr von schnell wirkenden Kohlenhydraten würde der Endspurt aufgrund einer Unterzuckerung seinem Namen mehr als gerecht, er wäre nämlich sehr schnell zu Ende. Signalisiert der Trendpfeil hingegen einen stabilen Verlauf (→) oder sogar eine leicht steigende Tendenz (↗), kann der Sportler ohne zusätzliche Nahrungsaufnahme noch mal „Gas geben".

Auch nach dem Sport sorgt die kontinuierliche Glukosemessung für Sicherheit, denn der Muskelauffülleffekt, der bei unzureichender Therapieanpassung insbesondere nachts immer wieder für gefährliche Unterzuckerungen sorgt, wird sicher überwacht. Vor dem Einschlafen zeigen Glukosewert und Trendpfeil an, ob eine weitere Absenkung der Basalrate oder des Verzögerungsinsulins und/oder eine zusätzliche Zufuhr von Kohlenhydraten notwendig sind, um einen niedrigen Wert oder eine fallende Tendenz zu drehen. Während der Nacht überwacht das CGM-System, dass der Glukosespiegel nicht zu tief sinkt und weckt den Sportler rechtzeitig auf, bevor eine Unterzuckerung die Regeneration stören kann (s. Praxisbeispiel 3).

c) Übersichtliche Auswertung zur Verbesserung der Therapieanpassung
Ein letzter, nicht zu unterschätzender Vorteil ist die Abbildung der kontinuierlichen Glukoseinformation in einem Kurvendiagramm, das auf dem Display des Empfängers angesehen und am PC ausgewertet und archiviert werden kann. Dies macht es sehr leicht, die erfolgte Therapieanpassung zu überprüfen und hilft dabei, diese von Training zu Training weiter zu verbessern.

7.3.4. Alles ist relativ: Ein Blick auf die Kosten

Auf den ersten Blick erscheint der Preis für die kontinuierliche Glukosemessung exorbitant hoch: Die Grundausstattung schlägt je nach System mit mindestens 1500 Euro zu Buche. Hinzu kommen laufende Kosten für die Sensoren von ca. 13 bis 16 Euro pro Tag (alle Angaben Stand 3/2009 und ohne Gewähr). Misst man sehr häufig konventionell den Blutzucker, sind die Kosten jedoch vergleichbar. Mittelfristig werden die Kosten für die kontinuierliche Glukosemessung weiter sinken.

Eine Kostenübernahme durch die Krankenkassen erfolgt bisher nur in „begründeten" Einzelfällen. Eine aktuelle und sehr seriöse klinische Studie belegt jedoch die positiven Effekte der CGM-Nutzung auf die Stoffwechselkontrolle von Erwachsenen [95]. Diese Studie kann bei Verhandlungen mit Krankenkassen hilfreich sein. De facto müssen derzeit die Kosten für die kontinuierliche Glukosemessung aber in aller Regel selbst getragen werden. Eine wachsende Zahl von Patienten ist angesichts der geschilderten Möglichkeiten der CGM bereit, diese finanzielle Belastung auf sich zu nehmen.

Durch die kontinuierliche Glukosemessung haben Menschen mit Diabetes erstmals die Möglichkeit, rechtzeitig vor drohenden Gefahren (Hypo- und Hyperglykämien) gewarnt zu werden. Ein Gedankenspiel: Gäbe es ein ähnlich zuverlässiges Frühwarnsystem z. B. zur Vermeidung von ökonomischen, sozialen, politischen oder Naturkatastrophen, die Staatsmänner dieser Welt würden keinen Augenblick zögern und sehr viel Geld dafür ausgeben.

Vergleicht man die Kosten der CGM damit, was viele Sportler in ihre reguläre Sportausrüstung investieren, relativiert sich die Investition ohnehin. Die Ausübung fast aller Sportarten kostet Geld. Niemand möchte seinen Marathon in Flip-Flops laufen oder mit dem Klapprad Alpenpässe bezwingen. Eine neue Skiausrüstung ist in der Regel nicht unter 1.000 Euro zu haben, und der Erwerb eines neuen Mountainbikes oder eines gut ausgestatteten Rennrades schlägt sogar mit mehreren tausend Euro zu Buche. Ganz zu schweigen beispielsweise von Tauchausrüstung, Pferd oder Fluggerät. Diese Kosten werden, ohne mit der Wimper zu zucken, von vielen Sportlern getragen. Wäre es da nicht auch eine Überlegung wert, einen vergleichsweise überschaubaren Geldbetrag in die eigene „Diabetes- und Sporttherapie" zu investieren?

8. Gefährdungen durch Sport und Diabetes

8.1. Hypoglykämie

Bei Blutzuckerwerten unter ca. 50 mg/dl liegt eine Hypoglykämie (= Unterzuckerung) vor. Die Risiken und Gefahren von Unterzuckerungen sind bei körperlicher Aktivität aus folgenden Gründen deutlich erhöht:

- Die „gewohnten" Unterzuckerungs-Symptome (z. B. Schwitzen) werden oft von den normalen Reaktionen des Körpers auf sportliche Aktivität verdeckt. Bei körperlicher Aktivität können Unterzuckerungen daher später, verändert oder überhaupt nicht bemerkt werden.
- Bei körperlicher Aktivität entwickeln sich Unterzuckerungen schneller, da die arbeitenden Muskeln dem Blut große Mengen Glukose entziehen.

Die Vermeidung von Unterzuckerungen ist das wichtigste Ziel bei der Anpassung der Diabetestherapie an körperliche Aktivität, weil Hypoglykämien bei sportlicher Aktivität sehr unangenehm und gefährlich sind. Es ist z. B. weniger gefährlich, benommen auf einer Couch zu sitzen als auf einem Fahrrad.

Mit den entsprechenden Kenntnissen, Erfahrungen und Vorsichtsmaßnahmen ist es jedoch möglich, die Wahrscheinlichkeit für das Auftreten von Hypoglykämien erheblich zu verringern.

8.1.1. Entstehung einer Hypoglykämie

Eine Unterzuckerung entsteht, wenn zu viel Insulin für zu wenig Glukose bzw. Kohlenhydrate vorhanden ist. Der Körper verbrennt während körperlicher Aktivität mehr Kohlenhydrate als im Ruhezustand, gleichzeitig ist die Insulinempfindlichkeit erhöht. Beim Stoffwechselgesunden fällt der Insulinspiegel sofort ab, wenn er mit körperlicher Aktivität beginnt (s. Kap. 4.2.). Ein zu großes Insulinangebot während und nach körperlicher Aktivität führt bei Sportlern mit Diabetes dazu, dass

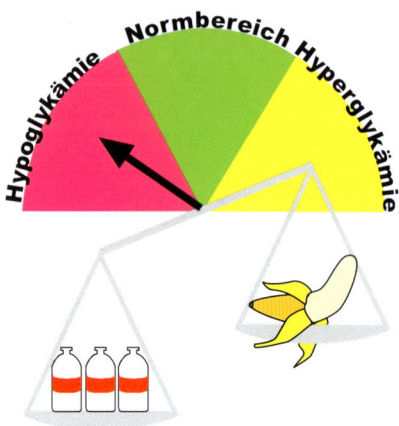

Zu viel Insulin für zu wenig Kohlenhydrate: So entsteht eine Hypoglykämie.

- die Erhöhung der Insulinempfindlichkeit nicht ausgeglichen wird,
- die arbeitenden Muskeln dem Blut vermehrt Glukose entziehen und
- die dringend nötige Steigerung der Glukoseausschüttung der Leber gehemmt wird.

Es kommt zum Abfall des Blutzuckerspiegels. Sinkt er unter ca. 50 mg/dl, liegt eine Hypoglykämie vor.

8.1.2. Symptome einer Hypoglykämie während und nach Sport

Die Symptome eines zu niedrigen Blutzuckerspiegels entstehen indirekt durch gegenregulatorische Hormone wie Glukagon oder Adrenalin (autonome Symptome) und direkt durch den Glukosemangel im Gehirn (neuroglykopenische Symptome).

Im frühen Stadium einer Hypoglykämie können Zittern, Herzklopfen, Herzrasen, Angst, kalter Schweiß, Müdigkeit, ein plötzlicher Leistungseinbruch oder ein Schwächegefühl wahrgenommen werden. Später kommen z.B. Kopfschmerzen, Aggressivität, Konzentrationsschwäche, Sehstörungen, Schwindel und Benommenheit, Koordinations- und Bewusstseinsstörungen oder Desorientierung hinzu. Im Extremfall kann es zu Krampfanfällen und Bewusstlosigkeit kommen.

Wie zuverlässig erkennen Sportler mit Diabetes Unterzuckerungen während körperlicher Aktivität, und wie stark werden Unterzuckerungs-Symptome durch eine sportliche Betätigung verdeckt? Dieser Frage ging eine Studie des Olga-Hospitals in Stuttgart auf den Grund [11]*.

* Literaturverzeichnis s. Kap. 16.6.

Während eines Tenniswochenendes mussten die 25 Studienteilnehmer vor jeder Blutzuckermessung eine Schätzung über die erwartete Höhe des Wertes abgeben. Außerdem notierten sie Hypoglykämie-Symptome und gaben an, wie intensiv sie die Körperarbeit erlebten („Wie erschöpft sind Sie jetzt?", „Wie viele Leistungsreserven haben Sie noch?" etc.). Dabei zeigte sich, dass mehr als die Hälfte der Sportler bei Werten unter 80 mg/dl die drohende Unterzuckerung nicht bemerkten und ihren Blutzucker höher einschätzten. Sie erkannten Unterzuckerungen häufiger, wenn sie auf das Symptom der körperlichen Erschöpfung achteten. Auch gaben die Tennisspieler, die eine Unterzuckerung richtig erkannten, geringere Leistungsreserven an als Sportler, die ihre Hypoglykämie nicht bemerkten.

Daher empfiehlt der Studienautor, bei Diabetesschulungen im Zusammenhang mit körperlicher Aktivität die Einschätzung der eigenen Erschöpfung und der Leistungsreserven zu trainieren. So muss es z. B. beim Tennis nicht unbedingt an der Schlaggenauigkeit des Gegners liegen, wenn ein Spieler andauernd den Ball verfehlt. Den Ball plötzlich nicht mehr zu treffen, könnte auch das erste Anzeichen für eine Unterzuckerung sein. Diese „neuen" Unterzuckerungs-Symptome können bei körperlicher Aktivität die bekannten Symptome ergänzen und dazu führen, dass Hypoglykämien frühzeitiger erkannt und behandelt werden.

Diese Inhalte sollten in jeder Diabetes-Schulung zum Thema körperliche Aktivität intensiv behandelt werden. Das Diabetes-Team sollte allen Schulungsteilnehmern nachdrücklich verdeutlichen, dass diese Informationen keinesfalls nur

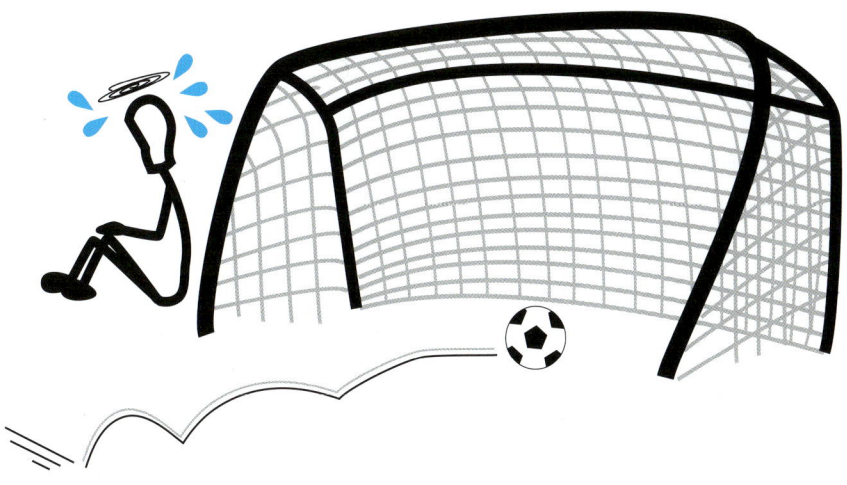

Eine Unterzuckerung kann bei körperlicher Aktivität schlimme Folgen haben.

für Hochleistungssportler von Bedeutung sind, sondern jeden Menschen mit Diabetes betreffen, wenn er körperlich aktiv ist. Gerade die Belastungen des Alltags, wie z. B. mal eben die Wohnung durchputzen oder schnell die Einkäufe erledigen, werden oft komplett unterschätzt.

Die frühzeitige Wahrnehmung der ersten, noch leichten Anzeichen einer Unterzuckerung ist besonders im Zusammenhang mit körperlicher Aktivität sehr wichtig. Leider kann jedoch auch die sportliche Aktivität selbst Symptome verursachen, die einer Unterzuckerung ähnlich sind. Hormone wie Adrenalin, die bei Sport ausgeschüttet werden, überdecken die Hypoglykämie-Symptome. Anhand der wahrgenommenen Symptome kann oft nicht eindeutig entschieden werden, ob tatsächlich eine Unterzuckerung vorliegt. Da die Folgen einer zu spät erkannten Hypoglykämie fatal sein können, sollte im Zweifelsfall immer so gehandelt werden, als läge eine Unterzuckerung vor (Behandlung einer Hypoglykämie s. Kap. 8.1.6.)!

Die Symptome einer Hypoglykämie unterscheiden sich von Mensch zu Mensch und können sich im Lauf der Zeit verändern. Auch die Hypoglykämie-Wahrnehmungsgrenze, d. h. der Blutzuckerwert ab dem Symptome einer Unterzuckerung auftreten, ist nicht immer gleich. Normalerweise liegt die Wahrnehmungsschwelle bei etwa 50 mg/dl. Die Schwelle liegt tiefer, wenn die durchschnittlichen Blutzuckerwerte niedriger sind (niedrigeres HbA_{1C}). Auch bei einer schlechten Stoffwechseleinstellung mit großen Blutzuckerschwankungen und häufigen Hypoglykämien können Unterzuckerungen erst bei niedrigeren Blutzuckerwerten erkannt werden.

Entstehung und Symptome einer Hypoglykämie

- Ursache einer Unterzuckerung: Zu viel Insulin für zu wenig Glukose bzw. Kohlenhydrate.
- Wahrnehmungsschwelle für Unterzuckerungen: ca. 50 mg/dl.
- Körperliche Aktivität kann die Unterzuckerungs-Symptome verdecken oder verändern!

Hypoglykämie-Symptome sind z. B.:

- Zittern
- Herzklopfen, Herzrasen
- Angst
- kalter Schweiß
- Müdigkeit, Gähnen
- Übermäßiges Anstrengungsgefühl
- Unterschätzung der eigenen Leistungsreserven
- plötzlicher Leistungseinbruch
- Schwächegefühl
- Kopfschmerzen
- Aggressivität
- Konzentrationsschwäche
- Sehstörungen
- Schwindel und Benommenheit
- Koordinations- und Bewusstseinsstörungen
- Desorientierung
- Krampfanfälle
- Bewusstlosigkeit

8.1.3. Checkliste: Ursachen einer Hypoglykämie während und nach Sport

Nach der Behandlung einer Unterzuckerung (s. Kap. 8.1.6.) ist es unbedingt nötig, ihre Ursache zu klären. Nur so können in Zukunft Hypoglykämien in ähnlichen Situationen vermieden werden. Oft ist es nicht ganz einfach, den genauen Grund für eine Unterzuckerung herauszufinden. Diese Checkliste kann bei der Ursachenforschung nützliche Ideen liefern:

■ *Intensität oder Dauer der Belastung größer als geplant*
Wurden Intensität oder Dauer einer körperlichen Aktivität unterschätzt, kann es zu einer Unterzuckerung kommen. So erhöht sich der Kraftaufwand z. B. in einem Fußballspiel deutlich, wenn die gegnerische Mannschaft überraschend spielstark ist. Auch kann ein unerwartet heiß umkämpftes Beach-Volleyball-Match um einiges länger dauern als bei einem schwächeren Gegner. Bei einer Radtour kann ein nicht in der Landkarte eingezeichneter Anstieg die Intensität der Belastung unerwartet vervielfachen.

■ *Ungewohnte Tageszeit der Muskelarbeit*
Ähnlich wie sich die Insulinempfindlichkeit über den Tag verändert, variiert auch die „Sport-Empfindlichkeit" im tageszeitlichen Verlauf. Daher ist z. B. eine am Nachmittag bewährte Therapieanpassung für fünf Kilometer Joggen nicht ohne weiteres auf dieselbe Muskelarbeit am Vormittag übertragbar. Bei der konventionellen oder der intensivierten Insulintherapie ist auch das Wirkprofil des Verzögerungsinsulins zu beachten.

■ *Ausgangsblutzucker zu niedrig oder konstante/fallende Tendenz*
Vor Beginn der körperlichen Aktivität muss der Blutzucker leicht erhöht sein. Für die meisten Sportarten hat sich ein Ausgangsblutzuckerwert von ca. 150-180 mg/dl bewährt. Wird die Muskelarbeit mit einem zu niedrigen Blutzuckerwert begonnen, ist das Risiko für die Entwicklung einer Unterzuckerung während der Körperarbeit erhöht. Zudem sollte der Blutzucker zu Beginn der Aktivität eine steigende Tendenz aufweisen (siehe Kap. 1.②).

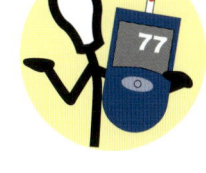

■ Letzter Bolus zu groß

Wird eine Mahlzeit vor oder nach körperlicher Aktivität mit einer zu großen Insulindosis abgedeckt, kommt es zu einer Unterzuckerung. Im Zusammenhang mit körperlicher Aktivität muss das Einheiten/BE-Verhältnis stark gesenkt werden. Für dieselbe Menge an Kohlenhydraten ist dann deutlich weniger Insulin nötig als ohne körperliche Aktivität.

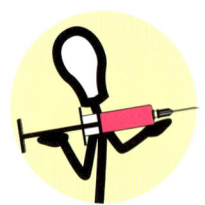

■ Basalrate unzureichend abgesenkt

Wurde die Basalrate zu spät oder nicht im erforderlichen Ausmaß abgesenkt, kommt es zu Beginn, während und nach der Muskelarbeit zu überhöhten Insulinspiegeln mit höherer Unterzuckerungsgefahr.

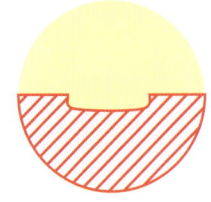

■ Spritz-Ess-Abstand zu lang

Bei körperlicher Betätigung kurz nach einer Mahlzeit kann ein zu langer Spritz-Ess-Abstand eine Unterzuckerung verursachen. Das Unterhautfettgewebe wird bei Sport besser durchblutet, und das Insulin gelangt schneller ins Blut als ohne körperliche Aktivität. Die Kohlenhydrate werden unter Belastung jedoch eher langsamer aufgenommen. Dieses Missverhältnis zwischen schnell ansteigendem Blutinsulinspiegel und langsam aufgenommenen Kohlenhydraten kann eine Unterzuckerung auslösen. Vor körperlicher Aktivität sollte der Spritz-Ess-Abstand deshalb gekürzt, gestrichen oder in einen Ess-Spritz-Abstand umgewandelt werden.

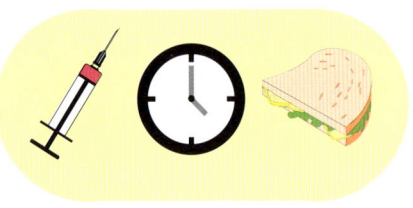

■ Zu wenige Zusatz-BE eingenommen

Bei ungenügender Einnahme von Kohlenhydraten vor dem Sport kommt es zu einer Unterzuckerung. Es ist auch möglich, dass die Kohlenhydratmenge falsch eingeschätzt wurde. Um Schätzfehler zu vermeiden, sollten vor körperlicher Aktivität keine unbekannten Kohlenhydrate gegessen oder getrunken werden (s. Kap. 13.4.).

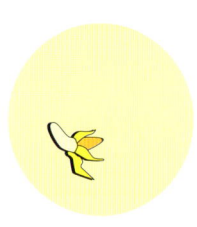

■ Art der aufgenommenen Kohlenhydrate ungeeignet

Schnellwirkende Kohlenhydrate sind für kurze Belastungsformen geeignet (Sprint), bei Ausdauersportarten sind zusätzlich lang wirkende Kohlenhydrate erforderlich. Nimmt z. B. ein 10.000-Meter-Läufer vor seinem Wettkampf als Zusatz-BE nur kurz wirksame Kohlenhydrate wie Traubenzucker, Cola oder Saft zu sich, steigt der Blutzucker zwar schnell an, fällt dann aber ebenso schnell wieder ab. Hier wäre es zweckmäßig, den Blutzucker durch die zusätzliche Einnahme von langsam wirkenden Kohlenhydraten ca. 1 bis 2 Stunden vor Beginn der Aktivität (Nudeln, Vollkornbrot, Müsli...) über längere Zeit konstant zu halten (s. Kap. 13.).

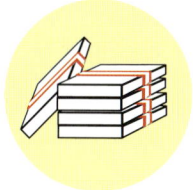
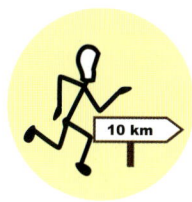

■ Lang wirkende Zusatz-BE zu spät eingenommen

Werden lang wirkende Kohlenhydrate unmittelbar vor der sportlichen Betätigung gegessen, ist dadurch nicht nur der volle Magen beeinträchtigt. Die aufgenommenen Kohlenhydrate werden aus ökonomischen Gründen deutlich verzögert verdaut, manchmal sogar erst nach der Muskelarbeit. Zu Beginn der Muskelarbeit fällt der Blutzuckerspiegel schneller ab, als die langwirkenden Kohlenhydrate aufgenommen werden können, und eine Unterzuckerung entsteht (s. Kap. 13.).

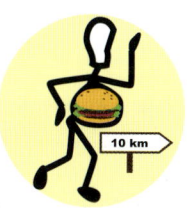

■ Muskelauffülleffekt

Leber und Muskulatur entziehen dem Blut nach der körperlichen Belastung permanent Glukose, während der erschöpfte Sportler zur Ruhe kommt. Bis die Speicher wieder gefüllt sind, bleibt die Insulinempfindlichkeit des Körpers erhöht – im Extremfall mehrere Tage lang. Für diesen Zeitraum müssen die Insulinversorgung weiterhin reduziert und/oder mehr Kohlenhydrate aufgenommen werden (s. Kap. 8.1.4.).

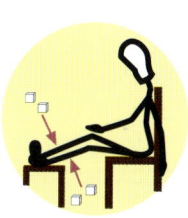

■ Alkoholkonsum

Alkohol hemmt die Glukoseausschüttung der Leber. Bei Alkoholkonsum vor oder nach Sport überlagern sich die Wirkungen der Körperarbeit (erhöhte Insulinempfindlichkeit) und des Alkohols (weniger Glukoseausschüttung), und die Gefahr für eine Unterzuckerung ist größer. In diesem Fall muss die Insulindosis noch stärker reduziert werden (s. Kap. 8.1.5.).

■ *Verwendete Insulinart?*
Bei der Behandlung mit schnell wirkenden Analoginsulinen verschiebt sich im Vergleich zur Behandlung mit Normalinsulin der Zeitraum, in dem das Unterzuckerungsrisiko bei Sport am größten ist. Über die sich ergebenden Unterschiede in der Therapieanpassung finden Sie in Kap. 5.2. weitere Informationen.

> **Checkliste: Ursachen einer Hypoglykämie während und nach Sport**
> ■ Intensität oder Dauer der Belastung größer als geplant
> ■ Ungewohnte Tageszeit der Muskelarbeit
> ■ Ausgangsblutzucker zu niedrig
> ■ Letzter Bolus zu groß
> ■ Basalrate unzureichend abgesenkt
> ■ Spritz-Ess-Abstand zu lang
> ■ Zu wenige Zusatz-BE eingenommen
> ■ Art der aufgenommenen Kohlenhydrate ungeeignet
> ■ Lang wirkende Zusatz-BE zu spät eingenommen
> ■ Muskelauffülleffekt
> ■ Alkoholkonsum

8.1.4. Muskelauffülleffekt

Ist die Muskelarbeit beendet, ist für den Körper die Arbeit noch lange nicht getan. Besonders nach Ausdauerbelastungen wie z. B. einem anstrengenden Frühjahrsputz, Gartenarbeit oder einer Fahrradtour sind die Kohlenhydratspeicher des Körpers entleert und müssen wieder aufgefüllt werden.

Um ihre entleerten Glykogenreserven wieder aufzufüllen, entziehen Leber und Muskulatur dem Blut nach der Beendigung körperlicher Aktivität große Mengen

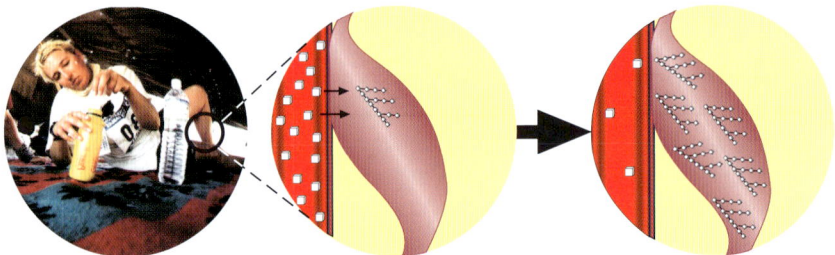

Muskelauffülleffekt: Nach körperlicher Aktivität füllen die Muskelzellen ihre entleerten Glykogenspeicher wieder auf. Für diesen Zeitraum ist die Insulinempfindlichkeit weiterhin erhöht.

Glukose. Von diesem Sachverhalt leitet sich die bekannte Bezeichnung „Muskelauffülleffekt" ab. Die Insulinempfindlichkeit ist für die Dauer dieser „Auffüllarbeiten" erhöht (s. Kap. 16.3. Regulation der Glukoseaufnahme in die Zelle). Aus diesem Grund müssen auch nach der Ausdauerbelastung für längere Zeit die Insulinversorgung gesenkt und die Kohlenhydratzufuhr erhöht werden!

Zur Vermeidung von Hypoglykämien nach Ausdauerbelastungen ist es nötig, regelmäßig den Blutzucker zu kontrollieren, für längere Zeit die Insulinzufuhr zu reduzieren und vermehrt Kohlenhydrate aufzunehmen. Auch in der darauf folgenden Nacht muss die Basalrate abgesenkt bzw. das Verzögerungsinsulin reduziert werden. Der Muskelauffülleffekt kann einige Stunden oder im Extremfall mehrere Tage dauern. Die Dauer hängt von verschiedenen Faktoren ab und ist im Einzelfall nicht exakt vorherzusagen.

■ *Art, Intensität und Dauer der körperlichen Belastung*
Je länger und intensiver die Muskelarbeit ist, je mehr Muskelgruppen beteiligt sind und je schlechter der Trainingszustand ist, desto stärker sind im Anschluss die Glykogenspeicher entleert und desto länger dauert der Muskelauffülleffekt (siehe Tabelle).

	25 km-Lauf		75 km-Lauf	
	Muskelglykogen	Leberglykogen	Muskelglykogen	Leberglykogen
Ruhe	100 %	100 %	100 %	100 %
Sofort nach Belastung	46 %	61 %	21 %	30 %
Nach 24h Erholung	84 %	100 %	57 %	83 %

Bis die Glykogenvorräte von Muskulatur und Leber wieder aufgefüllt sind, kann es nach extremen Ausdauerbelastungen mehrere Tage dauern. Prozentuale „Füllstandsanzeige" der Muskel- und Leberglykogenspeicher [88].

■ *Ernährung nach der körperlichen Belastung*
Nur die Zufuhr von Kohlenhydraten erlaubt es der Muskulatur und der Leber, die entleerten Glykogenspeicher wieder aufzufüllen. Fette und Eiweiße leisten diesbezüglich keinen Beitrag. Ernährt sich ein Sportler kohlenhydratarm, dauert der Muskelauffülleffekt entsprechend länger (siehe Kap. 13.).

Ein Beispiel: Isst ein Bergsteiger am Abend auf der Hütte eine große Portion Spaghetti, sind seine Glykogenspeicher am nächsten Morgen wieder fast voll, und er wird sich deutlich fitter fühlen. Verzehrt er abends jedoch nur einen Salat mit Putenbruststreifen, verlängert sich der Muskelauffülleffekt, und seine Kräfte werden am folgenden Tag schneller schwinden.

8.1.5. Alkoholkonsum

Eine weitere mögliche Ursache für Hypoglykämien nach Sport ist der Alkoholgenuss. Natürlich ist nichts gegen einen feuchtfröhlichen Hüttenabend nach einer Skitour oder gegen das Bierchen im Vereinsheim nach dem schweißtreibenden Training einzuwenden. Körperlich Aktive müssen jedoch wissen, dass Alkoholkonsum besonders nach Ausdauerbelastungen eine Unterzuckerung verursachen kann.

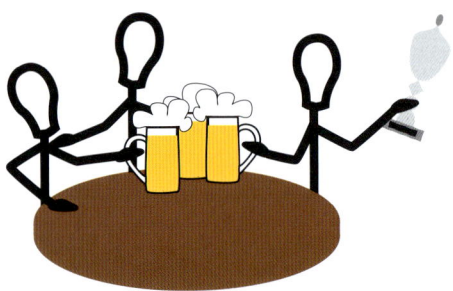

Alkoholkonsum erhöht nach körperlicher Aktivität das Risiko für Unterzuckerungen.

Normalerweise schüttet die Leber permanent Glukose ins Blut aus, um den Blutzuckerspiegel konstant zu halten. Ist die Leber aber mit der Verarbeitung des Alkohols beschäftigt, stoppt sie dafür die Glukoseausschüttung. Der Alkoholabbau und die Glukoseproduktion konkurrieren um einen Hilfsstoff (NADH), der nur begrenzt zur Verfügung steht. In dieser Situation entscheidet sich die Leber für den Abbau des Alkohols und gegen die Produktion von Glukose. Auf diese Weise hemmt Alkohol die Glukoseausschüttung der Leber. Daher müssen die Insulinversorgung noch stärker reduziert und noch mehr Kohlenhydrate aufgenommen werden, wenn Sportler mit Diabetes nach einer Ausdauerbelastung Alkohol konsumieren wollen.

Besonders tückisch sind schwere Unterzuckerungen mit Bewusstlosigkeit nach Alkoholgenuss. **In dieser Situation ist die Glukagon-Notfallspritze meist wirkungslos**, da die Leber ihre Glukoseausschüttung wegen des Alkohols nicht steigern kann. Wenn die Glukagon-Injektion nicht zum Erfolg führt, kann nur noch der Notarzt mit einer intravenösen Glukoseinfusion weiterhelfen.

Hypoglykämien nach Sport

Ursachen von Hypoglykämien nach Ausdauerbelastungen:
- Muskelauffülleffekt oder/und
- Alkoholkonsum.

8.1.6. Behandlung einer Hypoglykämie

Man unterscheidet leichte Hypoglykämien, bei denen der Betroffene noch selbst handeln kann, von schweren Hypoglykämien, die mit Bewusstlosigkeit einhergehen.

a) Behandlung einer leichten Hypoglykämie
Eine Hypoglykämie kann so schnell fortschreiten, dass später vielleicht keine Zeit mehr zum selbständigen Handeln bleibt. Außerdem ist es schwierig, mit zittrigen Händen einen Blutzuckertest durchzuführen. Daher lautet die Devise bei jedem Verdacht auf eine Unterzuckerung während Sport: Erst essen, dann messen!

Sobald die ersten Anzeichen einer Unterzuckerung wahrgenommen werden, müssen umgehend 1-2 BE (die benötigte Menge ist individuell verschieden) schnellwirkende Kohlenhydrate eingenommen werden (z.B. Cola, Glukose-Gel, Traubenzucker, s. Kasten auf der folgenden Seite). Für den Notfall muss jeder Mensch mit Diabetes eine ausreichende Menge an Not-BE mitführen, die auch während des Sports erreichbar sind – und nicht in der Umkleidekabine liegen.

Erst danach sollte der Blutzucker gemessen werden. Falls die Symptome fehlgedeutet wurden und wider Erwarten keine Hypoglykämie vorlag, ist das nicht weiter schlimm. Ist der Blutzucker kurz nach Beendigung der körperlichen Aktivität leicht erhöht, sinkt er – bedingt durch den Muskelauffülleffekt – oft von alleine wieder auf Werte im Normbereich. Möglicherweise muss aber auch sehr vorsichtig eine kleine Menge Korrekturinsulin gegeben werden (Beispiel s. Kap. 1.②d).

Bei tatsächlichem Vorliegen einer Hypoglykämie sollten nach den schnell wirkenden Kohlenhydraten nochmals 1-2 BE lang wirkender Kohlenhydrate eingenommen werden, um den Blutzuckeranstieg zu stabilisieren.

Soll die Muskelarbeit fortgesetzt werden, hilft nur eins: „Nicht kleckern, sondern klotzen!" Nur mit der Aufnahme großer Mengen an Kohlenhydraten kann verhindert werden, dass der Blutzucker sofort wieder absinkt, wenn die Körperarbeit fortgesetzt wird. Dabei ist es besser, ein wenig über das Ziel hinaus zu schießen, als zu wenig Not-BE einzunehmen. 15 Minuten sind mindestens erforderlich, um die Not-BE aufzunehmen. So lange sollten Sie die körperliche Aktivität mindestens unterbrechen. Liegt der Blutzucker dann wieder im „grünen Bereich" (zwischen 150 und 180 mg/dl, erneuter Blutzuckertest!), kann die Körperarbeit mit erhöhter Aufmerksamkeit fortgesetzt werden. Nach Beendigung der sportlichen Tätigkeit sind leicht erhöhte Blutzuckerwerte kein großes Problem (s.o.). Ein weiteres Absinken des Blutzuckerspiegels kann dagegen fatale Konsequenzen haben.

Nach einer Unterzuckerung sind Blutzuckertests in kurzen Abständen besonders wichtig. Der Sportler sollte eine Pause machen, bis er die Unterzuckerung behandelt hat. Er sollte zumindest so lange mit der Fortführung der sportlichen Aktivität warten, bis sich die Blutzuckerwerte wieder im vorher angestrebten Bereich zwischen 150 und 180 mg/dl stabilisiert haben.

Helfer in der Not: Cola, Glukose-Gel und Traubenzucker im Vergleich

Cola, Pepsi etc.
Vorteil: Cola ist der schnellste Hypo-Helfer. Eine 0,3-Liter-Flasche Cola enthält 3 BE Kohlenhydrate. Die hoch konzentrierte Zuckerlösung schießt sofort ins Blut.
Nachteil: Manchmal schwierig zu transportieren. In der Fahrradtasche oder im Rucksack stört die Cola-Flasche nicht, für die Hosentasche oder den Badeanzug ist sie aber eindeutig ungeeignet. Die Kohlensäure kann bei Sport den Magen belasten (evtl. Flasche vor dem Öffnen schütteln).

Glukose-Gel
„Flüssigzucker", der neben Glukose und anderen Zuckerarten hauptsächlich Wasser enthält. Eine oder zwei Portionen reichen meist zur Behandlung einer Hypoglykämie aus: aufreißen bzw. aufschrauben, die zähe Flüssigkeit in den Mund drücken, schlucken, fertig. Ein Beutel Carrero enthält 1 BE, eine Tube Jubin 2,6 BE.
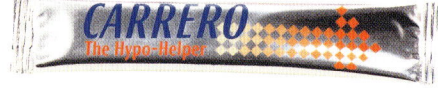
Vorteil: Carrero ist in einem kleinen Folienbeutel, Jubin in einer Plastiktube mit Schraubverschluss abgepackt. Diese Verpackungen sind absolut schweiß- und wasserdicht. Die Glukose-Gels können in jeder Hosen- oder Trikottasche und sogar im Badeanzug verstaut werden. Selbst beim Tauchen sind sie einsetzbar. Glukose-Gels können schneller eingenommen werden als Traubenzucker, wirken aber langsamer als Cola.
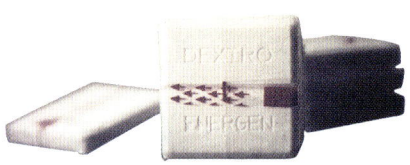
Nachteil: Relativ teuer.

Traubenzucker
Bekannt z. B. als Dextro-Energen-Täfelchen. 5 Täfelchen Dextro-Energen enthalten 2 BE.
Vorteil: Gut zu transportieren. Einige Täfelchen Traubenzucker passen in jede Hosentasche.
Nachteil: Traubenzucker darf nicht feucht werden (Vorsicht Schweiß, Wasser...). Mit zittrigen Händen ist Traubenzucker schwierig auszupacken. Die Einnahme der zur Unterzuckerungsbekämpfung nötigen Menge (6-8 Täfelchen) ist ohne Flüssigkeit kaum möglich. Das kann jeder bestätigen, dem schon einmal nach dem vierten Täfelchen die trockene Zunge am Gaumen festklebte. Außerdem wirkt Traubenzucker schneller, wenn er mit Flüssigkeit eingenommen wird.

Behandlung leichter Hypoglykämien
1. Bei Verdacht sofort schnell wirkende Kohlenhydrate (Cola, Glukose-Gel, Traubenzucker o. ä.) einnehmen.
2. Erst danach Blutzucker testen.
3. Lang wirkende Kohlenhydrate einnehmen.
4. Regelmäßige Blutzuckertests in kurzen Abständen.

b) Behandlung einer schweren Hypoglykämie
Bei der Behandlung einer schweren Hypoglykämie mit Bewusstlosigkeit gelten andere Regeln. Eine schwere Hypoglykämie ist ein akuter Notfall, bei dem nur noch Außenstehende eingreifen können. Deshalb muss das Umfeld des Sportlers mit Diabetes über die Möglichkeit eines derartigen Vorfalles informiert und über die dann nötigen Maßnahmen aufgeklärt werden. Trainer, Sportlehrer, Betreuer und Mitsportler müssen mit den Sofortmaßnahmen vertraut sein. Verliert der Athlet das Bewusstsein, müssen die Helfer folgendermaßen vorgehen:
1. **Atemwege freimachen,** Patient in die stabile Seitenlage bringen. Keinesfalls dürfen einem Bewusstlosen Kohlenhydrate eingeflößt werden! Er könnte die zugeführte Nahrung bzw. das Getränk anatmen (aspirieren), was schwere Komplikationen verursacht, z. B. Ersticken.
2. **Glukagon-Injektion** mit der für das Umfeld möglichst leicht auffindbaren Glukagon-Notfallspritze. Es ist ein Muss, den Sportkollegen vorher den Umgang mit der Notfallspritze und ihren Aufbewahrungsort zu zeigen. Das injizierte Glukagon regt die Leber an, das gespeicherte Glykogen in Form von Glukose ins Blut abzugeben (s. Kap. 3.5.b).
Vor allem während oder nach erschöpfenden Ausdauerbelastungen kann es jedoch passieren, dass die Vorräte an Leberglykogen bereits entleert sind. Dann zeigt die Glukagoninjektion keine Wirkung. Nach Alkoholkonsum kann die Notfallspritze ebenfalls unwirksam sein.
3. **Notarzt verständigen.** Nur eine Glukoseinfusion kann dem bewusstlosen Sportler mit Diabetes helfen, wenn die Glukagon-Spritze nicht wirkt. Diese intravenöse Infusion muss vom herbeigerufenen Notarzt gelegt werden.

Wenn der Patient wieder bei Bewusstsein ist, muss er Kohlenhydrate essen, um den angehobenen Blutzuckerspiegel zu stabilisieren (mindestens 3 BE). Glukagon führt dazu, dass die Leber ihre Glukose-Reserven entleert. Nach der Glukagon-Spritze werden die entleerten Leberspeicher wieder gefüllt. Dadurch kommt es erneut zum Absinken des Blutzuckerspiegels! Daher ist es nach einer schweren Hypoglykämie besonders wichtig, engmaschig den Blutzucker zu überwachen und zusätzliche Kohlenhydrate zu konsumieren.

Für Angehörige und Freunde: So wird im Notfall die Glukagonspritze verabreicht

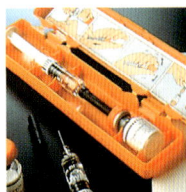
1. Das GlucaGen® HypoKit besteht aus einer wassergefüllten Glasspritze mit Kanüle und einem Fläschchen mit Glukagon-Pulver.

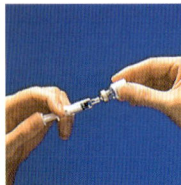
2. Spritzen Sie das in der Spritze enthaltene Wasser in die Ampulle mit Glukagon.

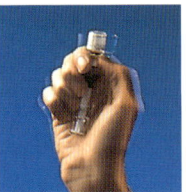
3. Ohne die Nadel zurückzuziehen wird umgeschüttelt, bis das Glukagon ganz gelöst und die Flüssigkeit klar ist.

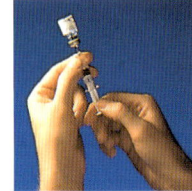
4. Ziehen Sie die Mischung in die Spritze auf (dabei muss die Spitze der Kanüle in der Flüssigkeit sein, sonst ziehen Sie nur Luft auf!).

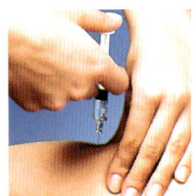
5. Eine Desinfektion der Haut ist nicht nötig. Stechen Sie die Kanüle senkrecht in Oberschenkel oder Bauch ein, und drücken Sie den Kolben ganz herunter. Dann ist die Glukagonlösung unter der Haut.

Behandlung schwerer Hypoglykämien

1. Atemwege freimachen, stabile Seitenlage
2. Glukagon-Injektion
3. Notarzt verständigen
4. Nach Wiedererlangung des Bewusstseins muss der Patient mindestens 3 BE essen und engmaschig den Blutzucker messen

8.1.7. Vorsichtsmaßnahmen zur Vermeidung einer Hypoglykämie

Es ist nicht nur für den Betroffenen selbst sehr unangenehm und belastend, eine Hypoglykämie während oder nach körperlicher Aktivität zu erleben. Bei bestimmten Sportarten gefährdet der Sportler nicht nur sich selbst, sondern auch andere. Das ist beispielsweise bei alpinen Unternehmungen (in einer Seilschaft) oder Wassersportarten (Tauchgang zu zweit) der Fall. Es ist sehr wichtig, Unterzuckerungen erst gar nicht entstehen zu lassen, sondern sie gänzlich zu vermeiden.

Vor allem bei Risiko- und Ausdauersportarten ist es erforderlich, die Muskelarbeit mit stärker erhöhten Blutzuckerwerten (200-250 mg/dl) zu beginnen. Solange eine ausreichende Insulinversorgung gesichert und der Ketontest negativ ist, ist das Risiko sehr gering, dass sich der Stoffwechsel verschlechtert. Während der körperlichen Belastung kann der Sportler seine Blutzuckerwerte dann langsam „herunterarbeiten", und mit etwas Erfahrung beendet er die Muskelarbeit mit Blutzuckerwerten im Normbereich.

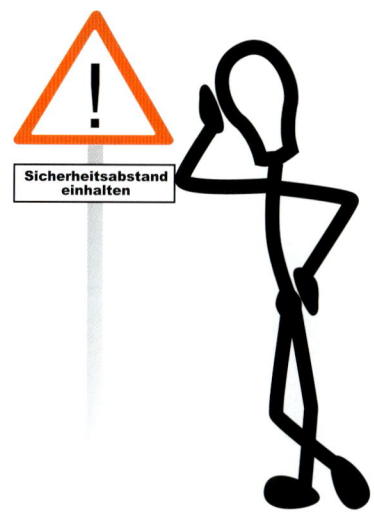

Der Blutzucker sollte vor körperlicher Aktivität leicht erhöht sein.

Bei der Therapieanpassung sollte stets ein mehr oder weniger großer „Sicherheitsabstand" zu niedrigen Blutzuckerwerten eingehalten werden. Erfahrungsgemäß ist es um ein Vielfaches einfacher, nach dem Sport leicht erhöhte Blutzuckerwerte zu korrigieren, als während der körperlichen Aktivität eine Unterzuckerung zu bekämpfen. Hier darf kein falscher Ehrgeiz bei den Bemühungen um eine normoglykämische Blutzuckereinstellung gezeigt werden. Dies ist beim Sport schlicht und ergreifend kaum möglich und teilweise sogar äußerst fahrlässig!

Sollte sich eine Hypoglykämie ereignen, darf dieser Vorfall nicht einfach verdrängt werden. Im Gegenteil: Es ist sehr wichtig, die Ursache der Unterzuckerung herauszufinden. Die Checkliste der möglichen Ursachen für Unterzuckerungen (s. Kap. 8.1.3.) kann hier nützliche Dienste leisten. Ist die Ursache erst einmal erkannt, ist der wichtigste Schritt zur Verhinderung ähnlicher Hypoglykämien in Zukunft bereits getan. Aus Fehlern lernt man bekanntlich besonders viel.

Oft sind die Gründe für eine Unterzuckerung schwer zu erkennen. Das ist keine Schande, und niemand sollte in dieser Situation zögern, Hilfe zu suchen. Die Kontaktaufnahme mit dem behandelnden Diabetes-Team oder mit anderen Sportlern mit Diabetes (z. B. IDAA, s. Kap. 15.1.) kann wertvolle Informationen liefern. In schwierigen Fällen gelingt es häufig mit dem Mittel der kontinuierlichen Glukosemessung (siehe Kap. 7), die Ursachen häufiger oder bisher nicht erklärbarer Hypoglykämien zu erkennen und diese zu vermeiden.

> **Vorsichtsmaßnahmen zur Vermeidung von Hypoglykämien**
>
> - Die Körperarbeit mit leicht erhöhten Blutzuckerwerten beginnen.
> - Unbedingt Blutzucker-„Sicherheitsabstand" einhalten.
> - Nach Hypoglykämien Ursachenforschung betreiben.
> - Mithilfe der kontinuierlichen Glukosemessung gelingt es meist, die Häufigkeit von Unterzuckerungen deutlich zu reduzieren (siehe Kap. 7.).

8.2. Hyperglykämie

8.2.1. Entstehung einer Hyperglykämie

Wenn der Blutzucker erhöht ist, liegt eine Hyperglykämie vor. Die allgemeine Ursache einer Hyperglykämie ist ein relativer Insulinmangel: Im Verhältnis zu den angebotenen Kohlenhydraten ist zu wenig Insulin vorhanden.

Eine Hyperglykämie entwickelt sich langsamer als eine Unterzuckerung (Hypoglykämie). Entsprechend lange dauert es, bis Symptome zu erkennen sind.

Die Mehrzahl der Sportler mit Diabetes strebt vor dem Beginn körperlicher Aktivität einen leicht erhöhten Blutzucker an. Für die meisten Sportarten ist ein Ausgangsblutzucker von 150-180 mg/dl optimal. Diese kurzzeitige „leichte Hyperglykämie" vor dem Sport ist keinesfalls bedenklich, dagegen senkt sie das Risiko für eine Unterzuckerung während der Muskelarbeit dramatisch ab. Ohne einen leicht erhöhten Blutzucker mit körperlicher Aktivität zu beginnen, kann schnell gefährlich werden!

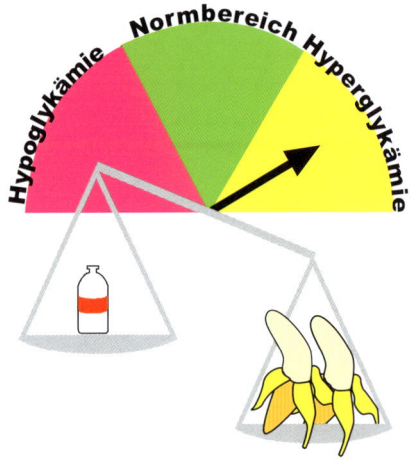

Zu wenig Insulin für zu viele Kohlenhydrate – so entsteht eine Hyperglykämie.

Ab einer Blutzucker-Schwelle von ca. 160 mg/dl beginnt der Körper, die im Übermaß vorhandene Blutglukose mit dem Urin auszuscheiden. Durch die Ausschwemmung der „überschüssigen" Glukose oberhalb der so genannten Nierenschwelle verliert der Körper bei stark erhöhten Blutzuckerwerten große Mengen an Flüssigkeit (s. Kap. 8.2.5.: Flüssigkeitsverlust durch Hyperglykämie).

Bei Blutzuckerwerten über 250 mg/dl oder Symptomen einer Ketoazidose muss ein Ketontest durchgeführt werden, um eine mögliche Stoffwechselentgleisung rechtzeitig zu entdecken. Eine Ketonmessung kann im Blut oder im Urin erfolgen, wobei insbesondere Sportlern mit Insulinpumpe oder mit ICT, die während der auslaufenden Wirkung des Basalinsulins körperliche Aktivität betreiben, der Bluttest empfohlen werden muss (s. Kap. 6.2.: Ketonmessung in Urin oder Blut?). Wenn der Ketontest im Normbereich liegt (Bluttest bis 0,5 mmol/l bzw. Urintest negativ oder +), ist eine Verschlechterung des Stoffwechsels während der Muskelarbeit sehr unwahrscheinlich, stattdessen wird der Blutzucker sinken. Das Vorgehen bei erhöhten Ketonwerten ist in Kapitel 1.① (Countdown: Ketone messen) beschrieben.

8.2.2. Symptome einer Hyperglykämie

Großer Durst und starker Harndrang sind die ersten Anzeichen einer Hyperglykämie. Danach können Schwäche, Müdigkeit, Unwohlsein oder Bauchschmerzen dazukommen. Beim Sport wirken sich diese Symptome deutlich leistungsmindernd aus.

Entstehung und Symptome einer Hyperglykämie

- Hyperglykämie: Der Blutzuckerspiegel ist erhöht
- Eine leichte Hyperglykämie ist vor Sport beabsichtigt: „Sicherheitsblutzucker" von 150-180 mg/dl vor Beginn körperlicher Aktivität anstreben
- Ab der Nierenschwelle (etwa 160 mg/dl) wird Zucker mit dem Urin ausgeschieden
- Blutzuckerwerte über 250 mg/dl: Ketontest!

Hyperglykämie-Symptome sind z. B.:
- großer Durst
- starker Harndrang
- Schwäche
- Müdigkeit
- Unwohlsein
- Bauchschmerzen

8.2.3. Checkliste: Ursachen einer Hyperglykämie

Überschreitet der Blutzucker vor körperlicher Aktivität die angestrebte Erhöhung oder fällt er während der Körperarbeit nicht wie geplant ab, müssen die Ursachen dafür gesucht werden. Nur wer den wirklichen Grund für eine Hyperglykämie gefunden hat, kann diese entsprechend behandeln und vor allem ähnliche Hyperglykämien in Zukunft vermeiden. Die möglichen Ursachen im Zusammenhang mit Sport sind vielfältig und werden im Folgenden beschrieben.

■ *Letzter Bolus zu klein*
Für die letzte Mahlzeit vor der Muskelarbeit wurde zu wenig Insulin abgegeben, d. h. der Einheiten/BE-Faktor zu weit abgesenkt.

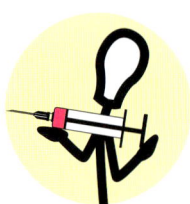

■ *Bolus vergessen*
Ein Bolus bzw. eine Insulinspritze wurde vergessen.

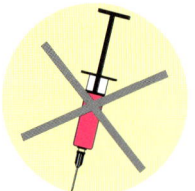

■ *Basale Insulinversorgung zu stark abgesenkt*
Die Basalrate wurde vor der körperlichen Aktivität zu stark oder zu lange abgesenkt bzw. das Basalinsulin zu stark reduziert. Wenn Sport in Phasen der auslaufenden Basalinsulinwirkung betrieben wird, besteht ebenfalls ein Insulinmangel und die Blutzuckerwerte können ansteigen.

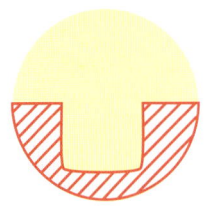

■ *Insulinpumpe zu lange abgelegt*
Insulinpumpenträger können die Pumpe während kurzer sportlicher Aktivitäten ganz ablegen, da im Unterhautfettgewebe noch geringe Mengen an Insulin vorhanden sind. Wie lange die Insulinpumpe während körperlicher Aktivität ohne zusätzliche Injektion von Normal- oder Analoginsulin abgelegt werden kann, ist individuell verschieden. Das subkutane Insulindepot reicht bei der Verwendung von Normalinsulin meist 3-4 Stunden. Bei schnellwirkenden

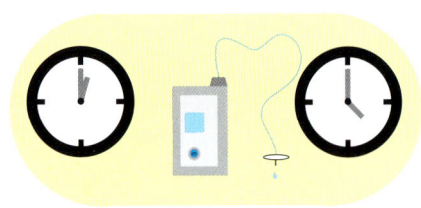

Analoginsulinen kann der Blutzucker schon nach 2 Stunden ansteigen, im Einzelfall kann dies jedoch auch schon wesentlich früher oder später der Fall sein (s. Kap. 5.2.).

■ *Insulinversorgung unterbrochen*

Bei der Insulinpumpentherapie kann ein technischer Defekt zur Unterbrechung der Insulinversorgung führen, z. B. Pumpe in STOP, Luft im Katheter, Pflaster durch Schweiß abgelöst und Katheter herausgerutscht, Batterie leer, Totalausfall der Pumpe, Insulinreservoir beschädigt und undicht.

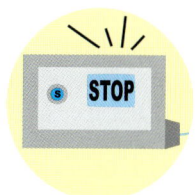

■ *Intensität oder Dauer der Belastung geringer als angenommen*

Wenn sich etwa in einem Fußballspiel die gegnerische Mannschaft als überraschend schwach erweist und der Sportler mit Diabetes sich nicht wie geplant verausgabt, können die Blutzuckerwerte nach dem Schlusspfiff höher sein als erwartet. Auch wenn z. B. eine Fahrradtour flacher ist als geplant, fällt der Blutzuckerspiegel weniger ab.

■ *Zu viele Zusatz-BE*

Zu viele Zusatz-Kohlenhydrate vor dem Sport zur Abdeckung der körperlichen Belastung oder nach der Körperarbeit zur Kompensation des Muskelauffülleffekts können eine Hyperglykämie auslösen. Auch die Bekämpfung einer Unterzuckerung mit übermäßig vielen Kohlenhydraten kann den Blutzucker zu stark anheben.

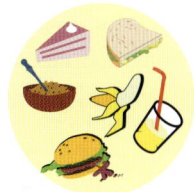

Checkliste: Ursachen einer Hyperglykämie

- Letzter Bolus zu klein
- Bolus vergessen
- Basale Insulinversorgung zu stark abgesenkt bzw. auslaufende Basalinsulinwirkung
- Insulinpumpe zu lange abgelegt
- Insulinversorgung unterbrochen
- Intensität oder Dauer der Belastung geringer als angenommen
- Zu viele Zusatz-BE

8.2.4. Behandlung einer Hyperglykämie

Liegt der Blutzucker vor Beginn der körperlichen Aktivität über 250 mg/dl oder bestehen Symptome einer Ketoazidose, muss der Betroffene einen Ketontest durchführen. Ist dieser erhöht (Bluttest: über 1,0 mmol/l, Urintest: ++ oder +++), darf auf keinen Fall mit Körperarbeit begonnen werden. Stattdessen muss die Stoffwechselentgleisung mit geeigneten Mitteln bekämpft werden (s. Kap. 8.3.).

Ergibt der Ketontest ein Ergebnis im Normbereich (Bluttest: bis 0,5 mmol/l, Urintest: negativ oder +), ist auch bei Blutzuckerwerten über 250 mg/dl das Risiko sehr gering, dass sich während des Sports der Stoffwechsel verschlechtert. Es empfiehlt sich aber in diesem Fall, den Blutzucker engmaschiger zu kontrollieren und ggf. den Ketontest später zu wiederholen. Wenn der Ausgangs-Blutzucker viel zu hoch ist, muss möglicherweise eine kleine Menge Korrekturinsulin gegeben werden.

Beim Blut-Ketontest werden selten Werte im „Graubereich" (0,6-1,0 mmol/l) gemessen. In diesem Fall kann die Körperarbeit unter bestimmten Bedingungen begonnen werden (siehe Kap. 1.①).

Eine Hyperglykämie nach Beendigung der körperlichen Aktivität ist keinesfalls dramatisch. Lieber eine leichte Hyperglykämie nach der Muskelarbeit in Kauf nehmen, als eine Unterzuckerung während des Sports riskieren! Eine Unterzuckerung während körperlicher Aktivität ist sehr unangenehm, gefährlich und nur mit einer großen Menge an Kohlenhydraten zu bekämpfen (s. Kap. 8.1.).

Aufgrund des Muskelauffülleffekts wird sich ein leicht erhöhter Blutzuckerwert nach körperlicher Aktivität oft von ganz alleine korrigieren. Möglicherweise muss eine kleine Dosis Korrekturinsulin gegeben werden. Dabei darf nicht von „normalen" Erfahrungswerten für die entsprechende Tageszeit ausgegangen werden. Während und nach Sport ist die Insulinempfindlichkeit des Körpers teilweise erheblich erhöht. Daher muss das Korrekturinsulin sehr vorsichtig dosiert werden (s. Kap. 1.). Mit regelmäßigen Blutzuckerkontrollen in kurzen Abständen ist die weitere Entwicklung der Blutglukose zu beobachten.

Behandlung einer Hyperglykämie

- Hyperglykämie **vor** Sport: Bei Blutzuckerwerten über 250 mg/dl oder Symptomen einer Ketoazidose muss ein Ketontest durchgeführt werden. Je nach Ergebnis darf mit der Muskelarbeit begonnen werden oder nicht (siehe Kap. 1.①).
- Hyperglykämie **nach** Sport: Regelmäßige Blutzuckerkontrollen in kurzen Abständen, evtl. vorsichtiger Korrekturbolus (deutlich reduzierter Korrekturfaktor).

8.2.5. Flüssigkeitsverlust durch Hyperglykämie

Oberhalb der Nierenschwelle von ca. 160 mg/dl wird das Zuviel an Zucker mit dem Urin ausgeschieden. Die Urinmenge vergrößert sich, dadurch verliert der Körper viel Flüssigkeit. Jeder Sportler mit Diabetes muss mit diesem zusätzlichen Flüssigkeitsverlust rechnen, wenn er die körperliche Aktivität mit Blutzuckerwerten oberhalb der Nierenschwelle beginnt. Verliert der Körper zu viel Flüssigkeit, entwickelt sich eine „Dehydrierung" (Austrocknung).

Dazu kommt noch der Wasserverlust durch das Schwitzen. Die Schweißsekretion dient dazu, die Körpertemperatur aufrecht zu erhalten. Wenn die Muskulatur in Aktion ist, entsteht als Nebenprodukt sehr viel Wärme. Zur Kühlung werden bei extrem anstrengender Körperarbeit bis zu 1,5 Liter Wasser pro Stunde durch die Schweißdrüsen ausgeschieden.

Was passiert, wenn die beiden Arten des Flüssigkeitsverlusts zusammentreffen? Lange Zeit wurde die besondere Gefährdung für Sportler mit Diabetes unterschätzt. Im Rahmen einer Studie mit diabetischen Tauchsportlern wurde diese Gefahr eher per Zufall entdeckt.

Im Jahr 1995 führte die IDAA („International Diabetic Athletes Association", s. Kap. 15.1.) die weltweit erste Studie für Taucher mit Diabetes durch [101]. Bis zu diesem Zeitpunkt galt für insulinpflichtige Diabetiker weltweit ein generelles Tauchverbot, dessen Aufhebung sich die IDAA zum Ziel gesetzt hatte. Sieben Probanden mit Diabetes und eine Kontrollgruppe von acht stoffwechselgesunden Tauchern machten sich auf den Weg nach Papua-Neuguinea um zu zeigen, dass das undifferenziert verhängte Tauchverbot nicht gerechtfertigt war. Um es gleich vorweg zu nehmen: Die Aktion war alle Mühen wert. Innerhalb weniger Monate hoben mehrere europäische und internationale Tauchverbände das generelle Tauchverbot für insulinpflichtige Diabetiker auf.

Das Tauchverbot war vor 20 Jahren, als Blutzucker-Selbstkontrolle und Insulindosisanpassung noch weitgehend unbekannt waren, aus Furcht vor Unterzuckerungen verhängt worden. Unter Wasser können Unterzuckerungen akut lebensbedrohlich sein. Daher strebten die Taucher mit Diabetes vor jedem Tauchgang Blutzuckerwerte zwischen 180 und 220 mg/dl an, um eine Unterzuckerung unter Wasser auf jeden Fall auszuschließen.

Doch vor und nach jedem Tauchgang wurde nicht nur der Blutzucker gemessen, sondern auch Blutdruck, Puls, Laktat und der Hämatokritwert. Letzterer bereitete den Studienteilnehmern überraschenderweise am meisten Kopfzerbrechen. Der Hämatokritwert gibt das Verhältnis zwischen flüssigen und festen Blutbestandteilen an. Vereinfacht gesagt: Je höher der Hämatokritwert ist, desto weniger Flüssigkeit befindet sich im Körper und desto ausgetrockneter ist der Mensch.

Die ersten Messwerte der Tauchstudie (s. Tab.) sprachen eine eindeutige Sprache. Während der Hämatokrit der nicht-diabetischen Taucher nach dem Tauch-

	BZ vorher	BZ nachher	Hämatokrit vorher	Hämatokrit nachher
Taucher mit Diabetes	227	160	40	58
Nicht-diabetische Kontrollgruppe	92	87	42	42

Alle Sportler mit Diabetes, die ihre Körperarbeit mit Blutzuckerwerten oberhalb der Nierenschwelle (ca. 160 mg/dl) beginnen, müssen mit einem größeren Flüssigkeitsverlust rechnen. In einer Tauch-Studie stiegen die Hämatokritwerte bei Tauchern mit Diabetes deutlich an, während sie bei Stoffwechselgesunden konstant blieben [101].

gang nicht angestiegen war, lag er bei den nach Alter, Geschlecht und Trainingszustand entsprechenden diabetischen Probanden danach weit im „roten Bereich"! Das heißt: Diabetische Sportler mit einem Ausgangsblutzuckerwert oberhalb der Nierenschwelle (ca. 160 mg/dl) verlieren bei körperlicher Aktivität massiv mehr Flüssigkeit als stoffwechselgesunde Sportler.

Inzwischen war bei der Studie die Vermeidung von Hypoglykämien zum kleineren Problem geworden. Um die alarmierenden Hämatokritwerte in den Griff zu bekommen, gab es nur eine einzige Möglichkeit: Trinken, trinken und nochmals trinken! Aber nicht, was jetzt alle denken – denn für die Dauer des gesamten Kurses bestand ein striktes Alkoholverbot (Alkohol dehydriert den Körper zusätzlich und erhöht das Risiko für Hypoglykämien, s. Kap. 8.1.5). Das Ergebnis der „Selbstversuche" sah dann folgendermaßen aus:

Um einer Dehydrierung vorzubeugen, müssen Taucher mit Diabetes vor dem Abtauchen ungefähr doppelt so viel trinken wie Stoffwechselgesunde, d. h. etwa 2-3 Liter. Mehr als einen Liter stündlich zu trinken ist jedoch nicht sinnvoll, da der Magen-Darm-Trakt nicht so viel Flüssigkeit in so kurzer Zeit aufnehmen kann. Stattdessen würde die Flüssigkeit weitergeleitet und letztendlich als wässeriger Durchfall wieder zum Vorschein kommen. Außerdem kann zu schnelles Trinken zu Unwohlsein führen.

Was bedeutet das z. B. für einen Tauchgang nach dem Frühstück um 10 Uhr? Ab 7 Uhr sollte der Sportler mit dem Trinken beginnen und schon beim Frühstück den Kaffee gegen Wasser, Saft oder Früchtetee austauschen. Dann sind die nötigen 2-3 Liter bis 10 Uhr ohne unangenehme Nebenwirkungen zu schaffen, und der Körper kann die Flüssigkeit auch aufnehmen.

Was kann ein Freizeitsportler mit Diabetes, gleich ob über oder unter Wasser, von der Tauchstudie lernen? Das Ergebnis kann auf einen Satz reduziert werden: Wenn die Ausgangsblutzuckerwerte über der Nierenschwelle (ca. 160 mg/dl) liegen, müssen Sportler mit Diabetes vor körperlicher Aktivität mehr Flüssigkeit zu sich nehmen als Stoffwechselgesunde (näheres über Art und Menge des Sportgetränks s. Kap. 13.3.). Nur so können Sportler mit Diabetes verhindern, dass der Körper während der körperlichen Aktivität zu stark austrocknet.

> **Flüssigkeitsverlust durch Hyperglykämie**
>
> ■ Ausgangsblutzucker über der Nierenschwelle (ca. 160 mg/dl) führt zu Ausscheidung von Glukose mit dem Urin und vermehrtem Flüssigkeitsverlust.
> ■ Sportler mit Diabetes müssen vor dem Sport mehr Flüssigkeit zu sich nehmen als Stoffwechselgesunde.

8.3. Ketoazidose

8.3.1. Entstehung einer Ketoazidose

Wenn Menschen mit Typ-1-Diabetes längere Zeit deutlich zu wenig Insulin erhalten, kann eine diabetische Stoffwechselentgleisung (Ketoazidose) entstehen. Unbehandelt kann sie zum Tod führen. Im Unterschied zur Hyperglykämie, bei der die Insulinempfindlichkeit noch weitgehend normal ist, kommt es bei der Ketoazidose durch den länger bestehenden Insulinmangel und die massenhafte Freisetzung von Fettsäuren zu einer massiven Insulinresistenz. Es kommt zu einem sich verstärkenden „Teufelskreis":

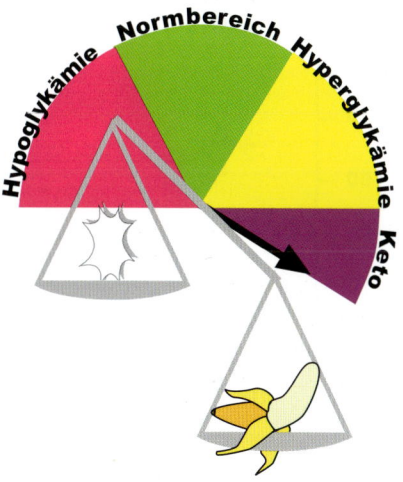

Absoluter Insulinmangel – so entsteht eine Ketoazidose.

■ Normalerweise hemmt Insulin die Glukoseausschüttung der Leber. Ohne Insulin schüttet die Leber große Mengen Glukose ins Blut aus, und der Blutzuckerspiegel steigt massiv an.
■ Die Muskel- und Fettzellen können ohne Insulin keine Glukose aus dem Blut aufnehmen. Trotz der massiven Erhöhung des Blutzuckerspiegels ist die Muskulatur unterversorgt.

Ab einem Blutzuckerspiegel von ca. 160 mg/dl beginnt die Niere mit der Ausscheidung von Glukose und Elektrolyten (Nierenschwelle, s. Kap. 8.2.5.). Es kommt zu

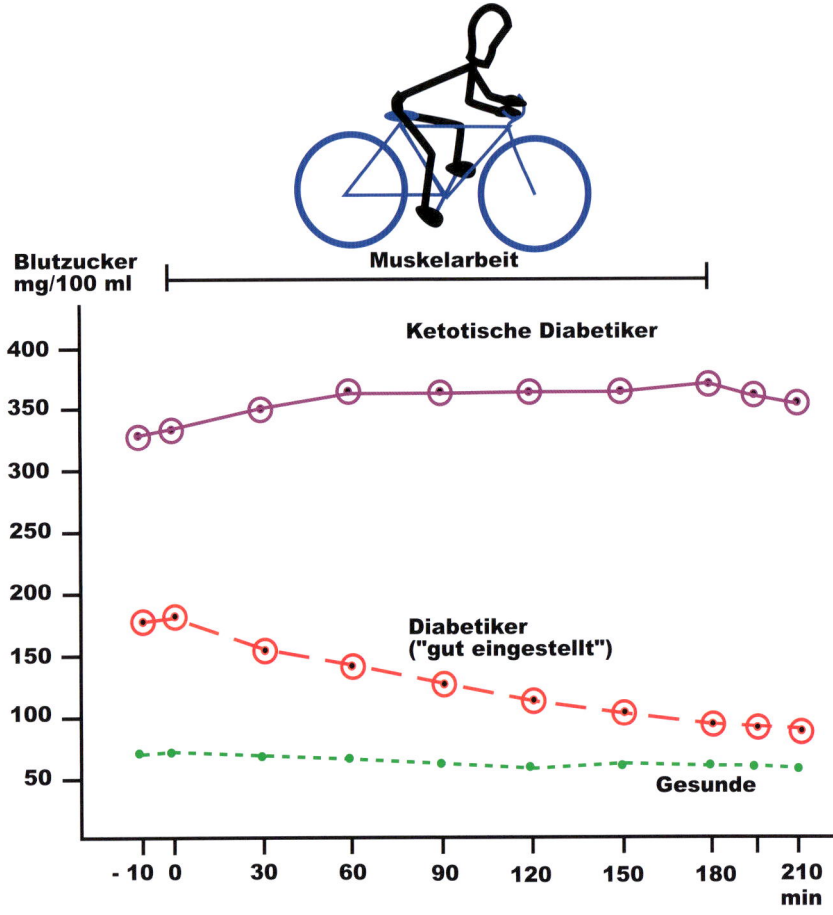

Verlauf des Blutzuckerspiegels während einer dreistündigen körperlichen Aktivität. Während der Blutzucker bei gut eingestellten, ausreichend insulinversorgten Sportlern mit Diabetes von leicht erhöhten Werten auf Werte im Normbereich abfällt, führt Muskelarbeit bei Diabetikern in ketotischer Stoffwechselentgleisung zu keinem Blutzuckerabfall (BZ bleibt über 300 mg/dl) [14].

vermehrtem Wasserlassen und großem Durst. Durch den großen Flüssigkeitsverlust trocknet der Körper innerlich aus (Exsikkose).

Normalerweise verhindert Insulin, dass das Fettgewebe zu viele Fette ins Blut abgibt. Bei längere Zeit bestehendem Insulinmangel fällt diese Hemmung weg, und das Blut wird von Fettsäuren geradezu überschwemmt. Ein Nebeneffekt des extremen Fettsäureangebots ist, dass die Leber daraus große Mengen an Ketonkörpern herstellt. Diese Ketonkörper übersäuern das Blut und bringen den gesam-

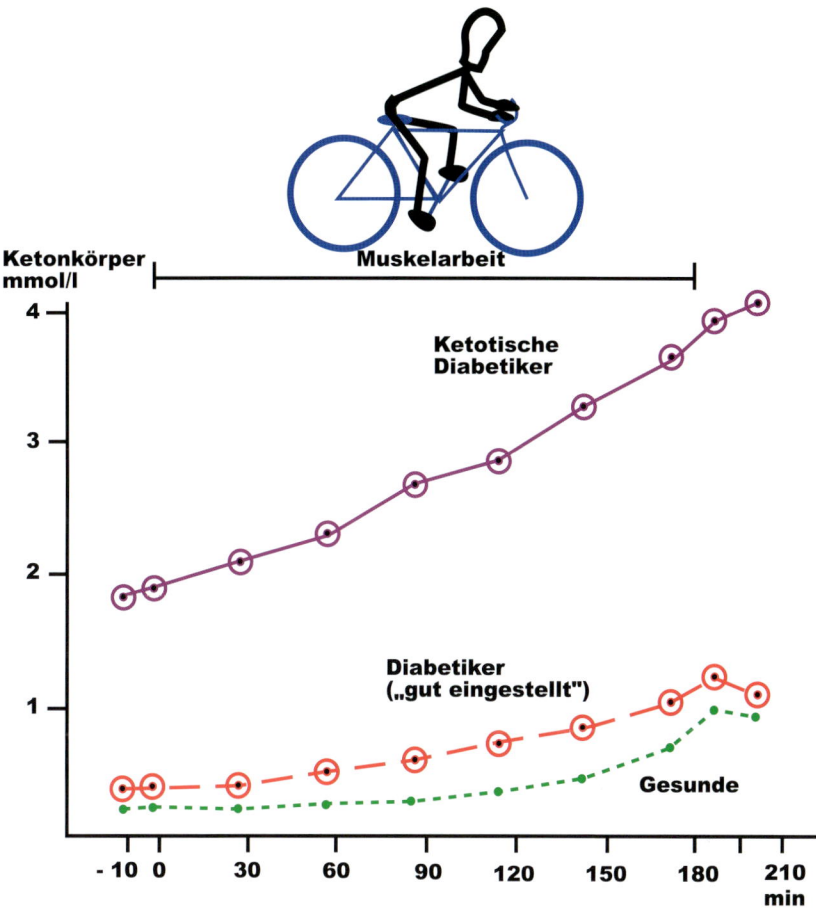

Ketonkörper im Blut während einer dreistündigen körperlichen Aktivität. Bei gut eingestellten, ausreichend insulinversorgten Diabetikern liegt der Ketonkörperspiegel während des Sports nur leicht über dem stoffwechselgesunder Probanden. Bei Diabetikern in einer ketotischen Stoffwechselentgleisung führt Muskelarbeit dagegen zum massiven, kontinuierlichen Anstieg der Ketonkörperkonzentration – die Stoffwechselentgleisung verschlimmert sich rapide [14].

ten Stoffwechsel zum Entgleisen. Unbehandelt kann die diabetische Ketoazidose zu Koma und Tod führen.

Symptome einer Ketoazidose sind **Übelkeit, Erbrechen, Bauchschmerzen, Krämpfe, Wahrnehmungsstörungen, Azetongeruch** (ähnlich faulen Äpfeln oder Nagellackentferner) und **vertiefte, schnelle Atmung**.

Bei absolutem Insulinmangel beschleunigt Muskelarbeit die Entwicklung einer Ketoazidose. Das liegt daran, dass bei körperlicher Aktivität vermehrt Gegenspielerhormone des Insulins ausgeschüttet werden. Dadurch steigt die Blutkonzentration von Fettsäuren weiter an, die Leber produziert noch mehr Ketonkörper, und die Stoffwechselentgleisung entwickelt sich schneller.

> **Entstehung einer Ketoazidose**
>
> Ursache einer diabetischen Stoffwechselentgleisung ist ein absoluter Insulinmangel. Da Muskelarbeit die Entwicklung einer Ketoazidose beschleunigt, darf unter keinen Umständen mit Sport begonnen oder dieser fortgesetzt werden, wenn
> - der Blutzucker über 250 mg/dl liegt und
> - der Ketontest positiv ist (Bluttest: über 0,6 mmol/l, Urintest: ++ oder +++).

8.3.2. Behandlung einer Ketoazidose

Blutzucker über 250 mg/dl bzw. Symptome einer Ketoazidose und positiver Ketontest – das sind die Anzeichen einer Ketoazidose. In dieser Situation darf auf keinen Fall irgendeine körperliche Aktivität begonnen werden. Bereits angefangene Muskelarbeit muss sofort beendet werden!

Ob eine Stoffwechselentgleisung vom Betroffenen selbst behandelt werden darf oder ob die Behandlung besser in einem Krankenhaus erfolgt, entscheidet u. a. seine allgemeine körperliche Verfassung. Insbesondere bei bestehenden diabetischen Folgeerkrankungen, einer koronaren Herzerkrankung (KHK) oder anderen Zweiterkrankungen muss sofort eine stationäre Einweisung erfolgen, um eine Therapie unter medizinischer Aufsicht zu gewährleisten.

Nur ansonsten völlig gesunde Menschen mit Diabetes, die über ihre Erkrankung gut informiert sind und ausführlich über die Behandlung einer Ketoazidose geschult wurden, sollten mit der Eigentherapie einer Ketoazidose beginnen. Jeder Mensch mit Diabetes muss dieses Thema mit seinem behandelnden Diabetes-Team/Arzt besprechen, um richtig auf eine derartige Stoffwechselentgleisung reagieren zu können.

Für die Eigentherapie der Ketoazidose gelten folgende Regeln: Die drei wichtigsten Notfall-Maßnahmen sind ausreichende Insulingabe, Flüssigkeitszufuhr und engmaschige Blutzucker- und Ketontests (der Blut-Ketontest ist zur Verlaufskontrolle besser geeignet als der Urintest). Dabei gilt in jeder Beziehung: **Nicht kleckern, sondern klotzen!**

4. Auf jeden Fall Rücksprache mit dem behandelnden Arzt oder dem Diabetes-Team nehmen! Alle 1-2 Stunden sollte Normal- oder schnell wirkendes Analoginsulin

in einer Dosierung von jeweils ca. 20 Prozent des Gesamtinsulinbedarfs pro Tag mit einer Spritze zugeführt werden (nicht mit Insulinpumpe oder Pen!). Nur mit dieser hohen Dosierung kann die Blockierung der Insulinwirkung (massive Insulinresistenz) überwunden werden, und nur bei der Verwendung einer Spritze ist sichergestellt, dass das Insulin auch tatsächlich ankommt. Die regelmäßigen Injektionen großer Insulinmengen müssen solange fortgeführt werden, bis der Blutketontest wieder im Normbereich ist (unter 0,6 mmol/l) bzw. der Blutzucker unter 200 mg/dl abgesunken ist.

5. Pro Stunde muss mindestens 1 Liter kohlenhydratfreie und elektrolytreiche Flüssigkeit (am besten Brühe) aufgenommen werden. So wird die Niere bei der Ausscheidung der giftigen Ketonkörper unterstützt und der Körper vor einer Austrocknung (Exsikkose) bewahrt.
6. Der Blutzucker muss stündlich kontrolliert werden. Mindestens alle 2 Stunden muss ein Ketontest durchgeführt werden. Entgleitet die Situation der Kontrolle des Betroffenen oder ist er nicht mehr in der Lage, ausreichend Flüssigkeit aufzunehmen, muss sofort ein Notarzt gerufen werden.

Behandlung einer Ketoazidose

Nur ansonsten völlig gesunde Menschen mit Diabetes sollten nach vorheriger Rücksprache mit dem Diabetes-Team/Arzt und nach einer ausführlichen Schulung eine Ketoazidose selbst therapieren. Ansonsten ist die umgehende Einweisung in ein Krankenhaus nötig.
Regeln für die Eigentherapie: Nicht kleckern, sondern klotzen!
1. Massive Zufuhr schnell wirkenden Insulins mit der Spritze alle 1-2 Stunden (jeweils ca. 20 % des Gesamtinsulinbedarfs pro Tag),
2. Trinken großer Mengen kohlenhydratfreier Flüssigkeit (mindestens 1 Liter/Stunde),
3. Regelmäßige engmaschige Blutzucker- und Ketontests.

8.3.3. Vorsichtsmaßnahmen zur Vermeidung einer Ketoazidose

Ob mit der körperlichen Aktivität begonnen werden darf, hängt nicht von der Höhe des Blutzuckerspiegels ab. **Die entscheidende Frage ist, wie der Ketontest ausfällt!**

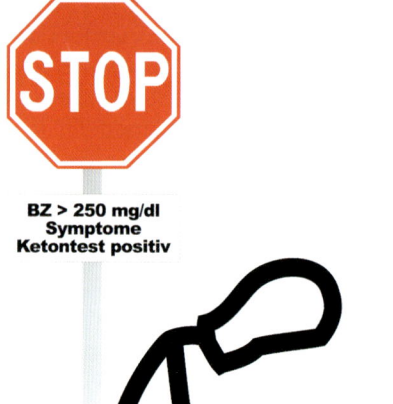

BZ > 250 mg/dl
Symptome
Ketontest positiv

Vor jeder körperlichen Betätigung muss der Blutzucker gemessen werden. Bei Blutzuckerwerten über 250 mg/dl oder Symptomen einer Ketoazidose ist zusätzlich ein Ketontest durchzuführen, um eine (beginnende) Stoffwechselentgleisung rechtzeitig zu entdecken. Bei welchen Messwerten darf mit dem Sport begonnen werden?

Blut-Ketontest: Bis 0,5 mmol/l bestehen keine Bedenken gegen Körperarbeit. Im Bereich von 0,6-1,0 mmol/l kann bei Berücksichtigung einiger Vorsichtsmaßnahmen und ggf. nach Modifizierung der Therapieanpassung mit der körperlichen Aktivität begonnen werden (siehe Kap. 1.①). Ab 1,1 mmol/l besteht ein absolutes „Sportverbot", stattdessen muss die beginnende Ketoazidose behandelt werden.

Bei positivem Ketontest dürfen Sie auf keinen Fall körperliche Aktivität durchführen.

Urin-Ketontest: Ein negativer oder einfach positiver (+) Urintest gilt als unauffällig und erlaubt den Beginn körperlicher Aktivität. Bei mittel oder stark positivem Urintest (++ oder +++) darf auf keinen Fall mit körperlicher Aktivität begonnen werden, stattdessen müssen sofort geeignete Maßnahmen zur Therapie der Ketoazidose eingeleitet werden.

Vorsichtsmaßnahmen zur Vermeidung einer Ketoazidose

Der Ketontest, nicht die Höhe des Blutzuckers, entscheidet vor körperlicher Aktivität, ob mit dem Sport begonnen werden darf oder nicht.

Weitere Informationen zum Ketontest:
- Countdown vor Sport, Punkt „Ketone messen" (Kap. 1.①) mit ausführlicher Tabelle zur Interpretation der Messwerte
- Kap. 6.2.: Ketonmessung in Urin/Blut (Technische Aspekte und Studienlage)
- Kap. 8.3.2.: Hyperglykämie
- Kap. 8.3.3.: Ketoazidose

9. Gesundheitliche Voraussetzungen für Sport

Körperliche Aktivität trainiert nicht nur das Herz-Kreislauf-System, optimiert Körpergewicht und Blutfettwerte und kräftigt den Gelenkapparat, sondern hat auch positive Einflüsse auf die Psyche: Wird Sport in der Gruppe betrieben, so entsteht schnell ein Gefühl der Zusammengehörigkeit, und neue Freundschaften werden geknüpft. Durch das erstarkte Vertrauen in die eigene Leistungsfähigkeit wachsen Selbstwertgefühl und Selbstbewusstsein.

Um alle diese Vorteile auch bedenkenlos ausschöpfen zu können, ist es wichtig, für die gewünschte Sportart in der angestrebten Intensität auch die nötigen gesundheitlichen Voraussetzungen mitzubringen. Genauso, wie dies von jedem stoffwechselgesunden Sportler zu beachten ist, gilt das natürlich auch für Menschen mit Diabetes.

Der oberste Grundsatz lautet: Der erwartete Nutzen muss die Risiken übersteigen. Unter bestimmten Bedingungen können sich nämlich ungeeignete Belastungen schädlich auf den Gesundheitszustand auswirken. Das gilt beispielsweise für schon bestehende (und evtl. noch nicht entdeckte) Herzleiden, für Bluthochdruck oder für bereits vorhandene diabetische „Folgeerkrankungen". Deshalb ist es mehr als empfehlenswert, sich vor der Aufnahme eines regelmäßigen Trainings von einem Facharzt untersuchen und beraten zu lassen.

9.1. Fachärztliche Untersuchung vor Trainingsbeginn

Falls Sie länger als 10 Jahre Diabetes haben oder über 35 Jahre alt sind, sollten Sie sich vor Trainingsbeginn einem Belastungs-EKG unterziehen. So können Sie Herzprobleme während oder nach der körperlichen Belastung vermeiden. Ein erhöhter Blutdruck muss vor Trainingsbeginn normalisiert werden. Besonders Menschen mit Typ-2-Diabetes müssen sich vor der Aufnahme regelmäßiger körperlicher Aktivität genau auf diabetische Folgeerkrankungen untersuchen lassen, weil oft schon zum Zeitpunkt der Diagnosenstellung Folgeerkrankungen bestehen (s. Kap. 12.1.).

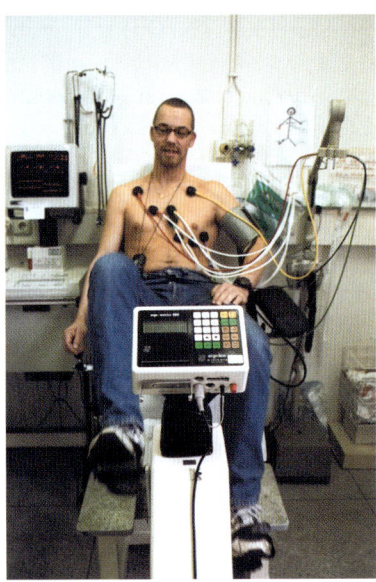

Haben Sie länger als 10 Jahre Diabetes, oder sind Sie über 35 Jahre alt? Dann sollten Sie sich vor der Aufnahme regelmäßiger körperlicher Aktivität mit einem Belastungs-EKG untersuchen lassen.

9.2. Sport trotz „Folgeerkrankungen"

Wenn von Ihrem behandelnden Diabetes-Team Folgeerkrankungen festgestellt wurden, sollten Sie nie auf eigene Faust mit körperlicher Betätigung beginnen. Während Sport normalerweise den Organismus vor der Entwicklung solcher Komplikationen eher schützt, kann ungeeignete körperliche Belastung bei bereits bestehenden Folgeerkrankungen deren Weiterentwicklung sogar beschleunigen.

Trotzdem muss Sport für Menschen mit diabetischen Folgeerkrankungen inzwischen kein Tabuthema mehr sein. Denn in praktisch jedem Stadium diabetischer Folgeerkrankungen ist es möglich, bestimmte Sportarten bis zu einer gewissen Intensität gefahrlos und gewinnbringend auszuüben. Bereits bestehende diabetische Folgeerkrankungen an Augen, Nieren und Nerven (diabetische Retinopathie, Nephropathie, Neuropathie) schränken die Möglichkeiten körperlicher Betätigung zwar ein, machen sie aber nicht unmöglich. Natürlich gilt für Menschen mit diabetischen Folgeerkrankungen ganz besonders der allgemeine Grundsatz, dass sich die Wahl einer Sportart und die Intensität ihrer Durchführung nach ihrer körperlichen Verfassung zu richten haben.

In intensiver Zusammenarbeit mit dem behandelnden Diabetes-Team und evtl. besonders spezialisierten Fachärzten ist es möglich, individuell geeignete Sportarten herauszufinden.

Da hierfür auch ein hohes Maß an Information und Verantwortung seitens der Betroffenen nötig ist, sind die folgenden Kapitel so ausführlich gestaltet. Für Patienten mit verschiedenen diabetischen Folgeerkrankungen werden die grundsätzlichen Möglichkeiten körperlicher Betätigung aufgezeigt.

Gesundheitliche Voraussetzungen für Sport

Eine genaue fachärztliche Untersuchung vor Aufnahme regelmäßigen Trainings ist unbedingt nötig,
- falls die Diabetesdauer über 10 Jahren oder das Lebensalter über 35 Jahren liegt (nach längerer körperlicher Inaktivität),
- bei einer bekannten diabetischen Folgeerkrankung (s. Kap. 9.2.1. bis 9.2.4.),
- generell bei Menschen mit Typ-2-Diabetes (s. Kap. 12.1.).

9.2.1. Retinopathie

Durch über viele Jahre erhöhte Blutzuckerwerte werden die kleinen und kleinsten Blutgefäße geschädigt (Mikroangiopathie). In der Netzhaut des Auges kann dies zur Erweiterung (Mikroaneurysmen) oder Neubildung von kleinen Gefäßen führen: Der Augenhintergrund verändert sich, was die Einschränkung der Sehkraft zur Folge haben kann.

Es gibt bisher keine Hinweise darauf, dass leichte Körperarbeit das Fortschreiten einer diabetischen Retinopathie im Frühstadium (nicht-proliferative diabetische Retinopathie) beschleunigt [15]*. Bei einer fortgeschrittenen Retinopathie (proliferative diabetische Retinopathie) steigt jedoch die Gefahr für Schädigungen wie z. B. eine Netzhautblutung bei stark erhöhten Blutdruckwerten (systolisch über 180 bis 200 mmHg., diastolisch über 100 mm Hg.) an. Aus diesem Grund sind Sportarten ungeeignet, die den Blutdruck besonders ansteigen lassen, z. B. Krafttraining oder Kampfsportarten.

Patienten mit einer diabetischen Retinopathie müssen besonders genau auf die richtige Atemtechnik achten. Bei Anstrengung sollte ausgeatmet und während der Entspannung eingeatmet werden. Auf keinen Fall darf während großer Anstrengung der Atem angehalten werden („Valsalva-Manöver"), da hierbei der Blutdruck besonders stark ansteigt.

Ein erfahrener Augenarzt sollte vor Trainingsbeginn den Augenhintergrund untersuchen. Art und Ausmaß der körperlichen Belastung müssen dann mit dem Diabetes-Team abgestimmt werden.

Bei einer **nicht-proliferativen diabetischen Retinopathie** können meist alle gewünschten Sportarten durchgeführt werden. Nur sehr große körperliche Anstrengungen, die zu einem erheblichen Blutdruckanstieg führen (systolisch über 180 bis 200 mm Hg.), sollten vermieden werden. Mindestens halbjährlich muss der Augenarzt aufgesucht werden.

Bei einer **proliferativen diabetischen Retinopathie** sind die Möglichkeiten dagegen eingeschränkter. Abgeraten wird von Krafttraining und Kampfsportarten, Fallschirmspringen, Tauchen mit Druckluftflaschen, Yoga, intensivem Hüpfen sowie von anstrengenden Ausdauersportarten (z. B. schnelles Joggen) [44]. In der Literatur wird berichtet, dass Sportarten, die den Blutdruck nicht wesentlich ansteigen lassen, jedoch ohne weiteres möglich sind. Das können z. B. Schwimmen geringer Intensität, Ergometertraining, leichte Ausdauerübungen oder Spazierengehen sein. Nach Rücksprache mit dem Augenarzt muss nur dann vollständig auf körperliche Aktivität verzichtet werden, wenn eine Photokoagulation (Laserung) der Netzhaut oder eine Augenoperation weniger als sechs Wochen zurückliegen.

---

* Literaturverzeichnis s. Kap. 16.6.

Im Endstadium der diabetischen Retinopathie kann es zur Erblindung kommen. Dank der modernen Insulintherapien mit der Möglichkeit, dauerhaft relativ „normale" Blutzuckerwerte zu erreichen, und dank der sehr guten Behandlungsmöglichkeiten (Laser), ist diese gefürchtete Komplikation des Diabetes mellitus jedoch seltener geworden.

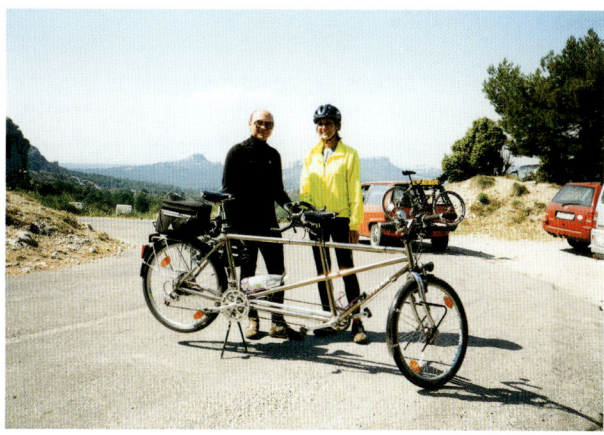

Auch für Blinde gibt es zahlreiche Möglichkeiten, sich sportlich zu betätigen.

In diesem späten Stadium steht die Vermeidung von blutdruckbedingten Netzhautblutungen nicht mehr im Vordergrund, so dass die Intensität der Muskelarbeit nicht mehr der Netzhaut wegen eingeschränkt werden muss. Generell für Blinde geeignet sind Übungen an stationären Geräten wie Laufband, Fahrradergometer oder Rudergerät. Auch Schwimmen in Bahnen oder Laufen entlang einer Schnur sind möglich. Mit Hilfe eines sehenden Führers können Blinde auch Skifahren, Fahrrad fahren (Tandem), Inline-Skaten und vieles mehr [89]. Siehe auch Erfahrungsbericht 14.1.27.: Tandemfahren.

Retinopathie

In frühen Stadien (NPDR) kann Sport meist ohne größere Einschränkungen durchgeführt werden. Auch in späten Stadien (PDR) ist es oft möglich, sich körperlich zu betätigen. Gut geeignet sind in vielen Fällen Schwimmen, leichtes Ausdauertraining oder Spazierengehen, ungünstig sind z. B. Krafttraining oder Kampfsportarten.

- Lassen Sie sich ausführlich von ihrem Diabetes-Team beraten.
- Lassen Sie ihren Augenhintergrund vor Trainingsbeginn und dann halbjährlich von einem erfahrenen Augenarzt untersuchen.
- Verzichten Sie auf Sportarten, die den Blutdruck besonders hoch ansteigen lassen (systolisch über 180 bis 200 mm Hg.).
- Verzichten Sie nach einer Photokoagulation („Laserung") der Netzhaut oder einer Augenoperation mindestens sechs Wochen lang auf körperliche Belastung.

9.2.2. Nephropathie

Durch eine gute Diabeteseinstellung und die Normalisierung eines eventuell erhöhten Blutdruckes kann der diabetischen Nephropathie wirkungsvoll vorgebeugt werden. Bei jahrelang schlechten Blutzucker- und Blutdruckwerten kann es jedoch zur Schädigung kleiner und kleinster Blutgefäße kommen. Dann sind die Nieren nicht mehr dazu in der Lage, die Eiweiße im Blut zurückzuhalten: Es kommt zu einer Mikroalbuminurie, d.h. zu einer gering erhöhten Ausscheidung des Eiweißes Albumin im Urin.

In diesem Frühstadium der diabetischen Nephropathie *(beginnende Nephropathie)* sollten der Blutdruck normalisiert und der Blutzucker sehr genau eingestellt werden [87]. Nur so kann das Fortschreiten der Nierenerkrankung verzögert oder sogar verhindert werden. Erfahrungsgemäß erhöht Körperarbeit bei diesen Patienten die Mikroalbuminurie noch weiter (s. Kap. 10.1.). Trotzdem hat Sport im Frühstadium der Nephropathie mit hoher Wahrscheinlichkeit keinen Einfluß auf die Geschwindigkeit ihrer weiteren Entwicklung [65]. Es scheint daher nicht sinnvoll, den Betroffenen eine Einschränkung ihrer sportlichen Aktivitäten abzuverlangen.

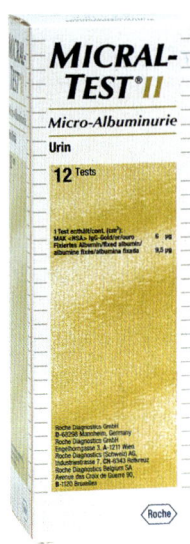

Mikroalbuminurie-Teststreifen zur Früherkennung einer diabetischen Nephropathie.

In ihrem weiteren Verlauf kann die diabetische Nierenerkrankung in eine *chronische Niereninsuffizienz* münden. Selbst dann ist im Allgemeinen nicht damit zu rechnen, dass Sport den Zustand verschlechtert [18]. Dennoch sind einige Vorsichtsmaßnahmen zu beachten. Ein erhöhter Blutdruck muss vor Aufnahme eines regelmäßigen Trainingsprogrammes medikamentös eingestellt werden. Aufgrund der Tatsache, dass eine diabetische Nephropathie häufig in Kombination mit einer diabetischen Retinopathie auftritt, wird auch Menschen mit einer diabetischen Nephropathie empfohlen, körperliche Belastungen zu vermeiden, die zu starken Blutdruckanstiegen führen (s. Kap. 9.2.1.). Ungeeignet sind beispielsweise Krafttraining oder Kampfsportarten.

Im Endstadium der diabetischen Nierenerkrankung *(terminale Niereninsuffizienz)* ist es notwendig und lebensrettend, die unzureichende Funktion der Nieren durch eine regelmäßige Blutwäsche (Hämodialyse) zu ersetzen. Durch die Auswirkungen der terminalen Niereninsuffizienz auf andere Organsysteme und aufgrund des allgemeinen Bewegungsmangels ist die körperliche Belastbarkeit der Dialysepatienten auch im Alltag meist deutlich verringert. Körperliches Training kann eine sinnvolle Ergänzung der Dialyse-Behandlung sein und die Leistungsfähigkeit und Lebensqualität verbessern [49].

Aerobe Sportarten wie z. B. Fahrradergometer-Training, flottes Gehen, Jogging oder Schwimmen sind für Hämodialyse-Patienten oft gut geeignet. Besondere Vorsicht geboten ist bei Sportarten, die zu starken Flüssigkeitsverschiebungen führen (starkes Schwitzen) oder geschwächte Knochen schädigen könnten („renale Osteodystrophie") [44].

Es gibt Berichte darüber, dass Fahrradergometrie während der Durchführung der Hämodialyse eine besonders günstige Methode ist, regelmäßig und unter ärztlicher Aufsicht Sport zu treiben [80]. Je nach persönlicher Vorliebe saßen die Patienten dabei im Dialyse-Ruhesessel oder auf dem Ergometer-Sattel. Die Patienten berichten über einen weniger starken Blutdruckabfall und weniger Krämpfe während der Behandlung, und auch die Abwechslung sei sehr willkommen.

Bei Anwendung der Peritonealdialyse ist zu beachten, dass die Blutdruckregulation gestört sein kann, solange sich das Dialysat in der Bauchhöhle befindet. Bei leerer Bauchhöhle hingegen ist die Kreislaufregulation normal, und körperlicher Anstrengung steht meist nichts mehr im Weg. Am ehesten durchführbar ist körperliche Aktivität nach dem Auslaufenlassen eines Beutels und vor dem Einlaufenlassen des nächsten Beutels [80].

Nach einer **Nierentransplantation** sind die Blutdruck- und Stoffwechselanpassungen an Sport oft wieder normalisiert. Evtl. kann die Begleitmedikation (Antihypertensiva) die Blutdruckregulation stören. Bei Vorliegen einer Knochenschwäche sind Sportarten, die mit einem hohen Verletzungsrisiko einhergehen oder bei welchen das eigene Körpergewicht getragen werden muss, weniger gut geeignet. Eher empfehlenswert sind dann z. B. Radfahren und Schwimmen.

Zusammenfassend lässt sich sagen, dass Sport den Verlauf einer diabetischen Nierenerkrankung weder beschleunigen noch verlangsamen kann. Sport ist jedoch dazu in der Lage, die körperliche Belastbarkeit im Alltag und somit die Lebensqualität der Betroffenen zu verbessern, wenn diese weiterhin körperlich aktiv sein wollen.

Nephropathie

- Lassen Sie sich vor Trainingsbeginn ausführlich von Ihrem Diabetes-Team beraten!
- Ein Bluthochdruck muss vor Beginn körperlicher Betätigung normalisiert werden.
- *Frühstadium:* Keine Einschränkungen der körperlichen Aktivität nötig.
- *Chronische Niereninsuffizienz:* Starke Blutdruckanstiege (über 180-200 mm Hg.) vermeiden.
- *Terminale Niereninsuffizienz*, Hämodialyse: Sport kann die Lebensqualität verbessern und eine sinnvolle Ergänzung der Dialyse-Behandlung sein, wenn die Patienten körperlich aktiv sein wollen.
Peritonealdialyse: Sport am besten zum Zeitpunkt des Dialysat-Wechsels.
- *Nierentransplantierte:* Meist normale Reaktion auf Sport.

9.2.3. Periphere Neuropathie und „diabetischer Fuß"

Bei über einen längeren Zeitraum erhöhten Blutzuckerwerten kann sich eine periphere, sensomotorische Neuropathie entwickeln, die zur Schädigung von Nerven und zur Verlangsamung oder sogar zum Ausfall ihrer Funktion führt. Diese Schädigung wird an den langen Nervenleitungen zuerst auffällig, meist beginnend an der Großzehe. Folgen dieser Nervenschädigung können z. B. der Verlust der Tastempfindung, Taubheitsgefühl, Schmerzen oder ein gestörter Gleichgewichtssinn sein.

Die häufigste Komplikation der peripheren Neuropathie ist der so genannte „diabetische Fuß" („diabetische Podopathie"). Die Betroffenen können kleine Verletzungen, Blasen o. ä. an den Füßen schlechter oder gar nicht mehr wahrnehmen. Außerdem können Schutzreflexe ausfallen, die normalerweise dafür sorgen, dass Bewegungen, die zu Verletzungen führen, sofort eingestellt werden. Wird durch eine äußere Ursache (z. B. eine Fußverletzung) die Haut geschädigt, was bei einer diabetischen Neuropathie nicht zu Schmerzen führen muss, so kann im weiteren Verlauf ein Geschwür, eine Fraktur oder eine Gangrän entstehen [20].

Deshalb sind für Patienten mit peripherer Neuropathie solche Sportarten eher nicht geeignet, die in besonderem Maß die Füße belasten, wie beispielsweise langes Gehen, Joggen oder Fußballspielen. Grundsätzlich geeignet sind jedoch körperliche Betätigungsformen, bei welchen das eigene Körpergewicht nicht getragen werden muss. Das sind zum Beispiel Radfahren oder andere Tätigkeiten im Sitzen.

Dabei müssen in jedem Fall Schuhe ohne Druckstellen getragen werden (s. Kasten), denn Fußläsionen bei Menschen mit Diabetes sind in bis zu 50 Prozent der Fälle durch nicht geeignetes Schuhwerk verursacht [12].

Oft empfehlenswert ist das Schwimmen, jedoch sind dabei zwei Dinge zu beachten. Beim Gehen mit nackten Füßen auf dem Steinfußboden ist größte Vorsicht geboten, empfehlenswert ist auch hier das Tragen von entsprechendem Schuhwerk. Bei offenem Fuß ist Schwimmen aus hygienischen Gründen nicht zu empfehlen.

Sollte es zu offenen Wunden an den Füßen gekommen sein, müssen Patienten mit einer peripheren Neuropathie sofort eine diabetologische Fußambulanz aufsuchen. Die Wunden dürfen so lange nicht belastet werden, bis sie vollständig abgeheilt sind. Stattdessen muss der betroffene Fuß sofort vollständig entlastet werden [59]. Patienten, die bereits einen tieferen Hautdefekt an der Fußsohle (Geschwür) hatten, müssen ganz besonders auf ideales Schuhwerk achten, um der erneuten Entstehung von Geschwüren vorzubeugen.

Spezialschuhe für den „bewegten" diabetischen Fuß

Für Menschen mit dem „diabetischen Fuß-Syndrom" muss körperliche Aktivität kein Tabu sein. Dabei ist es besonders wichtig, Schuhe ohne Druckstellen zu tragen.

Die sechs „Schuhregeln" sind [113]:
1. Die Schuhe dürfen den Fuß nicht einengen und müssen breite, weiche Kappen haben. Das Oberleder sollte möglichst weich sein.
2. Dicke, feste Sohlen und eine Abrollhilfe zur Vorfußentlastung sind besonders wichtig.
3. Die Schuhe müssen genügend Raum für entlastende Einlagen (Fußbettung) bieten.
4. Es ist wichtig, die Schuhe am Nachmittag zu kaufen. Vor dem Kauf sollten sie auf drückende oder scheuernde Innennähte untersucht werden. Vor dem täglichen Gebrauch sind die Schuhe auf Fremdkörper auszutasten.
5. Nie ohne Strümpfe in den Schuhen laufen! Die Strümpfe müssen den Schweiß aufsaugen und dürfen keine Nähte oder einen beengenden Gummizug aufweisen.
6. Keine Sandalen tragen, insbesondere wenn sie nach vorne offen sind.

a) Industriell gefertigte Spezialschuhe (ca. 150-300 Euro/Paar):
Wenn keine oder nur geringe Fußdeformitäten vorliegen, kann mit einem konfektionierten „Schutzschuh" das Risiko für die Entwicklung von Fußläsionen deutlich verringert werden. Auch spezielle Sportschuhe sind erhältlich. Gegebenenfalls muss der Orthopädie-Schuhmacher den Schuh individuell anpassen (z. B. durch eine spezielle Fußbettung).

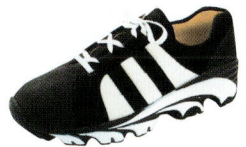

Modischer Spezialschuh für körperliche Aktivität.

b) Orthopädische Maßschuhe (ca. 800–1000 Euro/Paar):
Weisen die Füße stärkere Deformitäten auf oder kam es schon einmal zu einem Fußulkus, müssen individuell angefertigte orthopädische Maßschuhe getragen werden.

Eine große Rolle bei der Verhütung von derartigen Komplikationen spielt die gründliche Inspektion der Füße durch die Patienten selbst. Vor und nach der körperlichen Betätigung sind die Füße genau zu betrachten, wobei besonders auf Schwellungen, Rötungen und Verletzungen geachtet werden muss.

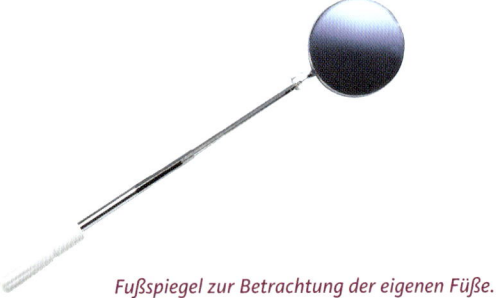

Fußspiegel zur Betrachtung der eigenen Füße.

Periphere Neuropathie und „diabetischer Fuß"

Oft geeignete Sportarten: Sportarten, bei welchen das eigene Körpergewicht nicht getragen werden muss, z. B. Schwimmen, Radfahren und andere Tätigkeiten im Sitzen.

- Lassen Sie sich vor Trainingsbeginn fachärztlich untersuchen und von Ihrem Diabetes-Team beraten.
- Körperliche Aktivität nie ohne Schuhe! Die Schuhe dürfen keine Druckstellen aufweisen.
- Verzichten sie vollständig auf Sport, solange Sie offene Wunden an den Füßen haben.
- Betrachten Sie ihre Füße vor und nach dem Sport!

9.2.4. Autonome Neuropathie

Der gleiche Mechanismus, der eine periphere Neuropathie auslöst, bedingt auch eine autonome Neuropathie. Durch dauerhaft erhöhte Blutzuckerwerte kommt es zur Schädigung der Nervenzellen. Davon sind bei der autonomen Neuropathie Zellen des unbewussten (=autonomen bzw. vegetativen) Nervensystems betroffen, das viele lebensnotwendige Vorgänge im Körper automatisch steuert wie z. B. die Herztätigkeit, die Funktion des Magen-Darm-Traktes oder die hormonelle Gegenregulation bei Unterzuckerungen.

Das autonome Nervensystem ist durch unzählige Nervenfasern dazu in der Lage, die Herztätigkeit zu kontrollieren. Dadurch hält es den Blutdruck konstant, egal ob der Körper momentan liegt, steht oder läuft. Ein Beispiel: Beim Aufstehen aus dem Liegen kommt es durch Befehle des autonomen Nervensystems zur sofortigen Erhöhung von Herzfrequenz (Puls) und Herzkraft. Durch die erhöhte Förderleistung des Herzens wird das Absacken von Blutvolumen in die Beine ausgeglichen, und der Blutdruck bleibt konstant („Orthostasereaktion"). Auch bei Beginn einer Körperarbeit reagiert das autonome Nervensystem sofort mit einer Erhöhung der Herztätigkeit.

Bei der autonomen Neuropathie kommt es früh zur Schädigung oder sogar zum Ausfall der autonomen Nerven, die zum Herzen führen. Nach der „Durchtrennung" der notwendigen „Steuerkabel" kann das autonome Nervensystem die Herztätigkeit nicht mehr den aktuellen Erfordernissen anpassen: Die Blutdruckregulation ist gestört. Beispielsweise kommt es beim schnellen Aufstehen aus dem Liegen zu einem Blutdruckabfall [73]. Ebenso wird bei Körperarbeit die Herzfrequenz nicht entsprechend erhöht („Pulsstarre"), was zu geringerer Leistungsfähigkeit und schnellerer Ermüdung führt.

Daher sind für Patienten mit autonomer Neuropathie solche Sportarten eher nicht geeignet, die mit einer schnellen Änderung der Körperposition einhergehen oder die eine schnelle Änderung der Herzfrequenz erfordern [44]. Auch sehr anstrengende Sportarten sind ungeeignet. Positive Erfahrungen gibt es dagegen mit leichten Ausdauerbelastungen wie z. B. Gehen, Radfahren oder Schwimmen. Bei fortgeschrittener Störung der Kreislaufregulation (orthostatische Hypotonie) können oft Wasserübungen empfohlen werden. Ausreichend lange Aufwärm- und Entspannungsübungen sind bei allen durchgeführten körperlichen Belastungen auf jeden Fall besonders wichtig.

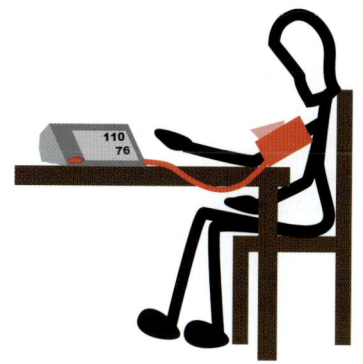

Das autonome Nervensystem umfasst auch Nervenfasern, die vom Herzen weg führen und z. B. im Falle einer zu geringen Durchblutung des Herzmuskels Schmerzreize an das Gehirn senden („sensible" Nervenfasern). Fallen diese „Kabel" im Rahmen einer autonomen Neuropathie aus, so werden die Warnsignale des Herzens nicht mehr wahrgenommen. Während körperlicher Belastung kann es unbemerkt zu einer so genannten stummen Herzminderdurchblutung („stumme Myokardischämie") oder sogar zu einem stummen Herzinfarkt („stummer Myokardinfarkt") kommen. Dabei verspürt der Betroffene keinerlei Schmerzen, was die Erkennung dieser gefährlichen Vorgänge erheblich erschwert.

Das Risiko für eine stumme Herzminderdurchblutung ist neueren Studienergebnissen zufolge nicht nur bei Menschen mit einer autonomen Neuropathie erhöht, sondern auch bei Vorliegen einer Verkalkung der großen Blutgefäße (Makroangiopathie), einer Retinopathie und ganz allgemein bei Männern mit Typ-2-

Diabetes [54]. Diese Risikopersonen sollten regelmäßig, alle anderen bei entsprechendem Verdacht mit einem Belastungs-EKG untersucht werden [72]. Wird eine Verengung der Herzkranzgefäße (koronare Herzerkrankung) festgestellt, kann die Teilnahme an einer Herzsportgruppe sinnvoll sein.

Neben dem Einfluss des autonomen Nervensystems auf das Herz ist im Zusammenhang mit Sport sein Einfluss auf die hormonelle Gegenregulation bei Unterzuckerungen von besonderem Interesse. Bei zu niedrigen Blutzuckerwerten lösen autonome Nervenfasern die Ausschüttung von gegenregulatorischen Hormonen wie z. B. Adrenalin ins Blut aus. Bei Menschen mit einer autonomen Neuropathie kann die Freisetzung dieser Hormone gestört sein.

Ob dadurch auch die Wahrnehmung von Hypoglykämie-Symptomen beeinträchtigt wird, ist in der Fachwelt umstritten [37, 67, 86]. Ohne Zweifel ist jedoch, dass bei einer autonomen Neuropathie das Risiko für schwere Hypoglykämien ansteigt.

Daher muss die Hypoglykämie-Vermeidung ein sehr wichtiges Therapieziel für Patienten mit einer autonomen Neuropathie sein. Anstatt eine Unterzuckerung zu riskieren, sollten lieber erhöhte Blutzuckerwerte nach dem Sport in Kauf genommen werden. Außerdem muss der Blutzucker häufiger gemessen werden, natürlich auch ohne Hypoglykämie-Symptome.

Autonome Neuropathie

Ungeeignete Sportarten: Sportarten, die mit einer schnellen Änderung der Körperposition einhergehen oder die eine schnelle Änderung der Herzfrequenz erfordern; sehr anstrengende Sportarten.
Eher geeignete Sportarten: Leichte Ausdauerbelastungen wie Gehen, Radfahren, Schwimmen, Wasserübungen.

- Lassen Sie sich vor Trainingsbeginn fachärztlich untersuchen und von Ihrem Diabetes-Team beraten.
- Risikopersonen (Menschen mit autonomer Neuropathie, Makroangiopathie oder Retinopathie und Männer mit Typ-2-Diabetes) müssen regelmäßig mit einem Belastungs-EKG untersucht werden.
- Bei bekannter koronarer Herzerkrankung: Herzsportgruppe.
- Vor Sport ausreichend lange Aufwärmübungen, danach Entspannungsübungen.
- Unterzuckerungs-Vermeidung ist bei der Therapieanpassung an Sport besonders wichtig, weil die hormonelle Gegenregulation gestört sein kann.
- Auch ohne Hypoglykämie-Symptome muss der Blutzucker häufiger gemessen werden.

10. Veränderte Laborwerte nach Sport

Körperliche Aktivität kann einige bei Menschen mit Diabetes standardmäßig bestimmte Laborwerte verändern. Die Veränderung einiger Laborwerte nach Sport ist ganz natürlich und unbedenklich („physiologisch") und hängt dann nicht z. B. mit einer Stoffwechselentgleisung oder einer Folgeerkrankung zusammen.

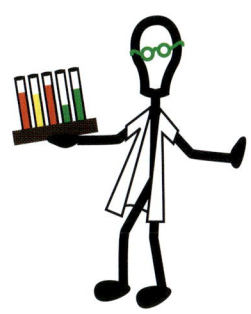

Sind dem Arzt oder Patienten diese Phänomene vertraut, können sie die Messwerte richtig einordnen. So können Fehlschlüsse vermieden werden, die sonst bei den Patienten unnötige Befürchtungen oder Ängste ausgelöst hätten.

10.1. Mikroalbuminurie nach Sport

Ein für äußere Einflüsse besonders anfälliger Laborwert ist die Mikroalbuminurie. Als Mikroalbuminurie bezeichnet man eine gering über die Norm erhöhte Ausscheidung des Eiweißes Albumin im Urin. Wird mit dem Urin zu viel Eiweiß ausgeschieden, kann das ein Hinweis auf eine beginnende Nierenschädigung sein („diabetische Nephropathie", siehe Kap. 9.2.2.).

Es gibt jedoch noch eine ganze Reihe anderer Faktoren, die eine Eiweißausscheidung fördern können. So werden beispielsweise nach übermäßigem Eiweißgenuss erhöhte Mikroalbuminurie-Werte gemessen. Ein stark erhöhter Blutdruck oder die tagsüber senkrechte Körperhaltung („orthostatische Proteinurie") können die Mikroalbuminurie ebenfalls fördern.

Auch nach körperlicher Belastung kann die Eiweißausscheidung mit dem Urin vorübergehend erhöht sein. Bei gesunden Marathonläufern wurden nach dem Lauf bis zu achtfach erhöhte Mikroalbuminurie-Werte gemessen [6]*. Nach extrem erschöpfenden Ausdauerbelastungen können mehrere Tage vergehen, bis die Eiweißausscheidung wieder normalisiert ist. Diese Mikroalbuminurie nach Sport ist ein normaler physiologischer Vorgang und wird bei gesunden Athleten regelmäßig beobachtet.

* Literaturverzeichnis s. Kap. 16.6.

Eine erhöhte Mikroalbuminurie in Ruhe ist das früheste Anzeichen für eine beginnende Nierenerkrankung. Wird in mindestens 2 von 3 Proben des ersten Morgenurins eine Albuminkonzentration von 20 Milligramm pro Liter erreicht oder überschritten, liegt eine Mikroalbuminurie vor. Die Vorhersagekraft einer regelmäßig erhöhten Ruhe-Mikroalbuminurie ist hoch und seit langem allgemein anerkannt.

Es wurde beobachtet, dass bei Menschen mit Diabetes, die eine normale Ruhe-Mikroalbuminurie aufweisen, die Ausscheidung von Eiweißen im Urin nach körperlicher Belastung über das Maß der normalen Erhöhung hinaus zunehmen kann. Ob dieser erhöhte Anstieg ein noch früherer Hinweis auf eine beginnende Nierenschädigung ist als eine Ruhe-Mikroalbuminurie, ist in der Fachwelt jedoch umstritten [17, 39, 74]. Leider scheinen die zu diesem Thema verfügbaren wissenschaftlichen Studien nicht aussagekräftig genug, weil zu wenige Patienten untersucht wurden. Trotzdem ist das Überwiegen einer Meinung erkennbar: Eine nach Sport über die „normale" Erhöhung hinaus gesteigerte Mikroalbuminurie scheint kein brauchbarer Hinweis auf eine beginnende Nierenerkrankung zu sein.

Deshalb sollte ein Mikroalbuminurie-Test zur Funktionsprüfung der Nieren
■ nach leichter Körperarbeit nicht am selben Tag,
■ nach erschöpfender Ausdauerbelastung auch nicht am folgenden Tag und
■ nach extremer Ausdauerbelastung nicht an den folgenden zwei Tagen
durchgeführt werden. Ansonsten könnten die Ergebnisse fälschlicherweise als krankhaft interpretiert werden und sowohl Arzt als auch Patienten verunsichern.

10.2. Erhöhte Ketonwerte nach Sport

Ein erhöhter Ketonspiegel im Blut und in der Folge auch im Urin (positiver Ketontest) ist ein Hinweis auf einen erheblich gesteigerten Abbau von Fetten (siehe Kap. 3.3. und 8.3.). Außer beim absoluten Insulinmangel, der zu einer Ketoazidose führt, kommt es auch bei einem akuten Glukosemangel verstärkt zur Bildung von Ketonkörpern.

Vor allem während sehr anstrengenden Ausdauerbelastungen sind die körpereigenen Kohlenhydratspeicher früher oder später erschöpft, sodass ein akuter Glukosemangel entsteht. In dieser Situation wandelt die Leber vermehrt Fette in Ketonkörper um. Das Gehirn ist nämlich nicht dazu in der Lage, Fette zu verbrennen, wohl aber das „Ersatzkohlenhydrat" der Leber. Diese bei **normalen Blutzuckerwerten** gebildeten Ketonkörper sind daher **kein Hinweis** auf eine beginnende Stoffwechselentgleisung (siehe Kap. 8.3.), sondern stellen eine normale Anpassung des Stoffwechsels an Ausdauerbelastungen dar. Auch nach Beendigung der Körperarbeit können für kurze Zeit der Ketontest im Blut und etwas länger der Ketontest im Urin positiv sein.

Veränderte Laborwerte nach Sport

- Eine erhöhte Mikroalbuminurie nach Sport muss nichts mit einer beginnenden Nierenschädigung zu tun haben. Deshalb sollte ein Mikroalbuminurie-Test zur Funktionsprüfung der Nieren
- nach leichter Körperarbeit nicht am selben Tag,
- nach erschöpfender Ausdauerbelastung auch nicht am folgenden Tag und
- nach extremer Ausdauerbelastung nicht an den folgenden zwei Tagen durchgeführt werden.

- Ein **positiver Ketontest nach Sport** bei normalen Blutzuckerwerten und ohne Symptome einer Ketoazidose hat nichts mit einer Stoffwechselentgleisung zu tun.

11. Diabetes und Sport bei Kindern und Jugendlichen

von Klemens Raile *

11.1. Dürfen auch Kinder mit Diabetes Sport treiben?

Diese Frage ist bereits zu Beginn des Kapitels mit einem uneingeschränkten „Ja!" zu beantworten. Heute wird kein Diabetologe mehr einem Kind oder Jugendlichen aufgrund seines Typ-1-Diabetes von sportlicher Betätigung abraten. Sport gilt allgemein als gesund, ein sportlicher und trainierter Körper als attraktiv – was könnte also Kinder und Jugendliche mit Diabetes davon abhalten, Sport zu treiben?

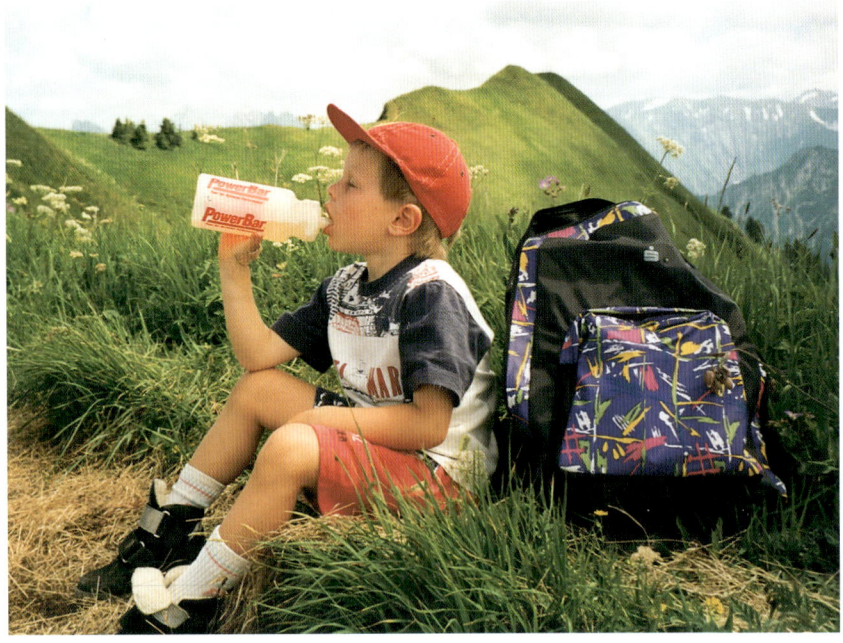

* Universitätsklinik und Poliklinik für Kinder und Jugendliche, Leipzig.

In Einzelfällen kommt es immer wieder vor, dass Kinder, Jugendliche und vor allem ihre Eltern Angst vor schweren Unterzuckerungen haben, besonders wenn ein solches Ereignis schon einmal im Zusammenhang mit Sport aufgetreten ist. Hierbei ist von seiten der Eltern die Grenze zwischen „normaler" Besorgnis und einer für das Kind schädlichen Überbehütung fließend. Das betreuende Diabetes-Team muss die Sorgen und Ängste ernst nehmen und helfen, sie in kleinen Schritten zu überwinden. Dabei kann es sinnvoll sein, neben einem Arzt und einem Diabetesberater auch einen Psychologen zu konsultieren.

Auch die Angst vor der gewissen „Unruhe", die Sport in den Blutzuckerverlauf bringt, könnte ein Hinderungsgrund sein. Es konnte jedoch gezeigt werden, dass sich vermehrte sportliche Aktivität nicht negativ auf die Stoffwechseleinstellung auswirkt [84]**.

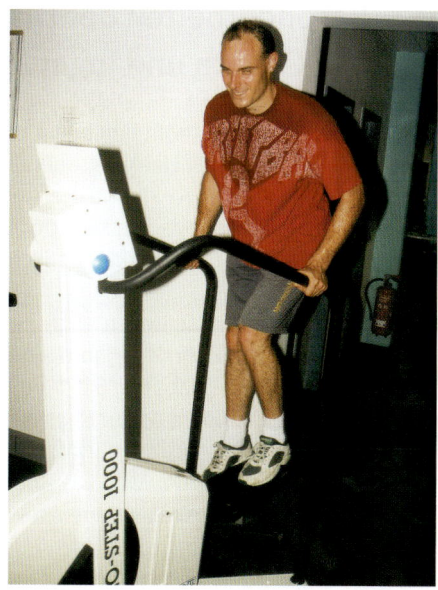

Dr. Klemens Raile bei der „Arbeit".

Dürfen auch Kinder mit Diabetes Sport treiben?

- Es spricht nichts dagegen, dass Kinder mit Diabetes Sport treiben. Sport wirkt sich nicht negativ auf die Stoffwechseleinstellung aus.
- Sorgen der Kinder und/oder Eltern vor schweren Unterzuckerungen müssen vom Diabetes-Team ernst genommen und schrittweise abgebaut werden.

** Literaturverzeichnis s. Kap. 16.6.

11.2. Besonderheiten der Diabetes-Therapie bei Kindern und Jugendlichen

Das Körperwachstum erhöht den Energiebedarf dramatisch. Bereits mit 5-7 Jahren benötigen Kinder so viel Nahrungsenergie wie eine erwachsene Frau, die körperlich wenig aktiv ist (7.500 kJ, entsprechend 12-14 BE). Im Alter von ca. 15 Jahren brauchen Jugendliche sogar bis zu 15.000 kJ (28-30 BE) täglich für ihre körperliche Entwicklung. Wenn Kinder und Jugendliche Sport treiben, erhöht sich ihr Energiebedarf weiter.

Wie unbekannt das teilweise auch heute noch ist, zeigt ein Beispiel aus der Praxis [99]. Eine Schülerin – 18 Jahre alt, 170 cm groß, schlank und sehr sportlich – bekam einen Typ-1-Diabetes. Sie trainierte jeden Tag mindestens 2-3 Stunden lang und wollte nach dem Abitur Sport studieren. Ungeachtet ihres tatsächlichen Energiebedarfs stellte sie ihr Hausarzt fest auf die Kohlenhydratmenge von täglich 12 BE ein (in Worten: zwölf). Die Sportlerin magerte zusehends ab, war nicht einmal mehr den Alltagsbelastungen gewachsen und hatte täglich migräneartige Kopfschmerzen vor Hunger. Auf ihre Anfragen bei dem betreuenden Arzt, ob sie ihre Nahrungszufuhr nicht ein wenig erhöhen könne, meinte der nur, sie solle erstmal ihre ungeordneten körperlichen Aktivitäten auf ein geregeltes Maß reduzieren...

Es ist offensichtlich, dass bei der Ernährung die Deckung des Energiebedarfs im Vordergrund stehen muss und dass die Diabetes-Therapie daran anzupassen ist. Ohne Frage haben sich auch Kinder und Jugendliche mit Diabetes, z. B. nach einem anstrengenden Training, eine ordentliche Pizza mit 6-8 BE verdient.

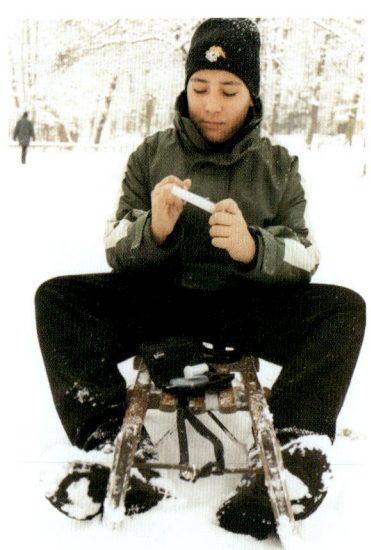

Entsprechend flexibel sollte auch die Insulintherapie sein. Der Großteil der Jugendlichen führt eine intensivierte Insulintherapie (ICT, s. Kap. 5.1.2.) oder eine Insulinpumpentherapie (CSII, s. Kap. 5.1.3.) durch. Dennoch gibt es auch heute noch Kinder, die mit einer konventionellen Insulintherapie (CT, s. Kap. 5.1.1.) behandelt werden.

Vor jeder neuen Art oder Intensität von körperlicher Belastung muss überlegt werden, wie viel Insulin reduziert und wie viele Kohlenhydrate zusätzlich gegessen werden sollen (s. Kap. 1 bis 4). Bei einer konventionellen Insulintherapie ist die Anpassung an Sport erschwert: Die einzige Möglichkeit ist dann, mehr Kohlenhydrate zu essen oder zu trinken.

Vor, während und nach dem Sport sollten körperlich aktive Kinder und Jugendliche engmaschig den Blutzucker messen. Besonders wichtig ist, die Messwerte und Erfahrungen in einem Diabetes-Tagebuch (siehe Kap. 2.1.) aufzuzeichnen. Das erleichtert es in Zukunft, die richtige Therapieanpassung an Sport zu finden und ist eine große Hilfe für das behandelnde Diabetes-Team. Denn erst Erfahrung macht klug – das gilt für Kinder und Eltern ebenso wie für Diabetesberater und Diabetologen.

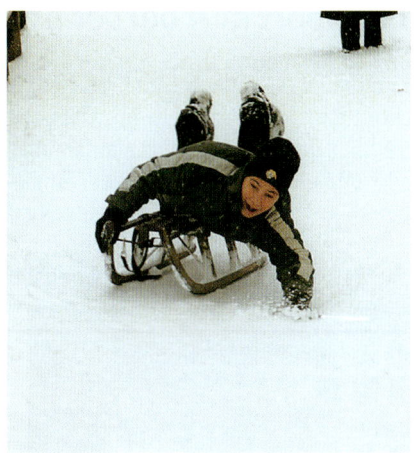

Besonderheiten der Diabetes-Therapie bei Kindern und Jugendlichen

- Kinder und Jugendliche haben in der Wachstumsphase einen sehr hohen Energiebedarf (z. T. über 30 BE täglich). Bei Sport müssen noch mehr Kohlenhydrate aufgenommen werden.
- Kinder werden oft noch mit einer konventionellen Insulintherapie behandelt. Eine Anpassung der Therapie an Sport ist dann nur durch die Aufnahme von Zusatz-BE möglich.

11.3. Sport hilft bei der psychischen Entwicklung

Kinder und Jugendliche mit Diabetes können sehr stark von sportlichen Aktivitäten profitieren, insbesondere im psychologischen Bereich. Parallel zur körperlichen Reifung, der Pubertät, durchlaufen Jugendliche auch psychische Entwicklungsphasen. Von einem Kind, das in der Familie sicher gebunden ist, entwickeln sie sich zu einem jungen Erwachsenen, der selbständig und eigenverantwortlich handelt.

Kinder und Jugendliche empfinden den Diabetes oft als Krankheit und körperliche Behinderung. Dieses „Krankheitsbewusstsein" kann die normale und altersgerechte psychosoziale Entwicklung stören. Besonders, wenn Sport gemeinsam mit Altersgenossen und Freunden getrieben wird, bestärkt er das Gefühl, körperlich voll leistungsfähig und in den Freundeskreis integriert zu sein. Auf diese Weise fühlen sich die Jugendlichen nicht mehr krank, sondern gesund. Ihr Selbstbewusstsein und ihr Selbstwertgefühl steigen. Auch die Freunde oder Mitschüler sehen auf diese Weise, dass Menschen mit Diabetes körperlich genauso belastbar sind wie sie selbst: Aus dem „Zuckerkranken" wird ein ganz normaler „Mensch mit Diabetes".

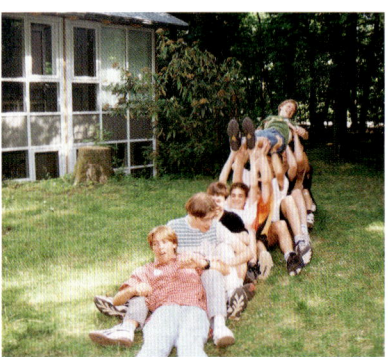

Unabhängig vom Diabetes verstärkt sportliche Aktivität das allgemeine Gesundheitsbewusstsein. Sportler rauchen weniger und trinken weniger Alkohol. Sie haben ein höheres Selbstwertgefühl und meistern allgemein Stress- und Konfliktsituationen besser. Dieser Punkt ist für Kinder und Jugendliche mit Diabetes besonders wichtig, weil die alltägliche Therapie einen wesentlichen Teil ihrer psychischen Reserven beansprucht. Körperliche Aktivität stärkt die Psyche und rüstet auf diese Weise besser für den täglichen „Lebenswettkampf".

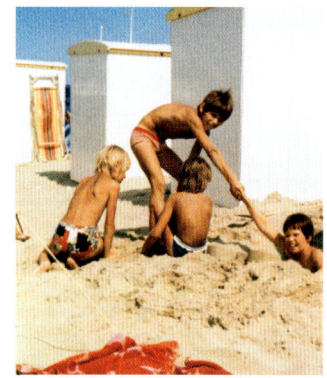

> **Sport hilft bei der psychischen Entwicklung**
>
> ■ Über den Sport werden Kinder und Jugendliche mit Diabetes selbstbewusster und empfinden sich nicht mehr als „krank", sondern als „ganz normaler Mensch".
> ■ Sport stärkt das allgemeine Gesundheitsbewusstsein.

11.4. Welche Sportarten sind zu empfehlen?

Der wichtigste Rat ist: Jede Sportart, die Spaß macht, soll ausgeübt werden. Denn genauso wie Erwachsene behalten auch Kinder und Jugendliche auf längere Sicht nur das bei, was ihnen Freude bereitet.

In einer Untersuchung in München, Gießen und Leipzig in den Jahren 1997/98 zeigte sich, dass Schulkinder (7-18 Jahre) mit Diabetes die gleichen Sportarten ausüben wie gleichaltrige Geschwister [84]. Dass sich die Vorlieben zwischen diabetischen und nicht-diabetischen Kindern nicht unterschieden, war höchst erfreulich. Kinder und Jugendliche lassen sich heute durch ihren Diabetes nicht mehr davon abhalten, ihren individuellen Lieblingssport in Freizeit und Verein frei zu wählen und auszuüben.

	Mädchen mit Diabetes	Nichtdiabetische Geschwister	Jungen mit Diabetes	Nichtdiabetische Geschwister
1	Fahrrad fahren	Fahrrad fahren	Fahrrad fahren	Fahrrad fahren
2	Schwimmen	Schwimmen	Fußball	Fußball
3	Inline skating	Inline skating	Inline skating	Inline skating
4	Fußball	Turnen	Basketball	Basketball
5	Tanz	Tanz	Schwimmen	Schwimmen

Rangliste der beliebtesten Freizeit- und Vereinssportarten bei Kindern und Jugendlichen (Alter 7-18 Jahre) mit Diabetes und bei gesunden Geschwisterkindern. Fahrrad fahren führt die Rangliste an, gefolgt von Schwimmen (Mädchen) bzw. Fußball (Jungen) [84].

Ein interessanter Aspekt der Untersuchung war, dass Kinder mit Diabetes deutlich mehr Zeit mit Freizeitsport verbringen als ihre gesunden Geschwister (ca. 6h/Woche statt 4h/Woche). Ein Grund dafür könnte sein, dass das Schulungspersonal und die Eltern die Kinder zu mehr Sport motivieren. Es ist aber auch denkbar, dass sportliche Aktivität den Kindern und Jugendlichen direkt bei der Bewältigung der Diabeteserkrankung hilft und daher intensiver betrieben wird.

Ganz ohne kritische Überlegungen sollten die individuellen Sportarten dennoch nicht gewählt werden. Einzelne Extremsportarten erfordern viel Überlegung und sorgfältige Vorbereitung. Das gilt vor allem für Sportarten, bei welchen ein kurzzeitiger Schwächezustand durch eine Unterzuckerung lebensgefährlich sein kann, wie z.B. beim Drachenfliegen, Free-Climbing oder beim extremen Wildwasser-Kanufahren (siehe Kap. 2.5.).

Prinzipiell ist es für Kinder und Jugendliche mit Diabetes jedoch möglich, alle Sportarten auszuüben. Auch Sportler mit Diabetes betreiben Extremsportarten. Sie planen ihre Unternehmungen umsichtig und haben viel Erfahrung damit gesammelt. Falls sich ein Jugendlicher mit Diabetes für einen solchen „Traumsport" entscheidet, steht eine möglichst sorgfältige Vorbereitung an erster Stelle. Erfahrene Mitsportler können dafür wichtige Informationen liefern. Besonders viel versprechend ist auch der Erfahrungsaustausch mit Sportlern der IDAA, wo es zu fast jeder Sportart einen kompetenten Ansprechpartner gibt (Kontaktadressen s. Kap. 15.1.).

Erfahrungsberichte Sport treibender Kinder und Jugendlicher mit Diabetes finden Sie in Kap. 14.2.

Welche Sportarten sind zu empfehlen?

- Jede Sportart, die Spaß macht, soll ausgeübt werden.
- Eine Untersuchung zeigte, dass Kinder und Jugendliche mit Diabetes dieselben Sportarten ausüben wie ihre stoffwechselgesunden Geschwister.
- Die Ausübung von Extremsportarten, bei welchen eine Unterzuckerung lebensgefährlich sein kann, muss sehr sorgfältig vorbereitet werden.

11.5. Schulsport: Bedeutung der Sportlehrer

„Bei ihrer Einschulung war die achtjährige M. seit zwei Jahren insulinpflichtig. Die Eltern, engagierte Pädagogen, informierten M.'s Klassen- und Fachlehrer persönlich über alle Einzelheiten der Stoffwechselkrankheit, Notwendigkeiten der pünktlichen Nahrungszufuhr und Insulininjektion sowie Ursachen und Symptome von eventuellen Notfallsituationen und deren Therapie.

Mit Hilfe der glänzend informierten und aufmerksamen Lehrer war es für M. kein Problem, im Sportunterricht ohne irgendeinen Zwischenfall das erste Schuljahr erfolgreich zu absolvieren. Im zweiten Schuljahr fand ein Sportlehrerwechsel statt. Die neue Kollegin informierte sich nicht über den Diabetes und dessen Konsequenzen im Schulsport, obwohl sie von der abgebenden Lehrkraft über M.'s Gesundheitszustand unterrichtet worden war.

In der ersten Sportstunde des neuen Schuljahres erkannte sie folglich die Symptome einer leichten Unterzuckerung bei M. nicht. Da die erst achtjährige M. diese entweder nicht wahrnahm oder im Eifer der Sportstunde nicht einordnen konnte, potenzierte sich die Unterzuckerung durch fehlende Kohlenhydratzufuhr und ununterbrochene körperliche Aktivität. In der daraus resultierenden abnehmenden Wahrnehmungsfähigkeit und mangelhaften Orientierung lagen wohl die Gründe dafür, dass M. bei einem Laufspiel mit unverminderter Geschwindigkeit gegen die Turnhallenwand rannte.

Mehrere Prellungen, eine schwere Gehirnerschütterung und ein schwerer hypoglykämischer Schock mit Bewusstlosigkeit waren die Folge. Nach eineinhalb Monaten Krankenhausaufenthalt nahm M. den Schulbesuch wieder auf, wurde von der neuen Kollegin im Sportunterricht aber von allen Spielen und Laufdisziplinen ausgeschlossen, da sie solche Aktivitäten für eine Diabetikerin als zu gefährlich ansah. Die in mehreren Sportvereinen (Schwimmen, Geräteturnen, Ballett) aktive M. reagierte verstört und mit großem Unverständnis auf diesen Ausschluss." [100]

Dieses Beispiel mag extrem erscheinen, zeigt jedoch, wie entscheidend eine ausreichende Information der Sportlehrer ist. Auch heute noch ist der Umgang von Sportlehrern mit diabetischen Kindern und Jugendlichen oft von Missverständnissen und Unsicherheit geprägt. Nicht selten sind die Sportlehrer zum ersten Mal mit einem diabetischen Schüler konfrontiert und zunächst mit der Betreuung überfordert. Dabei ist auch zu bedenken, dass Lehrer für viele Schüler eine große Vorbildfunktion haben. Die erste Reaktion auf einen neuen Schüler mit Diabetes kann einerseits die Akzeptanz der chronischen Erkrankung beim betroffenen Schüler selbst, andererseits aber auch die Akzeptanz des diabetischen Schülers innerhalb der Klassengemeinschaft entscheidend beeinflussen.

Aus diesen Gründen ist es besonders wichtig, die Sportlehrer mit Informationen zu versorgen. Unentbehrlich ist ein ausführliches Gespräch zwischen Eltern und Lehrern nach der Erstmanifestation. Besonders die Sportlehrer müssen über die Symptome einer Unterzuckerung und den Umgang mit der Glukagon-Spritze informiert werden. Diese Notfallspritze wird von vielen Lehrern zunächst abgelehnt. Als Begründung führen sie oft an, dass Lehrer keine Medikamente verabreichen, geschweige denn spritzen dürfen. Betont werden muss hierbei jedoch, dass die sehr seltene Komplikation einer schweren Unterzuckerung mit Bewusstlosigkeit eine absolute Notfallsituation darstellt. Es geht in dieser Situation nicht um „Behandlung", sondern um die Leistung „erster Hilfe". In dieser Situation ist die Gabe der Glukagon-Spritze eine der wirkungsvollsten Notfall-Maßnahmen überhaupt (s. Kap. 8.1.6). Evtl. sollten die Lehrer jährlich an die wichtigsten Verhaltensregeln erinnert werden, da diese leicht in Vergessenheit geraten, wenn die Kinder „zu gut" mit ihrem Diabetes umgehen können.

Sportlehrern muss nach Möglichkeit die Angst vor schweren Unterzuckerungen und vor der „Verantwortung" dafür genommen werden. Teilweise können auch Mitglieder des betreuenden Diabetes-Teams die Familie entlasten und Informationsstunden für Lehrer abhalten oder telefonisch Aufklärungsarbeit leisten. Durch Informationsmaterial sollte das vermittelte Wissen und Verständnis gefestigt werden (s. Kap. 16.2.). Geeignete Broschüren [33, 34, 83] können auch über Diabeteszentren bezogen werden, die sich auf die Betreuung von Kindern und Jugendlichen spezialisiert haben.

Einem Kind mit Diabetes muss in der Schule immer erlaubt sein, den Blutzucker zu messen und zu essen. Ebenso muss ihm immer möglich sein, auf die Toilette zu gehen, denn hohe Blutzuckerwerte können zu starkem Harndrang führen. Darüber hinaus ist ein Kind mit Diabetes körperlich und psychisch zunächst normal belastbar und in seinen Leistungen normal zu bewerten. Dies gilt auch für den Sportunterricht.

Schulsport: Bedeutung der Sportlehrer

- Das wichtigste: Lehrer brauchen Information!
- Ein persönliches Gespräch zwischen Eltern und (Sport-)Lehrern ist besonders wichtig. Auch das Diabetes-Team und/oder spezielle Broschüren können helfen.

11.6. Schulsport: Praktische Hinweise

Während der Sportstunde müssen die diabetischen Schüler folgende Diabetes-Ausrüstung mit in die Turnhalle nehmen:

- Blutzuckermessgerät, Teststreifen, Stechhilfe,
- Schnell wirkende Not-BE (Cola, Saft, Traubenzucker...).

Die Diabetes-Ausrüstung in der abgesperrten Umkleidekabine aufzubewahren, ist sinnlos und gefährlich. Stattdessen sollte die Diabetes-Ausrüstung griffbereit in der Turnhalle liegen. Kindern mit Diabetes muss es jederzeit möglich sein, den Blutzucker zu messen und Kohlenhydrate zu essen; bei Sport ist das noch viel wichtiger als im normalen Unterricht.

Bei der Therapieanpassung für den Sportunterricht stehen Eltern und diabetische Schüler vor dem Problem, dass sie die Sportstunde bereits am Morgen bei der Bestimmung der Insulindosis oder bei der Vorbereitung der Schulmahlzeiten abschätzen müssen. Gerade hier ist es besonders wichtig, viel auszuprobieren, oft den Blutzucker zu messen und Erfahrung zu sammeln.

Ein Blutzuckertest unmittelbar vor der Sportstunde ist absolut unverzichtbar. Auch Grundschüler können schon in die Therapieanpassung mit einbezogen werden und vor der Sportstunde durch Zusatz-BE (Saft/Schokoriegel) niedrige Blutzuckerwerte oder besondere Anstrengungen ausgleichen. Eine Faustregel für den Anfang: Für 45 Minuten Schulsport hat es sich bewährt, 1-2 schnell wirkende Sport-BE in einem angemessenen zeitlichen Abstand vor der Sportstunde zu essen.

Weitere Hinweise s. Erfahrungsbericht 14.2.1.

Praktische Hinweise zum Schulsport

- Die Diabetes-Ausrüstung muss auf jeden Fall mit in die Turnhalle!
- Kindern und Jugendlichen mit Diabetes muss erlaubt sein, jederzeit den Blutzucker zu messen, Kohlenhydrate zu essen oder auf die Toilette zu gehen.

12. Typ-2-Diabetes und Sport

12.1. Wie entsteht Typ-2-Diabetes?

Der Typ-2-Diabetes tritt normalerweise erst ab dem mittleren Lebensalter auf und wird daher auch „Altersdiabetes" genannt. Die Zahl der Menschen mit Typ-2-Diabetes steigt in den „Wohlstandsgesellschaften" weltweit dramatisch an, wobei die Folgen für die Gesundheitssysteme noch nicht absehbar sind. Der komplizierte Entstehungsmechanismus des Typ-2-Diabetes unterscheidet sich grundlegend von dem des Typ-1-Diabetes und ist bis heute nur teilweise aufgeklärt.

Die Neigung zur Entwicklung eines Typ-2-Diabetes wird vererbt, doch nicht jeder mit der Veranlagung dazu erkrankt auch tatsächlich. Von den genetisch „Vorbelasteten" entwickeln vor allem diejenigen einen Typ-2-Diabetes, die körperlich zu wenig aktiv und übergewichtig sind. Diese „Wohlstandsfaktoren" führen zur Abnahme der Insulinempfindlichkeit von Muskel-, Leber- und Fettzellen (Insulinresistenz). Um dieselbe Menge Glukose aus dem Blut in die Muskelzellen aufzunehmen, benötigen die Zellen dann mehr Insulin. Zu Beginn kann die Bauchspeicheldrüse die Insulinresistenz noch ausgleichen, indem sie mehr Insulin produziert.

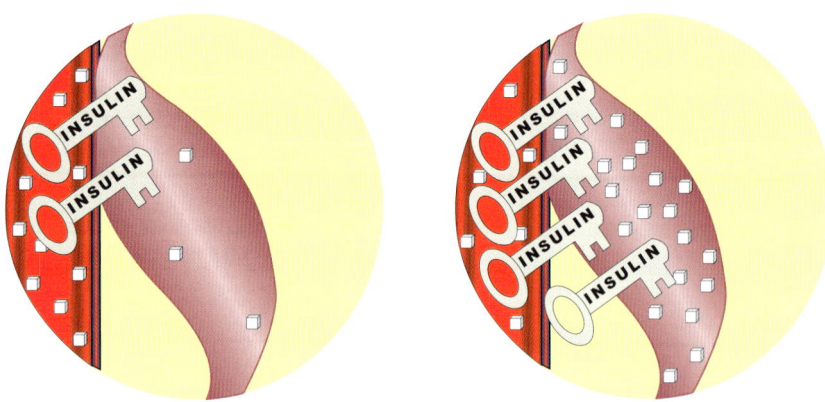

Um dieselbe Menge Glukose in eine Körperzelle aufzunehmen, benötigen Menschen mit Typ-2-Diabetes mehr Insulin als Stoffwechselgesunde: Sie sind insulinresistent.*

* Erklärung aller Symbole, die in den Grafiken verwendet werden s. 16.5. Legende.

In dieser Phase kommt es häufig nach den Mahlzeiten zu erhöhten Blutzuckerspiegeln, die jedoch stets wieder in den Normalbereich abfallen. Diese so genannte „gestörte Glukosetoleranz" (engl. „impaired glucose tolerance", IGT) ist ein Vorbote des Typ-2-Diabetes und als „Warnsignal" zu verstehen: Wer jetzt im wahrsten Sinne des Wortes aktiv wird und sich körperlich mehr bewegt, hat gute Chancen, dass es nicht zum Ausbruch des Typ-2-Diabetes kommt. Große Studien zeigten, dass z. B. durch wöchentlich 150 Minuten Sport und eine Ernährungsumstellung (Abnahme von 5 bis 7 Prozent des Körpergewichts) ein Fortschreiten zum Typ-2-Diabetes in fast 60 Prozent der Fälle verhindert werden kann [28, 104].

Gelingt es nicht, den Teufelskreis aus verminderter Insulinempfindlichkeit und dauerhaft erhöhtem Insulinspiegel im Blut zu durchbrechen, steigt der Blutzucker immer mehr an und ist schließlich auch im Nüchternzustand erhöht. Spätestens zu diesem Zeitpunkt spricht man von einem Typ-2-Diabetes, und die Blutglukose kann meist nur durch Medikamente im Normalbereich gehalten werden. Sind die Insulin produzierenden Zellen der Bauchspeicheldrüse irgendwann erschöpft, müssen auch Menschen mit Typ-2-Diabetes Insulin spritzen.

Die Entwicklung des Typ-2-Diabetes verläuft schleichend. Zwischen dem Beginn der beschriebenen Vorgänge und den ersten Krankheitssymptomen können mehrere Jahrzehnte liegen. Daher haben viele Menschen mit Typ-2-Diabetes bereits bei der Entdeckung ihrer Krankheit diabetesspezifische Folgeerkrankungen. Außerdem sind Typ-2-Diabetiker übermäßig häufig von Fettstoffwechselstörungen und Bluthochdruck betroffen. Das Risiko einer Verengung der Herzkranzgefäße und eines Herzinfarktes ist für Menschen mit Typ-2-Diabetes erhöht.

Wie entsteht Typ-2-Diabetes?

1. Erbliche Veranlagung,
2. Zusätzlich: Zu wenig körperliche Aktivität, Übergewicht → Insulinempfindlichkeit nimmt ab.
3. Die Blutzuckerwerte steigen an. Die Insulin produzierenden Zellen der Bauchspeicheldrüse überarbeiten und erschöpfen sich langsam.
4. Typ-2-Diabetes entwickelt sich sehr schleichend → Oft bestehen bereits bei der Entdeckung des Typ-2-Diabetes spezifische Folgeerkrankungen.

12.2. Körperliche Bewegung als Teil der Diabetestherapie

Schon seit langer Zeit ist Sport als eine „Säule der Diabetestherapie" bekannt. Diese Bezeichnung wurde von der Beobachtung abgeleitet, dass körperliche Bewegung positive Auswirkungen auf den Zuckerhaushalt vieler Menschen mit Diabetes hat. Sie profitieren von körperlicher Aktivität, weil Muskelarbeit die Körperzellen insulinempfindlicher macht. Mit derselben Menge an Insulin können die Zellen dann mehr Glukose aus dem Blut aufnehmen, der Blutzuckerspiegel sinkt ab, und die Insulinresistenz der Körperzellen wird durchbrochen. Das entlastet die Insulin produzierenden Zellen der Bauchspeicheldrüse. Außerdem steigt durch Muskelarbeit der Energieverbrauch, was zur Reduktion des meist vorhandenen Übergewichtes beiträgt.

Die medizinische Fachwelt ist sich darüber einig, dass körperliche Aktivität prinzipiell zur Therapie des Typ-2-Diabetes geeignet und wünschenswert ist. Im Jahr 2002 haben die Bundesärztekammer, die Deutsche Diabetes-Gesellschaft und zahlreiche weitere Fachverbände die Nationalen Versorgungsleitlinien zum Typ-2-Diabetes erarbeitet [115]. Darin sind Therapieziele und Empfehlungen zu deren Erreichen formuliert. Im Abschnitt „Basistherapie/Einflussnahme auf den Lebensstil von Diabetikern" heißt es: *„Diabetiker sollten lebenslang zu mindestens moderater körperlicher Aktivität angehalten werden."*

Allerdings kann Sport die Insulinempfindlichkeit der Körperzellen nur vorübergehend erhöhen. Nach höchstens drei Tagen ohne körperliche Aktivität gehen die positiven Effekte wieder verloren. Das bedeutet, dass sich Menschen mit Typ-2-Diabetes

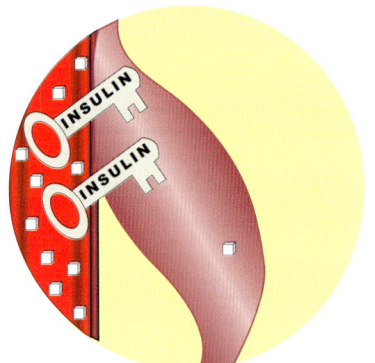 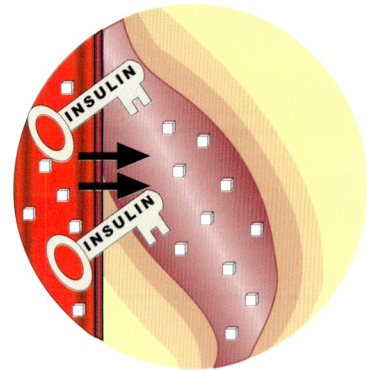

Bei körperlicher Aktivität (rechts) können die Körperzellen mit derselben Insulinmenge mehr Glukose aus dem Blut aufnehmen als in Ruhe (links): Bei Menschen mit Typ-2-Diabetes durchbricht Körperarbeit die Insulinresistenz.

* Literaturverzeichnis s. Kap. 16.6.

regelmäßig körperlich bewegen müssen, um einen medizinischen Nutzen zu erzielen. Theoretisch könnten auf diese Weise viele Typ-2-Diabetiker auch ohne Medikamente oder Insulinzufuhr normale Blutzuckerwerte erreichen.

Die Theorie klingt bestechend, ist aber erfahrungsgemäß schwer in die Praxis umzusetzen. Das größte Problem liegt im Entstehungsmechanismus des Typ-2-Diabetes selbst begründet. Wer sich von Haus aus gerne bewegt und sein Leben lang körperlich aktiv war, wird selbst mit der Veranlagung zum Typ-2-Diabetes wahrscheinlich nicht daran erkranken. Von der anderen Seite aus betrachtet heißt das: Menschen mit Typ-2-Diabetes haben meist nicht die Neigung, sich gerne körperlich zu bewegen.

Entsprechend schwierig ist es, Menschen mit Typ-2-Diabetes dauerhaft zu mehr körperlicher Aktivität zu ermutigen. Gerade im höheren Lebensalter ist es nicht einfach, eingefahrene Lebensgewohnheiten zu ändern. Doch gerade diejenigen, die sich vorher überhaupt nicht körperlich bewegt haben und die sich zu ein bisschen körperlicher Aktivität motivieren lassen, profitieren aus medizinischer Sicht am meisten vom „Sport". Für sie gibt es mittlerweile zahlreiche Möglichkeiten, unter professioneller Anleitung wieder körperlich aktiver zu werden.

Das zweite große Problem ist, dass Sport für viele Menschen mit Typ-2-Diabetes aus gesundheitlichen Gründen gefährlich sein kann. Rät das Diabetesteam aus therapeutischen Überlegungen zu mehr körperlicher Aktivität, muss der erwartete Nutzen die Risiken übersteigen. Daher empfehlen die bereits zitierten Nationalen Versorgungsleitlinien [115]: *„Diabetiker sollten vor Aufnahme in ein Bewegungsprogramm ärztlich untersucht werden."* Viele Menschen mit Typ-2-Diabetes haben bereits bei der Entdeckung ihrer Stoffwechselerkrankung spezifische Folgeerkrankungen. Unter Umständen können diese eine Kontraindikation für Sport darstellen (s. Kap. 9.2). Im höheren Lebensalter treten auch bei Nichtdiabetikern vermehrt Krankheiten auf, die körperliche Betätigung nicht ohne weiteres zulassen. Dazu zählen vor allem Verengungen der Herzkranzgefäße (KHK), die das Risiko für einen Herzinfarkt erhöhen. Alle Menschen mit Typ-2-Diabetes, die mit regelmäßiger körperlicher Aktivität beginnen wollen, sollten sich daher vor Trainingsbeginn von einem erfahrenen Facharzt genau untersuchen lassen (s. Kap. 9.1.).

Körperliche Bewegung als Teil der Diabetestherapie

- Körperliche Bewegung erhöht vorübergehend die Insulinempfindlichkeit und kann die Insulinresistenz durchbrechen.
- Es ist wissenschaftlich eindeutig erwiesen, dass ein aktiverer Lebensstil die Stoffwechsellage beim manifesten Diabetes verbessern kann und sogar dazu in der Lage ist, das Neuauftreten eines Typ-2-Diabetes zu verhindern.
- Theoretisch könnte Typ-2-Diabetes häufig alleine mit Sport ausreichend behandelt werden.
- Probleme: ➤ Oft mangelt es an Motivation für dauerhaften Einsatz.
  ➤ Oft bestehen Kontraindikationen für Sport.

12.3. Praktisches Vorgehen und geeignete Sportarten

Leichte Ausdauersportarten sind für ältere Menschen mit Typ-2-Diabetes am besten geeignet. Übungsformen, die Spaß machen und langfristig durchgeführt werden können, stehen natürlich ganz oben auf der „Positiv-Liste". Dabei kommt es nicht darauf an, sportliche Höchstleistungen zu vollbringen. Wichtig ist, dass sich Menschen mit Typ-2-Diabetes regelmäßig ein wenig körperlich bewegen.

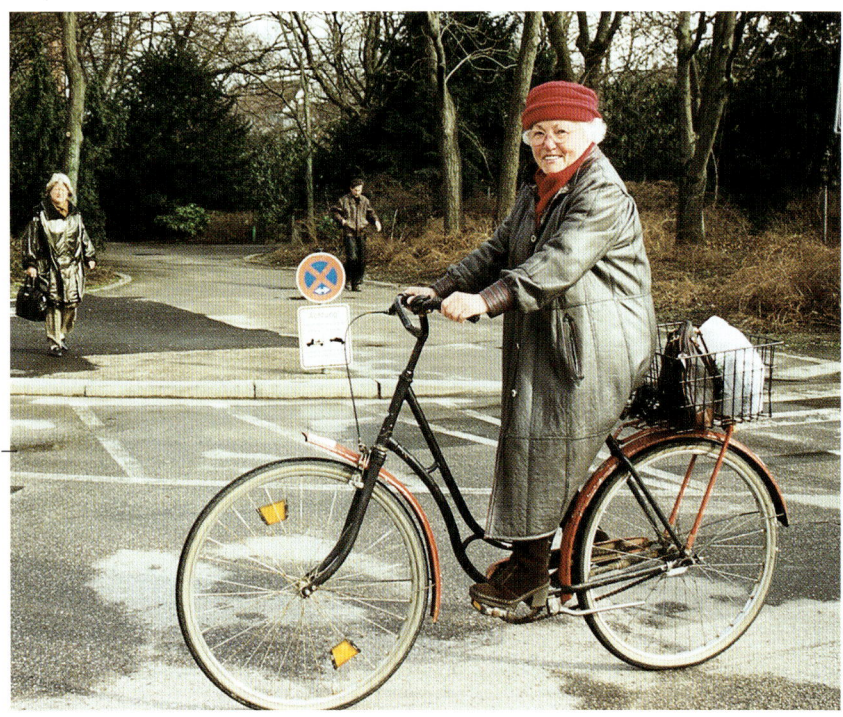

Menschen mit Typ-2-Diabetes sollten möglichst viel körperliche Aktivität in den Alltag einbauen.

Mehr körperliche Bewegung in den Alltag zu integrieren, ist besonders Erfolg versprechend. Zuvor körperlich vollständig inaktive Menschen mit Typ-2-Diabetes können dadurch große Erfolge erzielen. Ein pragmatisches Ziel ist beispielsweise, täglich eine halbe Stunde lang mittelschnell spazieren zu gehen (Empfehlung der Nationalen Versorgungsleitlinie [115]). Dabei ist die Verletzungsgefahr gering, und die Belastungsintensität kann durch schnelleres oder längeres Gehen einfach verändert werden. Sie können z. B. Einkäufe zu Fuß oder mit dem Fahrrad erledigen, anstatt das Auto zu benutzen. Auch Treppen steigen statt Aufzug fahren oder leichte Gartenarbeit sind einfache Möglichkeiten, mehr körperliche Aktivität in den Alltag zu integrieren. Einen interessanten Vorschlag machte Frau Anita Storch (80 Jahre), die seit 60 Jahren Diabetes hat, auf einer Diabetes-und-Sport-Veranstaltung [92]. In der Eröffnungsrede empfahl sie allen Menschen mit Typ-2-Diabetes, sich einen Hund zuzulegen. Vom mehrmaligen täglichen Gassi-Gehen profitierten Hund und Herrchen bzw. Frauchen gleichermaßen...

Sportarten wie Gehen, Wandern, Laufen, Fahrrad fahren, Schwimmen, kleine Spiele, Gymnastik oder Tanzen sind für ältere Menschen meist gut geeignet. Bei entsprechender körperlicher Verfassung können jedoch praktisch alle denkbaren Sportarten durchgeführt werden.

In den letzten Jahren wurden zahlreiche Studien mit der Fragestellung, welche Art der körperlichen Aktivität den meisten gesundheitlichen Nutzen für Typ-2-Diabetiker bringt, veröffentlicht. Es zeichnet sich ab, dass nicht nur Ausdaueraktivitäten einen positiven Effekt haben, sondern auch Krafttraining. Ausdauertraining ist im Wesentlichen ein Herz-Kreislauf-Training („kardiorespiratorisch") und verbessert auf diesem Weg die Insulinempfindlichkeit und das weitere Risikoprofil. Krafttraining ist in der Lage, die im Alter häufig abnehmende Muskelmasse wieder aufzubauen und erhöht auf diesem Weg Grundumsatz und Insulinempfindlichkeit. Die wissenschaftliche Beweislage ist so eindeutig, dass z. B. die amerikanische Diabetes-Gesellschaft (ADA) zur Kombination von Ausdauer- und Krafttraining rät. [1]

Genau wie Stoffwechselgesunde sollten auch Menschen mit Typ-2-Diabetes und gleichzeitig erhöhten Blutdruckwerten keine großen körperlichen Anstrengungen unternehmen. Menschen mit Typ-2-Diabetes sollten daher regelmäßig vor, nach und wenn nötig auch während des Sports den Blutdruck bestimmen und die gemessenen Werte dokumentieren.

Menschen mit Typ-2-Diabetes, die blutzuckersenkende Medikamente einnehmen oder Insulin spritzen, müssen teilweise ihre Therapie der körperlichen Aktivität anpassen. Auf diese Weise können Unterzuckerungen oder Stoffwechselentgleisungen vermieden werden.

Praktisches Vorgehen

- Die körperliche Aktivität muss Spaß machen und sollte regelmäßig und langfristig ausgeführt werden.
- Für ältere Menschen mit Typ-2-Diabetes sind am besten leichte Ausdauersportarten geeignet, z. B. Wandern, Fahrrad fahren, Schwimmen, Gymnastik oder Tanzen. Vor allem sollte mehr körperliche Aktivität in den Alltag integriert werden.
- Regelmäßige Blutdruckmessungen sind sinnvoll.

12.4. Anpassung der Tablettentherapie an Sport

Wenn ein Mensch mit Typ-2-Diabetes trotz Ernährungsumstellung und gesteigerter körperlicher Aktivität keine ausreichend guten Blutzuckerwerte erreicht, ist es anfangs meist möglich, den Diabetes mit Tabletten einzustellen. Diese Medikamente senken den Blutzuckerspiegel auf unterschiedliche Art und Weise. Da Sport den Blutzuckerspiegel ebenfalls absenkt, kann es sein, dass vor körperlicher Aktivität weniger Tabletten eingenommen werden müssen, um eine Unterzuckerung zu vermeiden.

Bei Menschen mit Typ-2-Diabetes, die ihre körperliche Aktivität langfristig steigern und ihr Körpergewicht reduzieren konnten, ist es möglich, die tägliche Tablettendosis zu reduzieren oder die Medikamente sogar ganz abzusetzen [40]. Daher sollte der behandelnde Arzt bei diesen körperlich besonders aktiven Patienten z. B. durch Auslassversuche regelmäßig überprüfen, ob die verordneten Medikamente noch nötig sind.

Zur Behandlung des Typ-2-Diabetes werden verschiedene Gruppen von blutzuckersenkenden Medikamenten eingesetzt:

a) Sulfonylharnstoffe (z. B. Euglucon N®, Wirkstoff Glibenclamid; Amaryl®, Wirkstoff Glimepirid oder NovoNorm®, Wirkstoff Repaglinide):
Die Insulin produzierenden Zellen der Bauchspeicheldrüse werden durch Sulfonylharnstoffe dazu angeregt, mehr Insulin auszuschütten. Weil sich dann mehr Insulin im Blut befindet, sinkt der Blutzuckerspiegel ab.

Die Sulfonylharnstoffe haben teilweise sehr lange Halbwertszeiten. So hat z. B. Euglucon N® eine Wirkdauer von bis zu 24 Stunden. Sulfonylharnstoffe vom NovoNorm®-Typ dagegen haben eine Halbwertszeit von nur ca. einer Stunde und werden zu den Mahlzeiten eingenommen, nach 4 Stunden ist ihre Wirkung meist beendet.

Leider senken Sulfonylharnstoffe nicht nur erhöhte Blutzuckerwerte, sondern auch Blutzuckerwerte im Normbereich. Daher können sie Unterzuckerungen auslösen. Zusammen mit körperlicher Bewegung senken die Sulfonylharnstoffe den Blutzucker stärker als ohne diese Aktivität [47, 60]. Deshalb kann es je nach Intensität und Dauer der geplanten körperlichen Aktivität nötig sein, die Sulfonylharnstoff-Dosis zu reduzieren oder sogar eine Sulfonylharnstoff-Dosis ganz wegzulassen.

Mittelmäßig anstrengende körperliche Aktivität, die lang andauernd durchgeführt wird, senkt den Blutzucker mehr als eine sehr erschöpfende Tätigkeit, die nur kurz durchgeführt wird. Beispielsweise muss die Tablettendosis für eine mehrstündige Fahrradtour stärker reduziert werden als für eine Viertelstunde schwere Gartenarbeit. Am größten ist die Unterzuckerungsgefahr, wenn im Zusammenhang mit Sport eine Mahlzeit ausgelassen wurde. In der Hektik des Geschehens sollte deshalb nie vergessen werden, wie gewohnt Mahlzeiten einzunehmen.

Auf jeden Fall müssen Menschen mit Typ-2-Diabetes, die Sulfonylharnstoffe einnehmen, vor und nach körperlicher Aktivität den Blutzucker messen, die Werte notieren und die Kohlenhydratzufuhr entsprechend anpassen. Bei der Wahrnehmung von Unterzuckerungssymptomen (s. Kap. 8.1.2) muss der Sport sofort unterbrochen werden, um schnelle Kohlenhydrate einzunehmen und den Blutzucker zu bestimmen.

Patienten, die Sulfonylharnstoffe einnehmen, müssen über die nötige Therapieanpassung im Zusammenhang mit körperlicher Aktivität aufgeklärt und gut geschult werden. Nur mit einer umfassenden Schulung ist es möglich, die Unterzuckerungsgefahr zu verringern.

b) Biguanide (z. B. Glucophage®, Wirkstoff Metformin):
Biguanide senken erhöhte Blutzuckerspiegel, ohne die Insulinausschüttung zu verstärken, und sind daher bei gleichzeitig bestehendem Übergewicht besonders gut geeignet. Das Wirkprinzip ist noch nicht vollständig geklärt, unzweifelhaft wird jedoch z. b. die Glukoseausschüttung der Leber (Glukoneogenese) gehemmt. Bei Stoffwechselgesunden führt die Einnahme von Biguaniden nicht zu Unterzuckerungen. Im Zusammenhang mit Sport muss die Biguanid-Dosis nicht reduziert werden.

Die bekannteste Nebenwirkung der Biguanide ist die Laktazidose, das heißt die Anhäufung von zu viel Milchsäure im Blut. Da auch bei körperlicher Aktivität Milchsäure produziert wird, ist denkbar, dass die Gefahr von Laktazidosen im Zusammenhang mit Sport höher ist. Diese Bedenken konnten jedoch durch klinische Studien ausgeräumt werden [48]. Die seltenen Laktazidosen sind vermutlich entweder durch Überdosierung des Biguanids oder durch eine Ausscheidungsstörung bedingt.

c) Resorptionsverzögerer (z. B. Glucobay®, Wirkstoff Acarbose):
Acarbose verzögert die Aufnahme von Kohlenhydraten aus dem Darm, indem sie die Zerlegung von Mehrfachzuckern hemmt. Dadurch steigt der Blutzucker nach dem Essen nicht so schnell und weniger stark an. Im Zusammenhang mit Sport muss die Acarbose-Dosis nicht reduziert werden.
Wird Acarbose zusammen mit einem Sulfonylharnstoff oder mit Insulin verwendet, darf zur Behandlung von Unterzuckerungen nur reine Glukose (Cola, Traubenzucker) eingenommen werden. Denn die Aufnahme von Mehrfachzuckern wird ja durch die Acarbose gehemmt. Menschen mit Typ-2-Diabetes, die mit einer solchen Kombinationstherapie behandelt werden, müssen auf jeden Fall ausführlich geschult und über diese Sachverhalte aufgeklärt werden!

d) Insulinsensitizer (z. B. Actos®, Wirkstoff Pioglitazon):
Insulinsensitizer erhöhen die Insulinempfindlichkeit der Körperzellen. Die Bauchspeicheldrüse muss weniger Insulin ausschütten, um den Blutzuckerspiegel zu kontrollieren. Diese Gruppe von Wirkstoffen ist seit dem Jahr 2000 auf dem deutschen Markt erhältlich. Bis zum Zeitpunkt der Drucklegung sind keine Studien über die Verwendung von Glitazonen im Zusammenhang mit körperlicher Aktivität veröf-

fentlicht worden. Jedoch ist zu vermuten, dass es nicht nötig ist, die Glitazon-Dosis im Zusammenhang mit körperlicher Aktivität zu reduzieren.

e) Inkretine

Inkretine sind Hormone, die vom Dünndarm nach den Mahlzeiten freigesetzt werden und die Bauchspeicheldrüse zu einer vermehrten Insulinausschüttung anregen. Eine Vielzahl weiterer Wirkungen ist bekannt, so z. B. eine Steigerung der Insulinempfindlichkeit, Hemmung der Glukagon-Freisetzung, Verzögerung der Magenentleerung und Steigerung des Sättigungsgefühls. Zu therapeutischen Zwecken werden zwei verschiedene Prinzipien genutzt:

Inkretin-Mimetika (z. B. Byetta®, Wirkstoff Exenatide) haben inkretinartige Wirkungen. Die Zufuhr ist bisher nur als Injektion ins Unterhautfettgewebe möglich. Unter einer Therapie mit Inkretin-Mimetika normalisieren sich die Blutzuckerwerte bei vielen Patienten vollständig. V. a. bei Ausdaueraktivitäten kann es zu milden Unterzuckerungen kommen, wenn zuvor nicht genügend Kohlenhydrate aufgenommen wurden (wie bei jedem Stoffwechselgesunden auch). Die körpereigene Gegenregulation funktioniert jedoch völlig ungestört, schwere Unterzuckerungen wurden unter alleiniger Therapie mit Inkretin-Mimetika nicht beschrieben. Eine Dosisreduktion vor Sport ist daher nicht erforderlich. Stattdessen sollte vor körperlicher Aktivität je nach Intensität die Kohlenhydratzufuhr erhöht werden. Bei Symptomen einer Unterzuckerung sollten der Blutzucker gemessen und ggf. die mitgeführten Sport-BE verzehrt werden.

DDP-4-Hemmer/„Inkretinverstärker" (z. B. Januvia®, Wirkstoff Sitagliptin) verlangsamen den Abbau der körpereigenen Inkretine. Das hat den Vorteil, dass sich der Inkretinspiegel weiterhin entsprechend der Mahlzeiten verändert, jedoch sind sie nicht so stark wirksam wie Inkretin-Mimetika. Unterzuckerungen unter alleiniger Therapie mit DDP-4-Hemmern sind äußerst unwahrscheinlich, eine Dosisreduktion vor körperlicher Aktivität ist daher nicht erforderlich.

Anpassung der Tablettentherapie an Sport

- Sulfonylharnstoffe: Die Tablettendosis muss oft im Zusammenhang mit körperlicher Aktivität reduziert werden. Auf jeden Fall muss vor und nach dem Sport der Blutzucker gemessen werden, beim Auftreten von Unterzuckerungssymptomen auch währenddessen.
- Inkretine: Eine Dosisreduktion im Zusammenhang mit körperlicher Aktivität ist nicht erforderlich. Unter Therapie mit Inkretin-Mimetika sind bei Ausdaueraktivitäten milde Hypoglykämien möglich, die mit Zusatz-Kohlenhydraten behandelt werden sollten.
- Biguanide, Resorptionsverzögerer, Insulinsensitzer: Im Zusammenhang mit Sport ist keine Dosisreduktion nötig.
- Resorptionsverzögerer + Sulfonylharnstoffe/Insulin: Zur Behandlung von Unterzuckerungen darf nur reine Glukose eingenommen werden (Cola, Traubenzucker), keine Mehrfachzucker!

12.5. Anpassung der Insulintherapie an Sport

Wenn die Bauchspeicheldrüse trotz Ernährungsumstellung, vermehrter Bewegung und medikamentöser Therapie nicht mehr ausreichend viel Insulin ausschütten kann, entgleisen die Blutzuckerwerte. Bei Menschen mit Typ-2-Diabetes werden verschiedene Insulintherapieformen durchgeführt, je nach dem, wie groß die verbleibende Eigenproduktion der Bauchspeicheldrüse noch ist.

a) „Unterstützende" Insulintherapie

Wenn die eigene Bauchspeicheldrüse noch relativ viel Insulin produziert, kann eine so genannte „unterstützende" (supportive, komplementäre) Insulintherapie ausreichen. Dabei injiziert der Patient vor der Mahlzeit deutlich weniger Normalinsulin, als zu ihrer Verarbeitung eigentlich nötig wäre. Die fehlende Insulinmenge und der basale Insulinbedarf werden von der eigenen Bauchspeicheldrüse abgedeckt.

Die Gefahr von Unterzuckerungen im Alltag ist bei der „unterstützenden" Insulintherapie sehr gering. Im Zusammenhang mit körperlicher Aktivität kann es nötig sein, die Insulindosis zu reduzieren. Oft kann dann sogar vollständig auf die Insulininjektion zur Mahlzeit vor der geplanten körperlichen Bewegung verzichtet werden. Auf jeden Fall ist es wichtig, vor und nach dem Sport den Blutzucker zu messen. Entscheidend für die Höhe der Reduktion bzw. das Auslassen der Insulininjektion sind die gemessenen Blutzuckerwerte vor und nach der körperlichen Aktivität. Die Patienten müssen ausreichend über diese Zusammenhänge aufgeklärt werden.

b) Konventionelle Insulintherapie, intensivierte Insulintherapie

Für Menschen mit Typ-2-Diabetes ist es meist von Vorteil, möglichst frühzeitig mit einer Insulintherapie zu beginnen. Spätestens wenn die Insulinproduktion der Bauchspeicheldrüse weitgehend erschöpft ist, führt an einer Insulintherapie kein Weg mehr vorbei. Bei älteren Patienten mit einem regelmäßigen Tagesablauf kann eine konventionelle Insulintherapie ausreichen (s. Kap. 5.1.1). Jüngere Typ-2-Diabetiker sollten jedoch eine intensivierte Insulintherapie durchführen, um bessere Blutzuckerwerte zu erreichen (s. Kap. 5.1.2, 5.1.3).

Für Menschen mit Typ-2-Diabetes, die solche Insulintherapien durchführen, gelten ähnliche Empfehlungen wie für Typ-1-Diabetiker (s. Kap. 1 bis 4).

> **Anpassung der Insulintherapie an Sport**
>
> - „Unterstützende" Insulintherapie: Die Insulininjektion zur Mahlzeit vor und evtl. nach der geplanten körperlichen Aktivität kann reduziert oder weggelassen werden. Auf jeden Fall muss vor und nach dem Sport der Blutzucker gemessen werden.
> - Konventionelle Insulintherapie, intensivierte Insulintherapie: Es gelten ähnliche Empfehlungen wie für Typ-1-Diabetiker.

12.6. Das DiSko-Projekt: Wie Diabetiker zum Sport kommen

von Wolf-Rüdiger Klare*

Die Wirksamkeit von Bewegung in der Diabetestherapie ist eindeutig erwiesen, und alle Fachgesellschaften empfehlen, Menschen mit Diabetes zu mehr körperlicher Aktivität zu motivieren. Trotzdem wurden diese Erkenntnisse bisher fast überhaupt nicht im Alltag der Diabetes-Schulungen umgesetzt. Während das Thema Ernährung in Diabetes-Schulungen intensiv abgehandelt wird, spielt Bewegung bisher eine untergeordnete Rolle.

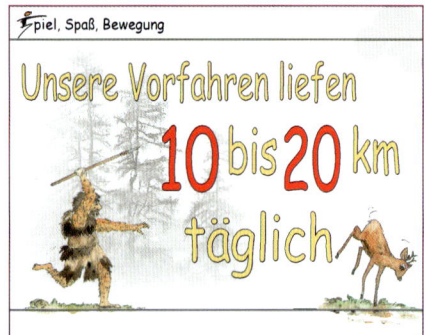

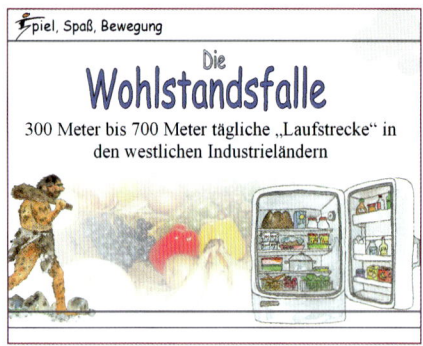

Im Rahmen der DiSko-Schulung wird der Bewegungsmangel als Zivilisationsproblem thematisiert.

Unter „Einflussnahme auf den Lebensstil von Diabetikern" (Nationale Versorgungsleitlinien [115]) wird in der Regel vor allem die Einflussnahme auf das Ernährungsverhalten verstanden. Sowohl im ärztlichen Beratungsgespräch als auch in der strukturierten Schulung nimmt dieses Thema breiten Raum ein. Die programmierte Schulung für Typ-2-Diabetiker ohne Insulintherapie („ZI-Schulung", Schulungsprogramm des Zentral-Instituts der Kassenärztlichen Vereinigung) z. B. verwendet viel Zeit auf das Thema „Kalorien reduzierte Kost". Neben Ausführungen über die theoretischen Hintergründe sind auch praktische Übungen mit Nahrungsmittelattrappen vorgesehen. Bei aufwändigeren Schulungen, vor allem im stationären Bereich, sind gemeinsam eingenommene Mahlzeiten und Kochen in der Gruppe fester Bestandteil des Programms. Dabei ist bekannt, dass nachhaltige Änderungen des Essverhaltens nur sehr schwer zu erreichen und die langfristigen Erfolge eher bescheiden sind. Der Erfolg des „ZI-Programms" bestand z. B. darin, dass die

* für die DiSko-Projektgrupe

Teilnehmer ihr Körpergewicht ein Jahr nach der Schulung um 2,7 kg reduziert hatten und die Stoffwechseleinstellung – bei reduzierter Anzahl der Blutzucker senkenden Tabletten – unverändert gut war (HbA$_{1c}$: 7,1 Prozent) [116]. Dennoch schrecken wir vor dieser Aufgabe nicht zurück.

Um das Thema „körperliche Aktivität" in den Diabetes-Schulungen besser zu repräsentieren, wurde das DiSko-Projekt gestartet. „DiSko" ist ein Akronym und steht für „Wie Diabetiker zum Sport kommen". Das gemeinsame Projekt der Arbeitsgemeinschaft „Diabetes und Sport" der DDG (Deutsche Diabetes-Gesellschaft) und des VDBD (Verband der Diabetesberatungs- und Schulungsberufe in Deutschland e.V.) hat sich zum Ziel gesetzt, den Schulungsalltag zu verändern. Die Projektgruppe hat ein erlebnispädagogisch orientiertes Schulungsmodul zum Thema „Bewegung" erarbeitet, das in bestehende Schulungen eingebaut werden kann (90 Minuten). Die dafür nötigen Materialien wurden erstellt, d. h. ein Foliensatz*, Patientenmaterialien und umfangreiche Informationen für die Schulenden.

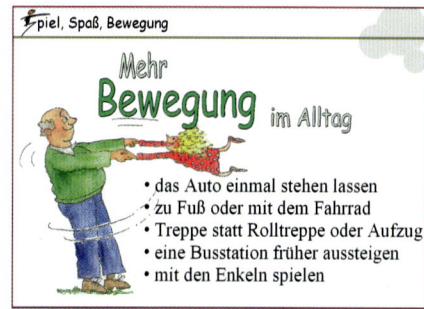

Mehr Bewegung im Alltag ist der Schlüssel zum Erfolg.

Das Modul verfolgt ein erlebnispädagogisches Konzept. Anstatt wissenschaftlich und abstrakt zu erklären, welche positiven Effekte „moderate körperliche Aktivität" auf den Stoffwechsel eines Menschen mit Typ-2-Diabetes hat, sollen die Schulungsteilnehmer diese Effekte unmittelbar am eigenen Körper erfahren. Im Zentrum steht daher ein halbstündiger „Spaziergang" mit Puls- und Blutzuckermessung vorher und nachher. Dieser Part wird nicht an Sporttherapeuten oder spezielle Übungsleiter delegiert, sondern vom Schulungsteam selbst durchgeführt.

Nach einer kurzen Einführung wird bei jedem Teilnehmer der Ruhepuls ermittelt und der Ausgangs-Blutzuckerwert gemessen. Bei dem folgenden „Spaziergang" soll jeder Teilnehmer sein individuelles Tempo gehen, d. h. so schnell, dass er sich noch problemlos mit seinem Begleiter unterhalten kann. Die Schulungsperson bleibt bei den schwächsten Teilnehmern. Nach 15 Minuten drehen alle um, so dass die Gruppe etwa gleichzeitig wieder zurück ist. Nach der Rückkehr werden erneut Blutzucker und Puls gemessen.

Die Teilnehmer erleben, dass bereits ein halbstündiger Spaziergang die Blutzuckerwerte senken kann und dass sich die Steigerung des Energieumsatzes in forcierter Atmung und einem Anstieg der Pulsfrequenz äußert. Die gemachten Erfahrungen werden gemeinsam ausgewertet und praktische Konsequenzen für

* Einige Beispielfolien sind auf diesen Seiten abgebildet.

den Alltag besprochen. Der Bewegungsmangel als Zivilisationskrankheit wird thematisiert: Laut WHO sollten sich vier von fünf Deutschen mehr bewegen. Die Teilnehmer erhalten z. B. Information darüber, wie viel Energie sie bei dem Spaziergang verbraucht haben (ca. 200 Kilokalorien), wie viel zusätzliche Bewegung im Alltag empfehlenswert ist (1.500 Kilokalorien pro Woche) und wie dieses Ziel am besten zu erreichen ist (keine Höchstleistungen nötig, es gilt das Prinzip: „Langsam, aber lange"). In diesem Zusammenhang ist die Vernetzung mit geeigneten örtlichen Bewegungsangeboten von großer Bedeutung. Den Schulenden sollen Kontaktadressen von Gesundheitsportgruppen, Walking-Treffs und natürlich von Diabetes-Sportgruppen bekannt sein, damit sie diese weitergeben können.

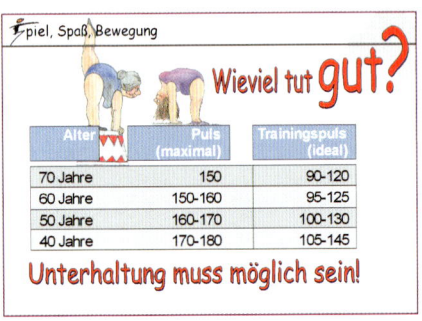

Im Rahmen der DiSko-Schulung erfahren die Teilnehmer z. B. ihren optimalen Trainingspuls.

Inzwischen wurden bundesweit mehr als 1.700 DiSko-Schulungsteams ausgebildet, 134 davon können auch als Trainer tätig sein („DiSko Train-the-Trainer") (Stand 11/2008). Seit April 2004 ist das DiSko-Schulungsmodul Bestandteil der Ausbildung zur Diabetesassistentin und Diabetesberaterin DDG. Alle Ausbildungsstätten haben den „Trainerschein".

In Zusammenarbeit mit dem Lehrstuhl für Präventive und Rehabilitative Sportmedizin der TU München (Prof. Halle) und mit Unterstützung der Firma LifeScan wurden Umsetzbarkeit und Wirksamkeit des Schulungsmoduls untersucht [91]. Im Rahmen einer kontrollierten Studie wurde das DiSko-Modul mit 92 Typ-2-Diabetikern aus 11 Praxen evaluiert. Das Ergebnis war überaus positiv: Die Teilnehmer, die zusätzlich an der DiSko-Schulungsstunde teilgenommen hatten, waren auch ein Jahr später noch körperlich aktiver als die Vergleichsgruppe. Dies ist besonders bemerkenswert, da es sich nur um eine einmalige Intervention handelt. Die Erhöhung des Bewegungsumfangs führte zu einem zusätzlichen Kalorienverbrauch von 3.000 kcal/Woche bei einem Aktivitätsumfang von durchschnittlich 10 Stunden/Woche. Damit erreichen die Teilnehmer deutlich das Aktivitätsniveau, das zur Erzielung eines positiven gesundheitlichen Nutzens empfohlen wird. Die Zunahme der körperlichen Aktivität spiegelt sich auch in einer Zunahme der Leistungsfähigkeit wieder. Die Teilnehmer in der DiSko-Gruppe konnten am Studienende eine deutlich längere Gehstrecke während sechs Minuten zurücklegen als die Vergleichsgruppe. Des Weiteren kam es in der Studiengruppe zu einer Gewichtsreduktion von durchschnittlich 1,5 kg, während das Gewicht in der Vergleichsgruppe konstant blieb.

Nach Publikation dieser Studienergebnisse wurde das Schulungsmodul vom Bundesversicherungsamt im April 2008 für das „Disease-Management-Programm (DMP) Typ-2-Diabetes" akkreditiert. Damit sind die Voraussetzungen dafür geschaffen, dass die Teilnahme am Schulungsmodul über die Krankenkassen abgerechnet werden kann (ab 2009, je nach Bundesland).

Schulungsmodul „DiSko"

- Erlebnispädagogisch orientiertes Schulungsmodul zum Thema „Bewegung"
- Kann in bestehende Schulungen eingefügt werden
- **Dauer:** 90 Minuten
- **Kernstück:** Halbstündiger Spaziergang mit Puls- und Blutzuckermessung vorher und nachher
- **Ziel:** Lässt die Schulungsteilnehmer die positive Wirkung körperlicher Aktivität unmittelbar erleben
- Liefert leicht verständliche Information z. B. über den Energieverbrauch und über den optimalen Pulsbereich
- Stellt Verknüpfungen her mit geeigneten Bewegungsangeboten vor Ort

12.7. Das Konzept der Diabetes-Sportgruppen

Ältere Menschen mit Typ-2-Diabetes, die lange Zeit körperlich nicht aktiv waren, finden oft nicht den Mut oder die Motivation zu mehr Bewegung. Viele trauen sich den Sport nicht mehr zu und haben Angst sich zu verletzen, etwas mit dem Diabetes falsch zu machen oder diesen in „Unordnung" zu bringen. Vor allem übergewichtige Menschen empfinden den Gedanken an Sport oft als nicht besonders verlockend, weshalb sie meist nicht von sich aus mit körperlicher Bewegung beginnen. Auch sehen Menschen mit Typ-2-Diabetes nur selten so akuten Handlungsbedarf wie z. B. Menschen, die einen Herzinfarkt erlebt haben und einer Herzsportgruppe beitreten. „Leider" verursacht ein hoher Blutzucker weder Angst noch Schmerzen.

Anfang der achtziger Jahre wurde in Nordrhein-Westfalen ein groß angelegtes Modellprojekt gestartet [68]. In Paderborn begann Prof. Grüneklee mit einem Sportprojekt: Menschen mit Typ-2-Diabetes trieben in einer Gruppe ein bis zwei mal in der Woche Sport. Dabei wurden sie von einem speziell geschulten Team betreut, das u. a. aus einem Arzt, einer Ernährungsberaterin, einer Bewegungstherapeutin und den Übungsleitern bestand – die erste Diabetes-Sportgruppe war entstanden. Nach zwei Jahren konnte zwar keine wesentliche Verbesserung der langfristigen Stoffwechsellage (HbA1c) festgestellt werden, aber die Teilnehmer hatten mehr Sicherheit im Umgang mit ihrem Diabetes gewonnen. Sie hatten ihre Kenntnisse über Typ-2-Diabetes im Rahmen von Schulungsabenden und besonders

---

Finanzierung der Diabetes-Sportgruppen

1. Zuschüsse der Krankenkassen:
Wenn der behandelnde Arzt seinen Patienten eine Verordnung über Rehabilitations-Sport ausstellt, unterstützen fast alle Krankenkassen die Sportgruppen mit ca. 5 Euro pro Teilnehmer und Übungsstunde. Die Förderung ist auf 50 Stunden beschränkt, danach ist eine Mitgliedschaft im jeweiligen Sportverein nötig (siehe unten).
Die Verordnung von Rehabilitations-Sport belastet nicht das Budget niedergelassener Ärzte! (s. Kasten „Verordnung von Rehabilitations-Sport")
Eine Sportgruppe muss bestimmte Voraussetzungen erfüllen, um von den Krankenkassen gefördert zu werden:
- Der/die Übungsleiter/In muss eine spezielle Ausbildung durchlaufen haben.
- Während der Übungsstunden muss ein Arzt in Rufbereitschaft sein.
- Der Verein muss entsprechendes medizinisches Material vorrätig haben (Blutzuckermessgeräte, BZ-Teststreifen, Ketonteststreifen, Glukagonspritzen, Not-BE etc.).

2. Mitgliedsbeiträge der Teilnehmer:
Meist sind Diabetes-Sportgruppen einem Sportverein angegliedert, der Mitgliedsbeiträge erhebt (ca. 5-15 Euro/Monat). Nur selten müssen die Teilnehmer keinen eigenen Beitrag leisten.

im Austausch mit den Gleichgesinnten ausgebaut. Von den vielen positiven Auswirkungen des Modellprojektes auf die Psyche der Teilnehmer waren nicht nur die Initiatoren der Studie überwältigt: Das gemischte Sport-, Spiel- und Bewegungsprogramm steigerte das allgemeine Wohlbefinden der Teilnehmer. Im Schutz der Sportgruppe konnten sie ihre eigene körperliche Belastbarkeit schonend und gefahrlos erkunden. Die Bewegungsgruppe baute Berührungsängste ab und war für die Teilnehmer eine „Initialzündung" für eine dauerhaft bewusstere und gesündere Lebensweise. Daher empfahlen die Initiatoren der Studie, weitere Diabetes-Sportgruppen einzurichten.

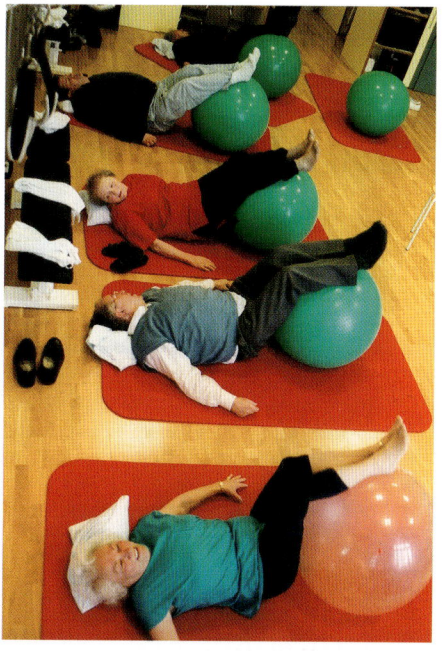

Spiel, Spaß und Erfahrungsaustausch stehen bei Diabetes-Sportgruppen im Vordergrund.

Seitdem bildeten sich eine ganze Reihe von regionalen und überregionalen Initiativen (s. Kap. 12.8., 14.3.3., 15.4.). Zurzeit bestehen in Deutschland mehr als 800 Diabetes-Sportgruppen.

Trotzdem gibt es zu diesem Thema bisher nur eine einzige wissenschaftliche Untersuchung in Deutschland [46]. Die Studienautoren befragten anhand von Fragebögen Übungsleiter und Teilnehmer von Diabetes-Sportgruppen in Nordrhein-Westfalen. Demnach sind alle Übungsleiter der Bewegungsgruppen speziell geschult und qualifiziert. Die Gruppen treffen sich meist einmal in der Woche für mindestens 90 Minuten. Im Durchschnitt nehmen 10 Menschen mit Diabetes an den Bewegungsstunden teil. Verletzungen sind selten, ebenso schwere Unter- oder Überzuckerungen. Die Teilnehmer sind im Durchschnitt fast 60 Jahre alt und haben bereits seit 11 Jahren Diabetes. Über die Hälfte leidet schon an diabetischen Folgeerkrankungen. Die Studienautoren empfehlen, verstärkt um jüngere Menschen zu werben, die noch nicht so lange Typ-2-Diabetes haben, da der medizinische Nutzen für diese Gruppe besonders groß sei.

In jeder fünften Diabetes-Sportgruppe ist während der Übungsstunde ein Arzt anwesend, und bei der Hälfte ist ein Arzt in Rufbereitschaft. Fast alle Diabetes-Sportgruppen bieten noch weitere Maßnahmen an wie z. B. Ernährungsberatung, Informationsveranstaltungen mit Ärzten oder regelmäßige gesellige Treffen. Die meisten Teilnehmer berichten, dass sie ihre körperliche Leistungsfä-

> **Verordnung von Rehabilitations-Sport**
>
> **Keine Belastung für das ärztliche Budget:**
> *„Auf der Grundlage der bestehenden ‚Gesamtvereinbarung über den Rehabilitationssport und das Funktionstraining vom 1. Januar 1994' ... [kann] zu Lasten der Krankenkassen Rehabilitationssport als ergänzende Leistung zur Rehabilitation verordnet werden.*
> *Die hierbei verordneten Behandlungsmaßnahmen (z. B. Gymnastik, Leichtathletik, Schwimmen, Bewegungsspiele in Gruppen) fließen nicht in das Heilmittelbudget."*
> (Landesrundschreiben der Kassenärztlichen Vereinigung Bayerns, 2/1997)
> (Gesamtvereinbarung über den Rehabilitationssport und das Funktionstraining: [56])
>
> **Formular:**
> Zur Verordnung von Reha-Sport muss das Formular „Antrag auf Förderung von Rehabilitationssport/Funktionstraining" (Muster 56) verwendet werden. Ärzte sollten das Formular vorrätig haben. Je nach Bundesland kann es bezogen werden...
> - über die zuständige Kassenärztliche Vereinigung
> - von den Krankenkassen
> - vom jeweiligen Landessportverband oder Behindertensportverband
> - von den Übungsleitern der Sportgruppen oder
> - direkt vom Hersteller (Formularverlag Kohlhammer, Tel. 0711 / 7863-282 oder Fax -322)

higkeit steigern konnten und dass sich ihre Stimmungslage verbesserte. Neben der Geselligkeit und dem Gemeinschaftsgefühl schätzen die Mitglieder an ihrer Bewegungsgruppe vor allem die körperliche Betätigung und den Gedankenaustausch.

Wie sieht nun eine Übungsstunde in der Praxis aus [50]? Meist beginnt sie mit dem gemeinsamen Messen von Blutzucker, Puls und Blutdruck. Dann folgen Aufwärm- und Dehnübungen. Die gymnastischen Übungen kommen gewöhnlich ohne Geräte aus und können auch alleine zu Hause durchgeführt werden. Nach dieser Einleitung werden dann meist einfache Spiele durchgeführt, die Spaß machen. In manchen Bewegungsgruppen führen die Teilnehmer auch Übungen an Fitness-Geräten wie z. B. Fahrradergometer, Laufband oder Rudergerät aus, um gezielt die Ausdauer oder bestimmte Muskelgruppen zu trainieren. Den Ausklang der Übungsstunde bilden Entspannungsübungen zur Beruhigung des Kreislaufs und zum besseren Wohlbefinden, bevor zum Abschluss nochmals Blutzucker, Puls und Blutdruck gemessen werden.

In Kapitel 14.3. beschreiben ein Teilnehmer und eine Übungsleiterin ihre persönlichen Erfahrungen mit einer Diabetes-Sportgruppe, und ein engagierter Arzt berichtet über den Aufbau eines Netzes von Bewegungsgruppen in Bayern.

12.8. Diabetes-Sportgruppen in Deutschland – Versuch einer Übersicht

Ausgehend von Nordrhein-Westfalen bildeten sich in den vergangenen 20 Jahren in den meisten Bundesländern regionale und überregionale Initiativen zur Gründung spezieller Diabetes-Sportgruppen. Diese sind je nach Bundesland verschieden zahlreich und bei weitem nicht flächendeckend. Da die Sportpolitik in die Hoheit der Länder fällt, werden diese Gruppen und Initiativen nicht bundesweit koordiniert. So kommt es, dass viel Entwicklungsarbeit mehrfach geleistet werden musste. Anstatt sich bei den Nachbarn umzusehen, wurde vielfach das Rad neu erfunden!

In den einzelnen Bundesländern gibt es Landessportverbände, unter deren Regie Übungsleiter für den Umgang mit Diabetikern ausgebildet werden. In einigen Bundesländern fällt dies in den Zuständigkeitsbereich der Behindertensportverbände. Kontaktadressen zur Übungsleiterausbildung in ganz Deutschland vermittelt die Geschäftsstelle der Arbeitsgemeinschaft Diabetes und Sport der Deutschen Diabetes-Gesellschaft (siehe Kap. 15.2.).

Die qualifizierten Übungsleiter können dann beispielsweise unter dem Dach ihres Sportvereins, eines Gesundheits- oder Fitnessstudios eine Diabetes-Sportgruppe gründen. Die Zahl der Gruppen ist seit der Erstauflage der Diabetes- und Sportfibel kontinuierlich gewachsen (siehe Tabelle), vor allem in den letzten Jahren kam es zu einem deutlichen Anstieg. Im Jahr 2001 bestanden deutschlandweit erst ca. 250 Gruppen, in der Folge kam es zu einem langsamen Wachstum (320 Gruppen im Jahr 2005), das sich in den letzten Jahren wesentlich beschleunigte. Aktuell sind in Deutschland mehr als 800 Diabetes-Sportgruppen unter dem Dach der Landesverbände organisiert, zusätzlich ist eine ebenfalls zunehmende Zahl

---

Wie finde ich eine Diabetes-Sportgruppe in meiner Umgebung?

Es ist nicht sinnvoll, in diesem Buch mehr als 800 Kontaktadressen einzelner Sportgruppen aufzulisten. Zu schnell würde eine derartige Liste an Aktualität verlieren.
Wer eine Sportgruppe in seiner Umgebung sucht, sollte als erstes bei der Geschäftsstelle der „Initiativgruppe Diabetes und Sport" und bei der Kontaktadresse seines Bundeslandes (beides s. Kap. 15.4.) nach einer Gruppe in seiner Nähe fragen.
Falls dies nicht zum Erfolg führt, sollten sich die Betroffenen nicht entmutigen lassen, denn es gibt noch weitere vielversprechende Informationsquellen:
- Diabetes-Zentrum/Schwerpunktpraxis/Hausarzt wissen oft über lokale Bewegungsgruppen oder Ansprechpartner Bescheid.
- Sie können sich auch an örtliche Selbsthilfegruppen oder an den örtlichen Sportverein wenden.
- Einige Volkshochschulen und Fitness-Center bieten Gesundheitssportgruppen an.
- Nicht zuletzt kann einem manchmal auch die eigene Krankenkasse weiterhelfen.

von Übungsgruppen in Reha-Einrichtungen, Fitness-Studios etc. aktiv (Kontaktadressen siehe Kap. 15.4.).

Die regionale Verteilung der Diabetes-Sportgruppen ist ungleichmäßig. Absoluter Spitzenreiter mit alleine fast 300 Übungsgruppen ist ihr Ursprungsland Nordrhein-Westfalen. Vor allem in Bayern, Baden-Württemberg und Niedersachsen kam es in den letzten Jahren zu einem deutlichen Anstieg der Zahl der Diabetes-Sportgruppen. In einigen Bundesländern ist das Angebot reiner Diabetes-Sportgruppen noch recht spärlich (siehe Tabelle).

Bundesland	Diabetes-Sportgruppen in Deutschland Zahl der über die Landesverbände organisierten Gruppen (hinzu kommt eine „Dunkelziffer", siehe Text)		
	2001	2005	2008
Baden-Württemberg	35	40	120
Bayern	23	80	119
Berlin	int.	int.	2
Brandenburg	int.	int.	int.
Bremen	2	2	0
Hamburg	Ø	Ø	10
Hessen	int.	int.	22
Mecklenburg-Vorpommern	Ø	int.	int.
Niedersachsen	30	38	124
Nordrhein-Westfalen	110	110	292
Rheinland-Pfalz	6	8	10
Saarland	5	5	4
Sachsen	16	16	27
Sachsen-Anhalt	17	17	25
Schleswig-Holstein	int.	int.	22
Thüringen	11	12	24
Gesamt	**255**	**328**	**801**

Legende: int. = Integration in andere Sportgruppen, meist Koronarsportgruppen; Ø = kein spezielles Angebot für bewegungswillige Typ-2-Diabetiker.
Quellen: Die Zahlen für 2001 und 2005 wurden vom Autor selbst erhoben, die Zahlen für 2008 von der Geschäftsstelle der AG Diabetes und Sport der DDG.

Unabhängig von den „offiziellen" Angeboten der Sportvereine bieten einige Volkshochschulen, Selbsthilfegruppen und kommerzielle Fitness-Center Gesundheitssport an, der teilweise speziell auf Menschen mit Diabetes ausgerichtet ist. Eine Reihe von Kliniken haben spezielle 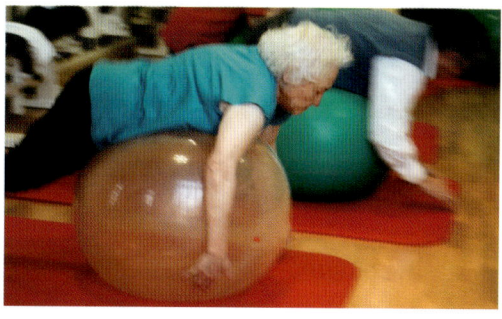 Sportgruppen eingerichtet. Auf lokaler Ebene gründen hier und da engagierte Sportler mit Diabetes oder Angehörige aus eigenem Interesse Diabetes-Sportgruppen.

In den nächsten Jahren ist aus mehreren Gründen mit einem weiteren Wachstum der Zahl von Gruppen zu rechnen. Die gesundheitlichen Vorteile und das therapeutische Potential von Bewegung für Typ-2-Diabetiker schlagen sich immer mehr in den Leitlinien der deutschen und internationalen Fachgesellschaften nieder (siehe Kap. 16.1.). Die Zahl der ausgebildeten Übungsleiter steigt stetig an, was mit einer zeitlichen Latenz zu weiteren Neugründungen von Gruppen führen wird. Des Weiteren wird es in Zukunft immer mehr „seriöse" Angebote von Diabetes-Sport außerhalb der Sportvereine geben, da es Bestrebungen gibt, ein Zertifikat für personell und organisatorisch entsprechend qualifizierte Gesundheitsstudios einzuführen.

In drei Schritten zur Diabetes-Sportgruppe

Welche Schritte muss ein Mensch mit Diabetes unternehmen, um an einer Diabetes-Sportgruppe teilnehmen zu können?

1. Arztbesuch:
Beratung und Untersuchung (s. Kap. 9) durch den behandelnden Diabetologen oder Hausarzt.

2. Formular:
Der Arzt sollte den „Antrag auf Förderung von Rehabilitationssport" (Formular Muster 56, s. Kasten „Verordnung von Rehabilitations-Sport") vorrätig haben. Er füllt seinen Bereich auf dem Antrag aus und legt ihn bei der jeweiligen Krankenkasse oder Rentenversicherung vor. Diese sendet ihn vollständig ausgefüllt zurück.

3. Diabetes-Sportgruppe suchen:
Eine Diabetes-Sportgruppe „aussuchen" und anschauen bzw. zur Probe mitmachen (s. Kasten „Wie finde ich eine Diabetes-Sportgruppe in meiner Umgebung?").

13. Sporternährung

von Eva Maria Hund, Jochen Schmitz, Uwe Schröder und
Günter Wagner *

13.1. Die Basisernährung – Grundlage für sportliche Lorbeeren

Mögen die Gründe noch so verschieden sein, warum Menschen sich körperlich betätigen, die wichtigste Voraussetzung ist für alle dieselbe: Die Sportler müssen dafür nicht nur willens, sondern auch in der Lage sein. Von ausschlaggebender Bedeutung für die Leistungsfähigkeit ist neben bestmöglichem Training und optimaler Wettkampfvorbereitung auch das richtige Essen und Trinken.

Sich über eine spezielle Sporternährung Gedanken zu machen ist nur dann sinnvoll, wenn auf eine ausgewogene Basisernährung aufgebaut werden kann. Die Grundsätze für eine ausgewogene Ernährung hat die Deutsche Gesellschaft für Ernährung e.V. (DGE) zusammengefasst. Sie gelten gleichermaßen für Sportler mit und ohne Diabetes.

Demnach sollten sie 50-60 Prozent der benötigten Energie in Form von Kohlenhydraten aufnehmen (z. B. Kartoffeln, Teigwaren, Reis, Brot). Die Fettzufuhr sollte auf 25-30 Prozent und die Eiweißzufuhr auf 10-15 Prozent der Energieaufnahme begrenzt werden.

Wenn sich ein Freizeitsportler an diesen Empfehlungen orientiert und fünf bis sechs vollwertige und abwechslungsreiche Mahlzeiten am Tag konsumiert, nimmt er alle Nährstoffe in ausreichenden Mengen zu sich, vermeidet Defizite und schafft eine gute Basis für den sportlichen Erfolg. Je nach Trainingsumfang und Leistungsniveau können in einem zeitlich begrenzten Rahmen Zuschläge sinnvoll sein, wie z.B. Kohlenhydrat-Konzentrate während eines Wettkampfs oder Mineralstoffpräparate in der Regenerationsphase. Bei großen körperlichen Anstrengungen werden wegen des größeren Energiebedarfs jedoch automatisch auch mehr Vitamine und Mineralstoffe aufgenommen. Daher ist es bei körperlich sehr aktiven Menschen eher unwahrscheinlich, dass ein Mangel an diesen Substanzen entsteht.

* Alle Autoren: Institut für Sporternährung, Bad Nauheim.

Die Basisernährung

- Eine ausgewogene Ernährung sollte zu 50-60 Prozent aus Kohlenhydraten, zu 25-30 Prozent aus Fetten und zu 10-15 Prozent aus Eiweißen bestehen.
- Bei ausgewogener und vollwertiger Ernährung entstehen keine Defizite an Vitaminen oder Mineralstoffen.

a) Kohlenhydrate

Während körperlicher Belastung sind Kohlenhydrate der wichtigste Energielieferant (Allgemeines zum Thema Kohlenhydrate s. Kap. 3.2.). Bei der Auswahl der Nahrungsmittel direkt vor oder während einer sportlichen Betätigung ist entscheidend, wie schnell der Körper die darin enthaltenen Kohlenhydrate aufnehmen kann.

Traubenzucker und Kohlenhydrate aus Limonaden, Obstsäften und Süßwaren schießen ins Blut. Der Blutzuckerspiegel steigt schnell stark an, kann danach aber auch genauso schnell wieder stark abfallen.

Am besten sichert eine Kombination aus schnell und langsam wirkenden Kohlenhydraten die Energiezufuhr. Gut geeignet sind z. B. Müsli mit frischem Obst oder Vollkornbrot mit dünnem Honig- oder Marmeladenbelag. Die Energie der schnell verfügbaren Kohlenhydrate aus den Früchten bzw. dem Honig steht schon wenige Minuten nach dem Verzehr zur Verfügung und ist schnell verbraucht. Dann beginnt die Wirkung der Getreideprodukte (Flocken, Brot) auf den Blutzucker. Auf diese Weise ist der Energienachschub für einen längeren Zeitraum gesichert.

Kohlenhydrate

- Einfachzucker wie Glukose (Traubenzucker) erhöhen den Blutzucker schnell, aber nur kurz.
- Mehrfachzucker wie Stärke erhöhen den Blutzucker nur langsam, aber für einen längeren Zeitraum.
- Optimal für körperliche Aktivität ist eine Mischung aus schnell und langsam verfügbaren Kohlenhydraten (Einfach- und Mehrfachzucker).

b) Eiweiß und Fett

Eiweiß ist für unseren Körper unverzichtbar: Wachstum und Reparatur von Muskeln und anderen Geweben, Herstellung von Enzymen und Hormonen – nichts geht ohne Eiweiß. Im Notfall kann aus Eiweißen sogar Energie gewonnen werden.

Eiweiß ist in vielen Lebensmitteln enthalten. Neben Eiern, Milch und Fleisch enthalten auch einige pflanzliche Lebensmittel wie Getreide, Hülsenfrüchte und Kartoffeln Eiweiß. Pflanzliche Eiweiße sind zwar schlechter zu verwerten als tierische, sollten jedoch in der Sporternährung überwiegen. Denn Nudeln, Brot, Reis und Müsli liefern neben Eiweiß auch viele Kohlenhydrate, enthalten wenig Fett und sind frei von Cholesterin.

Viele Sportler glauben, dass die mit der Nahrung aufgenommene Menge an Eiweiß für ihre sportlichen Erfolge nicht ausreicht. Sie greifen zu Eiweißdrinks und Eiweißriegeln. Das ist vollkommen überflüssig und zum Teil sogar schädlich. Überschüssiges Eiweiß wird wieder ausgeschieden, was Niere und Leber stark belasten kann. Deshalb gilt bei Eiweiß: Viel hilft nicht unbedingt viel. Der leicht erhöhte Eiweißbedarf des Sportlers wird automatisch durch die größeren Mahlzeiten gedeckt, die er gewöhnlich zu sich nimmt.

Fette stellen auch bei Sportlern das größte Energiereservoir dar. Ein Gramm Fett liefert mehr als doppelt soviel Energie wie ein Gramm Kohlenhydrate oder Eiweiß. Dennoch gilt auch für Sportler die allgemeine Empfehlung, die Fettzufuhr auf 25-30 Prozent der täglichen Energiezufuhr zu beschränken. Ein höherer Fettanteil ginge auf Kosten des Kohlenhydratanteils der Nahrung, der für die sportliche Leistungsfähigkeit wichtiger ist.

Eiweiß und Fett

- Der leicht erhöhte Eiweißbedarf von Sportlern wird bei ausgewogener Ernährung durch die größeren Mahlzeiten gedeckt. Daher ist die Einnahme zusätzlicher Eiweiße nicht nötig.
- Zugunsten der Kohlenhydrataufnahme sollte die Fettaufnahme auf 25-30 Prozent der empfohlenen Energiezufuhr reduziert werden.

c) Vitamine

Da der Körper Vitamine nicht selbst herstellen kann, ist er auf die regelmäßige Zufuhr durch die Nahrung angewiesen. Die größte Bedeutung für den Sportler haben die B-Vitamine sowie Vitamin C. Vitamin B1 wird zur Energiegewinnung aus Kohlenhydraten benötigt, und Vitamin B6 ist beim Muskelaufbau beteiligt. Vitamin C stärkt das Immunsystem, schützt Zellen und ist für die Erhaltung von Bindegewebe und Knochen bedeutend.

Wer glaubt, mit Vitaminpillen für Extraportionen sorgen zu müssen, der irrt. Eine über dem Bedarf liegende Vitaminzufuhr führt nicht zu einer Leistungssteigerung. Es ist problemlos möglich, mit der normalen Nahrung genügend Vitamine aufzunehmen. Bei körperlicher Aktivität steigt der Vitaminbedarf nicht so stark an wie der Energiebedarf. Wegen der höheren Energiezufuhr nehmen Sportler erst recht ausreichend Vitamine auf, so dass ein Mangel sehr unwahrscheinlich ist.

Besonders vitaminreich sind z. B. frisches Obst und Gemüse sowie Vollkornprodukte. Ebenso wichtig wie die Auswahl der Lebensmittel ist deren Aufbewahrung und Zubereitung. Um Vitaminverluste zu vermeiden, sollten Obst und Gemüse so frisch wie möglich eingekauft und Gemüse so kurz wie möglich gegart werden.

Vitamine

- Eine ausgewogene und vollwertige Ernährung enthält genügend Vitamine.
- Eine über dem Bedarf liegende Vitaminzufuhr steigert nicht die sportliche Leistungsfähigkeit.

d) Mineralstoffe

Bei körperlicher Anstrengung werden mit dem Schweiß Mineralstoffe ausgeschieden. Wer optimale sportliche Leistungen erbringen will, muss für regelmäßigen und ausreichenden Nachschub sorgen. Ein Mangel kann zu allgemeiner körperlicher Schwäche und Abgeschlagenheit führen, aber auch zu Muskelschwäche oder Muskelkrämpfen. Im Allgemeinen benötigen Sportler bei ausgewogenem und vollwertigem Essen und Trinken jedoch keine zusätzlichen Mineralstoffpräparate. Im Folgenden sind die kritischen Mineralstoffe aufgeführt, an denen es Sportlern am ehesten mangelt, wenn sie sich nicht ausgewogen ernähren.

- **Kalium:** Von allen Mineralstoffen benötigt der Körper von Kalium die größte Menge. Kalium hält die Flüssigkeitsverteilung im Körper aufrecht, ist wichtig für die Muskelfunktion und wird in der Regenerationsphase zum Auffüllen der Kohlenhydrat-Speicher benötigt. Kaliumreich sind Kartoffeln und Vollkornprodukte, Obst und Gemüse, Hülsenfrüchte, Hefeprodukte, Trockenfrüchte, Nüsse, Milch und Milchprodukte und Fruchtsäfte wie zum Beispiel Apfelsaft.
- **Magnesium:** Magnesium hilft beim Energiestoffwechsel und beim Zusammenspiel von Muskeln und Nerven. Ein Magnesiummangel kann sich z. B. in Herzrasen und Muskelkrämpfen äußern. Zu den magnesiumreichen Lebensmitteln zählen Vollkornprodukte, Hülsenfrüchte, Kartoffeln, grünes Gemüse, Milch, Fisch, Bananen, Beerenfrüchte und magnesiumreiches Mineralwasser.
- **Kalzium:** Kalzium hält die Knochen stabil, hat aber auch Einfluss auf Muskeln und Nerven sowie auf die Blutgerinnung. Vor allem Jugendliche und Frauen müssen auf eine ausreichende Kalziumzufuhr achten. Besonders kalziumreich sind Milch und Milchprodukte, Vollkorngetreide, Nüsse und Gemüse.
- **Eisen:** Eisen ist für den Sauerstofftransport im Blut nötig. Bedingt durch ihre Menstruation haben Frauen einen höheren Eisenbedarf als Männer. Ein Mangel kündigt sich durch Müdigkeit und Blutarmut an. Viel Eisen enthalten Fleisch, Fisch und Meeresfrüchte sowie Vollkornprodukte und Gemüse.
- **Jod:** Das Schilddrüsen-Mineral Jod ist unerlässlich für den Energiestoffwechsel. Gute Jodlieferanten sind Seefische, Milch und Milchprodukte sowie jodhaltige Mineralwässer und jodiertes Speisesalz.

■ **Zink:** Fehlt dem Körper Zink, heilen Wunden schlecht, werden Knochen brüchig und das Immunsystem geschwächt. Da bei körperlichem Stress vermehrt Zink mit dem Urin ausgeschieden wird, sollte der Sportler auf eine ausreichende Zinkzufuhr achten. Besonders zinkreich sind Milch und Milchprodukte, Vollkorngetreide, Innereien, Fleisch, Fisch und Schalentiere.

Mineralstoffe

- Generell benötigen Sportler keine zusätzlichen Mineralstoffpräparate.
- Am ehesten mangelt es Sportlern, die sich nicht vollwertig und ausgewogen ernähren, an Kalium, Magnesium, Kalzium, Eisen, Jod und Zink.

13.2. Flüssigkeitsverlust – Ohne Schweiß kein Preis

Bei Diskussionen um die Sporternährung wird die Bedeutung der Flüssigkeitszufuhr oft unterschätzt. Dabei wirkt sich eine ungenügende Versorgung mit Wasser direkt auf die Körperfunktionen aus. Schon nach einigen Stunden Wassermangel sind die Körperfunktionen beeinträchtigt. Bei anderen Nährstoffen macht sich eine Unterversorgung erst nach Tagen oder Wochen bemerkbar. Ein regelmäßiger und ausreichender Flüssigkeitskonsum ist für die körperliche und mentale Leistungsfähigkeit von größter Wichtigkeit.

Körperlich aktive Menschen mit Diabetes müssen besonders auf ihren Wasserhaushalt achten. Sie verlieren nicht nur mit dem Schweiß große Mengen an Flüssigkeit, sondern auch mit dem Urin, wenn sie die körperliche Aktivität mit Blutzuckerwerten über der Nierenschwelle beginnen (ca. 160 mg/dl). Um einer Dehydratation (Austrocknung) vorzubeugen, müssen Sportler mit Diabetes daher mehr Flüssigkeit trinken als stoffwechselgesunde Athleten. Genaueres hierzu können Sie in Kap. 8.2.5. (Flüssigkeitsverlust durch Hyperglykämie) lesen.

13.2.1. Das richtige Sportgetränk

Generell ist bei körperlicher Aktivität fast jede Flüssigkeitsaufnahme von Vorteil. Alkoholische Getränke sollten gemieden werden, da sie u. a. entwässernd wirken. Um die Flüssigkeitsverluste bei körperlicher Aktivität optimal auszugleichen, werden zwei Arten von Getränken benötigt: Aktionsgetränke (während der Belastung) und Regenerationsgetränke (nach dem Sport).

- **Aktionsgetränk:** Bei kurzen Belastungen steht die Wasserzufuhr im Vordergrund, bei längeren körperlichen Aktivitäten wird der Kohlenhydratersatz wichtiger.
- **Regenerationsgetränk:** Nach dem Sport sollte das während der Belastung entstandene Flüssigkeitsdefizit ausgeglichen werden. Der Flüssigkeitsersatz darf je nach Sportart mehrere Stunden dauern und unterliegt keinem Zeitdruck (Ausnahmen bilden zum Beispiel Turniersituationen). Ein Kohlenhydratanteil von 70-80 Gramm pro Liter Getränk ist zur Ausgleichung des erhöhten Energieverbrauchs und der negativen Flüssigkeitsbilanz optimal.

Das Sportgetränk hat drei wichtige Aufgaben zu erfüllen: Wasserersatz, Mineralstoffersatz und Kohlenhydratzufuhr.

a) Wasserersatz:

Ist die körperliche Aktivität nur von kurzer Dauer und die Umgebungstemperatur hoch, ist Wasserersatz der wichtigste Faktor. Bei körperlichen Aktivitäten bis zu 60 Minuten Dauer sind gering konzentrierte (hypotone) Getränke empfehlenswert. Gut geeignet sind z. B. Mineralwasser oder stark verdünnte Obstsäfte. Hypotone Getränke verweilen nur kurz im Magen und werden schnell aufgenommen. Sie sollten immer dann zum Einsatz kommen, wenn ein schnellstmöglicher Flüssigkeitsersatz gefordert ist. Auch zum Ersatz verlorener Mineralstoffe bieten sie eine gute Basis.

b) Mineralstoffersatz:

Generell sollten genau die Mineralstoffe, die bei körperlicher Aktivität über den Schweiß oder den Urin verloren gehen, während und nach dem Sport wieder aufgenommen werden.

Natrium ist direkt an der Flüssigkeitsaufnahme beteiligt. Getränke, die kein oder wenig Natrium enthalten, werden langsamer resorbiert und haben eine kürzere Verweildauer im Körper. Der Natriumgehalt des Aktionsgetränkes sollte mindestens 600-800 mg/l und der des Regenerationsgetränks circa 400 mg/l betragen.

Kalzium und Magnesium können im Verhältnis 2:1 am besten aufgenommen werden, d. h. wenn der Kalziumgehalt des Sportgetränks doppelt so hoch ist wie sein Magnesiumgehalt. Darauf sollten Sportler beim Mineralwasser-Kauf achten.

c) Kohlenhydratzufuhr:

Die regelmäßige Zufuhr von kohlenhydratreichen Getränken steigert die Leistungsfähigkeit und das Wohlbefinden bei körperlicher Aktivität. Bei körperlicher Aktivität, die über 45 Minuten dauert, und bei kühleren Umgebungstemperaturen ist die Kohlenhydratzufuhr besonders wichtig. Je nach Situation sollte das Sportgetränk zwischen 40 und 70 Gramm Kohlenhydrate pro Liter Getränk enthalten.

In Ausnahmesituationen sind auch bis 100 Gramm pro Liter möglich. Gut geeignet sind Schorlen aus Fruchtsäften (insbesondere Apfelsaft) und Mineralwasser.

Die Kohlenhydrataufnahme behindert die Wasserresorption. Das bedeutet, dass ein sehr kohlenhydratreiches Getränk langsamer aufgenommen wird als z. B. reines Mineralwasser. Getränke, die stärker konzentriert sind als das menschliche Blut (hyperton), müssen vor der Aufnahme im Körper erst verdünnt werden.

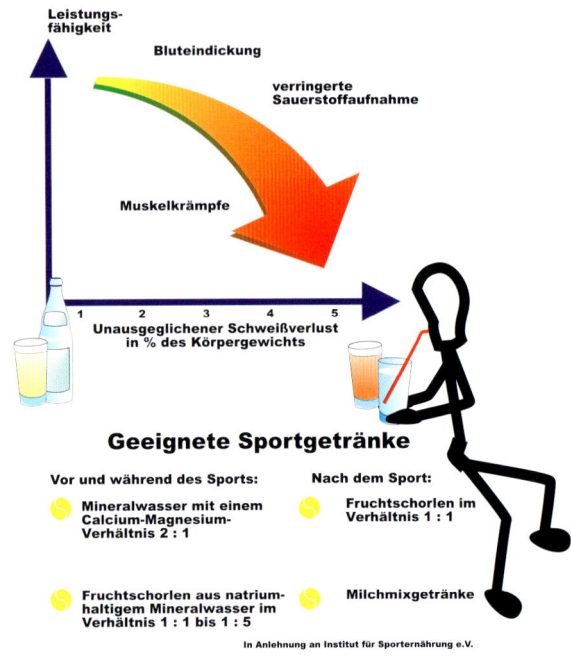

Dazu wird kurzfristig Körperwasser in Magen und Darm abgezogen. Auf diese Weise kann es sogar sein, dass ein stark hypertones Getränk den Körper kurzfristig austrocknet.

Während und nach Ausdauerbelastungen sind kohlenhydratreiche hypertone Getränke aber sehr nützlich: Sie stellen Energie bereit und laden die Reserven wieder auf. Im Vergleich zu einem topp-trainierten Spitzensportler profitieren insbesondere Sportbeginner und weniger Trainierte von einem kohlenhydrathaltigen Sportgetränk. Die Kohlenhydrat- und Glykogendepots sind bei Freizeitsportlern geringer gefüllt als bei Spitzensportlern. Zusätzlich benötigen Freizeitsportler bei der gleichen körperlichen Belastung mehr Kohlenhydrate als gut austrainierte Spitzensportler, weil ihre Bewegungsabläufe nicht so ökonomisch sind.

Für Sportler mit Diabetes sind stark kohlenhydrathaltige Getränke die schnellste Möglichkeit, eine Unterzuckerung zu bekämpfen. Gut geeignet sind zuckerhaltige Limonaden (z. B. Cola) und unverdünnte Fruchtsäfte.

Bei der Frage, welches Sportgetränk am besten geeignet ist, taucht immer wieder der „Mythos vom Zaubertrank" auf: Sind spezielle isotonische Sportgetränke sinnvoll oder nicht? Nicht nur bei Sportlern ist der Glaube an Wunderwirkungen bestimmter Getränke und Inhaltsstoffe wie Vitamine und Mineralstoffe weit verbreitet. Kaum ein „Iso-Drink" gleicht in seiner Zusammensetzung dem anderen.

Mineralwasser-Anteil	Pures MW	5 Teile	3 Teile	1 Teil
Fruchtsaft-Anteil		1 Teil	1 Teil	1 Teil
Laufen unter 1 Std.	+	++	++	o
Laufen 1-3 Std., Radwettkampf unter 1 Std.	o	+	++	+
Laufen über 3 Std., Radwettkampf über 1 Std.	o	o	++	++
Wandern, Walking, Bergsteigen, Rad fahren	o	+	++	++
Training zur Verbesserung der Fettverbrennung	++	+	o	o
Spielsportarten (azyklische Belastungen)	o	+	++	++

Eignung von Mineralwasser und Sport-Schorlen in unterschiedlichen Mischungsverhältnissen für ausgewählte sportliche Aktionen (o = weniger günstig, + = günstig, ++ = sehr günstig) [106]*.

Ein Beispiel: Der Gehalt an einzelnen Mineralstoffen variiert bei diesen Getränken bis um das zehnfache! Die Vitaminzusätze sind häufig nur Verkaufsargumente, denn die Vitaminverluste über den Schweiß sind sehr gering und werden durch eine vollwertige Ernährung problemlos ausgeglichen. Auch die Bezeichnung „isoton", die auf den meisten Sportgetränken prangt, ist kein Qualitätsmerkmal. Sogar eine 5-prozentige Glukoselösung ist isoton, hat also die gleiche Konzentration an gelösten Teilchen wie das Blut, enthält aber keinen einzigen Mineralstoff.

Selbst gemixte Sport-Schorlen aus Mineralwasser und Fruchtsaft (s. o.) sind meist besser geeignet als die „Iso-Drinks" – und viel billiger sind sie auch.

Das richtige Sportgetränk

Ein Sportgetränk hat drei Funktionen zu erfüllen:
- Wasserzufuhr: Bei kurzen Aktivitäten am wichtigsten.
- Mineralstoffzufuhr: Die mit dem Schweiß verlorenen Mineralstoffe sollten wieder ersetzt werden.
- Kohlenhydratzufuhr: Bei längerer körperlicher Aktivität besonders wichtig.

Je nach Art und Dauer der körperlichen Aktivität sind verschieden konzentrierte Schorlen aus Mineralwasser und Fruchtsaft am besten geeignet.

* Literaturverzeichnis s. Kap. 16.6.

Sporternährung

13.2.2. Die richtige Trinkmenge

Allgemein betrachtet trinken die Menschen zu wenig. Im Laufe des Lebens unterdrücken viele Menschen das Durstgefühl und verlernen, es rechtzeitig zu verspüren. Die Folge: Wenn Durst auftritt, liegt bereits ein Flüssigkeitsdefizit vor. Beim Neugeborenen erfolgt die Flüssigkeitsaufnahme ca. alle zwei Stunden. Dieser von der Natur vorgegebene Rhythmus sollte auch in späteren Jahren beibehalten werden. Damit kein Flüssigkeitsdefizit entsteht, muss das richtige Trinken wieder erlernt werden. Das bedeutet: Trinken, bevor der Durst kommt!

Um ein Gefühl für die Wassermengen zu bekommen, die unser Körper täglich benötigt, ist es sinnvoll, eine Flüssigkeitsbilanz zu erstellen. Die Bilanz aus Wasseraufnahme und -abgabe sollte immer ausgeglichen sein, um Flüssigkeitsdefiziten und Leistungsmängeln entgegenzuwirken.

Wasseraufnahme		Wasserabgabe	
Trinkflüssigkeit	1500 m	Harn	1300 ml
Wasseranteil in Speisen	700 ml	Haut und Lunge (Schwitzen und Abatmen)	1000 ml
Oxidationswasser (entsteht bei der Verwertung von Nährstoffen)	300 ml	Stuhl	200 ml
Summe	2500 ml	Summe	2500 ml

Beispiel einer ausgeglichenen Wasserbilanz für einen Tag [107].

Bei jedem zusätzlichen Wasserverlust, z. B. durch Schwitzen, muss die Bilanz wieder ausgeglichen werden. Verschiedene Faktoren wie Trainingsintensität, Trainingsdauer, Lufttemperatur und Sportart bestimmen die Höhe des Schweißverlustes. Bei Sportlern mit Diabetes kommt noch der Flüssigkeitsverlust über den Urin hinzu, der bei Ausgangs-Blutzuckerwerten über der Nierenschwelle zusätzlich auftritt (siehe Kap. 8.2.5).

Besonders Ausdauersportler verlieren im Verlauf des Wettkampfes oder Trainings große Mengen an Flüssigkeit. Marathonläufer können bei warmem Wetter mehr als 4 Liter Flüssigkeit verlieren. Eine anstrengende Bergetappe bei der Tour de France kostet die Radrennfahrer über 6 Liter Schweiß. Doch auch bei beruflicher Arbeit können während einer 8-Stunden-Schicht unter heißen Arbeitsbedingungen 6 und mehr Liter Flüssigkeit verloren gehen.

Zur Einschätzung der Höhe des eigenen Flüssigkeitsbedarfes gibt es einen einfachen Praxis-Tipp: Der Sportler stellt sich vor und nach der körperlichen Aktivität auf eine Personenwaage und notiert sein Körpergewicht. Die Differenz in Kilogramm entspricht dem Flüssigkeitsverlust in Litern. Diese Flüssigkeitsmenge muss der körperlich Aktive während und nach dem Sport zusätzlich aufnehmen. Dafür eignen sich die oben genannten Sportgetränke. Die Angst vor einer „Überwässerung" ist unbegründet, da der Körper das überflüssige Wasser wieder ausscheidet.

Die richtige Trinkmenge

- Weil das Durstgefühl zu spät eintritt: Trinken, bevor der Durst kommt!
- Bestimmung der Höhe des Flüssigkeitsverlustes: Vor und nach der körperlichen Aktivität auf die Waage stellen. Die Differenz entspricht dem Flüssigkeitsverlust, der durch Trinken während und nach dem Sport ausgeglichen werden muss.

13.3. Essen und Trinken vor und während des Sports

a) Der wichtigste Energielieferant: Kohlenhydrate

Bei jeder körperlichen Aktivität verbraucht der Körper Energie. Wieviel Energie verbraucht und welche Nährstoffe verwertet werden, hängt vor allem von der Dauer und Intensität der körperlichen Aktivität ab. Eine Verdopplung der Aktionsdauer führt auch zu einer Verdopplung des Energieaufwandes. Nimmt die Intensität zu, mit der die jeweilige Muskelarbeit durchgeführt wird, steigt der Energieverbrauch sogar exponentiell, d. h.: Verdoppelt sich die Intensität, wird viermal so viel Energie verbraucht.

Bei Belastungen niedriger Intensität wird den Muskelzellen genügend Sauerstoff angeliefert. Unter diesen so genannten aeroben Bedingungen gewinnen die Muskelzellen ihre Energie bevorzugt aus Fetten, um die Glykogenreserven von Muskulatur und Leber zu schonen. In Ruhe und bei sehr niedriger Belastung beträgt der Glukose- bzw. Glykogenanteil an der Energiebereitstellung nur circa 20 Prozent, der Fettanteil entsprechend 80 Prozent.

Je höher die Intensität der Belastung ist, desto weniger Fette und um so mehr Kohlenhydrate werden zur Energiegewinnung herangezogen. Bis zu Belastungsintensitäten von 60-70 Prozent der Maximalleistung können die Muskelzellen einen erheblichen Anteil der Energie aus Fetten gewinnen. Bei höheren Belastungen werden dann fast nur noch Kohlenhydrate verbrannt.

Für Sportler mit Diabetes gilt genauso wie für Stoffwechselgesunde: Um die Leistungsfähigkeit während einer Ausdauerbelastung zu erhalten und den Blutzucker zu stabilisieren, sollten körperlich Aktive vor und während länger andauernden sportlichen Belastungen Kohlenhydrate zu sich nehmen. Auf diese Weise werden die Glykogenspeicher von Muskulatur und Leber geschont, und Wohlbefinden und Ausdauerleistung verbessern sich. Sportmediziner empfehlen, ca. eine halbe Stunde vor Beginn der körperlichen Aktivität 50 g Kohlenhydrate (ca. 4-5

Trainingszustand	Training bei 75% der Maximalleistung	
	Energieverbrauch pro Stunde	Kohlenhydratverbrauch pro Stunde
Ausdauersportler der Spitzenklasse	5.500 kJ	250 g KH (4.300 kJ)
Gut trainierter Ausdauersportler	4.200 kJ	200 g KH (3.400 kJ)
Gut trainierter Spiel-Sportler	3.400 kJ	150 g KH (2.500 kJ)
Sportbeginner/Nicht-Sportler	2.300 kJ	100 g KH (1.700 kJ)

Energie- und Kohlenhydratverbrauch pro Stunde bei verschieden gut trainierten Sportlern unter Ausdauerbelastung [111].

BE) aufzunehmen und während der Belastung mindestens 20 g Kohlenhydrate (ca. 2 BE) pro Stunde einzunehmen [55]. Welche Getränke und Nahrungsmittel dafür besonders gut geeignet sind, ist in diesem Kapitel ausführlich beschrieben.

b) „Sport-BE"
Sportlern mit Diabetes kann es bei körperlicher Aktivität immer passieren, dass sie in eine Unterzuckerung geraten. Daher gehört zu jeder Sportausrüstung auch ein Proviant-Paket mit schnell und langsam wirkenden Kohlenhydraten.

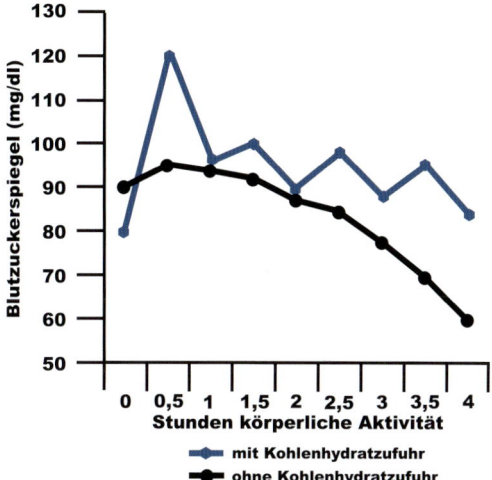

Blutzuckerverlauf bei Stoffwechselgesunden während Ausdauerbelastung mit und ohne Kohlenhydratzufuhr [36].

Schnell wirkende Kohlenhydrate: Zum schnellen Anheben des Blutzuckers vor dem Sport oder zur Bekämpfung einer Unterzuckerung während oder nach der körperlichen Aktivität dienen schnell wirkende „Not-BE". Falls diese nicht in Form eines Getränks eingenommen werden, empfiehlt es sich, etwas Flüssigkeit nachzutrinken, um die Aufnahme der Kohlenhydrate zu beschleunigen. Gut geeignet sind z. B. (s. auch Kap. 8.1.6):
- Zuckerhaltige Limonaden (z. B. Cola),
- Fruchtsaft, nicht oder nur leicht verdünnt,
- Glukose-Gel + Flüssigkeit,
- Traubenzucker + Flüssigkeit.

Langsam wirkende Kohlenhydrate: Um ein Absinken des Blutzuckers während körperlicher Aktivität zu verhindern oder um den Blutzucker nach einer Unterzuckerung zu stabilisieren, werden langsam wirkende Kohlenhydrate benötigt. Ihre Wirkung setzt nicht sofort ein, hält dafür aber länger an. Gut geeignet sind z. B.:
- Müsli-Riegel,
- Kekse, Vollkornkekse,
- Schokolade, Süßwaren,
- Belegte Brötchen.

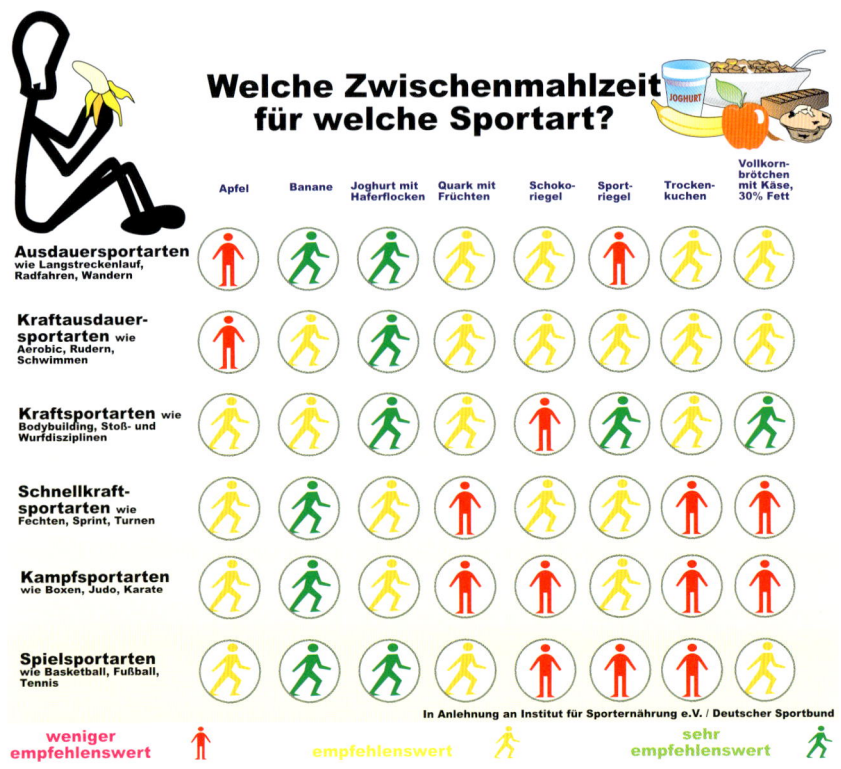

Nicht jede Zwischenmahlzeit ist für alle Sportarten gleich gut geeignet. Je nach Belastungsdauer und -intensität verändern sich die Anforderungen.

c) Trinken, bevor der Durst kommt

Vor allem bei zu erwartenden hohen Außentemperaturen ist es wichtig, schon am Morgen damit anzufangen, viel zu trinken. Während des Sports ist es nicht immer möglich, das gesamte ausgeschwitzte Wasser zu ersetzen.

Magnesiumreiches Mineralwasser oder Mineralwasser-Apfelsaft-Schorlen im Verhältnis drei zu eins (3 Teile Mineralwasser, 1 Teil Fruchtsaft) sind beispielsweise gut geeignet. Ungünstig ist die Zufuhr größerer Mengen kohlenhydratreicher Getränke wie z. B. unverdünntem Apfel- oder Orangensaft oder süßen Limonaden, wenn sie nicht zur Unterzuckerungsbekämpfung eingenommen werden. Genaueres zum richtigen Sportgetränk und zur richtigen Trinkmenge können Sie in Kap. 13.2. lesen.

Zusätzlich sollten Sportler vor einer Ausdauerbelastung innerhalb der letzten Viertelstunde vor dem Start bis zu einem halben Liter Flüssigkeit trinken.

	Gut geeignete Lebensmittel	Weniger geeignete Lebensmittel
Brot und Backwaren	Leichte Vollkornbrotsorten, Vollkorntoast	Frisches und grobkörniges Brot, fettreiches Gebäck
Nährmittel	Hafer- und Getreideflocken, Müsli, Nudeln, Reis	Fettreiche und zu stark gewürzte Nährmittel
Kartoffeln	Kartoffelpüree, Pellkartoffeln	Bratkartoffeln, Pommes frites, Kartoffelsalat
Obst	Bananen, Trockenobst	Unreifes Obst, rohes Steinobst, Avocados
Milchprodukte	Trinkmilch, Joghurt, Käse, Milchreis	Fettreicher und scharf gewürzter Käse
Fleisch	Mageres Fleisch	Fettarme Wurst
Fisch	Fettarme Fische wie Schellfisch, Kabeljau, Scholle, Forelle	Gebackener und fritierter Fisch, Hering, Fischkonserven in Öl

Am Aktionstag sind kohlenhydratreiche und fettarme Lebensmittel empfehlenswert [108].

d) Essen am Aktionstag

Gut geeignet sind am Aktionstag kohlenhydratreiche, fettarme und ballaststoffarme Speisen. Sie liegen nicht stundenlang im Magen, führen nicht zu Blähungen und werden im Allgemeinen gut vertragen.

Was sollten Sportler auf keinen Fall am Aktionstag zu sich nehmen? Einer der schlimmsten und dennoch sehr häufigen Ernährungsfehler von Profis und Freizeitsportlern ist, an Aktionstagen neue Nahrungsmittel auszuprobieren.

Für Sportler mit Diabetes bergen ungewohnte Speisen und Getränke im Zusammenhang mit Sport ein großes Risiko: Der Kohlenhydratgehalt ist nicht genau bekannt, genauso wenig wie die Geschwindigkeit und Dauer der blutzuckererhöhenden Wirkung. Auf diese Weise steigern ungewohnte Nahrungsmittel am Aktionstag das Unterzuckerungsrisiko. Deshalb gilt: keine Experimente! An Aktions- und Wettkampftagen sollte nur „Gewohntes" und im Training Erprobtes verzehrt werden.

Fit im Sport durch leichte Kost
Das richtige "Ess-Timing" bestimmt die Leistung

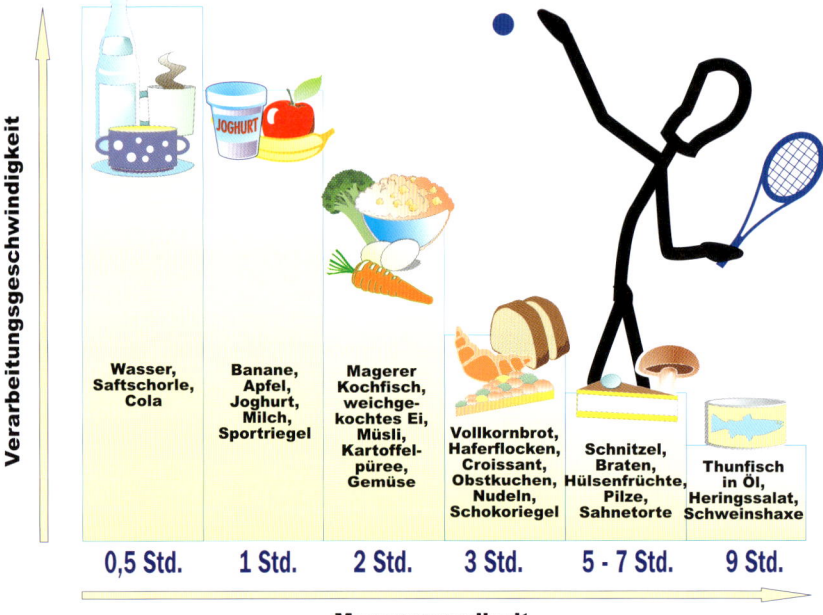

Zwischenmahlzeiten mit kurzen Magenverweilzeiten belasten nicht und liefern schnell Energie.

Essen und Trinken vor und während des Sports

- Für Leistungsfähigkeit und Wohlbefinden ist es wichtig, vor und während des Sports regelmäßig Kohlenhydrate einzunehmen.
- Jeder Sportler mit Diabetes sollte sowohl schnell als auch langsam wirkende Sport-BE in der Sporttasche mitnehmen.
- Auf ausreichende Flüssigkeitszufuhr achten!
- Keine neuen, ungewohnten Nahrungsmittel am Aktionstag ausprobieren.

13.4. Essen und Trinken nach dem Sport

Nach intensiven sportlichen Belastungen haben die wenigsten Aktiven Hunger oder Appetit. Der Durst ist jedoch meist riesig. Dennoch sollten Sportler nach körperlicher Aktivität trinken und essen. Günstig ist es, mit gut verträglicher Flüssigkeit zu beginnen.

Mineralgetränke auf Milch- oder Fruchtsaftbasis, selbst gemixte Mischungen aus Mineralwasser und Obst- bzw. Fruchtsaft oder auch lauwarme Gemüsebrühen (besonders bei niedrigen Außentemperaturen) sind im Allgemeinen gut geeignet.

Neben der Flüssigkeitszufuhr spielt die Wiederauffüllung der Kohlenhydrat-Speicher eine zentrale Rolle. Es kann mehrere Tage dauern, bis die Glykogenlager der Muskulatur und der Leber wieder aufgefüllt sind. Für die Zeit des „Muskelauffülleffekts" ist die Insulinempfindlichkeit weiterhin erhöht (s. Kap. 8.1.4.). Etwa ein bis zwei Stunden nach dem Wettkampf oder der sportlichen Aktivität sollte damit begonnen werden, leicht verdauliche kohlenhydratreiche Speisen zu sich zu nehmen.

Die Ernährung nach Sport sollte folgende Kriterien erfüllen:
- Hoher Kohlenhydratgehalt,
- Niedriger Fettanteil,
- Viele wertvolle Vitamine und Mineralstoffe.

Bei der Auswahl der Lebensmittel nach körperlicher Aktivität sollte nicht vergessen werden, dass die Muskulatur zur Regeneration in geringen Mengen auch Eiweiße benötigt. Alle diese Kriterien zusammengenommen ergibt sich, dass folgende Gerichte nach dem Sport besonders gut geeignet sind:
- Nudelspeisen oder Teigwaren-Gerichte, zum Beispiel Spaghetti, Spätzle, Cannelloni, Lasagne oder Pizza,
- Reisspeisen, zum Beispiel Reispfanne, Gemüse-Reis-Gerichte oder Milchreis mit Früchten,
- Getreidegerichte mit Milchfrischprodukten wie Quark, Joghurt oder Dickmilch (höher ausgemahlene Mehle wie Vollkornschrot oder Mehl Typ 1700 sind den geringer ausgemahlenen Weißmehlen wie z. B. Typ 405 vorzuziehen),
- Kartoffelgerichte, zum Beispiel Kartoffelpüree, Kartoffelknödel, Folien- oder Pellkartoffeln mit Quark/Dickmilch,
- Zerealien, zum Beispiel Haferflocken, Müsli mit Milchfrischprodukten wie Joghurt.

Essen und Trinken nach dem Sport
- Nach körperlicher Aktivität sollten Sportler nicht nur trinken, sondern auch essen.
- Die Nahrungsmittel sollten vor allem Kohlenhydrate und in geringeren Mengen auch Eiweiße enthalten.

13.5. Das richtige Körpergewicht

Liegt mein Körpergewicht im „Normbereich", oder bin ich über- oder untergewichtig? Diese Frage kann mit Hilfe des Body-Mass-Index (BMI) beantwortet werden.

Bestimmung des BMI:
Im hinteren Umschlagdeckel ist eine Grafik abgebildet, mit deren Hilfe Sie den Body-Mass-Index einfach bestimmen können. Verbinden Sie z. B. mit einem Lineal, Ihre Körpergröße (links) mit Ihrem Körpergewicht (rechts). In der Mitte ergibt der Schnittpunkt mit der BMI-Skala Ihren individuellen Body-Mass-Index.
- **Werte unter 18:** Sie sind untergewichtig; empfehlenswert ist eine Gewichtszunahme.
- **Werte 18-25:** Sie sind normalgewichtig.
- **Werte 26-30:** Sie sind leicht übergewichtig und sollten nach Rücksprache mit Ihrem Arzt Ihr Gewicht reduzieren.
- **Werte über 30:** Starkes Übergewicht (Adipositas). Eine Gewichtsabnahme ist dringend anzuraten.

Ein Beispiel: Herr Müller will seinen BMI wissen. Er ist 185 cm groß und wiegt 95 kg. Mit Lineal und Bleistift verbindet er den Punkt „185" auf der linken Skala mit dem Punkt „95" auf der rechten Skala. Die Linie schneidet die BMI-Skala bei ungefähr 28 – Herr Müller hat also leichtes Übergewicht.

Für alle, die es genauer wissen wollen, hier die exakte BMI-Formel:
$$BMI = (Körpergewicht\ in\ kg) / (Körpergröße\ in\ m)^2$$

Obwohl die Waage nicht unbedingt das „wahre" Übergewicht wiedergibt, ist sie doch ein gutes Kontrollinstrument, um ein Ungleichgewicht zwischen Energiezufuhr und -verbrauch festzustellen. Macht sich eine Gewichtsabnahme nicht unmittelbar bemerkbar, kann es sein, dass die Fettabnahme durch einen entsprechenden Muskelzuwachs im Gesamtgewicht kompensiert wird. Selbst wenn sich im Verlauf des Trainings das Körpergewicht nicht verändert, ändert sich die Zusammensetzung des Körpers.

Zur Bestimmung der Körperzusammensetzung dient z. B. die Körperfettmessung. Üblich sind Hautfaltendickemessung, Impedanzmessung (elektrische Widerstandsmessung) sowie die Messung mit Hilfe von Infrarotstrahlen (Futrex). Frauen mit einer normalen Körperzusammensetzung haben einen Körperfettanteil von 20-22 Prozent, junge Männer von 14-16 Prozent.

Die allermeisten Menschen mit Typ-2-Diabetes sind übergewichtig (s. Kap. 12.1.). Übergewicht entsteht dadurch, dass die Energiezufuhr größer als der Energieverbrauch ist. Die überschüssige Energie wird in Form von Fett gespeichert, und das Körpergewicht steigt an.

Zum Abnehmen gibt es prinzipiell zwei Möglichkeiten: Entweder die Energiezufuhr mit Speisen und Getränken reduzieren und/oder den Energieverbrauch durch mehr körperliche Aktivität im Alltag oder sportliches Ausdauertraining erhöhen. Regelmäßige körperliche Aktivität erhöht den Energieverbrauch, steigert die periphere Insulinempfindlichkeit und verbessert das gesamte Krankheitsbild. Zur dauerhaften Senkung des Körpergewichts hat sich die Kombination von geringerer Energiezufuhr und mehr körperlicher Aktivität bewährt.

Oft wird der Energieverbrauch durch körperliche Aktivität überschätzt, und die Energiezufuhr wird nach der Körperarbeit zu stark erhöht. Einige Beispiele [114]: Um die Energie zu verbrauchen, die in einem Glas Wein (1/8 Liter, 400 kJ) enthalten ist, muss man 15 Minuten sportlich Rad fahren. Eine Flasche Bier (½ Liter, 1.005 kJ) „entspricht" 45 Minuten Tischtennis. Für eine Portion Pommes frites (150 Gramm, 1.325 kJ) muss der „Sportler" 2 Stunden Auto waschen, und eine Tafel Schokolade (2.260 kJ) reicht für 3 Stunden gemütliches Fahrrad fahren!

Das richtige Körpergewicht

- Ob das Körpergewicht im Normbereich liegt, zeigt der Body-Mass-Index.
- Bei körperlicher Aktivität wird Fettgewebe ab- und Muskelmasse aufgebaut. Die Zusammensetzung des Körpers kann mit einer Körperfettmessung bestimmt werden.
- Bei übergewichtigen Menschen mit Typ-2-Diabetes kann sich das gesamte Krankheitsbild verbessern, wenn das Übergewicht reduziert wird.
- Oft wird der Energieverlust durch körperliche Aktivität überschätzt und die dafür gesteigerte Energiezufuhr übertrieben.

14. Erfahrungsberichte

14.1. Freizeit- und Leistungssport

14.1.1. Aerobic

Aerobic: Gymnastische Übungen, mit denen die Herz-Kreislauffunktionen trainiert werden. Typische Aerobicübungen beinhalten eine etwa 20-minütige ununterbrochene Ausdauergymnastik zu Musik, die drei- bis fünfmal pro Woche durchgeführt werden sollte. Es wurden in der letzten Zeit auch weniger anstrengende Aerobic-Programme entwickelt, um Überbelastungen an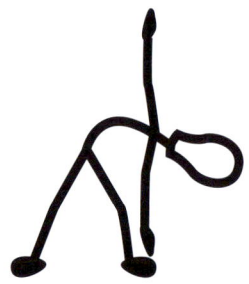
Gelenken und Muskulatur zu reduzieren. So sollen Körperstellen, an denen eine erhöhte Verletzungsgefahr besteht, geschont werden. Im Vordergrund steht jetzt, die Sauerstoffaufnahme des Körpers zu verbessern und eine effektivere Herztätigkeit zu erarbeiten.

Erfahrungsbericht von Jutta Heitz
Sport? Ich, mit meinem Diabetes? Sport? Wie denn? Schon gleich beim ersten Spaziergang im Münchner Olympiapark saß ich schweißnass und zitternd oben auf dem Olympiaberg (immerhin ganze 40 Höhenmeter). Unterzuckerungs-umnebelt dachte ich, dass körperliche Aktivität wohl nichts mehr für mich sei, da ich seit vier

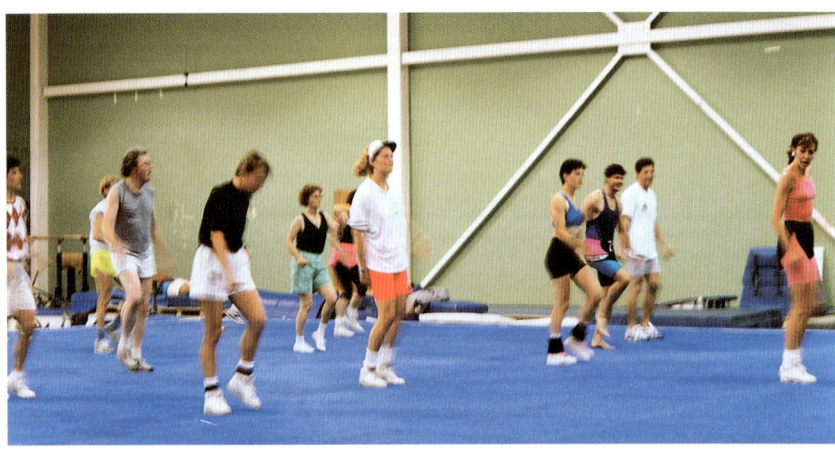

Wochen Typ-1-Diabetikerin war, eingestellt auf die intensivierte Insulintherapie mit vier Spritzen täglich. Ade, Fahrradtouren an der Isar, ade, geliebte Schwimmnachmittage an den Münchner Badeseen!

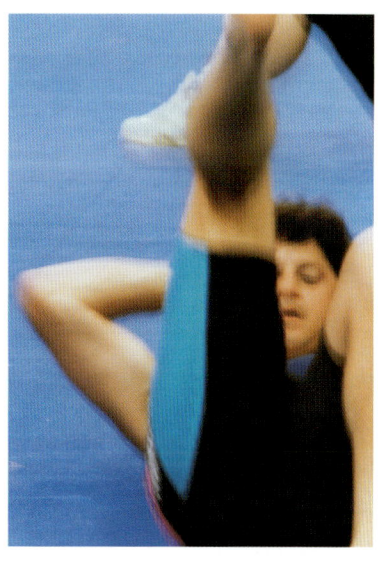

Natürlich hatte ich in der Schulung gehört, dass Sport eine der drei Säulen der Diabetes-Therapie ist, doch ging es mir wie dem guten alten Faust: „Die Botschaft hört` ich wohl, allein, mir fehlte der Glaube..."

Erst sechs Monate und einige Gespräche mit meinem Diabetes-Beratungsteam später und vor allem nach einem sehr motivierenden Vortrag einer sehr engagierten IDAA`lerin zum Thema Diabetes und Sport konnte ich mich zum regelmäßigen Besuch eines Fitnessstudios durchringen. Die Aerobicstunden dort machten mir trotz anfänglich großer Unsicherheit riesigen Spaß (übrigens informierte ich alle Instruktoren dort über meinen Diabetes; das war nie ein Problem). Mich zur Musik zu bewegen und dabei den Körper gezielt zu trainieren, das war und ist genau das Richtige für mich. Um zusätzlich Kondition aufzubauen, unternahm ich täglich forsche Spaziergänge hinauf auf meinen „Angstgegner" Olympiaberg (ca. 40 Höhenmeter, wie gesagt). Bald saß ich auch wieder auf meinem Fahrrad und machte meine Touren ins Umland, ausgerüstet mit Fernglas (um Vögel zu beobachten), Traubenzucker, Müsliriegeln und Obst für eine ganze Kompanie. Zu dieser Zeit aß ich, um Hypoglykämien zu vermeiden, grundsätzlich Zusatz-BE vor und während des Sports. Noch wagte ich nicht, die Insulindosis selbst anzupassen.

Nach über einem Jahr, in dem ich sehr intensiv trainierte und ständig mit der Therapieanpassung meines Diabetes experimentiert hatte, fühlte ich mich fit wie nie zuvor. Und mein Diabetes? Hervorragend eingestellt (HbA1c-Werte zwischen 5,8 und 6,5%). Und meine Hypoglykämien? Nur noch ganz selten, wenn ich nicht sorgfältig genug geplant und mein Insulin nicht ausreichend reduziert hatte, und niemals schwere. Und meine Ängste? Wie weggeblasen! Ich war jetzt komplett selbstständig in meiner Therapieanpassung. Und der Olympiaberg? Den erklomm ich jetzt 3-4mal die Woche im Laufschritt, jeweils 3mal hintereinander, ohne eine einzige Unterzuckerung!

Ich beschloss, einen Schritt weiterzugehen: Ich wollte meine Erfahrungen an andere Menschen mit Diabetes weitergeben. Ich wollte in einem kontrollierten Umfeld Sport anbieten, um Ängste vor schweren Unterzuckerungen gar nicht erst aufkommen zu lassen. Zuerst benötigte ich eine Ausbildung als Aerobic-Instruktorin. Dann mussten Ärzte und Diabetesberaterinnen für die Idee begeistert werden, und – die größte Hürde von allen – ich brauchte einen geeigneten Raum im Krankenhaus. Ein ganzes Jahr dauerten die Vorbereitungen, bis die erste Sportstunde für Menschen mit Diabetes stattfand. Heute vermitteln die Diabetesberaterinnen den stationär untergebrachten Teilnehmern das theoretische Handwerkszeug am Nachmittag im Rahmen der Schulung. Meist nimmt ein Arzt aktiv an der Aerobic-Stunde teil, die aus ca. 45 Minuten Ausdauertraining mittlerer Intensität plus Aufwärm- und Stretching-Phase besteht. Vor- und nachher wird der Blutzucker gemessen. Die Teilnehmer reduzieren zum Mittag- bzw. zum Abendessen die Normal- oder Analoginsulindosis, wie sie es in der Schulung gelernt haben, um 20-30 %. Sollte der Ausgangsblutzucker trotz der Insulindosisreduktion nicht im angestrebten Bereich zwischen 150-200 mg/dl liegen, werden noch Zusatz-BE, meist in flüssiger Form, kurz vor der Stunde eingenommen.

In den 1½ Jahren, in denen ich diese Sportstunde geleitet habe, kamen keine schweren Blutzuckerentgleisungen vor, weder nach oben noch nach unten. Gelegentlich sank der Blutzucker schon einmal ab, doch war nie mehr als etwas Orangensaft und ein wenig Ruhe nötig, um die Situation wieder in den Griff zu bekommen. Die meisten Teilnehmer beendeten die Stunde mit guten Blutzuckerwerten, dem Gefühl, etwas für sich getan zu haben und dem guten Vorsatz, nun regelmäßig Sport zu treiben. Leider blieb es bei vielen Typ-2-Diabetikern oft nur beim Vorsatz, aber so ist das nun mal – der innere Schweinehund, mit dem auch ich immer wieder Bekanntschaft machte, ist ein mächtiger Gegner! Aus eigener Erfahrung weiß ich aber auch, dass es sich lohnt, sich mit ihm anzulegen. Als Belohnung winken nicht nur eine insgesamt verbesserte Blutzuckereinstellung und Spaß an der eigenen körperlichen Leistungsfähigkeit, die bei regelmäßigem körperlichen Training sehr schnell zunimmt. Auch die anderen positiven Auswirkungen lassen den Schweiß schnell vergessen, wie z. B. die Stärkung der Immunabwehr und des Kreislaufs oder die Senkung von Blutdruck und Blutfettwerten.

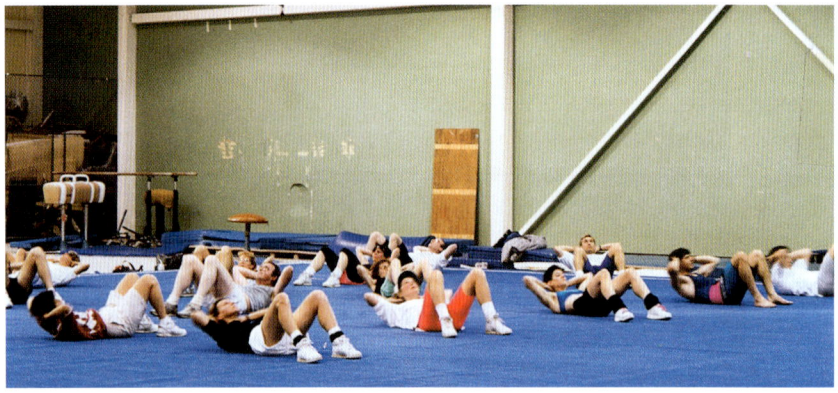

Der Sport hat mein Leben und mich selbst entscheidend verändert. Es scheint, dass erst der Diabetes dies ermöglicht hat, zumindest aber war er der Auslöser dafür. Ich würde mir wünschen, dass dieser Beitrag anderen Menschen mit Diabetes Mut macht und ein Ansporn ist, Energie und Freude aus körperlicher Bewegung zu schöpfen.

Aerobic:

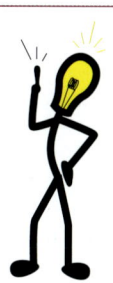

- Vor einem Aerobic-Training von 45 Minuten die Insulindosis um 20-30 % reduzieren und Ausgangsblutzuckerwerte von 150-200 mg/dl anstreben.
- Oft trauen sich Menschen mit Diabetes nicht, eigenständig ihre Insulintherapie an körperliche Aktivität anzupassen und haben Angst vor Unterzuckerungen.
- Mit der richtigen Unterstützung durch ein kompetentes Diabetes-Team sind aber all diese Schwierigkeiten zu überwinden.
- Der innere Schweinehund ist ein mächtiger Gegner, seine Überwindung belohnt einen aber reichlich.

Die in diesem Erfahrungsbericht beschriebene Therapieanpassung an körperliche Aktivität ist ein individuelles Beispiel und darf nicht verallgemeinert werden. Sportler mit Diabetes können die für sie stimmigen Insulin- und Kohlenhydratanpassungen nur herausfinden, indem sie nach Rücksprache mit ihrem Diabetes-Team/Arzt verschiedene Konzepte ausprobieren, vor, während und nach der Belastung sehr häufig den Blutzucker messen und ein Sport-Tagebuch führen.

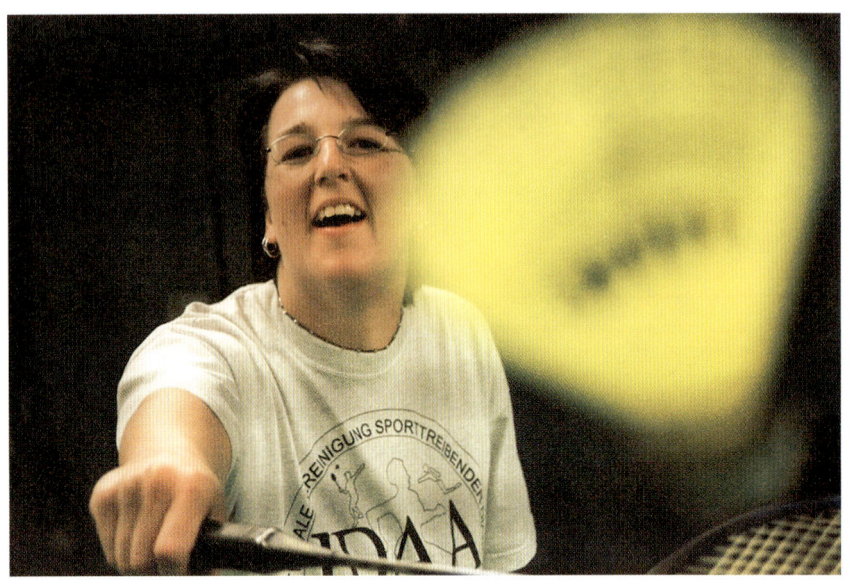

14.1.2. Badminton

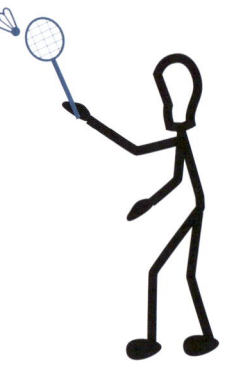

Badminton: Rückschlagspiel für zwei bzw. vier Personen, das in der Halle mit Schlägern und einem Federball gespielt wird. Ziel des Spieles ist es, den Federball so in das gegnerische Feld zu schlagen, dass der Gegner den Ball nicht zurückspielen kann, bevor dieser den Boden berührt. Bei dieser Sportart ist das Stellungsspiel sehr wichtig. Die Schlagarten reichen in ihrer Stärke von leichten Stoppbällen bis zu heftigen Schmetterbällen.

Erfahrungsbericht von Elke Volk

Zum Badmintonspielen kam ich vor etwa 5 Jahren quasi wie die Jungfrau zum Kinde, ich gewann in einem Preisrätsel zwei Profi-Schläger mit Federbällen. Ich beschloss nach einigen Versuchen, das Ganze von der Pieke auf im Verein zu erlernen. Fortan trainierte ich 2 mal in der Woche ca. 2-3 Stunden lang und spielte etwa 10 Turniere in der Mannschaft sowie 5-10 Freizeitturniere im Jahr.

Diese Sportart verlangt dem Spieler schnelle Reaktion, Ballgefühl und Ausdauer ab. Diese Komponenten mit einem guten Blutzuckerspiegel zu vereinbaren, ist oft schwierig.

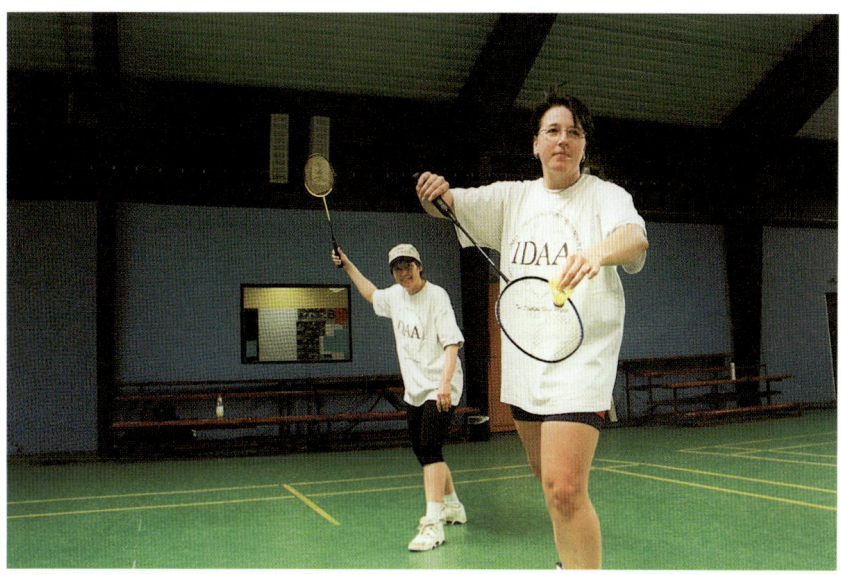

Das normale Training läuft meistens nach dem gleichen Schema ab, deshalb gibt es dort kaum oder keine Probleme mit der Blutzuckereinstellung. Zu Anfang des Trainings wird immer ein Zirkel mit spezifischen Kraftübungen der Bein-, Gesäß-, Bauch- und Rückenmuskulatur durchgeführt. Ich achte darauf, dass der Blutzucker vor dem Training zwischen 150 und 180 mg/dl liegt. Nach dem Zirkeltraining und den anschließenden Dehnübungen esse ich etwa 1 BE, bevor Schlag-

Hier ein kurzer Auszug aus einem Turniertag:	
7.30 Uhr	Frühstück; BZ 110 mg/dl; 6 BE Müsli; 4,5 I. E. = Reduktion um 70 % Basal wird nicht reduziert!
9.30 Uhr	Ankunft Turnier; BZ 145 mg/dl; 1 BE Apfelsaft
10.00 Uhr	Der Turnierplan wird ausgehändigt; ich habe um 10.30 Uhr das Einzelspiel und um 13.00 Uhr das Doppelspiel.
10.20 Uhr	BZ 180 mg/dl
11.00 Uhr	Nach einem 1:1 muss noch ein dritter Satz gespielt werden, kurze Pause; BZ 203 mg/dl, 1 I. E. Korrektur-Bolus
11.25 Uhr	Spielende! Habe knapp 2:1 gewonnen; BZ 95 mg/dl
11.45 Uhr	1 Power-Bar ca. 3,5 BE; 1,5 I. E. = Reduktion um 50 %
12.45 Uhr	Vorbereitung für das Doppel; BZ 195 mg/dl;
14.00 Uhr	Spielende! Mein Partner und ich haben 2:0 gewonnen; BZ 123 mg/dl.

Erfahrungsberichte

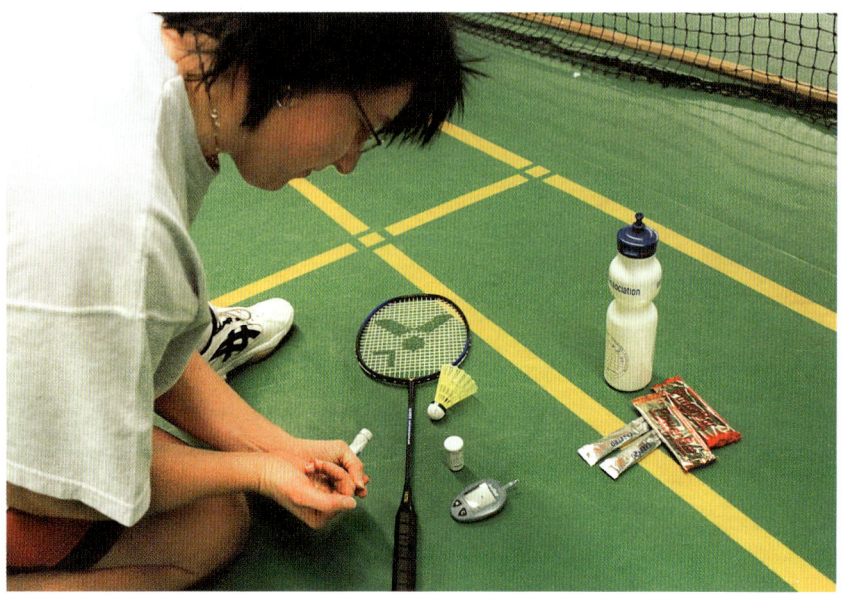

training und Stellungsspiel beginnen. Als dritter Part des Trainings werden dann noch Einzel, Doppel und Mixed gespielt. Dazwischen ist die ständige Aufnahme von kohlenhydrathaltiger Flüssigkeit sehr, sehr wichtig.

Beim Turnier sieht das Ganze anders aus. Da kommen noch weitere Aspekte dazu: Wie stark ist der Gegner, was spiele ich (Einzel, Doppel oder Mixed?), und wie oft muss ich überhaupt antreten? Natürlich gehe ich immer auf Nummer Sicher und strebe einen Blutzucker von 150-180 mg/dl an. Ab einer Stunde vor dem Spiel vermeide ich eine Bolusgabe. Der Blutzuckercheck ist genauso wichtig wie die Prüfung der Ausrüstung, da ein Spiel ziemlich sicher daneben geht, wenn ich mir währenddessen über meinen Blutzucker Gedanken machen muss.

Meine Insulinpumpe trage ich immer, sowohl im Training als auch bei Turnieren, gut verstaut im Sport-BH. Dort behindert mich die Pumpe nicht im Geringsten. Die Basalrate reduziere ich für diese Zeit nicht, da ich ja ständig Flüssigkeit mit Kohlenhydraten trinke.

Den Blutzucker bei sportlichen Betätigungen immer in einem bestimmten Zielbereich zu halten, kann nicht von heute auf morgen erlernt werden. Aber das Know-how dazu kann sich jeder mit der Zeit aneignen, durch den Erfahrungsaustausch mit anderen Sportlern mit Diabetes (IDAA) und ständiges individuelles „Austesten". Da die Zutaten bei jedem anders sind, gibt es kein allgemein gültiges Rezept.

Ich habe nun seit 6 Jahren Diabetes und bin ebenso lange Mitglied in der IDAA. Seit etwa 3 Jahren habe ich eine Disetronic-Insulinpumpe. Sport war und ist für mich die wichtigste Freizeitaktivität. Neben meiner beruflich eher sitzenden Tätigkeit ist Sport für mich einfach ein unverzichtbarer Ausgleich zum Stressabbau. Ich betreibe Sport nicht der Gesundheit wegen. Für mich stehen die sozialen Kontakte und vor allem Spaß und Freude an der Bewegung absolut an erster Stelle!

Badminton:

- Der Blutzucker sollte vor Spiel und Training zwischen 150 und 180 mg/dl liegen.
- Während des Trainings viel kohlenhydrathaltige Flüssigkeit trinken.
- Blutzuckerchecks sind vor und während des Spiels unverzichtbar.
- Bei Bolusgaben vor oder während des Spiels Einheiten/BE-Verhältnis um 50-70 % reduzieren.
- Die Insulinpumpe trage ich während Turnier und Training im Sport-BH.
- Der Erfahrungsaustausch mit anderen Sportlern mit Diabetes (IDAA) ist sehr hilfreich.

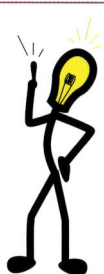

Die in diesem Erfahrungsbericht beschriebene Therapieanpassung an körperliche Aktivität ist ein individuelles Beispiel und darf nicht verallgemeinert werden. Sportler mit Diabetes können die für sie stimmigen Insulin- und Kohlenhydratanpassungen nur herausfinden, indem sie nach Rücksprache mit ihrem Diabetes-Team/Arzt verschiedene Konzepte ausprobieren, vor, während und nach der Belastung sehr häufig den Blutzucker messen und ein Sport-Tagebuch führen.

14.1.3. Basketball

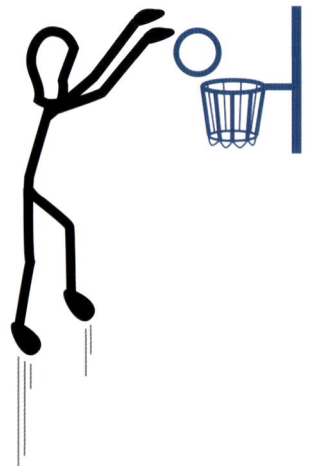

Basketball: Zwei Mannschaften, bestehend aus je fünf Feldspielern, versuchen den Ball im gegnerischen Korb zu versenken, der in einer Höhe von 3,05 m an einem Brett befestigt ist. Die Spielzeit beträgt zwei mal 20 Minuten. Innerhalb von 24 Sekunden muss eine Korbwurf-Aktion erfolgt sein, wobei der Ball nicht länger als 5 Sekunden in der Hand gehalten werden darf. Daher ist Basketball ein sehr dynamisches Spiel mit ständig wechselnden Spielsituationen. Nach Eishockey ist Basketball die zweitschnellste Mannschaftssportart.

Erfahrungsbericht von Richard Dopjans
Ich möchte mich vor Beginn meines Erfahrungsberichtes kurz vorstellen. Als Sportstudent mit Diabetes ist die Therapieanpassung an körperliche Aktivität für mich von ganz entscheidender Bedeutung. Ich beschäftige mich sozusagen beruflich täglich (mind. 1,5-2 Stunden) mit diesem Thema. Ich bin 27 Jahre alt und habe seit 13 Jahren einen Typ-1-Diabetes. Anfänglich behandelte ich diesen mit einer intensivierten Spritzentherapie. Nach der Umstellung auf die Insulinpumpentherapie vor einem Jahr verbesserten sich meine Lebensqualität und meine sportliche Leistungsfähigkeit deutlich. Nicht nur beim Basketballspielen ist die Therapieanpassung mit der Insulinpumpe die bessere Wahl, da der Sportler mit einer Pumpe viel flexibler ist.

Bei meinen unterschiedlichen körperlichen Aktivitäten führe ich ein speziell konzipiertes Diabetes- und Sporttagebuch. Darin dokumentiere ich die vorgenommenen Reduktionen von Basalrate und Bolusgaben, die Erhöhung der Kohlenhydratmenge, Art, Dauer und Intensität der Belastung sowie meine persönliche Tagesform. Nur so kann ich die Ergebnisse sinnvoll auswerten und mit meiner Diabetesberaterin oder meinem Arzt diskutieren. Als Sportler mit Diabetes finde ich meine ideale Therapieanpassung nur, indem ich meine Sportart häufig betreibe und dabei noch mehr Blutzuckertests durchführe.

Bei kurzen Trainingseinheiten bis zu anderthalb Stunden Belastungszeit lege ich die Pumpe ab und nutze die Gelegenheit zum täglichen Katheterwechsel. Sollte der Blutzuckerspiegel vor Trainingsbeginn allerdings über 250 mg/dl liegen, teste ich auf jeden Fall meinen Urin auf Azeton, um eine sich entwickelnde Ketoazidose definitiv auszuschließen.

Da ich sowohl im Training als auch beim Spiel sehr stark schwitze, trinke ich eigentlich ständig während körperlicher Aktivität, im Schnitt 1,5-2 l/Stunde. Meinen Sportspezialdrink mixe ich mir je nach Sportart und Belastungsintensität zusammen. Ich variiere den zugemixten Anteil der Kohlenhydrate und Elektrolyte, nehme aber im Durchschnitt bei einem Basketballspiel 35-40 g Kohlenhydrate (also fast 4 BE) pro Stunde zu mir. Bevor das Spiel oder das Training beginnt, strebe ich einen Ausgangsblutzuckerwert zwischen 150-200 mg/dl an. Ich teste mindestens 30 Minuten vor Spielbeginn, um noch genügend Zeit zu haben, einen eventuell zu tiefen Ausgangsblutzucker (von z. B. 100 mg/dl) mit ausreichend Kohlenhydraten korrigieren zu können. Nur unmittelbar vor dem Spiel zu testen, macht wenig Sinn, da der Organismus dann nicht mehr genügend Zeit hat, die zugeführten 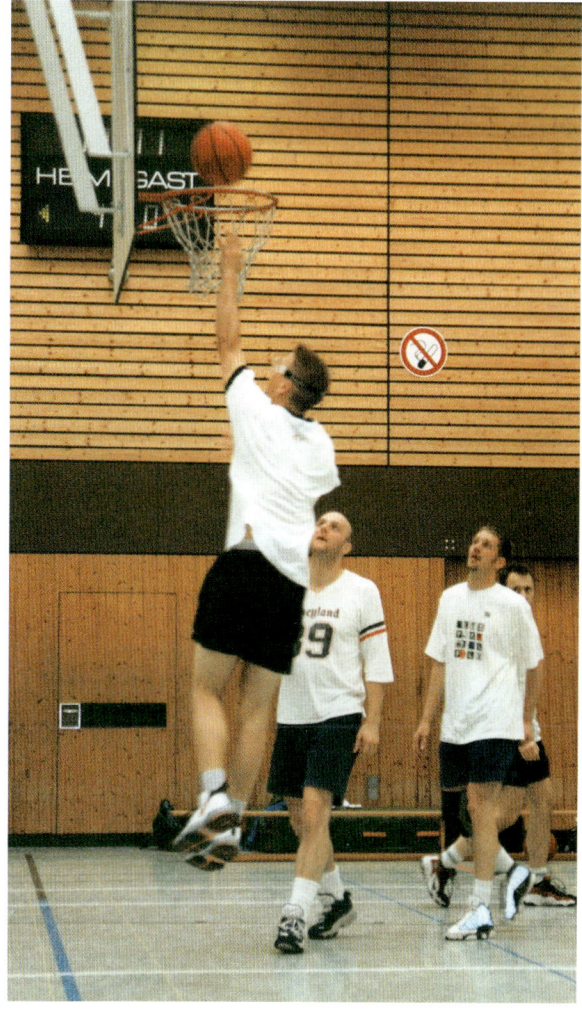 Kohlenhydrate auch entsprechend zu resorbieren und den Blutzucker rechtzeitig anzuheben. Nach 30 Minuten Belastungsdauer messe ich nochmals meinen Blutzucker, je nach Ergebnis trinke oder esse ich zusätzliche Kohlenhydrate.

Bei einem Basketballturnier, bei dem die Spiele über den ganzen Tag verteilt sind, lege ich die Pumpe nicht ab, sondern reduziere die Basalrate um mindestens 30 %. Wenn ich etwas esse, reduziere ich auch das Einheiten/BE-Verhältnis bei der Bolusabgabe. Den Bolus reduziere ich je nach Tageszeit, Anzahl der bereits absolvierten Spiele und dem aktuellen Blutzuckerwert um 30-80 %.

Die Pumpe trage ich während des Spiels auf dem Rücken in einer Neoprentasche. Den Katheter fixiere ich mit Hilfe von Pflasterstreifen so, dass er während des Spielgeschehens nirgendwo hängen bleiben kann. Bei einem Turnier über ein bis mehrere Tage lasse ich die Basalratenreduktion auch über Nacht weiterlaufen, um nicht durch den Muskelauffülleffekt in eine nächtliche Unterzuckerung abzurutschen.

Basketball:

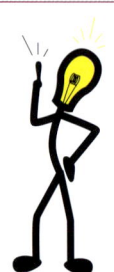

- Ausgangsblutzuckerwerte von 150-200 mg/dl sind vor einem Basketballspiel erstrebenswert.
- Sport-BE sollten nicht zu kurz vor Spielbeginn gegessen werden, da die Kohlenhydrate dann nicht mehr rechtzeitig aufgenommen werden können.
- Durch die Zufuhr von kohlenhydratreicher Flüssigkeit (1,5-2 Liter pro Stunde) kann während des Basketballspiels sowohl der Flüssigkeitsverlust als auch die Energiezufuhr ausgeglichen werden.
- Bei ganztägigen Basketballturnieren muss die Basalratenreduktion um mind. 30 % auch über Nacht beibehalten werden, um eine Unterzuckerung zu vermeiden.
- Die Pumpe kann problemlos in einer Neoprentasche auf dem Rücken getragen werden.
- Bei Blutzuckerwerten über 250 mg/dl immer einen Ketontest durchführen.
- Je detaillierter die Dokumentation, je engmaschiger die Blutzuckerkontrollen, desto besser können die Werte mit dem Diabetes-Team diskutiert werden.

Die in diesem Erfahrungsbericht beschriebene Therapieanpassung an körperliche Aktivität ist ein individuelles Beispiel und darf nicht verallgemeinert werden. Sportler mit Diabetes können die für sie stimmigen Insulin- und Kohlenhydratanpassungen nur herausfinden, indem sie nach Rücksprache mit ihrem Diabetes-Team/Arzt verschiedene Konzepte ausprobieren, vor, während und nach der Belastung sehr häufig den Blutzucker messen und ein Sport-Tagebuch führen.

14.1.4. Beachvolleyball

Volleyball: Rückschlagspiel für zwei Mannschaften zu je sechs Spielern, bei dem ein Ball mit den Händen über ein Netz gespielt wird. Spätestens mit dem dritten Schlag muss der Ball über das Netz gespielt werden. Die Mannschaft, die als erste 25 Punkte erreicht und dabei mindestens zwei Punkte Vorsprung vor dem Gegner hat, gewinnt den Satz. Ein Volleyballspiel wird normalerweise auf drei Gewinnsätze gespielt.

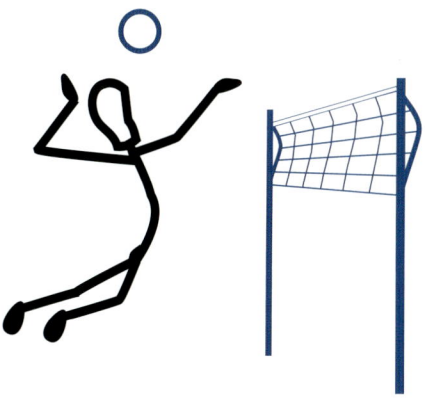

Beachvolleyball: Eine jüngere Variante dieser Sportart, bei der zwei Spieler eine Mannschaft bilden. Die Spielfeldoberfläche besteht aus gleichmäßigem Sand.

Erfahrungsbericht von Dominik Richter
Mit der Pumpe im Sand

Ich heiße Dominik, bin 18 Jahre alt, 195 cm groß und wiege circa 87 kg. Seit über sechs Jahren habe ich einen Typ-1-Diabetes. Ich gehe in die 12. Klasse des Gymnasiums und habe als Leistungskursfach Sport. Mit dem Volleyball habe ich eigentlich erst richtig Anfang 1998 begonnen, als ich in einen Verein eingetreten bin. Mittlerweile ist diese Sportart sehr wichtig für mich geworden, und ich betreibe sie leistungsmäßig. Dafür trainiere ich 4-5 mal die Woche in der Halle und bestreite an den Wochenenden ca. 20 Spieltage pro Saison. Im Sommer, wenn kein Hallentraining stattfindet, spiele ich 4-5 mal Beachvolleyball und nehme über die Saison hinweg an ungefähr 10 Wettkämpfen teil.

Meinen Diabetes behandele ich mit einer Insulinpumpe, meinen Erfahrungen nach die am besten geeignete Therapieform für einen Leistungssportler. Anfangs nahm ich die Pumpe beim Beachvolleyballspielen immer ab, doch für einen ganzen Turniertag lässt sich dann der Blutzucker nicht mehr so gut regulieren. Deshalb versuchte ich es mit der Pumpe, und es ergaben sich keine Probleme. Ich musste mehrere Pflaster testen, bis ich endlich eines fand, welches sich trotz Schweiß nicht ablöst und trotzdem den Sand abhält. Jetzt benutze ich das durchsichtige Tegaderm-Pflaster und die Disetronic-Rapid-6-mm-Katheter, sie sind am kürzesten und stören mich überhaupt nicht. Die Pumpe trage ich dann in einer Neoprentasche in meiner mit Klettverschluss versehenen Gesäßtasche. Den Katheter setze ich meistens an die linke Außenseite meines Bauches, dann spüre ich ihn auch beim Hechten in den Sand nicht ein bißchen.

Ich kontrolliere vor und nach jedem Training den aktuellen Blutzuckerwert, die genaue Abstimmung der Maßnahmen hängt dann von diesen Werten sowie der Art der bevorstehenden Trainingsleistung ab. In der folgenden Tabelle sind Änderungen in Bezug auf die Insulindosis und die Kohlenhydratzufuhr in meiner Therapie aufgelistet. Sinken die Blutzuckerwerte nach dem Training, wie die rot gekennzeichneten, zu stark ab, habe ich sehr wahrscheinlich zu wenig Kohlenhydrate zu mir genommen. Das alleinige Zuführen von Kohlenhydraten ohne Reduktion der Insulindosis ist nur bei Trainingseinheiten von eher geringer Intensität möglich. Bei einer Belastung höherer Intensität könnte ich gar nicht soviel Kohlenhydrate zuführen, wie bei diesem hohen Energieverlust erforderlich wären (siehe Tabelle auf der fogenden Seite). Die Tabelle zeigt für die einzelnen Trainingstage eine Variation der Insulindosis zwischen 47-58 I.E., also eine Reduktion von bis zu zwölf Einheiten.

Die tägliche Gesamtmenge an Kohlenhydraten muss wegen der Trainingsbelastung gesteigert und in ihrer Verteilung und Zusammensetzung über den Tag hinweg verändert werden. Zur Vorbereitung auf eine Trainingseinheit nehme ich bis zu 15 BE in Form von Saft, Müsliriegeln, Bananen, etc. zu mir. Für einen Leistungssportler ist auch die Zufuhr von ausreichend Flüssigkeit sehr wichtig, um nicht während des Wettkampfes zu dehydrieren. Ideal ist also die Zufuhr von kohlenhydrathaltiger Flüssigkeit. Ich mische mir je nach Belastungsintensität und -dauer immer Saftschorlen in unterschiedlichen Mischungsverhältnissen.

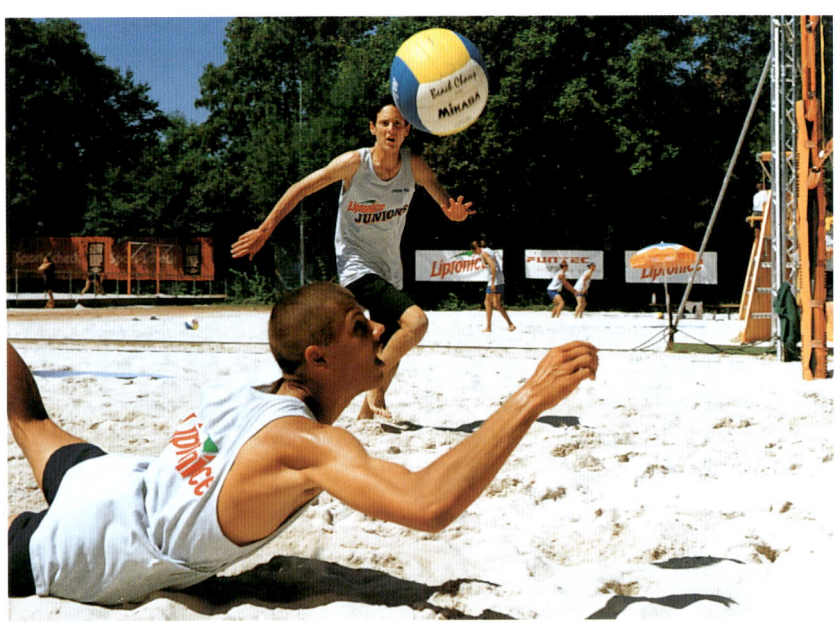

Die Insulinreduktion bezieht sich nicht auf den ganzen Tag, ich reduziere nur ca. 1-2 Stunden vor dem Training meine Basalrate um einen gewissen Anteil (siehe Tabelle). Bei einem Leistungssportler ist es besonders wichtig, dass nach einem Training genug gegessen wird, damit nicht durch das Auffüllen der verbrauchten Glykogendepots in der Muskulatur eine Hypoglykämie entsteht. Um dieser Gefahr besser vorbeugen zu können, reduziere ich meist auch nach der Belastung die Insulindosis für einen bestimmten Zeitraum. Bei mir ist dies allerdings nur nach sehr intensiven und langdauernden Belastungen notwendig. In der Tabelle ist zu ersehen, dass ich nach Trainingstagen mit der doppelten Belastung (blau gekennzeichnet) die Basalrate um 30% bis zum nächsten Morgen reduziert lasse. Dann war mein Blutzucker zwar leicht erhöht, jedoch wäre es ohne die Reduktion sicherlich zu einer Unterzuckerung gekommen.

Bei einem Turniertag bzw. -wochenende muss ich die Insulindosis gegenüber den Trainingswerten der Tabelle nochmals deutlich reduzieren. Bei einem Beachvolleyballturnier ist die Intensität der Belastung nicht unbedingt höher als im Training, jedoch erstreckt sie sich aufgrund der 3-4 Spiele pro Tag und des damit verbundenen Aufwärmens über einen wesentlich längeren Zeitraum. Auf den fol-

Trainings-tag	Dauer der Trainings-einheit in Stunden	Anzahl der Zu-satz-BE's	Redukti-on* der Basalrate um	Blutzu-cker vor und nach der Trai-ningsein-heit	Insulin-menge des ge-samten Tages	BE-Zufuhr über den gesmten Tag
1	1	5	60 %	110 / 101	58	32
2	3	15	–	70 / 99	48	23
3	2	15	–	75 / 78	51	30
4	3	10	80 %	92 / 187	57	27
5	2	9	80 %	103 / 65***	53	21
6	3	8	80 %	149 / 70***	51	24
7	2,5 2,5	8 8	60 % ** 20 % **	83 / 73*** 188 / 83	47	26
8	2,5 2,5	10 10	70 % ** 60 % **	136 / 126 126 / 94	51	27

Eigene Aufzeichnungen aus einer Vorbereitungsphase mit Tagen geringer (grün), mittlerer (weiß) und hoher (blau) Belastung.
* während und zwei Stunden vor der Trainingseinheit
**Reduktion der Basalrate um 30 % nach der Trainingseinheit bis zum nächsten Morgen
*** zu starkes Absinken der Blutzuckerwerte wegen zu geringer Kohlenhydratzufuhr

genden Diagrammen ist der Verlauf meines Blutzuckers an solch einem Tag zu erkennen. Die Werte während der Belastungsphasen liegen meist in einem leicht erhöhten Bereich (ca. 150-200 mg/dl), damit die Gefahr einer Hypoglykämie während eines Spiels möglichst gering gehalten werden kann. Meine Insulindosis beläuft sich an einem solchen Tag auf ca. 40-45 I.E., also bis zu 15 Einheiten weniger als ohne Belastung. Die Kohlenhydratzufuhr steigt auf ca. 35 BE gering an. Ohne eine Reduktion der Basalrate nach einem Turniertag käme es bei mir auf alle Fälle zu einer Unterzuckerung. Dies wurde durch eine Reduktion der Basalrate um ca. 30-40 % berücksichtigt.

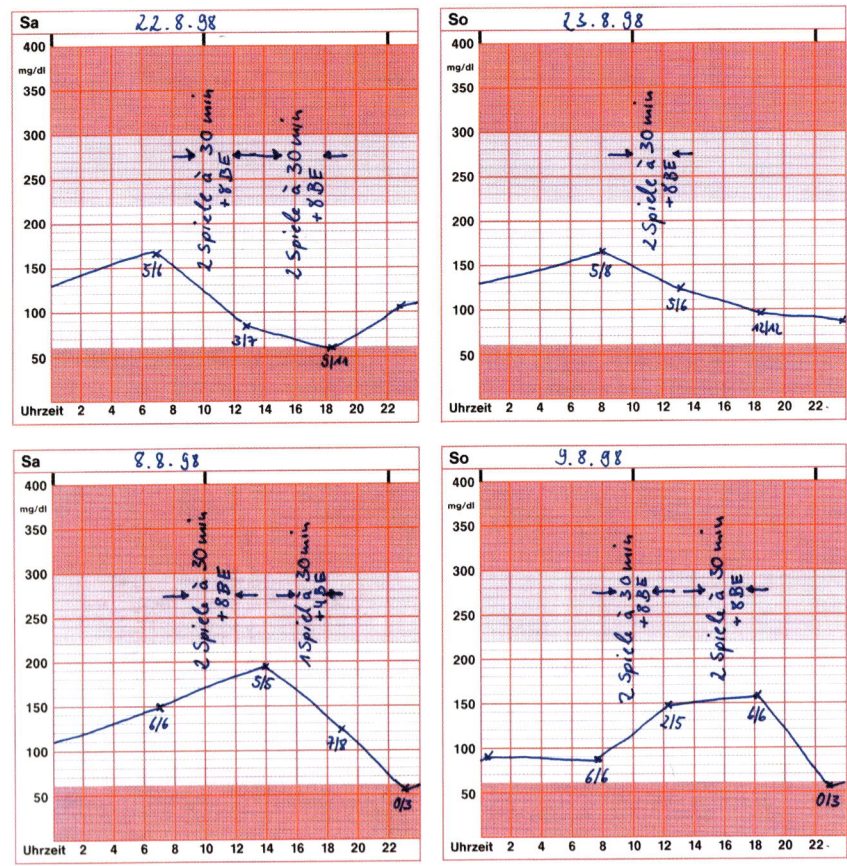

Aufzeichnungen der Blutzuckerwerte an vier Wettkampftagen.
Die eingetragenen Wertepaare geben das Einheiten/BE-Verhältnis an. Für Sonntag (9.8.98) ergeben sich beispielsweise unter Hinzurechnung einer Basalrate von 25 I.E. insgesamt 39 I.E. Insulin und 36 BE.

Meine eigenen, hier dargelegten Trainings- und Wettkampfbeispiele bestätigen, dass unter sorgfältiger Berücksichtigung der angegebenen Therapieänderungen auch unter hohen sportlichen Belastungen eine gute Stoffwechsellage erreicht werden kann.

Beachvolleyball:

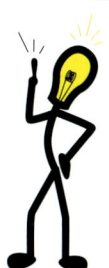

- Eine Erhöhung der BE um bis zu 80 % ist beim Volleyball in Kombination mit der Insulindosisreduktion von 60-80 % anzuraten.
- Die Insulinpumpe ist auch beim Beachvolleyball problemlos einsetzbar.
- Die Zufuhr von reichlich kohlenhydrathaltiger Flüssigkeit wirkt sowohl Dehydrierung als auch Unterzuckerungen bei Turnieren entgegen.
- Besonders nach Turniertagen muss dem nächtlichen Muskelauffülleffekt mit einer Insulindosisreduktion entgegengewirkt werden.
- Besonders bei Jugendlichen nimmt der Sport oft einen sehr hohen Stellenwert ein, und sie sollten deshalb keinesfalls aufgrund ihres Diabetes vom Schul- oder Wettkampfsport ausgeschlossen werden.

Die in diesem Erfahrungsbericht beschriebene Therapieanpassung an körperliche Aktivität ist ein individuelles Beispiel und darf nicht verallgemeinert werden. Sportler mit Diabetes können die für sie stimmigen Insulin- und Kohlenhydratanpassungen nur herausfinden, indem sie nach Rücksprache mit ihrem Diabetes-Team/Arzt verschiedene Konzepte ausprobieren, vor, während und nach der Belastung sehr häufig den Blutzucker messen und ein Sport-Tagebuch führen.

14.1.5. Schlittschuhlaufen

Eislaufen: Elegante Form der Fortbewegung auf dem Eis mithilfe von Schlittschuhen, beliebter Freizeitsport. Im Gegensatz zum Eisschnellläufer, der auf geraden Kufen mit vorgebeugtem Oberkörper läuft, um eine hohe Geschwindigkeit zu erreichen, bleibt der Eiskunstläufer aufrecht und versucht, seine Bewegungen harmonisch und mühelos erscheinen zu lassen.

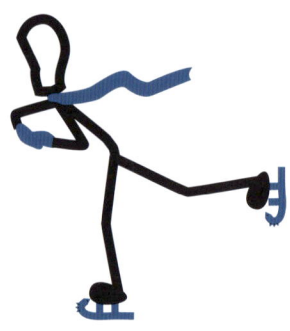

Erfahrungsbericht von Gisela Michalski

Vor ziemlich genau fünfunddreißig Jahren habe ich mich das letzte Mal mit Schlittschuhen über eine Eisfläche bewegt. Als Kind lernte ich Eislaufen, konnte diesen Sport aber nach Ausbruch meines Typ-1-Diabetes 1960 – ich war damals 11 Jahre alt – nur noch sporadisch ausüben. Die damalige Diabetestherapie sah zweimal am Tag starre Insulindosen und einen strengen Zeitplan für alle Mahlzeiten vor. Die Blutzuckerselbstkontrolle gab es noch nicht, nicht einmal Harnzuckerteststreifen waren erhältlich. Man erfuhr zwar, dass körperliche Betätigung den Blutzucker senkt, aber wie dann damit umzugehen ist, das konnte einem niemand sagen. Meine sportlichen Ambitionen hielten sich daher in den Anfangsjahren meines Diabetes in Grenzen.

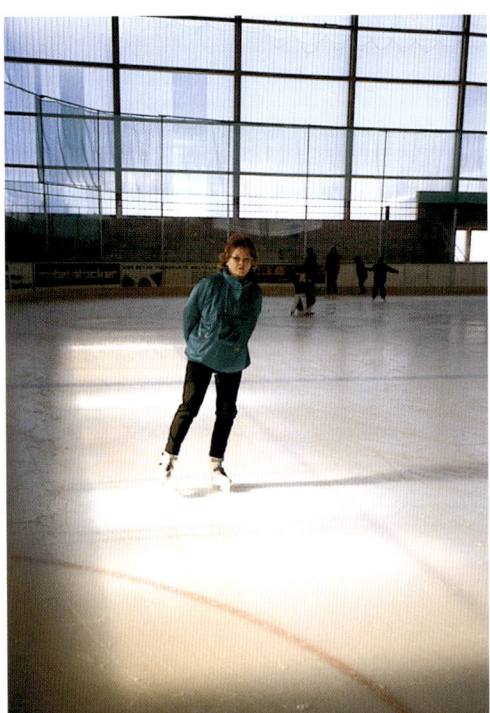

In den letzten fünfzehn Jahren hat sich die Diabetestherapie dramatisch verändert, nicht zuletzt durch die Insulinpumpentherapie, die ich seit 5 Jahren durchführe.

Warum habe ich jedoch erst im vergangenen Jahr und nicht schon wesentlich früher Sport betrieben? Der Grund dafür waren Asthma-Anfälle, die mir selbst Treppensteigen fast unmöglich machten und praktisch keinen Sport zuließen. Nachdem meine Asthmatherapie verändert wurde, ging es mir erheblich besser. Ich ließ mich dazu überreden, das Eislaufen wieder zu probieren. Die ersten Schritte waren noch etwas unsicher und zaghaft, aber bereits nach wenigen Minuten merkte ich, dass ich nichts verlernt hatte, was ich als Kind einmal gelernt hatte. Das schwerelose Gleiten über das Eis begeisterte mich so sehr, dass ich beschloss, ein regelmäßiges Eislauftraining zu beginnen.

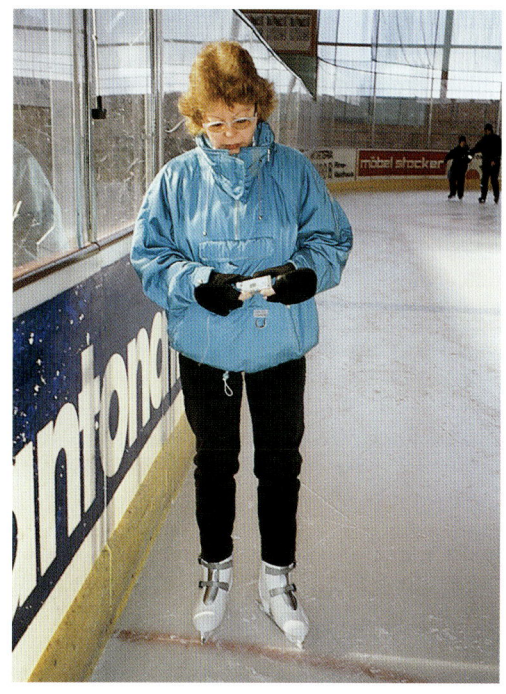

Aus den oben erwähnten Gründen war ich als ausgesprochen untrainiert einzustufen und begann daher erst einmal mit einer Laufzeit von etwa 30-45 Minuten, unterbrochen nur von ein bis zwei kurzen Pausen u. a. zum Messen des Blutzuckers und gegebenenfalls zur Einnahme von BE. Während des Eislaufens kontrolliere ich auch ständig meinen Puls mit einem Herzfrequenzmesser. Natürlich musste ich mich erst herantasten, wie ich meine Pumpentherapie (Disetronic H-TRONplus V 40 mit Insulin Humalog 40) an das Eislaufen anpassen kann. Es waren mehrere Versuche nötig, um diesen Sport mit akzeptablen Blutzuckerwerten auszuüben. Meine übliche Lauf- bzw. Trainingszeit bewegt sich zwischen 60 und 90 Minuten.

Zunächst begann ich vor dem Eislaufen mit einem Ausgangsblutzuckerwert von 220-230 mg/dl, indem ich den letzten Essensbolus halbierte und eine Stunde vorher die Basalrate um 20 % absenkte. Damit kam ich aber nicht zurecht. Ich musste während des Laufens trotzdem noch 2-3 BE in Form von Obstsaft und Bonbons zu mir nehmen, um eine Hypoglykämie zu vermeiden. Auch beim zweiten Versuch waren zusätzliche BE während des Sportes nötig, obwohl ich die Basalrate stärker abgesenkt hatte.

Nach der ausführlichen Diskussion der Therapieanpassung und aller Messwerte mit meiner Diabetesberaterin gehe ich nun anders vor. Offensichtlich reicht es bei mir nicht aus, die Basalrate nur 1 Stunde vor Sportbeginn zu reduzieren, obwohl das bei Humaloginsulin so empfohlen wird. Nun senke ich sie zwei Stunden vorher um mindestens 60 % und erhöhe sie nach der ersten halben Sportstunde dann wieder auf 100 %. Meine Blutzuckerwerte bewegen sich zwar in den ersten 30 Minuten um 200 mg/dl, aber ich beende den Sport mit etwa 140 mg/dl. So laufe ich nicht Gefahr, während des Eislaufens in eine Hypoglykämie zu rutschen. Trotzdem führe ich sicherheitshalber immer eine Kontrollblutzuckermessung während des Laufens durch.

Dass das Tragen der Insulinpumpe keinerlei Probleme aufwirft, selbst bei sehr dynamischem und schnellem Fahren, muss eigentlich nicht extra erwähnt werden. Jedoch sollte die Pumpe direkt am Körper und unter der Kleidung getragen werden, um so das Insulin vor dem Einfrieren zu schützen.

Dieser Sport ist eine ideale Möglichkeit, um Stress abzubauen und dabei den Kreislauf zu trainieren. Außerdem ist es ein Freiluftsport, was mir sehr wichtig ist. Ich merke deutlich, wie gut es mir danach geht und bin sehr froh, dass ich trotz meines Alters wieder damit angefangen habe. Es ist nie zu spät, seine Lebensqualität durch Sport zu verbessern! Dies gilt auch für eine meiner neuen sportlichen Betätigungen, das Inlineskaten im Sommer, für das ein ähnlicher Trainings- und Messablauf gilt.

Eislaufen:

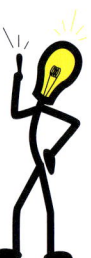

- Die Basalrate muss mindestens 1-2 Stunden vor Beginn des Eislaufens um 40-60 % reduziert werden. Während des Laufens ist eine ausreichende Flüssigkeits- und Kohlenhydratzufuhr erforderlich.
- Der Ausgangsblutzucker sollte vor dem Schlittschuhlaufen sicherheitshalber zwischen 150-200 mg/dl liegen.
- Völlig untrainierte Menschen mit Diabetes sollten bei Beginn einer körperlichen Aktivität lieber mit einer langsamen und nicht zu langen Belastung beginnen.
- Regelmäßig den Blutzucker zu messen, gegebenenfalls auch Puls und Blutdruck, ist bei Bestehen einer Zweiterkrankung gerade zu Beginn sehr wichtig.
- Das Blutzuckermessgerät darf nicht bei Temperaturen unterhalb des Gefrierpunktes gelagert werden, und die Insulinpumpe trage ich bei diesen Temperaturen direkt am Körper.
- Weitere Informationen zum Blutzuckermessen in extremer Kälte finden Sie in Kapitel 6.1.

Die in diesem Erfahrungsbericht beschriebene Therapieanpassung an körperliche Aktivität ist ein individuelles Beispiel und darf nicht verallgemeinert werden. Sportler mit Diabetes können die für sie stimmigen Insulin- und Kohlenhydratanpassungen nur herausfinden, indem sie nach Rücksprache mit ihrem Diabetes-Team/Arzt verschiedene Konzepte ausprobieren, vor, während und nach der Belastung sehr häufig den Blutzucker messen und ein Sport-Tagebuch führen.

14.1.6. Extrem-Trekking

Trekking: Mehrtägige Wanderung oder Fahrt durch ein unwegsames Gebiet. Fast schon vergessen ist in unseren Breiten die ursprüngliche Bedeutung des Wortes „Treck": ein Zug von flüchtenden Menschen. Heute ist „Trekking" eine beliebte alternative Reiseform, bei der man sich in Gruppen, meist mit einem einheimischen Führer, zu Fuß durch ein landschaftlich reizvolles, bergiges und oft exotisches Gebiet fortbewegt.

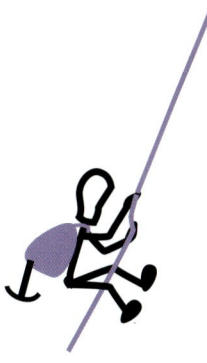

Erfahrungsbericht von Prof. Dr. Hansgeorg Frohn
Mit Diabetes auf dem „Dach der Welt"

Der Wunsch, die höchsten Berge der Erde nicht nur als Ansichtskartenmotive zu bestaunen, sondern sie einmal mit eigenen Augen zu sehen, packte mich, als ich Anfang der 70er Jahre im Stubai-Tal die Faszination des Wanderns und Kletterns in Eis und Fels zum ersten Mal kennenlernte. Als Anfang der 80er Jahre bei mir ein Typ-1-Diabetes festgestellt wurde, dachte ich schon, dies wäre das Ende meiner Himalayaträume. Aber nach einer Reihe von sportlichen Tests, einer intensiven Diabetesschulung incl. Umstellung von einer konventionellen auf eine intensivierte Insulintherapie beschlossen meine Frau und ich, an einem 29-tägigen Trekking zum Everest-Basislager teilzunehmen.

Hauptbestandteil unseres Nepalaufenthaltes war eine 20-tägige Hochgebirgswanderung, die uns über 250 km und insgesamt 34000 Höhenmeter führte. Der absolute Höhepunkt war die Besteigung des Kala Pattar (5672 m), von dem aus sich ein grandioser Blick auf das gesamte Everestmassiv darbot.

Dass dieses Hochgebirgstrecking mir auf Grund meines Diabetes eine Reihe von – jedoch lösbaren – Problemen stellen würde, war klar. Bekanntlich besteht das Grundproblem aller Sportler mit Diabetes darin, Kohlenhydrataufnahme, körperliche Aktivität und Insulinzufuhr so aufeinander abzustimmen, dass der Blutzucker weder nach oben, noch nach unten entgleist. Bei unserer Tour war jedoch weder das Maß der körperlichen Aktivität, noch das Maß der vorherigen Kohlenhydrataufnahme einigermaßen exakt bestimmbar. Dies hatte zur Folge, dass die nötige Insulinmenge meist nur geschätzt werden konnte. Darüber hinaus unterschied sich auch der Energieaufwand für die einzelnen Etappen durch die verschiedenen absoluten Höhen und die Umgebung (Blockkletterei, Schneefeld-/Eisgehen, Schotter, Geröll), die Art der Bewegung (Queren/Klettern) sowie die Witterungsbedingungen (warm-kalt, feucht-trocken, Neuschnee). Für uns Nichthindus war es sehr schwierig, den Kohlenhydratgehalt der einheimischen Nahrung einzuschätzen. Die einzige Chance, dies annähernd herauszufinden, bestand darin, die Zahl der Blutzuckerkontrollen drastisch zu erhöhen – während des gesamten Trecks führte ich fast stündliche Blutzuckertests durch.

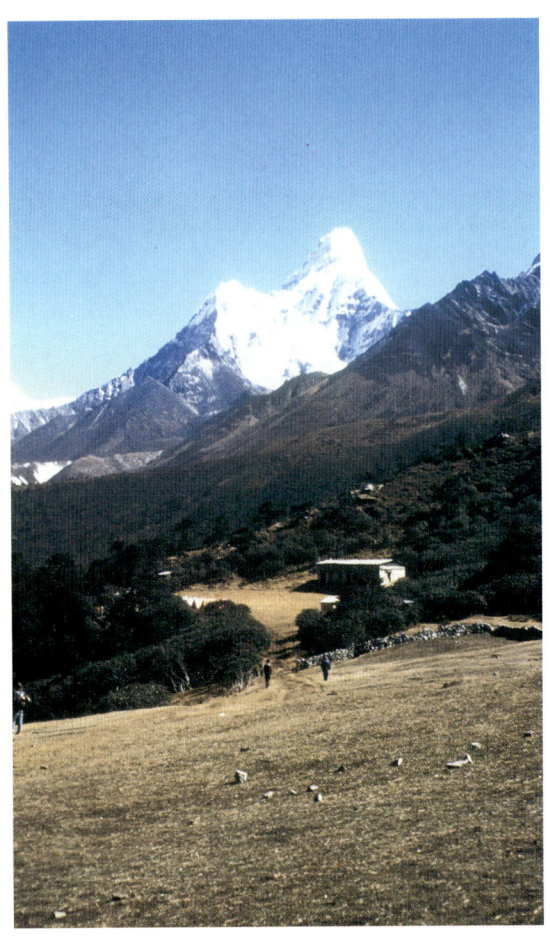

Ein weiteres Problem stellt die gefürchtete Höhenkrankheit dar. Mit zunehmender Höhe nimmt der Sauerstoffgehalt der Luft ab, was ohne Gegenmaßnahmen zu einer Verdickung des Blutes führt. Dem lässt sich – außer durch Akklimatisierungspausen von mehreren Tagen auf bestimmten Höhen – nur dadurch entgegenwirken, dass man die Flüssigkeitsaufnahme steigert. Da warme Getränke auf diesen Trecks immer gesüßt angeboten werden, ist dies eine ideale Kombination, den deutlich gesteigerten Flüssigkeits- und Energiebedarf durch die Zufuhr von mind. 0,5-1 Liter eines kohlenhydrathaltigen Getränks pro Stunde abzudecken.

Doch der niedrige Sauerstoffgehalt hat noch weitere Auswirkungen auf den menschlichen Organismus: Damit Gehirn und Muskulatur gerade bei starker körperlicher Belastung weiterhin ausreichend mit Sauerstoff versorgt werden, muss das Herz schneller schlagen. Der erhöhte Pulsschlag führt wiederum zu einer schnelleren Atmung und erhöht den Stoffwechsel in Ruhebedingungen. Folglich ist bei Übernachtungen in großer Höhe der Energieumsatz erhöht, was bei Bergsteigern mit Diabetes in Kombination mit einem massiven Muskelauffülleffekt und nicht ausreichender Insulindosisreduktion (Basalrate/nächtliches Verzögerungsinsulin) zu dramatischen Unterzuckerungen führen kann. Zur Vorbeugung bleibt nur, im Gebirge die Insulindosis drastisch um 50-80% abzusenken, sowohl Basal- als auch Bolusinsulin. Gleichzeitig sollte die Kohlenhydratzufuhr bis auf das Vierfache erhöht und Sicherheitsblutzuckerwerte über 150 mg/dl angestrebt werden, um Unterzuckerungen bei Trekkingtouren auszuschließen. Niedrige Blutzuckerwerte verursachen z. B. Gangunsicherheiten und nachlassende Koordination. Das kann im Gebirge nicht nur für einen selbst, sondern für die gesamte Seilschaft tödlich enden.

Doch nicht nur Menschen sind von der Höhenkrankheit betroffen, auch die Blutzuckermessgeräte und -streifen werden ab Höhen von 4000 m ungenauer, besonders in Kombination mit Temperaturen, die deutlich unter dem Gefrierpunkt liegen. Meine Faustregel: Das Messgerät immer direkt am Körper tragen, die gemessenen Blutzuckerwerte als grobe Richtungsweiser ansehen und immer mit Sicherheitsabstand arbeiten, um auf jeden Fall eine Unterzuckerung im Gebirge zu verhindern. Dies kann ganz besonders in abgelegenen Gebirgsmassiven wie dem Himalaya lebenserhaltend sein, wo die medizinische Nothilfe oft hunderte von Kilometern entfernt ist und der Transport dorthin nur auf Mauleseln oder Yaks möglich ist.

Ich trug deshalb für diesen Treck vier Glukagonspritzen auf unterschiedliche Taschen verteilt bei mir und hatte alle Mit-Trekker im Vorfeld ausführlich über meinen Diabetes und mögliche Notfallsituationen informiert. Gott sei Dank brauchten sie diese Informationen nur, um sich in der Praxis davon überzeugen zu können, dass gut geschulte, trainierte, erfahrene und vorbereitete Diabetiker genauso belastbar sind wie nicht-diabetische Bergsteiger; denn glücklicherweise musste keine einzige Glukagonspritze eingesetzt werden.

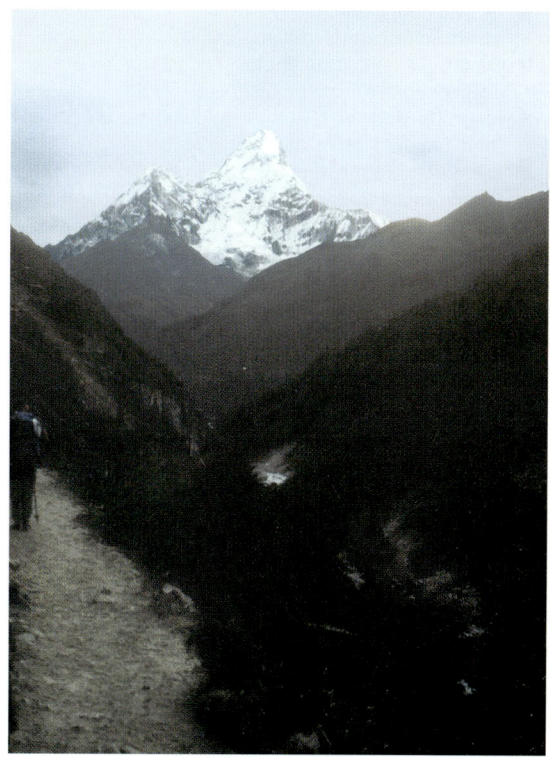

Bevor ich mich ins Everest-Basislager aufmachte, habe ich unzählige bergsteigerische Unternehmungen in den Alpen und Pyrenäen unternommen, um Erfahrungen bezüglich der Therapieanpassungen zu sammeln und die Leistungsfähigkeit und Belastbarkeit meines Körpers unter diesen Bedingungen besser einschätzen zu lernen. Auch wollen gewisse Manöver geprobt werden, etwa das Blutzuckermessen bei eisigen Temperaturen unter der Jacke. Je geübter ich im Umgang mit meinem Diabetes und dem Equipment bin, desto sicherer ist die Umsetzung unter Extrembedingungen. Auch das Spritzen will geübt sein, wenn ich bei -30 Grad mindestens vier Lagen Kleidung trage und mich dieser im Biwak nicht komplett für längere Zeit entledigen möchte. Das Insulin trage ich übrigens immer am Körper, um es vor dem Einfrieren zu schützen.

Ich habe mir mit diesem Mount-Everest-Trekking einen Traum erfüllt, den ich schon glaubte, auf Grund meines Diabetes begraben zu müssen. Ich werde weiter von den weißen Gipfeln des Himalayas träumen und plane schon ein Trekking zum K 2 oder die Umrundung des Kailash im tibetanischen Transhimalaya.

Extrem-Trekking:

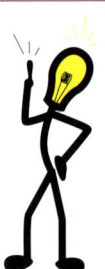

- Die Therapieanpassung ist beim Extrem-Trekking oft nicht exakt planbar. Lösung des Problems: stündliche Blutzuckermessungen.
- Jeder niedrige Blutzuckerwert kann eine vitale Bedrohung für die gesamte Seilschaft darstellen.
- Drastische Reduktion der Insulindosis um 50-80-% und Erhöhung der Kohlenhydratzufuhr um bis zu 300 % können notwendig sein.
- In großer Höhe viel Flüssigkeit (0,5-1 Liter pro Stunde) zu sich nehmen, um der Höhenkrankheit vorzubeugen.
- Die Blutzuckermessgeräte können bei tiefer Temperatur und in großer Höhe falsche Messwerte angeben, genauere Informationen hierzu finden Sie in Kap. 6.1.
- Immer Glukagonspritzen mitführen. Die Mitkletterer müssen über den Diabetes und mögliche Notfallsituationen informiert werden.
- Vor großen Expeditionen ausreichend persönliche Erfahrungen bei kleineren Bergtouren sammeln.

Die in diesem Erfahrungsbericht beschriebene Therapieanpassung an körperliche Aktivität ist ein individuelles Beispiel und darf nicht verallgemeinert werden. Sportler mit Diabetes können die für sie stimmigen Insulin- und Kohlenhydratanpassungen nur herausfinden, indem sie nach Rücksprache mit ihrem Diabetes-Team/Arzt verschiedene Konzepte ausprobieren, vor, während und nach der Belastung sehr häufig den Blutzucker messen und ein Sport-Tagebuch führen.

14.1.7. Radfahren

Radfahren: Das Fahrrad mit Lenkung am Vorderrad und Antrieb am Hinterrad wurde 1869 vom Stuttgarter Turnlehrer Trefz erfunden. Es ist im Prinzip bis heute gleich geblieben und wird nun zeitgemäß als „Bike" bezeichnet. Es wurde zwar laufend technisch verfeinert, ist aber immer noch ein zweirädriges, einspuriges Fahrzeug, das mit der eigenen Muskelkraft über Tretkurbeln angetrieben wird und durch den Fahrer im Gleichgewicht gehalten werden muss.

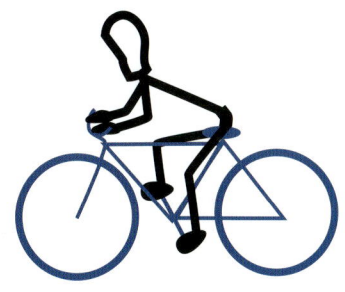

Erfahrungsbericht von Josef Schlosser

Auch wer 20 Jahre und länger keinen Drahtesel mehr bestiegen hat, eignete sich mit Sicherheit im Kindesalter den Balanceakt auf zwei Rädern an. Wer das Fahrradfahren erst einmal gelernt hat, verlernt es nie mehr. Ob Sie nun einfach vor der eigenen Haustüre losradeln, durch den Großstadt-Dschungel irren, über die Landstraßen hetzen, sich wagemutig auf Schotterpisten zu Tal stürzen oder ganz gemütlich auf einsamen Pfaden durch unsere herrlichen Wälder und Fluren ziehen: Sie können alleine genauso gut Rad fahren wie in der Gruppe. Mit dem Rad haben Sie einen wesentlich größeren Aktionsradius als zu Fuß, je nach Lust und Fitness 40 bis 200 Kilometer pro Tag. Mit dem Fahrrad kommen Sie fast überall hin, notfalls schiebend.

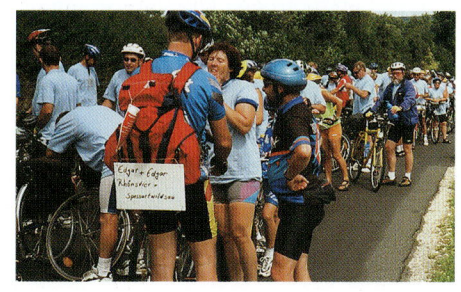

Ich persönlich betrachte mich als Hobbyradler, der vor allem mit der Familie Tages- und auch Mehrtagestouren unternimmt. Gelegentlich betreibe ich den Radsport aber auch etwas intensiver. Je nach Art der geplanten Tour muss ich mich entsprechend anders auf die Situation einstellen. Dabei gilt folgender Grundsatz: Radfahren ist nicht gleich Radfahren! Weil ich je nach Art der geplanten Tour meine Diabetestherapie anders anpassen muss, habe ich meinen Erfahrungsbericht in vier Abschnitte aufgeteilt.

Ich bin 41 Jahre alt und habe seit 12 Jahren Diabetes. Vor den Hauptmahlzeiten injiziere ich mit einem Pen mein Bolusinsulin Actrapid HM. Als Basalinsulin spritze ich gegen 22:00 Uhr das Ultratard HM, ein extrem lang wirkendes Verzögerungsinsulin (Wirkdauer 24-36 Stunden).

1. Spontaner Radausflug mit der Familie:
20-50 km, Durchschnittsgeschwindigkeit 14 km/h
Falls sich die Familienmitglieder auf eine gemeinsame Strecke einigen können, bedarf so ein Kurztrip keiner besonderen Vorbereitung. Schnell packe ich die Diabetesutensilien und Not-BE in Form von Obst/Schokoriegel/Zucker in die Lenkertasche, ausreichend Getränke in die Satteltaschen, und los geht's.

Bei einem Start nach dem Mittagessen reduziere ich die Bolusgabe um 25-50 % und erhöhe die Kohlenhydrataufnahme um zusätzliche 50 %. Wenn der Blutzuckerwert vor dem Mittagessen wie üblich bei 80-110 mg/dl liegt, reicht diese Maßnahme dann für ca. 1½ Stunden. Wenn die folgenden Werte im Bereich zwischen 70 und 100 mg/dl liegen, kann ich mir bei einer verdienten Pause ohne zusätzliche Bolusgabe z. B. einen Eisbecher genehmigen, der den Blutzucker für weitere 1-1½ Stunden konstant hält.

2. Spontane sportliche Tour:
50-130 km, Durchschnittsgeschwindigkeit 20-26 km/h
Ab und zu packt mich der Ehrgeiz, und ich will meine maximale Belastbarkeit austesten. Auf diese Weise entstehen Tagestouren mit bis zu 200 Kilometern oder eine 2-Tages-Tour über eine Strecke von 340 Kilometern. Dafür reduziere ich das Ultratard HM am Vorabend und am Abend nach der Tour um 50 Prozent. Die Bolusgaben reduziere ich teilweise um bis zu 75 %. Tagsüber messe ich alle 1½-2 Stunden meinen Blutzucker.

3. Geplante Mehrtagestour mit der Familie:
40-70 km/Tag, Durchschnittsgeschwindigkeit 14 km/h
Bei Mehrtagestouren mit meiner Frau und 1-2 mitradelnden Kindern (9-13 Jahre alt) verhalte ich mich ähnlich wie bei der Tour 1 beschrieben. Die Kilometerleistungen und die Geschwindigkeit liegen in etwa im gleichen Bereich. Jedoch reduziere ich bereits am jeweiligen Vorabend das Ultratard HM um 40-50 %. Zum Frühstück reduziere ich das Einheiten/BE-Verhältnis beim Actrapid HM um 70-80 %. Vor jeder Tagesetappe befülle ich die Satteltaschen mit ausreichend Kohlenhydraten (Saft/Brötchen/Obst/Schokoriegel/was Süßes vom Bäcker etc.) – lieber etwas mehr, weil die Kinder von Papas süßen Vorräten ab und zu etwas abhaben wollen.

Bei der ersten Vormittagspause kann ich dann ohne zusätzliche Bolusgabe mit Genuss eine süße Mohnschnecke oder ein Nusshörnchen verspeisen (ca. 3 BE). Zur Mittagspause suchen wir uns in der Regel einen schattigen Platz am Wasser, was besonders bei unseren Kindern sehr beliebt ist. Die Zeit nutzen wir nicht nur zum Füllen der Energiespeicher, sondern auch zum Relaxen und zur Naturbeobachtung. Am Nachmittag verspeise ich dann je nach Wetterlage einen Eisbecher oder ein Stück Torte – wieder ohne Bolusgabe, alles nach dem Motto: Man gönnt sich ja sonst nichts!

Meist bestellen wir schon am Mittag telefonisch ein Nachtquartier, das wir dann so gegen 16 Uhr erreichen. Nachdem die Drahtesel im Stall stehen und das Gepäck verstaut ist, geht es frisch geduscht zu einem gemütlichen Abendessen. Bei der Insulingabe abends gehe ich meist auf Nummer Sicher und spritze etwas weniger. Wenn der Blutzucker gegen 22 Uhr bei ca.

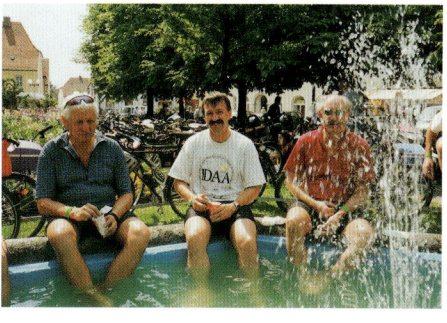

160 mg/dl liegt, reicht das meist für die Nacht aus, da ich die Reduktion des Ultratard HM um 40-50 % natürlich für die gesamte Dauer der Tour beibehalte. Ansonsten gibt es noch einen Schokoriegel extra.

4. Die sportliche Mehrtagestour:
Fahrradtour des Bayrischen Rundfunks 2000:
6 Tage, 65-90 km/Tag, Durchschnittsgeschwindigkeit 21 km/h

Für mich war diese Radtour ohne Zweifel der sportliche Höhepunkt in den letzten Jahren. Diese Tour ist ein Event der besonderen Art. Sie stellt eine Mischung aus sportlichem Ereignis und inszeniertem Spektakel durch den Bayerischen Rundfunk dar. Vor allem für einen Hobbyradler, der nur 1.500 km jährlich mit dem Rad fährt, stellt sie auch eine sportliche Herausforderung dar. Der Unterschied zu meinen Familienradtouren lag im Wesentlichen darin, dass ich schneller unterwegs war und bedeutend mehr Steigungen zu bewältigen hatte (800-1000 Höhenmeter/Tag).

Das Technische Hilfswerk transportierte unser Gepäck von einem Etappenziel zum nächsten. Weil mir nur noch die Lenkertasche zur Verfügung stand, musste ich genau planen, was ich in dem begrenzten Raum mitnehmen wollte. Das waren vor allem Pen, Blutzuckermessgerät, Flüssigkeit und Kohlenhydrate in großen Mengen, Flickzeug, Regenausrüstung und Sonnencreme.

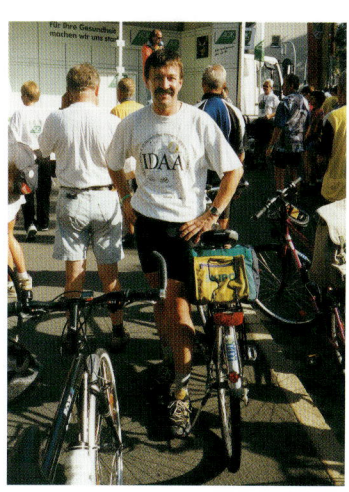

Vor der Tour plante ich, nur zu den vorgegebenen Pausen (alle 20-30 km) anzuhalten und den Blutzucker zu messen. Im Feld der 1 200 Radler wollte ich immer bei den ersten 300 dabei sein. Als Sport-BE hatte ich immer eine volle Fahrradflasche mit Orangensaft

(6-7 BE) an Bord, die ich auch über den Tag verteilt trank. Zum Frühstück verdoppelte ich die Kohlenhydratmenge und reduzierte den Bolus um weitere 50 %, also insgesamt eine Reduktion um 75 %. Vor dem täglichen Start aß ich noch 1-2 BE Obst. Bei den planmäßigen Boxenstopps am Vormittag nach 20-30 km füllte ich meine Energiespeicher durch weitere 6-7 BE wieder auf. Dies waren immer eine Apfelsaftschorle (um auch dem gesteigerten Flüssigkeitsbedarf gerecht zu werden) und zwei Joghurts (leicht verdaulich). Als besondere Zugabe genehmigte ich mir vormittags noch ein süßes Gebäckstück. Zur Mittagspause waren 6-8 BE ganz ohne Bolusgabe notwendig, nicht zu vergessen die Zusatz-BE in Form von Orangensaft aus der Trinkflasche. Das Ultratard HM um 22:00 Uhr reduzierte ich täglich um 50-60 %.

Mit diesen Therapieanpassungen ist es mir während der gesamten Tour gelungen, meine Blutzuckerwerte konstant in einem Bereich zwischen 80-200 mg/dl zu halten. Ich konnte mir nicht nur dazu gratulieren, die Tour erfolgreich im vorderen Drittel beendet zu haben, sondern auch mit Stolz vermerken, dass mir dies ohne eine einzige Stoffwechselentgleisung gelungen ist.

Ein spezielles Diabetes- und Sporttagebuch zum Fahrrad finden sie in Kap. 2.4.

Fahrrad fahren:

- Radfahren ist nicht gleich Radfahren: Je nach Intensität und Länge sind Therapieanpassungen von alleiniger Erhöhung der Kohlenhydratzufuhr bis hin zur Reduktion der Insulindosis um 75 % nötig.
- Immer Insulin, Blutzuckermessgerät, ausreichend Flüssigkeit und Kohlenhydrate mitführen.
- Alle 1-2 Stunden den Blutzucker kontrollieren und Sicherheitsblutzuckerwerte von über 160 mg/dl vor Belastungsbeginn anstreben.

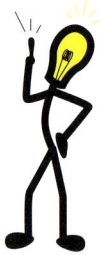

Die in diesem Erfahrungsbericht beschriebene Therapieanpassung an körperliche Aktivität ist ein individuelles Beispiel und darf nicht verallgemeinert werden. Sportler mit Diabetes können die für sie stimmigen Insulin- und Kohlenhydratanpassungen nur herausfinden, indem sie nach Rücksprache mit ihrem Diabetes-Team/Arzt verschiedene Konzepte ausprobieren, vor, während und nach der Belastung sehr häufig den Blutzucker messen und ein Sport-Tagebuch führen.

14.1.8. Fallschirmspringen

Fallschirmspringen: Freizeit- und Wettkampfsportart, die zum Flugsport gerechnet wird. Der Absprung erfolgt in der Regel aus einer Höhe von etwa 4 500 Metern. Der freie Fall, der mit Körperbewegungen kontrolliert wird, endet bei 700 Metern. In dieser Höhe wird der Fallschirm geöffnet. Mit der Einführung von steuerbaren Fallschirmen, mit denen der Springer weich und punktgenau landen kann, hat der Sport bedeutend an Attraktivität gewonnen.

Erfahrungsbericht von Martina Grote

Meine Sprunglizenz hatte ich bereits gemacht, als ich noch keinen Diabetes hatte. Damals duften Fallschirmspringer nur mit einer fliegerärztlichen Tauglichkeit „in die Luft" gehen. Als sich nach der Geburt meines ersten Sohnes der Diabetes manifestierte, war erst einmal Schluß mit meinem heiß geliebten Hobby. Kurz vor dem Verfall meiner Lizenz passierte dann ein kleines Wunder: Es hatte sich etwas in der Gesetzgebung getan. Nun war nur noch eine Bescheinigung der Sporttauglichkeit durch den Hausarzt nötig. Diese ist selbstverständlich mit einem gut eingestellten Diabetes ohne gravierende Folgeerkrankungen problemlos zu erlangen. So konnte ich gerade noch die erforderlichen Sprünge machen, um meine Fallschirmsprunglizenz zu verlängern.

Die Sporttauglichkeitsuntersuchung besteht aus einem Herz-Kreislauf-Check, meist mittels eines Belastungs-EKG und der Beurteilung der allgemeinen körperlichen Verfassung. Sie ist für jeden zu empfehlen, der nach einer längeren Sportpause mit körperlicher Aktivität beginnen will. Der Diabetes an sich spielt dabei überhaupt keine Rolle.

Sicherlich hätte ich trotzdem nicht den Mut gehabt, auf eigene Faust erneut mit dem Fallschirmspringen zu beginnen, wenn ich nicht seitens meiner Diabetesberatung und meiner Sprunglehrer großen Zuspruch erfahren hätte. Es gab ja niemanden, den ich nach seinen Erfahrungen hätte fragen können, denn bisher war das Springen für Menschen mit Diabetes ja untersagt. Ich möchte mich deshalb herzlich für die Unterstützung der Mitarbeiter des Krankenhauses Bethanien in Hamburg bedanken.

Zum sicheren Fallschirmspringen ist es absolut unerlässlich, seine Blutzuckerwerte immer im Auge zu behalten! Vor einem Fallschirmsprung peile ich einen Blutzuckerwert von mindestens 150 mg/dl an. Bis zum Absprung aus 4 000 m Höhe vergehen dann noch circa 20 Minuten. Bei einem Versuch, kurz vor dem Ausstieg noch einmal zu testen, musste ich feststellen, dass in dieser Höhe die Messgenauigkeit sowohl von visuellen Streifen als auch von Blutzuckermessgerä-

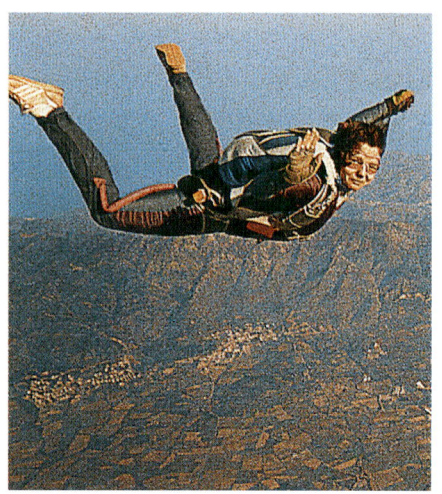
ten deutlich zu wünschen übrig lässt. Bedingt durch den viel geringeren Sauerstoffgehalt der Luft wurden zu niedrige Blutzuckerwerte angezeigt (siehe Kap. 6.1.3.: Blutzuckermessen in extremer Höhe). Der Blutzuckertest nach den Sprüngen zeigte mir, dass sich der Blutzucker durch den Fallschirmsprung meist nicht wesentlich verändert.

Die Vorbereitung im Steigflug bedeutet für mich „Kopfstress", der dann folgende freie Fall ist der eigentliche Sport: harte körperliche Anstrengung, die durchaus auch Muskelkater zur Folge haben kann und damit auch eine Senkung des Blutzuckerspiegels. Bei wiederholten oder sehr anstrengenden Sprüngen an einem Tag muss ich am Abend und in der Nacht den Muskelauffülleffekt berücksichtigen. Dazu senke ich dann mein Einheiten/BE-Verhältnis zum Abendbrot und meine Basalrate ab.

Auf jeden Fall kläre ich immer die Mitspringer und einige Personen am Boden des Sprungplatzes über meinen Diabetes und eventuelle Notfallsituationen auf. Denn nur so können sie Notfälle rechtzeitig erkennen und dann entsprechend Hilfe leisten. Ich habe während des Austüftelns meiner Insulin- und Kohlenhydratanpassung zwei Sprunglehrer informiert, die mich auch bei meinem ersten Sprung mit Diabetes begleitet haben. Ebenso wusste die Pilotin und das Manifest Bescheid (hier werden die Springer den Flugzeugen zugeteilt und die Abrechnung gemacht).

Die Erfahrung einer Außenlandung im Wald, bei der ich stundenlang darauf warten musste, abgeholt und wieder zum Sprungplatz zurückgebracht zu werden, hat mich gelehrt, nicht nur den lebensnotwendigen Traubenzucker, sondern auch einen Pen mit schnell wirksamem Insulin dabei zu haben, falls ich meine Pumpe zum Sprung abgelegt habe. Dies ist absolut wichtig, um nicht bei einem eventuell längeren Heimweg oder einer Baumlandung, bei der ein unglücklich gelandeter Springer auf fremde Hilfe warten muss, in eine Ketoazidose zu entgleisen! Ob ein Fallschirmspringer die Pumpe während des Sprunges ablegt oder nicht, ist reine Geschmackssache. Technisch ist das Mitführen der Pumpe beim Springen überhaupt kein Problem. Mir sind bei all meinen Fallschirmsprüngen niemals Fehlermeldungen oder eine Beeinflussung durch den Funkverkehr des Fliegers passiert. Unerlässlich ist nur, dass der Druckausgleich der Insulinpumpe gesichert ist! Bei der H-TRON-Pumpe von Disetronic bedeutet das, dass niemals das rote

Verschlußstück, das zum Duschen gedacht ist, auf dem Adapter gelassen werden darf.

Ein Wort noch zur Sicherheit im Fallschirmsport: Seit einigen Jahren gibt es einen zuverlässigen Sicherheitsöffner für den Reserveschirm, der über einen Mikrochip das Sprunggeschehen mit verfolgt und in einer eventuellen Gefahrensituation, sprich ab 300 Meter über Grund, die Reserve automatisch öffnet und so eine sichere Landung gewährleistet. Ohne diesen Sicherheitsöffner an meiner Ausrüstung würde ich heute kein Flugzeug für einen Fallschirmsprung mehr besteigen. Ebenso wenig möchte ich in meinem Leben auf meine Insulinpumpe verzichten müssen! In beiden Bereichen hat sich dank der rasanten Entwicklung der modernen Technik sehr viel getan. Bedienung und Sicherheit der Insulinpumpen sind – genauso wie die der Fallschirmsprungausrüstung – erheblich zuverlässiger und einfacher geworden.

Somit beschränkt sich das Restrisiko des Fallschirmspringens auf die Faktoren, vor denen auch ein nicht-diabetischer Springer nicht geschützt ist. Auch nach hunderten von Sprüngen darf man nicht nachlässig werden, was die Sorgfalt und Kontrolle im Umgang mit seinem Sprunggerät angeht. Gleiches gilt auch ohne Einschränkung für den Umgang mit seinem Diabetes, die regelmäßige Kontrolle vor jedem Sprung ist unerlässlich und absolut lebensnotwendig!

Bleibt mir nur noch zu sagen, dass sowohl der Fallschirmsport als auch der Diabetes zu den „Risikosportarten" zu zählen ist, bei denen jeder umsichtig vorgehen muss. Das Fallschirmspringen ist jedoch frei gewählt und durch die Ausschüttung der Glückshormone um ein vielfaches schöner. Ich möchte mit meinem Erfahrungsbericht jedem Menschen mit Diabetes Mut machen, sich durch seinen Diabetes ebenso wenig einschränken zu lassen wie ich!

Fallschirmspringen:

- Bescheinigung über Sporttauglichkeit erforderlich.
- Mit erhöhten Blutzuckerwerten über 150 mg/dl abspringen, auch danach wegen des Muskelauffülleffektes noch Insulin reduzieren.
- Beim Sprung nicht nur Not-BE, sondern auch Insulin mitführen.
- Mitspringer über Diabetes und Notfallmaßnahmen informieren.
- Insulinpumpe ist sprungtauglich, wenn der Druckausgleich gewährleistet ist, d. h. ohne rotes Verschlussstück bei der Disetronic-Pumpe.

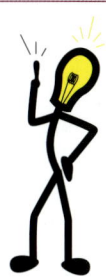

Die in diesem Erfahrungsbericht beschriebene Therapieanpassung an körperliche Aktivität ist ein individuelles Beispiel und darf nicht verallgemeinert werden. Sportler mit Diabetes können die für sie stimmigen Insulin- und Kohlenhydratanpassungen nur herausfinden, indem sie nach Rücksprache mit ihrem Diabetes-Team/Arzt verschiedene Konzepte ausprobieren, vor, während und nach der Belastung sehr häufig den Blutzucker messen und ein Sport-Tagebuch führen.

14.1.9. Fußball

Fußball: Ballspiel für zwei Mannschaften zu je elf Spielern (ein Torhüter und zehn Feldspieler), das beliebteste und am weitesten verbreitete Mannschaftsspiel der Welt. Ziel des Spieles ist es, den Ball so oft wie möglich im gegnerischen Tor unterzubringen. Es gewinnt die Mannschaft, die mehr Tore erzielt.

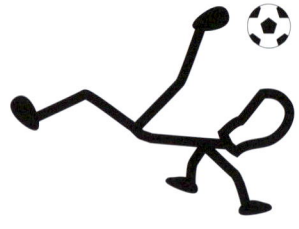

Erfahrungsbericht von Holger Appel

Komisch. Zweimal innerhalb von drei Minuten frei vor dem gegnerischen Tor gestanden, zweimal unkonzentriert die Chance vergeben. Ein leichtes Bitzeln um den Mund. Da bleibt nur eins: der obligatorische Griff zum Traubenzucker in die Sporthose und danach ein Blutzuckertest am Spielfeldrand. Das Blutzuckermessgerät zeigt einen Wert von 42 mg/dl an. Kein Wunder, dass mein Team beim Trainingsspiel 0:1 verliert, anstatt 2:1 zu gewinnen. Ich hatte wohl doch mehr Insulin gespritzt als fürs Essen benötigt, glücklicherweise passieren mir solche Schätzfehler nur höchst selten, wenn überhaupt, dann auch nur im Training. Im Punktspiel würde ich da immer auf Nummer Sicher gehen. Das bedeutet dann auch, vor dem Sport nur solche BE zu essen, deren Wirkung ich genau kenne!

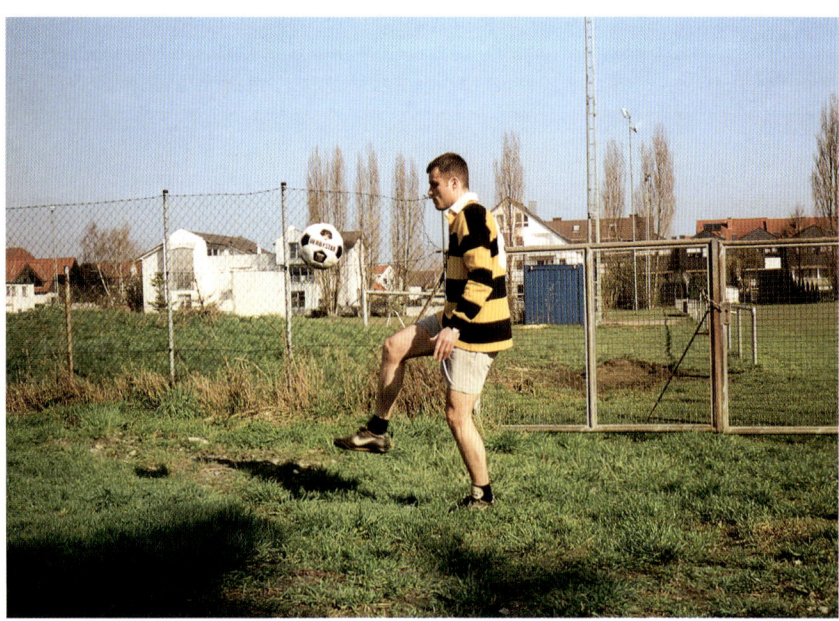

Faszination Fußball, trotz Diabetes: Für mich ist dieser Sport Hobby, Leidenschaft und inzwischen auch Schwerpunkt meines Berufs. Bereits seit 1974 jage ich, inzwischen 33 Jahre alt, im Verein dem runden Leder hinterher. Auch der Typ-1-Diabetes, der mich 1970 ereilte, konnte mich nicht im mindesten davon abhalten. Als Jugendlicher habe ich im Trikot des BSC Offenbach bei Wettkämpfen in Tower Hamlets (London), Paris, Wien und Ostende mitgewirkt, später im Dress des FC Wacker Offenbach in Spanien und Tunesien um Turniersiege gespielt. Als Fußball-Fan war ich schon kreuz und quer in Europa unterwegs, als Sportredakteur einer Zeitung richtet sich mein Tagesablauf und Dienstplan oft nach den Terminen lokaler und überregionaler Fußballklassen. Deshalb habe ich mehr Zeit, abends zu trainieren, als am Wochenende im schwarz-roten Fußballtrikot in der Kreisliga aufzulaufen.

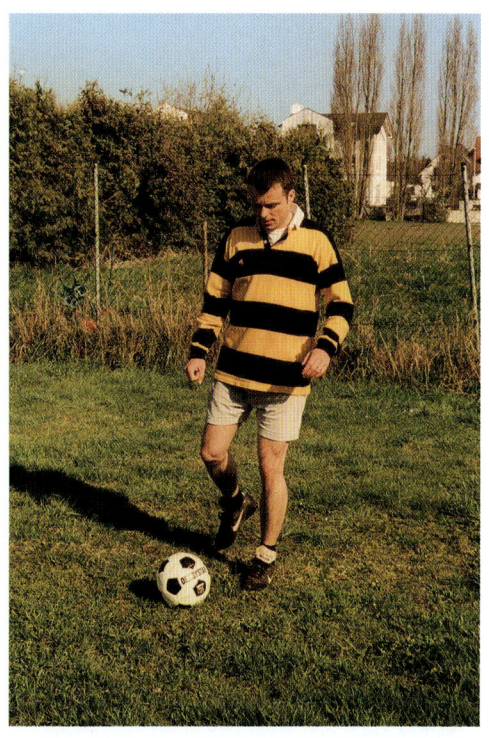

Zwei Stunden vor Beginn eines Spiels oder Trainigsmatches überprüfe ich meinen Blutzuckerwert. Für fünf Broteinheiten injiziere ich dann maximal sieben Einheiten Normalinsulin. Normalerweise brauche ich abends für fünf BE mindestens elf Einheiten Normalinsulin, das bedeutet also eine Reduktion des Normalinsulins vor dem Sport um über 40 %.

Vor dem Training – dauert meistens genauso lange wie ein Spiel, eineinhalb bis zwei Stunden – messe ich nochmals. Bei Werten unter 180 mg/dl bessere ich mit einer Banane und/oder Orangensaft nach. Aller guten Dinge sind drei: Nach den Übungseinheiten kontrolliere ich sofort wieder den Blutzucker. Ein Radler (Mischgetränk aus Bier und zuckerhaltiger Limonade, mind. 3 BE) am Abend in der Vereinskneipe geht dann auch ohne Zusatzbolus klar, als richtiger Fußballer gehört das halt dazu, und schließlich dient es in diesem Sinne auch noch dem Muskelauffülleffekt. Das Verzögerungsinsulin gegen 23:30 Uhr reduziere ich am Abend nach einem Spiel oder Training um 20-30 %, so kam ich bis jetzt immer gut über die Runden.

Faszination Fußball, „trotz" Diabetes: Heute bereitet mir mein Diabetes dabei nur noch selten Probleme. Als Siebenjähriger ohne Blutzuckermessmöglichkeiten war's natürlich schwieriger als heute. Mein Vater als Trainer und meine Mutter als treuer Fan am Spielfeldrand waren stets mit Traubenzucker oder Cola für den Notfall gerüstet: „Hoffentlich geht alles gut, und es passiert ihm nichts." Die Angst der Eltern ist verständlich, wenn die Kinder mit Diabetes Sport treiben. Wenn das aber zu unverhältnismäßiger Vorsicht und Überbehütung führt, leidet darunter oft die Freude der Kids am Spiel und an der Bewegung.

Inzwischen ist trotz „höheren" Alters die Lust am Ball ungleich größer. Der Diabetes ist nur noch im Hinterkopf präsent, dafür aber permanent. Wenn ich Symptome einer Unterzuckerung bemerke, greife ich nahezu automatisch zum Traubenzucker, ohne den als Taschenfüllung ich mich niemals körperlich betätige. Manchmal haben vergebene Torchancen aber auch andere Ursachen als zu niedrige Blutzuckerwerte.

Ein spezielles Diabetes- und Sporttagebuch zum Fußballspielen finden Sie in Kap. 2.3.

Fußball:

- Zwei Stunden vor dem Spiel Blutzucker testen, das Normalinsulin zur Mahlzeit um über 40 % reduzieren und einen Wert von circa 200 mg/dl anpeilen.
- Vor dem Spiel keine „unbekannten" BE zu sich nehmen, um Schätzfehler oder Magenprobleme bei der Bewegung zu vermeiden.
- Nach dem Spiel nochmals messen, danach ca. 3 BE für Muskelauffülleffekt „einnehmen".
- Nach dem Spiel den anschließenden Mahlzeitenbolus um über 40 % reduzieren.
- Zur Nacht Verzögerungsinsulin um 20-30 % reduzieren.
- Eltern von Kindern mit Diabetes sollen nicht zu überängstlich sein, denn das kann den Kids leicht die Freude am Sport nehmen.

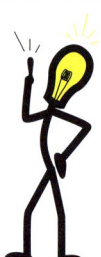

Die in diesem Erfahrungsbericht beschriebene Therapieanpassung an körperliche Aktivität ist ein individuelles Beispiel und darf nicht verallgemeinert werden. Sportler mit Diabetes können die für sie stimmigen Insulin- und Kohlenhydratanpassungen nur herausfinden, indem sie nach Rücksprache mit ihrem Diabetes-Team/Arzt verschiedene Konzepte ausprobieren, vor, während und nach der Belastung sehr häufig den Blutzucker messen und ein Sport-Tagebuch führen.

14.1.10. Golf

Golf: Rasenspiel, bei dem der Spieler mit speziellen Schlägern (Clubs) einen kleinen, harten Ball über die Bahnen eines Golfplatzes schlägt. Ziel des Spieles ist es, den Ball mit möglichst wenig Schlägen in ein Loch am Ende der Bahn zu befördern. Die Gesamtlänge der Bahnen eines normalen Golfplatzes liegt ungefähr zwischen 4.500 und 7.000 Metern. Je nach Untergrund, Distanz und Schlagart werden verschiedene Schläger benutzt. Beim Golf sind sowohl allgemeine Ausdauer als auch Geschicklichkeit, Konzentrations- und Koordinationsfähigkeiten gefordert.

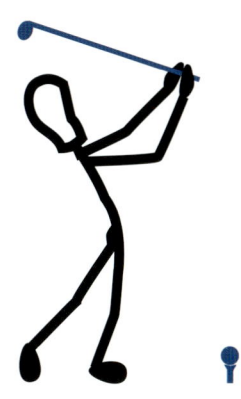

Erfahrungsbericht von Dr. Rolf Porsche

Ist Golfspielen überhaupt ein ernstzunehmender Sport oder nur etwas für Snobs, die vorgeben, sich sportlich zu betätigen? Zur Zeit erlebt Golf einen regelrechten Boom. Durch den Bau vieler neuer Golfplätze wird es mehr und mehr Menschen möglich, Golf zu spielen.

Wer eine Runde Golf spielt, ist rund 4 Stunden lang in Bewegung. Dabei legt er ca. 10 km Fußstrecke zurück und schlägt den Golfball – je nach Können – zwischen 70 und 135 mal. Nicht zu vergessen die halbe Stunde Aufwärmgymnastik und Einspielzeit, bevor es losgeht. Weniger Trainierte können mit einem einstündigen Training beginnen und sich über eine halbe Runde (9 Loch) auf bis zu 18 Loch steigern. Die Intensität der Belastung kann beim Golf sehr einfach der persönlichen Leistungsfähigkeit angepasst werden. Auch sportliche Menschen mit Diabetes können beim Golfen so richtig ins Schwitzen kommen, z. B. wenn es auf einem hügeligen Platz im Expresstempo über 27 oder gar 36 Loch geht. Obwohl ich andere Sportarten wie Radfahren, Joggen oder Skifahren eher leistungsorientiert betreibe, ist für mich das Golfspielen eine wunderschöne sportliche Alternative.

Bei der Ausrüstung ist für den Golfspieler mit Diabetes folgendes zu beachten: Dringend zu empfehlen sind sehr gut sitzende und bequeme Schuhe, wenn möglich wasserdicht oder zumindest wasserabweisend. Druckstellen, Blasen und Schürfwunden durch falsches oder zu enges Schuhwerk müssen vermieden werden! Während gut gearbeitete Golfschuhe meist völlig ausreichen, sind bei einer bestehenden diabetischen Neuropathie oder diabetischen Fußproblemen in der Vergangenheit Spezialschuhe für Diabetiker dringend anzuraten. Vor Spielbeginn sollte das Schuhwerk mit Softspikes ausgerüstet werden, um vor allem auf hartem oder rutschigem Untergrund ein sicheres und angenehmes Laufen zu ermöglichen. Die restliche Ausrüstung kann ganz nach dem eigenen Geschmack zusammengestellt werden, spezielle Golfbekleidung aus teuren Sporthäusern ist nicht wirklich erforderlich. Gute Regenbekleidung gehört aber auf jeden Fall dazu.

Wie beeinflusst nun das Golfspielen den Insulin- und Kohlenhydratbedarf? Die persönliche Blutzuckereinstellung, der Trainingszustand und vor allem auch die Platzgegebenheiten spielen dabei die größte Rolle. Insulinspritzende oder -pumpende Golfspieler sollten die Insulinmengen während des Spielens etwa halbieren. Dies gilt sowohl für die Basalrate bzw. das Verzögerungsinsulin als auch für die Bolusraten. Wenn ich als langjähriger Insulinpumpenträger meine Insulinzufuhr um die Hälfte reduziere, kann ich die normale Kohlenhydratzufuhr beibehalten. Ähnliche Therapieanpassungsregeln können auch für Golfspieler mit einem Typ-2-Diabetes gelten, die Sulfonylharnstoff-Tabletten einnehmen.

Viele regulieren die körperliche Belastung aber auch durch die Einnahme zusätzlicher Kohlenhydrate. Als Ausgangswert können Sie mit 1-3 BE pro Stunde Golf beginnen – dies sind Durchschnittsmengen bei normalen Platzverhältnissen. Dabei sollten Sie darauf achten, die Kohlenhydrate rechtzeitig einzunehmen, denn zu niedrige Blutzuckerwerte während des Spiels bedeuten meist das Ende der Golfrunde.

Ich habe die Erfahrung gemacht, dass es vor allem an einem warmen Sommertag besonders wichtig ist, ausreichend viel Flüssigkeit mitzunehmen. Pro Runde kann ein Golfspieler bis zu 2-3 Liter brauchen. Wer während einer Runde regelmäßig Kohlenhydrate zuführen möchte, sollte darauf achten, dass diese leicht verdaulich und auch während des Gehens zu essen sind, wie z. B. Müsliriegel, Obst

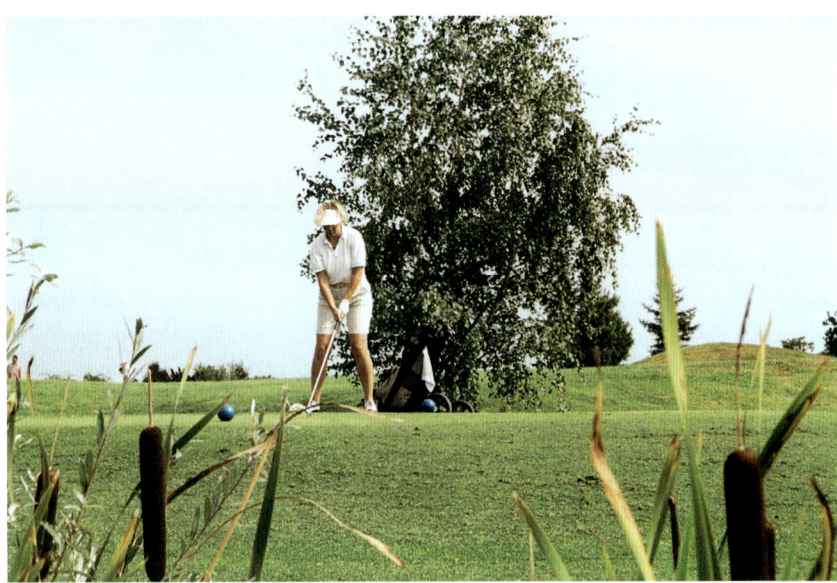

und kohlenhydrathaltige Getränke. Traubenzucker oder Cola gehören als Not-BE in jede Golftasche und sind ebenso unverzichtbar wie Schläger oder Ball. Gleiches gilt für ein Blutzuckermessgerät. Gerade bis Sie ihre eigenen Erfahrungen auf vielen Golfkilometern gesammelt haben, sollten Sie den Blutzuckerspiegel während einer Runde regelmäßig, z. B. stündlich, messen. Später kann es dann ausreichen, vor und nach jeder Runde einen Kontrollcheck zu machen. Da beim Golfen keine Extrembelastungen vorkommen, bekommen Sie die nötigen Therapieanpassungen meist leicht in den Griff. Wer möchte, kann mit ausreichendem Training mühelos auch als Golfspieler mit Diabetes einen Profistatus erreichen, ohne dass der Diabetes ein Hindernis darstellen würde.

Erfahrungsgemäß ist auch die Beeinflussung nach der Golfrunde gut kompensierbar. Bewährt hat sich bei mir die Absenkung der Basalrate um etwa 20-40 % über die nächsten 24 Stunden. Ebenfalls ratsam ist die Zufuhr von zusätzlichen Kohlenhydraten, 2-4 BE nach einer Runde sind durchaus eine gute Anfangsdosis.

Golf ist eine wunderschöne Sportart, bei der Sie nicht nur etwas für den Körper tun, sondern auch Geist und Seele voll auf ihre Kosten kommen. Für Menschen mit Diabetes ist Golf hervorragend geeignet, ganz gleich ob sie untrainiert sind, übergewichtig (wie auch manche Profispieler) oder voll durchtrainiert. Extreme oder unplanbare Belastungen gibt es nicht. Kohlenhydratzufuhr und Blutzuckermessung sind jederzeit problemlos möglich.

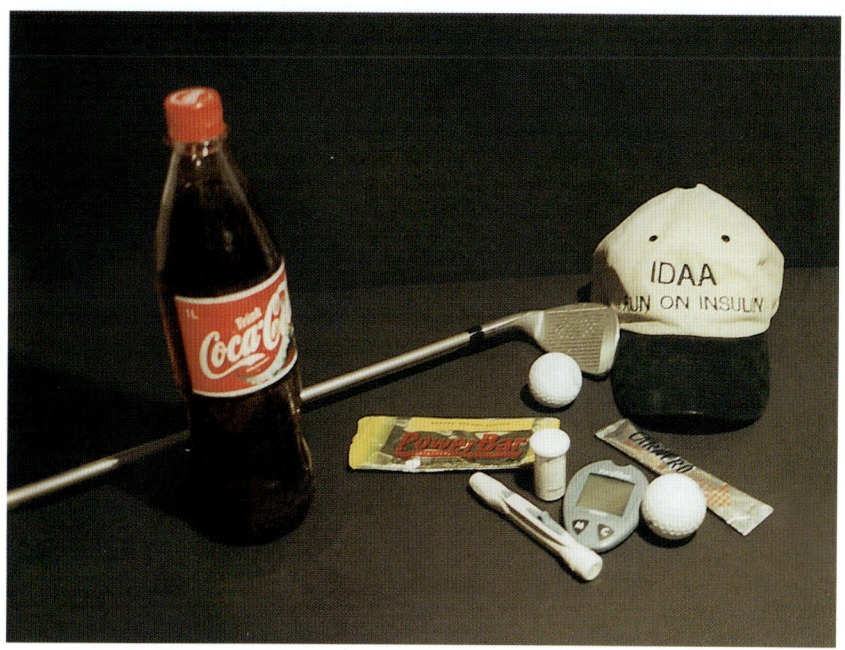

Golf: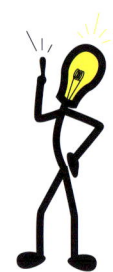

- Basal- und Bolusinsulin für eine Golfrunde halbieren. Die Zufuhr von mindestens 1-3 BE pro Stunde Golf ist empfehlenswert.
- Anfangs sollte regelmäßig, mindestens stündlich, der Blutzucker gemessen werden.
- Not-BE wie Cola und Traubenzucker und ein Blutzuckermessgerät gehören in jedes Golfbag.
- Ausreichend Flüssigkeit mitnehmen, ca. 2-3 Liter pro Runde Golf trinken.
- Reduktion der Insulindosis nach Abschluss einer Golfrunde um 20-40 % für die folgenden 24 Stunden plus Erhöhung der Kohlenhydratzufuhr um 2-4 BE.
- Bequeme Schuhe sind ein absolutes Muss, bei bestehender diabetischer Neuropathie sollten Spezialschuhe getragen werden.

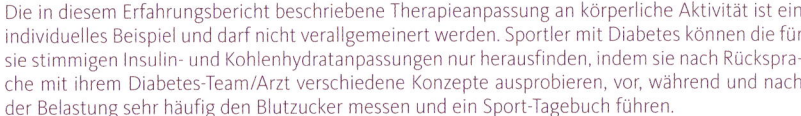

Die in diesem Erfahrungsbericht beschriebene Therapieanpassung an körperliche Aktivität ist ein individuelles Beispiel und darf nicht verallgemeinert werden. Sportler mit Diabetes können die für sie stimmigen Insulin- und Kohlenhydratanpassungen nur herausfinden, indem sie nach Rücksprache mit ihrem Diabetes-Team/Arzt verschiedene Konzepte ausprobieren, vor, während und nach der Belastung sehr häufig den Blutzucker messen und ein Sport-Tagebuch führen.

14.1.11. Inlineskaten

Rollschuhlaufen/Inlineskaten: Freizeitbeschäftigung und Wettkampfsport, bei der sich der Läufer auf Rollschuhen fortbewegt. Rollschuhe sind spezielle Stiefel, an deren Sohle vier Räder befestigt sind. Die Einführung von Kunststoffrädern auf Polyurethanbasis in den siebziger Jahren brachte eine höhere Beweglichkeit und ermöglichte es, komplizierte Figuren zu laufen. Ende der achtziger Jahre wurde eine neue Generation von Rollschuhen entwickelt, die so genannten Inlineskates. Nach dem Vorbild von Schlittschuhen sind die Räder bei diesem neuen Typ von Rollschuhen in einer Reihe hintereinander montiert.

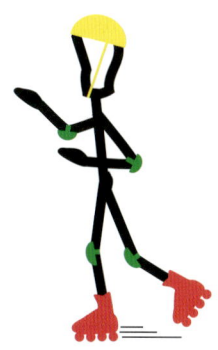

Erfahrungsbericht von
Dr. med. Felicitas Altenhöfer

Bevor ich zum Skaten übergehe, möchte ich kurz etwas über meine Person erzählen. Mein Typ-1-Diabetes ereilte mich vor genau 11 Jahren, als ich mich gerade dazu entschieden hatte, Medizin zu studieren. Meine anfänglichen Sorgen, diesem Studium mit einem Diabetes nicht gewachsen zu sein – sei es aus Gründen des maximalen Lernstresses zu Examenszeiten oder wegen körperlicher Belastungsgrenzen, z. B. im Chirurgiepraktikum – bestätigten sich nicht, so dass ich heute eine stolze Dr. med. bin. Gerade bei meinem oft sehr belastenden Arbeitsalltag möchte ich auf den Sport – meinen körperlichen Ausgleich und Stressabbau – niemals verzichten müssen.

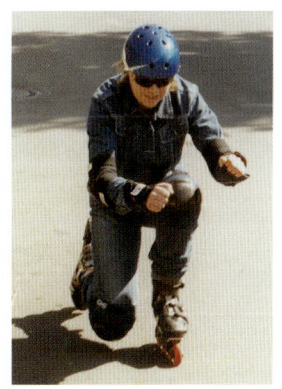

In der Remissionsphase behandelte ich meinen Diabetes mit der intensivierten Insulintherapie. Mit dem Nachlassen meiner

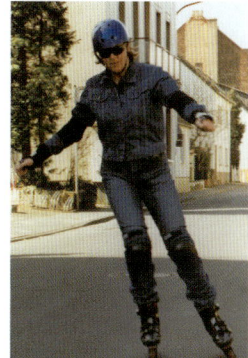

körpereigenen Insulinproduktion gestaltete sich dies bei meinen variablen Tagesabläufen, dem Schichtdienst im Krankenhaus, dem Studium mit all seinen Prüfungen sowie meiner sportlichen Freizeitgestaltung mit regelmäßigem Joggen, Inlineskaten und winterlichem Skifahren als extrem aufwendig. Deshalb entschloss ich mich im Mai 1993, mich auf die Disetronic-V-40-Insulinpumpe schulen zu lassen, mit der ich wieder eine völlig „normale" Lebensqualität erreichte.

Im Sommer war ich häufig in Hamburg an der Elbe unterwegs. Dort konnte ich stundenlang in Gesellschaft von Hunderten von Schafen, die allerdings nur herumstanden, Inlineskaten. Die übliche Schutzausrüstung von Knie-, Ellenbogen- und Handgelenksprotektoren habe ich mit einem Sturzhelm ergänzt. Der erschien mir wichtig, da ich auf glattem Asphalt ordentlich Geschwindigkeit bekomme und so „Spirenzkes" ausprobiere wie das Rückwärtslaufen. Meine Pumpe hat all diese Aktivitäten bisher auch schadlos in meinem Sport-BH unfallfrei überstanden, ist aber auch immer mit einer Neoprentasche geschützt. Ansonsten rolle ich niemals ohne meine ständigen Begleiter alias Blutzuckermessgerät, zwei kleinen Apfelsafttüten und einem Müsliriegel los.

Mindestens eine Stunde (beim Humalog-U-40-Insulin) vor Beginn des Inlineskatens reduziere ich meine Basalrate um 40-% und peile einen Ausgangsblutzucker von über 150 mg/dl an. Nach ca. einer Stunde Fahrtzeit ist der erste Boxenstopp mit Blutzuckertest und Einnahme von 1-2 Sport-BE angezeigt. Meistens liegt mein Blutzuckerwert nach dieser Belastung dann um die 100 mg/dl. Je nach Lust und Laune meiner rollenden Begleiter, die übrigens von meinem Diabetes wissen und von mir in eventuelle Notfallmaßnahmen eingewiesen wurden, kehren wir zu einer Kaffeerunde oder einer Brotzeit, je nach Bundesland, in eines

Hier ein Auszug aus meinem Protokollheft eines Skatetages:

Zeit	Blutzucker	Bolus	BE	IE/BE	Basalrate	Bemerkungen
02.00	115 mg/dl					
09.00	95 mg/dl	4,5	3	1,5/1	0,8/h	
12.00	110 mg/dl		2		0,5/h	BR um 40% gesenkt, skaten von 13-16 Uhr
13.00	167 mg/dl					
14.00	110 mg/dl		2			
16.00	98 mg/dl		2		0,8/h	BR wieder 100%
18.00	85 mg/dl	3	4	0,75/1		Bolus um 50% gesenkt
20.00	121 mg/dl	4,5	6	0,75/1		Bolus um 50% gesenkt
23.00	145 mg/dl					

der Ausflugslokale ein. Die Kohlenhydrate decke ich hier mit der Hälfte des sonstigen Einheiten/BE-Verhältnisses ab.

Danach geht es dann wieder an denselben Schafen vorbei in die andere Richtung zurück. Mir macht Inlineskaten mehr Spaß als Radfahren, und es frisst auch mehr Blutzucker als die gleiche Belastung auf dem Drahtesel. Nach längeren Belastungen senke ich die Basalrate auch in der gesamten Nacht ab, um dem Muskelauffülleffekt gerecht zu werden.

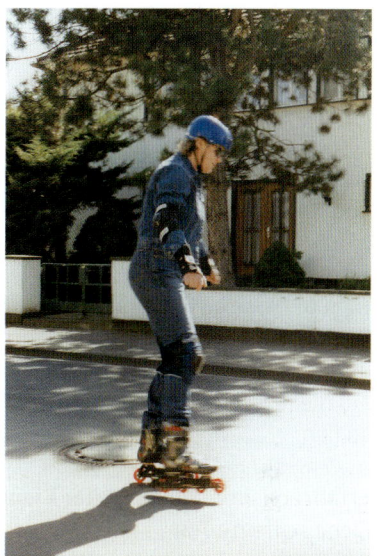

Skaten:

- Beim Skaten Basalrate mindestens eine Stunde vor Belastungsbeginn um 40 % reduzieren und einen Ausgangsblutzuckerwert von über 150 mg/dl anpeilen.
- Ohne Blutzuckermessgerät und Not-BE keine Rolle vor die Tür setzen.
- Stündliche Mess- und Esspausen einlegen, Bolusabgabe bei Einnahme von Kohlenhydraten um die Hälfte des üblichen Einheiten/BE-Verhältnisses reduzieren.
- Beim Skaten ist eine Schutzausrüstung erforderlich. Die Insulinpumpe ist so robust, dass sie auch bei dieser unfallträchtigen Sportart problemlos getragen werden kann.

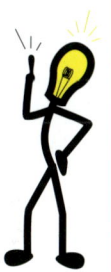

Die in diesem Erfahrungsbericht beschriebene Therapieanpassung an körperliche Aktivität ist ein individuelles Beispiel und darf nicht verallgemeinert werden. Sportler mit Diabetes können die für sie stimmigen Insulin- und Kohlenhydratanpassungen nur herausfinden, indem sie nach Rücksprache mit ihrem Diabetes-Team/Arzt verschiedene Konzepte ausprobieren, vor, während und nach der Belastung sehr häufig den Blutzucker messen und ein Sport-Tagebuch führen.

14.1.12. Ironman-Triathlon

Triathlon: Sportlicher Dauerwettkampf in drei Disziplinen, gewöhnlich Schwimmen, Radfahren und Langstreckenlauf, die hintereinander absolviert werden müssen. Die Strecken in der jeweiligen Disziplin variieren je nach Wettkampf. Triathleten müssen in der Lage sein, während der langen Strecken das Tempo selbst zu bestimmen, eine außergewöhnliche Ausdauer zu entwickeln und sich so schnell wie möglich auf die jeweiligen Anforderungen der Einzeldisziplinen bei jedem Wechsel einzustellen.

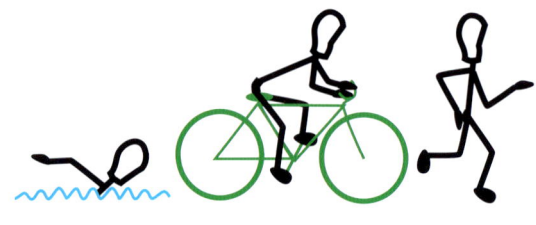

Erfahrungsbericht von Peter Riemer
Der eisenharte Test
3,8 km Schwimmen, danach 180 km Radfahren – und als Zugabe noch einen Marathonlauf. Wer das schafft, ist ein Ironman. Im vergangenen Jahr inspirierten mich Fernsehberichte über diese Höllenqualen. Ich fragte mich, ob ich diese Strapazen nach drei Jahrzehnten Diabetes auch noch bewältigen könne. Ich bin 38 Jahre alt und habe seit 30 Jahren Diabetes, den ich seit 8 Jahren mit einer Insulinpumpe behandle. Wie schon Kaiser Franz sagte ich mir: „Schau ma moi!" Jahrelang mischte ich auf der internationalen Bühne des Bodybuildings ganz vorne mit, bis ich mich 1996 von dieser Sportart verabschiedete und mit intensivem Ausdauersport begann. Mehrere Marathonläufe und Radmarathons hatte ich schon erfolgreich absolviert. Nun wollte ich mein 30-jähriges Diabetesjubiläum ohne irgendwelche Folgeerkrankungen im Juli 1999 mit dem Ironman-Austria in Klagenfurt feiern.

Meine Vorbereitungen für den Ironman verliefen relativ problemlos. Ich blieb von Verletzungen verschont, und auch das Wetter spielte mit. Zur Formüberprüfung und Kontrolle der Therapieanpassung lief ich im April den Hanse-Marathon mit, wo ich während des Laufes eine weitere Disetronic-Pumpenträgerin traf. Bei einem Lauf in Berlin sah ich einen Läufer, der ein GlucaGen Hypokit für den Notfall an seiner Startnummer befestigt hatte. Man merkt deutlich, dass Menschen mit Diabetes durch die immens verbesserten Therapiemöglichkeiten und Schulungen sportlich immer aktiver werden.

Als ich im Frühjahr intensiv mit dem Radtraining begann, reduzierte ich die Basalrate zunächst eine Stunde vor Beginn um die Hälfte. Ich hatte geplant, während des Radfahrens kontinuierlich Kohlenhydrate zu mir zu nehmen, um den immens erhöhten Energiebedarf zu decken und so gerade bei dieser extremen

Ausdauerbelastung leistungsfähiger zu sein. Ich musste aber schnell feststellen, dass mein Körper bei diesen neuen Anforderungen deutlich mehr Energie verbrannte als erwartet. Den enormen Energiebedarf konnte ich unmöglich nur über die Steigerung der Kohlenhydrataufnahme decken. So habe ich die Basalrate um weitere 20%, also insgesamt um 70% der Normaldosis abgesenkt. Mit der Verbesserung meines Trainingszustandes und der wachsenden Abstimmung meines Körpers auf die Belastung reduzierte ich im Laufe des Jahres die Basalrate dann nur noch um die Hälfte und fuhr gut damit. Zu Beginn des Jahres trainierte ich ca. 8 Stunden pro Woche. In den letzten 10 Wochen vor dem Wettkampf erhöhte ich den Trainingsumfang auf 10-14 Stunden pro Woche. Nun konnte endlich der heißersehnte Wettkampf kommen. Ich fuhr eine Woche vorher an den Wörthersee, um mich in Ruhe auf den Tag X vorzubereiten.

Tag X – der Ironman

Vor dem Schwimmstart hatte ich mit 269 mg/dl einen recht hohen Ausgangsblutzuckerwert. Die Basalrate hatte ich vorsichtshalber schon zwei Stunden vor dem Start um 50% reduziert, vielleicht zu früh, und ich legte die Pumpe direkt vor dem Startschuss ab. Da die Kohlenhydrataufnahme im Wasser komplizierter als an Land ist, wollte ich mir den stark erhöhten Wert getreu dem Motto: „Sicherheit vor Schönheit" lieber runterschwimmen. Dann kam der Startschuss: Die aufgestaute Energie und Nervosität entlud sich auf den ersten Metern im Wasser. Ich wollte kein Risiko eingehen und mich nicht zu früh verausgaben, so ließ ich es locker angehen. Trotzdem war mein Blutzucker nach dem Schwimmen auf 68 mg/dl abgesunken, das war knapp. In der Wechselzone legte ich die Pumpe wieder an. Obwohl die Disetronic-Pumpe komplett wasserfest ist, ziehe ich es vor, ohne Pumpe zu schwimmen. Die Basalrate war noch immer um die Hälfte reduziert. Ich aß eine Banane und einen Müsliriegel, reduzierte den Bolus für diese BE aber um 70%. Wie üblich verstaute ich die Pumpe hinten in einer der Radtrikottaschen. Außerdem waren meine Trikottaschen mit Energieriegeln und reichlich hochkohlenhydrathaltigem Elektrolytpulver bestückt. Bei den Versorgungsstellen mixte ich das Pulver ins Wasser, so dass ich meinen mir vertrauten Powerdrink entlang der gesamten Radstrecke zu mir nehmen konnte. Ich schwang mich also auf das Rad und begann die 180 km lange Strecke, die erst entlang des Wörthersees und dann hoch in die Berge führen sollte.

Nach zwei Stunden Fahrtzeit zückte ich den Euroflash aus meiner Radtrikottasche, doch als ich den Blutzuckerwert sah, erschrak ich. Er war fürchterlich hoch. Sollte das schon das Ende sein? Hatte ich monatelang umsonst trainiert? Nur mit Mühe gelang es mir, einen kühlen Kopf zu behalten. Beim Prüfen der Pumpe und des Katheters stellte ich fest, dass ich in der Aufregung vergessen hatte, die Schutzhülle der Nadel am Katheter zu entfernen, so dass kein Insulin in den Körper fließen konnte. Ganz ohne Insulin geht es als Typ-1-Diabetiker

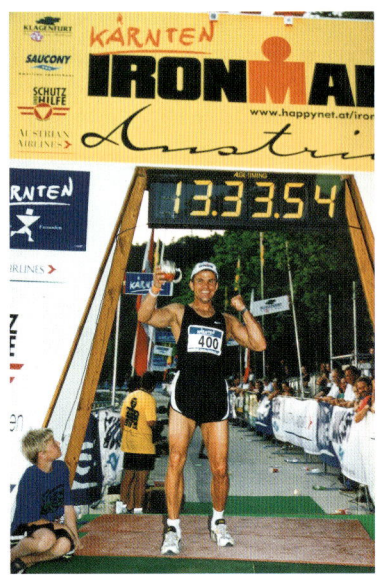

auch beim Ironman nicht. Eigentlich dürfte so etwas einem langjährigen Pumpenprofi wie mir nicht passieren, aber ein Ironman hat seine eigenen Gesetze. In einem Sanitätszelt legte ich den Katheter richtig an und überdachte den Wettkampf neu. Die Zeit, die ich mir vorgenommen hatte, war jetzt erst mal völlig unwichtig – jetzt hieß es, gesund ins Ziel zu kommen. Nach einer Bolusabgabe fuhr ich locker weiter und schaltete einen Gang zurück, um so den deutlich überhöhten Blutzuckerwert langsam abzusenken. Um bei einem solch hohen Blutzuckerwert in Kombination mit der körperlichen Belastung nicht zu dehydrieren, schüttete ich literweise kohlenhydratfreie Flüssigkeit, sprich Wasser, in mich hinein. Nach einer Stunde überprüfte ich meinen Blutzuckerwert erneut. Er war schon deutlich gesunken, so dass ich auch wieder kohlenhydrathaltige Flüssigkeit und Energieriegel zu mir nehmen konnte, die ich ja dringend als Kraftspender für den weiteren Wettkampfverlauf benötigte.

Als ich die 180 km der Radstrecke beendete, lag der Blutzucker mit 140 mg/dl wieder im grünen Bereich. Beruhigt und durch das lockere Fahren noch einigermaßen fit wechselte ich von den Rad- zu den Laufschuhen und begab mich auf die Marathonstrecke. Jetzt dachte ich, mir könne nichts mehr passieren. Trotz des kleinen Malheurs lag ich noch gut in der Zeit. Bis km 25 lief alles wie geschmiert. Dann traten Magenprobleme auf, die ich auf die hohe Flüssigkeitszufuhr von 10-15 Litern im bisherigen Wettkampf zurückführte. Insgesamt hatte ich in diesen 12 Wettkampfstunden bis jetzt circa 100 (in Worten: einhundert) BE zu mir genommen, da darf ein Magen getrost mal ein wenig grummeln. Also ging ich für zwei Kilometer, anstatt zu laufen. Sofort legte sich das Rumoren, so dass ich langsam weiter laufen konnte. Kurz vor dem Ziel bei Kilometer 41 bot mir eine Zuschauertruppe, die am Rande ein kleines Fest organisierten und alle Teilnehmer herzlich anfeuerten, ein Bier an. Das ließ ich mir nicht nehmen, stieß mit jedem an und bedankte mich bei allen. Schließlich lief ich freudestrahlend nach 13,33 Stunden über die Ziellinie. Alle Strapazen waren vergessen, dieses Gefühl kann ich mir für kein Geld der Welt kaufen!

Auch mit meiner Pumpe war jetzt alles normal gelaufen. Auf all meinen Trainingskilometern hat sie mich nie enttäuscht. Meine HbA1c-Werte lagen in der gesamten Vorbereitungs- und Wettkampfphase von Januar bis Juli zwischen

6,6-7,1 %. Sportler mit einem Typ-1-Diabetes können auch extremste Ausdauerleistungen wie einen Ironman ohne Gesundheitsschädigung überstehen. Ich bin sogar felsenfest davon überzeugt, dass ich meinen Diabetes niemals 30 Jahre ohne Folgeschäden überstanden hätte, wenn ich nicht so intensiv Sport getrieben hätte. In diesem Sinne freue ich mich auch auf die nächsten 30 Jahre mit Diabetes!

Ironman-Triathlon:

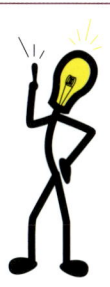

- Bei ungewohnten Belastungen muss die Insulindosis anfänglich drastischer reduziert werden.
- Basalrate beim Ironman um 50 % reduzieren, Mahlzeitenbolus kann um 70-80 % reduziert werden, gleichzeitige Erhöhung der BE-Zufuhr um bis zu 500 %.
- Ausgangsblutzuckerwert: Lieber auf Nummer Sicher gehen und höhere Werte in Kauf nehmen, um eine Unterzuckerung zu vermeiden.
- Immer ausreichend Kohlenhydrate und Blutzuckermessgerät am Körper mitführen.
- Bei ganztägiger körperlicher Aktivität immer an ausreichende Flüssigkeitszufuhr denken, 10-15 Liter pro Tag können erforderlich sein.
- Auch langjährigen Pumpenprofis können Fehler passieren. Bei Problemen immer die Ursache suchen, ggf. den Wettkampf neu planen. Am wichtigsten ist, gesund und sicher ins Ziel zu kommen.

Die in diesem Erfahrungsbericht beschriebene Therapieanpassung an körperliche Aktivität ist ein individuelles Beispiel und darf nicht verallgemeinert werden. Sportler mit Diabetes können die für sie stimmigen Insulin- und Kohlenhydratanpassungen nur herausfinden, indem sie nach Rücksprache mit ihrem Diabetes-Team/Arzt verschiedene Konzepte ausprobieren, vor, während und nach der Belastung sehr häufig den Blutzucker messen und ein Sport-Tagebuch führen.

14.1.13. Kampfsport

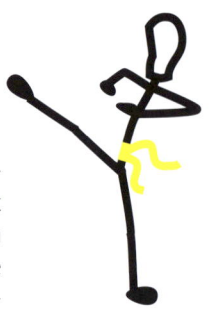

Kampfsport: Sammelbegriff für verschiedene Zweikampfsportarten, die ursprünglich in Fernost bei der Kriegsführung eingesetzt wurden und die von ostasiatischen Philosophien, vor allem dem Zen-Buddhismus, geprägt wurden. Kampfsportarten sind heute in vielen Teilen der Welt beliebt zur Selbstverteidigung, als Wettkampfsport und als Konditionsübung.

Erfahrungsbericht von Detlev Kraft
Leistungssport und Insulinpumpentherapie

Der Typ-1-Diabetes begleitet mich seit meinem 25. Lebensjahr. Ich betreibe Sportkarate und Kickboxen als Wettkampfsport, wurde zwölfmal deutscher Meister, zweimal Vize-Europameister, einmal Vize-Weltmeister und einmal Weltmeister und gehörte in zwölf aufeinanderfolgenden Jahren der deutschen Nationalmannschaft an. Als Insulinpumpenträger nahm ich an zehn Europameisterschaften teil und siegte in über 600 Kämpfen. Von Beruf bin ich Sportlehrer und betreue Spitzensportler und Trainer verschiedener Disziplinen in Trainings- und Ernährungsfragen. Als Trainer brachte ich u. a. einen Europameister, sieben deutsche Meister und zahlreiche Landesmeister hervor.

Es bedarf gewaltiger Anstrengungen, im Karatesport an die Weltspitze zu kommen und noch größere Mühe, sich dort zu behaupten. So sah meine Vorbereitung auf die letzte Weltmeisterschaft zeitweilig bis zu 20 Trainingsstunden pro Woche und täglich zwei Trainingseinheiten vor – Pulsfrequenzen von bis zu 200 Schlägen pro Minute waren gang und gäbe. Auf dem Programm standen endlose Sparringskämpfe gegen frische, ausgeruhte Gegner, Belastungsspitzen von 500 Watt bei der Arbeit auf dem Fahrradergometer, Krafttrainingseinheiten, in denen ich um die 20 Tonnen Eisen hochwuchtete und hunderte von 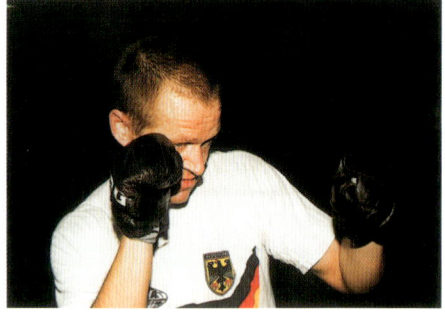 Fußtritten gegen eine zwei Meter hoch hängende Maisbirne. Solche Belastungen sind nur durchzustehen, wenn ich sie mit einer bedarfsgerechten Ernährung (während der Wettkampfvorbereitung liegt mein Soll bei täglich 45 BE und 19 000 kJ) und vor allem mit meiner Insulintherapie akribisch genau abstimme: Einerseits darf durch die Einnahme von so vielen Kohlenhydraten und die Reduktion der Insulinzufuhr der Blutzucker nicht allzu hoch ansteigen. Andererseits darf die äußerst intensive Muskelarbeit aber auch zu keiner Unterzuckerung führen.

Völlig auf Insulin verzichten kann ich selbst unter intensivster Belastung nicht, da ohne einen gewissen Mindest-Insulinspiegel im Blut keine Glukose in die Muskelzellen gelangen kann und mir somit der lebensnotwendige Energiespender fehlt.

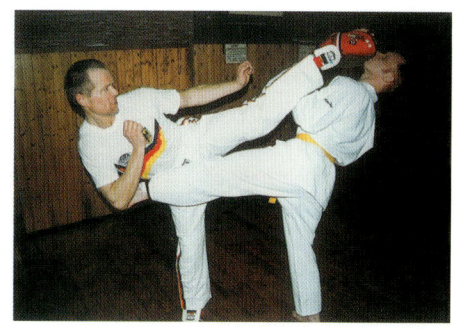

Gerade bei diesem Problem hat sich die Insulinpumpe mit ihren stündlich und in kleinsten Schritten variierbaren Basalraten als unverzichtbar erwiesen. Durch endloses, geduldiges Probieren habe ich herausgefunden, dass ich meinen Ausgangsblutzuckerwert vor intensiven Trainingseinheiten auf etwa 200 mg/dl zu bringen habe und zusätzlich für die Dauer des Trainings die Basalrate um 70 % reduzieren muss. Nach dem Training und nach einer kohlenhydrat- und eiweißreichen Mahlzeit muss meine sonst übliche Basalrate für die folgenden drei Stunden um 30 % reduziert werden. Die Glykogendepots, die Kohlenhydratspeicher in Leber und Muskulatur, werden durch die Muskelarbeit mehr oder weniger stark entleert. In der Ruhephase nach dem Training füllt der Körper diese Speicher wieder auf. Dazu muss er dem Blut Glukose entziehen, mitunter in ganz gewaltigen Mengen, und das Risiko einer Hypoglykämie ist sehr groß. Dank meiner Methode bin ich bislang von schweren Stoffwechselentgleisungen verschont geblieben.

Beim Training trage ich meine Insulinpumpe meist in einem wasserdichten Kunststoff-Brustbeutel, wie er normalerweise zum Duschen verwendet wird oder in einer Neoprentasche. Ihnen macht der Schweiß nämlich nichts aus, dem Leder- oder Segeltuchfutteral aber schon. Beim Sport selbst hat mich meine Disetronic-Insulinpumpe noch nie behindert, nicht einmal beim Sparring, wo ich auch schon mal einen Schlag oder Tritt wegzustecken habe. Sie ist mehr als robust, und auch ein gelegentlicher, kräftiger Treffer macht ihr nicht das geringste. Allerdings muss ich zum Kampf eine weiche, flexible Kunststoffkanüle verwenden, die allen Körperbewegungen folgt. Abzulegen habe ich die Insulinpumpe nur bei Wettkämpfen: Unser strenges Reglement verbietet sogar das Tragen einer Brille oder eines Ringes, und Ausnahmeregelungen für Pumpenträger sind da nicht in Sicht.

Mehr Informationen über Kampfsport im Leistungsbereich:
Detlev Kraft: Du kannst es! – Diabetes und Leistungssport, Kirchheim-Verlag (1997)

Kampfsport:

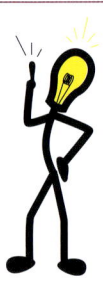

- Vor intensiven Trainingseinheiten im Kampfsport einen Ausgangsblutzucker von 200 mg/dl anstreben.
- Während des Trainings die Basalrate um 70 % reduzieren.
- Um sowohl Hyper- als auch Hypoglykämien während des Kampfsports zu verhindern, hat sich die Insulinpumpe als unverzichtbar erwiesen, denn die Insulinpumpe ist so robust, dass sie auch Tritte oder Schläge problemlos wegsteckt.
- Nach dem Training die Basalrate weiterhin um 30 % abgesenkt lassen, um eine Unterzuckerung nach dem Sport zu verhindern.
- Auch Leistungssport auf Weltmeisterschaftsniveau ist mit einem Typ-1-Diabetes problemlos zu vereinbaren.

Die in diesem Erfahrungsbericht beschriebene Therapieanpassung an körperliche Aktivität ist ein individuelles Beispiel und darf nicht verallgemeinert werden. Sportler mit Diabetes können die für sie stimmigen Insulin- und Kohlenhydratanpassungen nur herausfinden, indem sie nach Rücksprache mit ihrem Diabetes-Team/Arzt verschiedene Konzepte ausprobieren, vor, während und nach der Belastung sehr häufig den Blutzucker messen und ein Sport-Tagebuch führen.

14.1.14. Kraftdreikampf

Kraftdreikampf (engl.: Powerlifting): Der Kraftdreikampf umfasst, wie der Name schon andeutet, drei Disziplinen: die Kniebeuge, das Bankdrücken und das Kreuzheben.

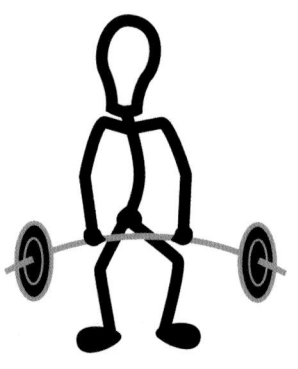

Erfahrungsbericht von Romy Schreiber

Ich bin Romy Schreiber, 28 Jahre alt und ich habe seit 5 Jahren Diabetes mellitus Typ 1. Seit 1999 betreibe ich leistungsmäßig Kraftsport. Während meiner sportlichen Laufbahn konnte ich 5 deutsche Meistertitel, 4 Landesmeistertitel, etliche Mannschaftstitel sowie einen Vizeeuropameistertitel erringen. Letzterer, welchen ich noch vor meinem Diabetes erkämpfte, bedeutet mir verständlicherweise am meisten. Mit Diabetes wurde ich zwei Mal deutsche Meisterin und ebenfalls 2 Mal Landesmeisterin. Außerdem nahm ich an diversen anderen Wettkämpfen teil.

Bevor ich die Disziplinen und mein Vorgehen in Training und Wettkampf schildere, möchte ich kurz erzählen, wie ich den Beginn meines Diabetes erlebt habe.

Ich kann mich noch genau erinnern, als wäre es gestern erst gewesen. Wir waren im November 2003 gerade in Dänemark zur WM im Kraftdreikampf. Ich war dieses Mal als Betreuerin mitgereist. Dort haben sich die ersten Zeichen bemerkbar gemacht: Leistungsabnahme und Müdigkeit, außerdem waren Trinken und Wasser lassen eins. Dies beunruhigte mich noch nicht sonderlich. Viel mehr schob ich es auf den Stress und die Aufregung. Sorgen machte ich mir jedoch um mein Sehvermögen, welches immer schlechter wurde, auch nachdem wir wieder nach Hause zurückgekehrt waren. Der Augenarzt konnte leider auch nichts feststellen. Als Krankenschwester hatte ich schon eine Ahnung, dennoch wollte ich diese Krankheit nicht wahrhaben, und so habe ich die Symptome weiter ignoriert.

Bis ich einen Donnerstag auf meine Station gegangen bin und mir dort das erste Mal meinen Blutzucker bestimmen ließ. Und der lag tatsächlich bei 300 mg/dl. Egal, ich habe es immer noch nicht wahrhaben wollen. Am nächsten Tag, das war der 14. 11. 2003, wollte ich vormittags noch zum Training und dann zur Arbeit. Erst durch das Drängen meiner besten Freundin ging ich zum Hausarzt, welcher einen BZ von rund 360 mg/dl feststellte und mich sofort ins Krankenhaus schickte – nicht zum Arbeiten, sondern als Patientin.

Nach der Diagnose ließ ich mir ein Jahr Zeit, bis ich damit begann, meinen Sport wieder leistungsmäßig auszuüben. Dabei richte ich mich jetzt natürlich auch nach meinem Diabetes. Grundsätzlich halbiere ich vor jedem Training mein Mahlzeiteninsulin. Mein Langzeitinsulin, ich spritze einmal am Tag Lantus, reduziere ich nicht.

Die erste Disziplin ist die **Kniebeuge**. Ich habe eine 20-kg-Stange auf dem Rücken bzw. auf den Schultern und auf jeder Seite noch Extragewicht drauf. Bei einer schweren Kniebeugeeinheit erhöhe ich im Laufe des Trainings das Hantelgewicht und reduziere die Wiederholungszahl. Beim leichten Kniebeugetraining ist es genau andersherum.

Den Blutzucker messe ich mindestens alle 30 Minuten. Je nach gemessenem Wert nehme ich BE zu mir oder muss sogar mal eine Einheit Humalog spritzen, wenn ich durch zu große statische Maximalbelastung meinen Blutzucker nach oben treibe.

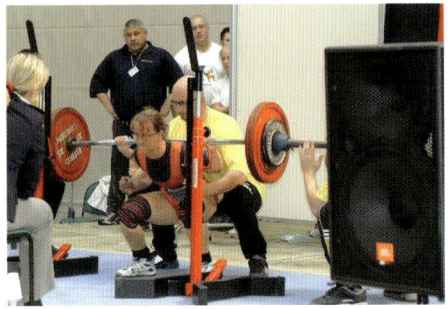

Deutsche Meisterschaft 2005: 145 kg in der Kniebeuge.

Ich habe feststellen können, dass sich mein Blutzucker während des Trainings nicht allzu stark verändert, viel mehr macht sich der anschließende Muskelauffülleffekt bemerkbar. Dies insbesondere nach dem Kniebeuge- und dem Kreuzhebetraining, da dort große Muskelgruppen innerviert werden. Mein Kniebeugetraining kann sich bis zu drei Stunden erstrecken, natürlich mit kurzen Erholungspausen.

Meine Bestleistung in der Kniebeuge liegt ohne Ausrüstung bei 105 kg und mit Ausrüstung (wie auf dem Foto) bei 157,5 kg.

Die zweite Disziplin ist das **Bankdrücken**. Hierbei werden insbesondere die Arm- und Brustmuskeln beansprucht. Dabei lege ich mich auf eine so genannte „Bank" und halte die Hantelstange in den Händen. Dann muss ich die Stange mit dem Gewicht bis zur Brust führen und anschließend wieder nach oben.

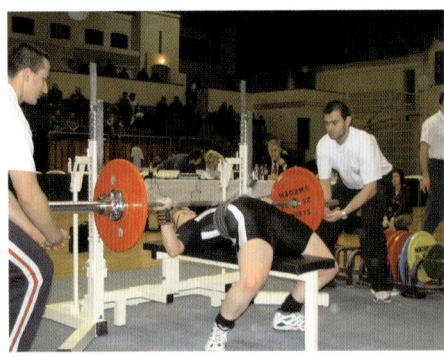

Europameisterschaft 2005: 82,5 kg im Bankdrücken.

Hier habe ich feststellen können, dass mein Blutzucker konstanter bleibt. Dennoch halbiere ich auch hier mein Mahlzeiteninsulin vor und nach dem Training um ein Drittel. Während dieses Trainings kann zwischen den Messungen schon mal eine Stunde liegen. Bisher bin ich damit ganz gut gefahren. Auch beim Bankdrücken wechseln sich leichte und schwere Einheiten ab. Zwischen jedem Training liegt mindestens ein Ruhetag. Meine Bestleistung im Bankdrücken liegt ohne Ausrüstung bei 60 kg und mit Ausrüstung (siehe Foto) bei 90 kg.

Zu guter Letzt kommt dann meine Lieblingsdisziplin, das **Kreuzheben**. Beim Kreuzheben liegt die Hantel auf dem Boden. Ich stelle mich entweder in breitem oder engem Stand davor, gehe in die Hocke, halte die Hantel mit den Händen fest und versuche dann die Hantel hochzuheben, wobei die Arme immer nach unten gestreckt bleiben.

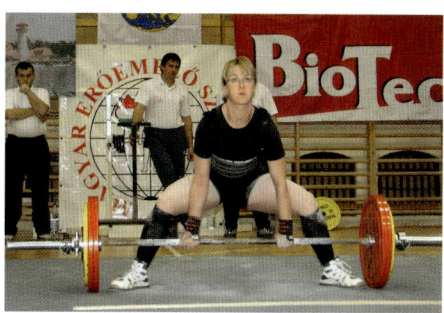

Genau wie beim Kniebeugetraining halbiere ich mein Mahlzeiteninsulin vor und nach dem Training, und ich messe meinen Blutzucker engmaschiger als beim Bankdrücken.

Vor jeder Trainingseinheit erwärme ich meinen Körper mindestens 20 Minuten auf dem Ergometer.

Kreuzheben. Beginn des Versuches.

Wenn ich nicht gerade in der Wettkampfvorbereitung bin, nehme ich auch Ausdauereinheiten mit in meinen Trainingsplan auf, z. B. Ergometer, Schwimmen, Laufen.

Meine Erfahrungen während eines Wettkampfes sind eigentlich immer die Gleichen. Ich bin nach wie vor nervös, auch wenn ich diesen Sport schon fast 10 Jahre betreibe. Die Nervosität schlägt sich natürlich auf meinen Blutzucker nieder. Schon während der Aufwärmphase messe ich einen erhöhten Blutzuckerwert. Wenn dieser beispielsweise bei 180 mg/dl liegt, dann lasse ich den Wert so. So weiß ich, dass mir während eines Versuches nichts passieren kann. Auch zwischen den Versuchen lege ich Wert darauf, meinen Blutzucker so oft wie möglich zu messen. Steigt mein Wert während des Wettkampfes weiter an, dann korrigiere ich vorsichtig. Ich möchte ja beim Wettkampf weder in eine Hypoglykämie noch in eine massive Hyperglykämie oder gar Ketoazidose kommen. Bisher bin ich bei einem Wettkampf nie unterzuckert, dank meines hohen Adrenalin- und Norad-

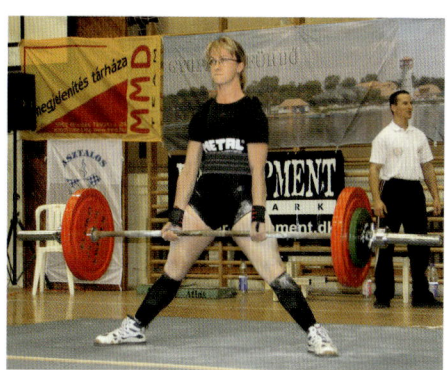

Kreuzheben. Ende des Versuches.

renalinspiegels. Nach dem Wettkampf bin ich mit dem Mahlzeiteninsulin sehr vorsichtig, das heißt auch hier halbiere ich es für den massiven Muskelauffülleffekt.

Zum Schluss möchte ich noch sagen, dass ich immer daran geglaubt habe, auch mit meinem Diabetes erfolgreich Leistungssport betreiben zu können. Ich bin froh, es geschafft zu haben.

Kraftdreikampf:

Grundsätzliches:
- Kraftsport erhöht die Insulinempfindlichkeit in ähnlichem Umfang wie Ausdauersport.
- In der Vergangenheit bestanden oft Bedenken, Krafttraining könnte aufgrund akuter Blutdruckanstiege schädlich sein und möglicherweise Netzhautblutungen, Herzinfarkte oder Schlaganfälle provozieren. Nach Meinung der amerikanischen Diabetesgesellschaft ist diese Sorge jedoch unbegründet [1]. Krafttraining mittlerer bis hoher Intensität verursachte in Studien sogar bei Patienten mit erhöhtem Risiko für Herzprobleme keine Komplikationen.
- Bestehen bereits diabetische Folgeerkrankungen, gelten die in Kapitel 9.2. geschilderten Empfehlungen.
- Ein Bluthochdruck muss vor Aufnahme eines Krafttrainings wirksam behandelt werden.

Praktische Tipps:
- Vor jedem Training das Mahlzeiteninsulin um 30-50 % reduzieren.
- Den Blutzucker im Training und Wettkampf engmaschig kontrollieren, circa alle 30 Minuten.
- Blutzuckerwerte zwischen 150-180 mg/dl sind vor und während des Wettkampfes ideal. Gerade nach intensiven Trainingseinheiten mit Beteiligung großer Muskelgruppen muss auch nach dem Training das Mahlzeiteninsulin um 30-50 % und ggf. auch das Basalinsulin/Basalrate um 20-50 % reduziert werden, um dem Muskelauffülleffekt gerecht zu werden.
- Leistungssport und Diabetes erfolgreich zu kombinieren, ist möglich!

Die in diesem Erfahrungsbericht beschriebene Therapieanpassung an körperliche Aktivität ist ein individuelles Beispiel und darf nicht verallgemeinert werden. Sportler mit Diabetes können die für sie stimmigen Insulin- und Kohlenhydratanpassungen nur herausfinden, indem sie nach Rücksprache mit ihrem Diabetes-Team/Arzt verschiedene Konzepte ausprobieren, vor, während und nach der Belastung sehr häufig den Blutzucker messen und ein Sport-Tagebuch führen.

14.1.15. Laufen

Joggen: Vom englischen „to jog": trotten, traben. Als Joggen wird ein Dauerlauf in mäßigem Tempo bezeichnet, mit dem Ziel, die körperliche Fitness zu stärken. In den USA entstand unter dieser Bezeichnung eine Laufbewegung, die neben der Fitness den Spaß am Laufen in den Vordergrund stellt. Wichtig ist, dass der Läufer locker und nicht zu schnell trabt, so dass der Sauerstoffverbrauch des Körpers der Sauerstoffaufnahme entspricht (steady state). Um Überlastungen zu vermeiden, sollte regelmäßiges Joggen wie jedes andere körperliche Training sinnvoll geplant werden.

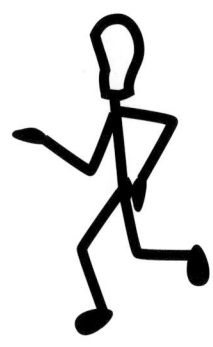

Erfahrungsbericht von Beate Fleischmann
Von der Currywurst zur Müsliwoman

Darf ich mich kurz vorstellen?

Beate die I. (1967-1997)
Ernährung: Zum Frühstück am liebsten Currywurst mit Pommes, rot/weiß. Abends dann was Kräftiges, z. B. Schweinemedaillon in Gorgonzolasoße.
Gewicht: Beim letzten mutigen Gang auf die Waage über 90 Kilo
Größe: 1,60 Meter
Sport: Na, bloß nicht!
Zigaretten: 40-60 Zigaretten täglich
Devise: Schaue niemals in den Spiegel!

Beate die II. (1997-?)
Ernährung: Täglich Salat, frisches Obst, Vollkornprodukte, Müsli
Gewicht: 62 Kilo
Größe: 1,60 Meter (gewachsen bin ich dadurch leider nicht mehr)
Sport: Regelmäßig Joggen, gelegentliches Radfahren, Schwimmen, Badminton spielen und Tauchen
Zigaretten: Igitt!
Devise: Ich schaffe alles!

Mit 30 Jahren bekam ich meinen Typ-1-Diabetes. Meinen Körper hatte ich nie besonders sorgfältig behandelt. Nun ließ mich die Diabetes-Schulung wissen, dass es mit dem Lotterleben ab sofort vorbei war. Lange Listen mit fast unbekannten Lebensmitteln wurden mir in die Hand gedrückt, um die unterschiedlichen

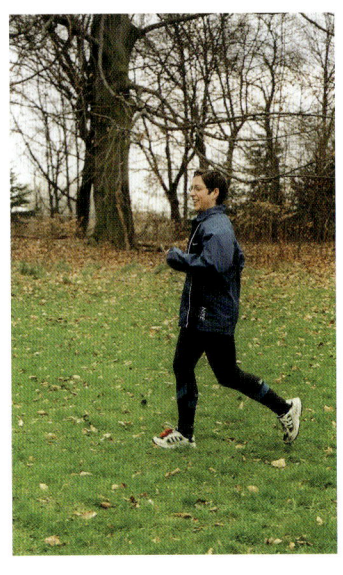
Kohlenhydratgehalte zu erlernen. Natürlich war mir klar, dass zu einem gesunden Lebenswandel auch das Nichtrauchen gehörte.

Kurz nachdem ich mit dem Rauchen aufgehört hatte, wusste ich schon nicht mehr, wohin mit meiner neu gewonnenen Energie. Zum ersten Mal in meinem Leben kam ich auf die Idee, mich sportlich zu betätigen, und ich ließ mich von einer Arbeitskollegin zum Joggen mitnehmen. Für mich war das eine Begegnung der dritten Art, so als würde ich plötzlich Captain Kirk von der Enterprise gegenüberstehen. Für eventuelle Unterzuckerungen hatte ich literweise Apfelsaft am Rande der Laufbahn deponiert. Nach einigen Gymnastikübungen zum Aufwärmen – so was hatte ich schon irgendwann mal im Fernsehen gesehen – testete ich zum x-ten Mal meinen Blutzucker. Er lag bei 151 mg/dl. Sicherheitshalber trank ich noch 1 BE Apfelsaft, man weiß ja nie. Mühevoll schleppte ich mich am ersten Tag zwei Runden um den kleinen Sportplatz. Ich hatte 400 Meter geschafft und sank sofort hinter der Ziellinie erschöpft auf den Rasen, doch meine Kollegin zerrte mich hoch, und ich musste mich nochmals mit Gymnastikübungen abplagen, diesmal nannte sie es „Dehnübungen". Mein Blutzucker war trotz Apfelsaft auf 131 mg/dl gesunken, damit konnte ich zufrieden sein. Das war doch schon ein ganz guter Anfang!

Nachdem ich mich ein paar Mal mit meiner Arbeitskollegin zum Joggen getroffen hatte, lief ich bald alleine weiter. Jeden Morgen vor der Arbeit schnürte ich ab sofort die Laufschuhe und steigerte Woche für Woche meine Laufdistanz. Mit regelmäßigen Blutzuckermessungen vor und nach meinen Laufstrecken gewann ich auch Routine bei der Insulindosisanpassung. Außerdem stellte ich fest, dass mit meinem verbesserten Trainingszustand der Blutzuckerabfall beim Joggen nicht mehr so stark war. Wegen des deutlich einfacheren Mitführens bin ich inzwischen von Apfelsaft auf Carrero-Traubenzuckerlösung als ständigen Laufbegleiter umgestiegen. Ohne diesen Unterzuckerungsschutz in der Hosentasche gehe ich keinen Zentimeter vor die Tür.

Täglich wurde ich stolzer und nahm zwar langsam aber kontinuierlich an Gewicht ab. Je weniger Gewicht ich auf die Waage brachte, desto leichter fiel mir das Laufen. Ja, ich muss zugeben: Nicht immer bin ich morgens voller Elan um fünf Uhr aus dem Bett gesprungen. Doch auch unter widrigen Bedingungen lief ich meine Strecke und ließ mich weder von Regen noch von Schnee beeindrucken. Das Lauffieber hatte mich befallen! Meine neue Figur gefiel mir. Ich fühlte mich so wohl wie noch nie. Die Umstellung meiner Lebensgewohnheiten beinhaltete auch den Abschied von Aufzügen und Rolltreppen. Aktivität überall ins tägliche Leben einzubauen, war meine neue Devise.

Irgendwie lernte ich die Mitglieder der IDAA (Internationale Vereinigung diabetischer Sportler, s. Kap.

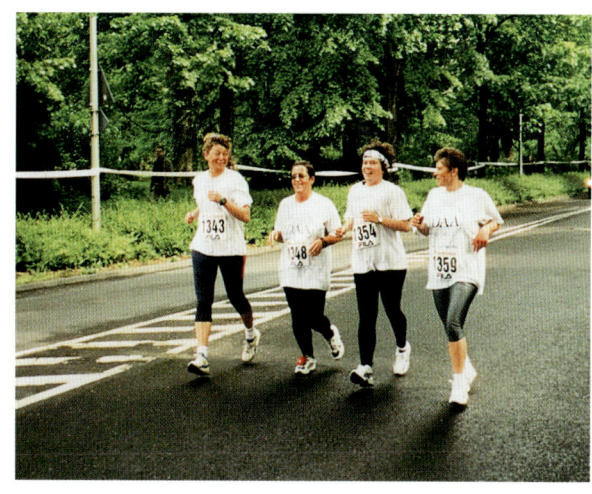

15.1) kennen. Sie überredeten mich, am Würzburger Residenzlauf teilzunehmen, einem Volkslauf über eine Strecke von 10 km. Bisher war ich noch nicht einmal auf so eine Idee gekommen; ich, die doch immer so fett und unsportlich war. Aber das war jetzt vorbei. Also, warum nicht? Zehn Kilometer erschienen mir bei meinem aktuellen Laufpensum als eine durchaus zu bewältigende Distanz. In Würzburg war ich trotzdem furchtbar aufgeregt. Woran musste ich denken in dieser völlig neuen Welt des Sports und der Sportler? Was war alles zu beachten, um nicht schon vor Beginn des ganzen Spektakels unangenehm aufzufallen? Würden die anderen geübten Läufer mich als „Außerirdische" erkennen und sich gar über mich lustig machen?

Bisher war ich immer morgens gelaufen. Da war die Insulindosisanpassung nicht schwer. Ca. zwei Stunden vor dem Joggen programmierte ich meine Basalrate um. Anstelle der 0,6 Einheiten, die normalerweise um diese Zeit abgegeben wurden, programmierte ich die Basalrate zwischen 3.00 Uhr und 5.00 Uhr auf 0,3 Einheiten. Die 50-prozentige Reduktion kam dann durch die ca. einstündige Verzögerung beim Humaloginsulin so zwischen 4.00 bis 5.00 Uhr an. Das bedeutete, die Basalratenreduktion war aktiv, wenn ich mit dem Laufen beginnen wollte. Wollte ich an einem Tag mal nicht joggen, programmierte ich die Basalrate schnell wieder um. Jetzt musste ich aber ausprobieren, wie mein Körper reagiert, wenn ich zu einer ganz anderen Zeit laufe. Ein bis zwei Stunden, bevor ich joggen wollte, senkte ich die Basalrate um 50 % ab. Der Blutzuckertest direkt vor dem Lauf bestätigte mir, dass ich damit genau wie morgens den von mir gewünschten leicht erhöhten Ausgangsblutzuckerwert von ca. 150–180 mg/dl erreicht hatte. Weil ich weiterhin an Gewicht verlieren wollte, reduzierte ich lieber die Insulindosis ausreichend, um mir die Aufnahme von kalorienhaltigen Sport-BE zu ersparen. Prima, es konnte losgehen! Nach dem Joggen lag mein BZ-Wert bei 105 mg/dl. Es hatte also problemlos geklappt. Nach der gelungenen Generalprobe stand dem Residenzlauf jetzt nichts mehr im Wege.

Am 26. 04. 1999 war der große Tag gekommen. Ich wollte bloß alles richtig machen, vor allem keine Unterzuckerung riskieren. Ich reduzierte wieder um 50 %, als Vorsichtsmassnahme jedoch schon gute zwei Stunden vorher. Mit großem Entsetzen hatte ich inzwischen feststellen müssen, dass Würzburg „etwas" hügelig ist. Für mich kamen diese Berge fast einer Alpenüberquerung gleich, ich kannte doch nur meine gewohnten, völlig ebenen Laufstrecken. Weil ich nicht wusste, wie viel Anstrengung mich dieses alpinistische Laufexperiment kosten würde, aß ich noch eine zusätzliche Banane, ohne sie mit einem Bolus abzudecken. Mein Blutzuckerwert am Start lag bei wunderbaren 185 mg/dl: Maßarbeit! Die Berge empfand ich als überaus anstrengend. Doch ich erreichte das Ziel in einer für mich ausgezeichneten Zeit von 59 Minuten. Die anderen IDAA´ler hatten mich sofort als eine der ihren akzeptiert, mein Blutzuckerwert lag im Ziel bei 160 mg/dl – es war alles traumhaft gelaufen.

Inzwischen habe ich mit der gleichen Freude und Begeisterung an vielen anderen Laufveranstaltungen teilgenommen. Bei Sportveranstaltungen der IDAA wagte ich mich auch noch in andere unbekannte Dimensionen und Sportarten vor, denn in dieser Gemeinschaft fühlte ich mich wahnsinnig wohl und hatte immer wieder unglaublich viel Spaß. Ich habe immens von den Erfahrungen der anderen diabetischen Sportler aus der IDAA profitiert. Sie haben es mir ermöglicht, die Welt des Sports auch mit Diabetes gefahrlos, das heißt ohne schwere Stoffwechselentgleisungen, kennen zu lernen. Der Sport hat mein Leben um 180 Grad verändert, mir Erlebnisse und Erfahrungen eröffnet, von deren Existenz mir vorher nichts bekannt war. Mit jedem gelaufenen Meter bereue ich all die Jahre meines Lebens, die ich vorher ohne Sport verbracht habe. Der Diabetes hat mich dabei nicht eine Sekunde lang behindert, im Gegenteil, er hat mir sogar den Anstoß zu diesem neuen Leben gegeben.

Laufen:

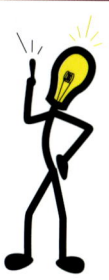

- Die Basalratenreduktion mindestens 1-2 Stunden vor Beginn der körperlichen Aktivität einprogrammieren, damit sie dann während des Laufens wirkt.
- Regelmäßige Blutzuckerkontrollen und erhöhte Ausgangsblutzuckerwerte (150-180 mg/dl) sind bei Sportanfängern häufig auch bei geringen körperlichen Belastungen erforderlich.
- Immer ausreichend Not-BE mitführen, diese am Körper tragen.
- Die Insulindosisanpassung kann sich durch zunehmenden Trainingszustand und verbesserte Bewegungsökonomie verändern.
- Bei geplanter Gewichtsreduktion verstärkt mit einer Insulindosisreduktion und weniger mit einer Erhöhung der Kohlenhydratzufuhr arbeiten.
- Besonders bei Sportneulingen kann der Erfahrungsaustausch mit erfahrenen diabetischen Sportlern (IDAA) extrem hilfreich sein.
- Hoher Zugewinn an Lebensqualität und Souveränität durch körperliche Aktivität.

Die in diesem Erfahrungsbericht beschriebene Therapieanpassung an körperliche Aktivität ist ein individuelles Beispiel und darf nicht verallgemeinert werden. Sportler mit Diabetes können die für sie stimmigen Insulin- und Kohlenhydratanpassungen nur herausfinden, indem sie nach Rücksprache mit ihrem Diabetes-Team/Arzt verschiedene Konzepte ausprobieren, vor, während und nach der Belastung sehr häufig den Blutzucker messen und ein Sport-Tagebuch führen.

14.1.16. Nordic Walking

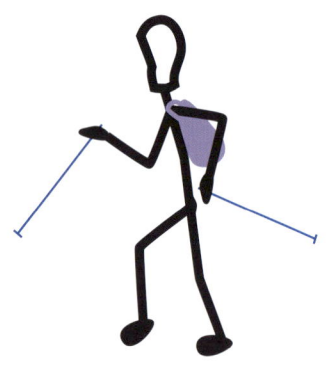

Nordic Walking: Ursprünglich aus Finnland stammende Art des schnellen Gehens an der frischen Luft mit Hilfe des gezielten Einsatzes von zwei speziellen Spazierstöcken. In Skandinavien wurde Nordic Walking bereits in den 1930er Jahren als Sommertraining von Langläufern ausgeübt. In Deutschland erfreut sich Nordic Walking zunehmender Beliebtheit im Breitensport. Beim Nordic Walking wird um 50 Prozent mehr Energie verbraucht als beim Spazierengehen. 90 Prozent des Muskelapparates werden belastet, wobei – im Gegensatz zum Joggen – die Gelenke geschont werden.

Erfahrungsbericht von Astrid Lauck

Ich möchte mich kurz vorstellen. Mein Name ist Astrid Lauck, ich bin 37 Jahre alt und habe seit 18 Jahren Typ-1-Diabetes. Da ich schon immer ziemlich viel Sport gemacht habe bzw. wegen meinen Rückenbeschwerden auch machen musste, befasste ich mich mit dem Thema Sport und Diabetes und der Therapieanpassung. Immer auf der Suche nach Trend- oder Funsportarten stieß ich vor etwa vier Jahren auf Nordic Walking. Und wenn mich etwas interessiert, probiere ich es auch direkt aus. Gesagt, getan habe ich mich zum Schnuppertraining angemeldet.

Zugegeben: Am Anfang war es schon komisch, mit zwei Stöcken in der Hand zu gehen. Und es ist gar nicht so einfach, den richtigen Rhythmus zu finden, d.h. Kreuzgang und nicht im Passgang wie ein Kamel. Und dann auch noch beim Nachvornestrecken die Hände zu schließen und hinter dem Körper wieder zu öffnen... Bei der ersten Übungseinheit rauchte mir gehörig der Kopf. Außerdem kam ich

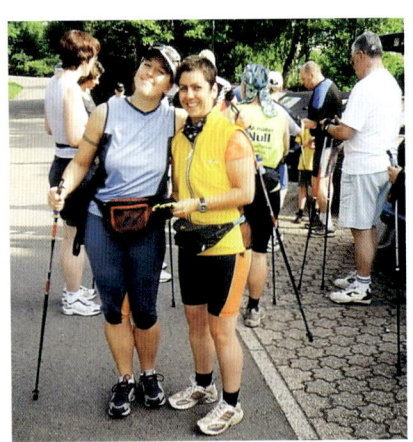

ganz schön ins Schwitzen und war froh, dass ich vorher einen etwas höheren BZ-Wert von 150 mg/dl angepeilt hatte, denn der Wert war am Ende wieder im Normalbereich. Am nächsten Tag hatte ich überall dort Muskelkater, wo ich normal beim Laufen keinen Muskelkater bekomme (vor allem im Pobereich).

Das ganze hat mich so begeistert, dass ich mich direkt zur nächsten Trainerausbildung angemeldet habe. Nach Abschluss dieser Ausbildung schafften wir im Verein Stöcke an und gründeten die ersten „Nordic Walking"-Gruppen.

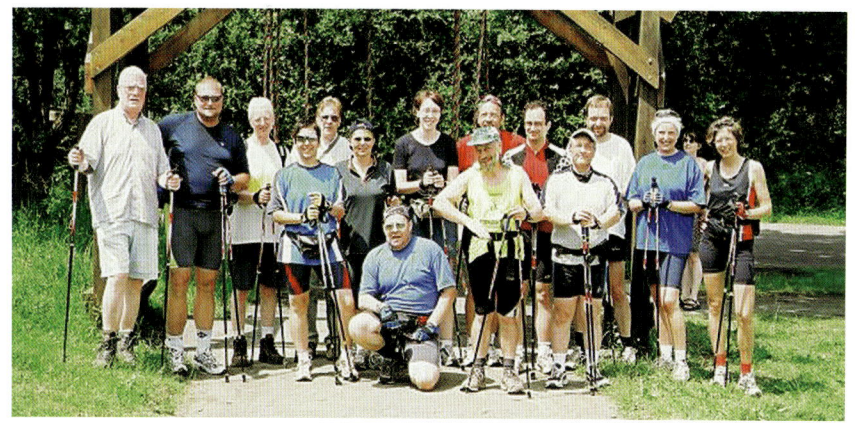

In unserer Gegend waren wir richtige Exoten, da man diese Sportart überhaupt noch nicht kannte. Mit Bemerkungen wie: „Habt Ihr eure Skier verloren" oder „Es liegt doch gar kein Schnee, wozu braucht Ihr Stöcke", mussten wir immer rechnen. Nicht nur von den Spaziergängern, auch von den Joggern wurden wir belächelt, da diese der Meinung waren, wir wären so gebrechlich, dass wir Stöcke bräuchten.

Mittlerweile hat sich Nordic Walking zu einem wahren Volkssport entwickelt, und in unserem Wald sieht man mehr Nordic Walker als Jogger. Ich habe eine Menge Leute in Kursen ausgebildet. Vor allem Menschen, die jahrelang keinen Sport mehr getrieben haben oder sich für total unsportlich hielten, sind ganz begeistert von dieser Sportart. Wir bieten mittlerweile drei bis vier Leistungsgruppen, wo jeder nach seinem Fitnessstand mitmachen kann. Vor allem Übergewichtige und Schmerzpatienten profitieren sehr stark von Nordic Walking, da durch die Stöcke die Kniegelenke entlastet werden und durch den Einsatz der Arme ein Ganzkörpertraining erfolgt. Das Abnehmen fällt auch leichter, denn es werden viele Kalorien verbraucht, und durch das mäßige Tempo ist der Körper im optimalen Fettverbrennungsbereich. Dadurch ist Nordic Walking auch hervorragend für Typ-2-Diabetiker geeignet.

Vor dem Losgehen sollte man als Diabetiker ein paar Regeln beachten: Auf jeden Fall muss vor dem Start der Blutzucker kontrolliert werden, da durch die Beanspruchung des gesamten Körpers dieser sehr stark abfallen kann. Deshalb habe ich auch immer ein Blutzuckermessgerät, Traubenzucker und ein Notfall-Handy

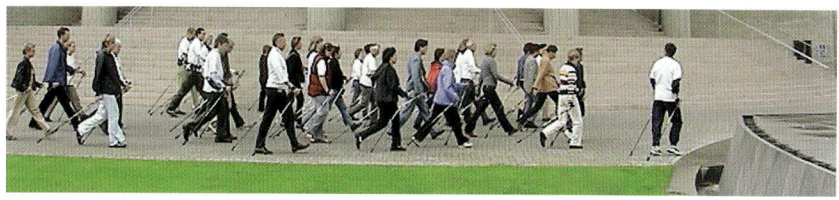

dabei. Man sollte sehr aufmerksam auf Unterzuckerungszeichen achten, denn die Wahrnehmung von Unterzuckerungen ist beim Sport schwieriger als normal. Da man beim Nordic Walking zum Beispiel stark schwitzt, ist dies kein zuverlässiges Unterzuckerungszeichen mehr. Daher sollte man vor allem zu Beginn der neuen Sportart während des Nordic Walkings halbstündlich den Blutzucker messen, bis man abschätzen kann, wie der Blutzucker auf die neue Belastungsform reagiert.

Zum Schluss möchte ich alle ermutigen, doch einmal Nordic Walking unter Anleitung eines Trainers auszuprobieren, da es wahnsinnig viel Spaß macht. Man hat ziemlich schnell ein Erfolgserlebnis, und es trägt zu einer besseren Blutzucker-Einstellung bei. Auch für alle ambitionierten Freizeitsportler ist es ein sehr gutes Ausgleichstraining. Und wenn man das Ganze als Intervalltraining mit Sprüngen und Laufen ausübt, ist es auch ganz schön anstrengend.

Nordic Walking:

- Basale Insulinversorgung mindestens ein bis zwei Stunden vor Belastungsbeginn um ca. 30-50 Prozent reduzieren.
- Ausgangsblutzucker vor dem Start von über 150 mg/dl anpeilen.
- Immer Blutzuckermessgerät und Not-BE mitnehmen.
- Vor allem bei Sportneulingen sind während der körperlichen Aktivität halbstündliche Blutzuckertests sinnvoll.

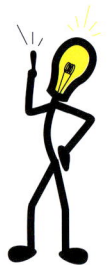

Die in diesem Erfahrungsbericht beschriebene Therapieanpassung an körperliche Aktivität ist ein individuelles Beispiel und darf nicht verallgemeinert werden. Sportler mit Diabetes können die für sie stimmigen Insulin- und Kohlenhydratanpassungen nur herausfinden, indem sie nach Rücksprache mit ihrem Diabetes-Team/Arzt verschiedene Konzepte ausprobieren, vor, während und nach der Belastung sehr häufig den Blutzucker messen und ein Sport-Tagebuch führen.

14.1.17. Race across America (RAAM) mit kontinuierlicher Glukosemessung

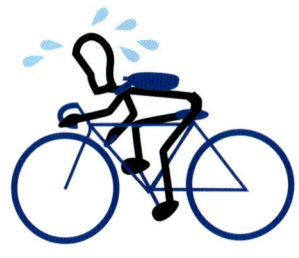

RAAM: RAAM ist die Abkürzung für „Race Accross America". Das RAAM wurde 1982 zum ersten Mal ausgetragen. Es ist damit das älteste Ultralangstrecken-Fahrradrennen und wird von einigen auch als das „härteste Rennen der Welt" bezeichnet. Die Strecke verläuft von der West- zur Ostküste der USA, wobei Start- und Zielort wechseln. Es gibt keine Etappen wie bei der Tour de France, bei dem an einem Tag eine festgelegte Strecke zurückgelegt wird. Im Jahr 2007 mussten die Athleten 4.880 km zurücklegen (von Oceanside, Kalifornien, nach Atlantic City, New Jersey). Monique Hanleys Team (Team Type 1) bestand aus acht Typ-1-Diabetikern und wurde nicht nur Sieger in der Profikategorie, sondern war auch das schnellste Team überhaupt im Jahr 2007. Das Team brauchte für die Strecke 5 Tage, 15 Stunden und 43 Minuten.

Erfahrungsbericht von Monique Hanley

Es ist ziemlich schwierig zu beschreiben, wie es sich anfühlt, am Race across America teilzunehmen und noch dazu das schnellste Team im ganzen Rennen zu sein. Es ist eine so tolle Leistung aller Beteiligten, und ich bin unglaublich stolz darauf, dass ich ein Teil des Ganzen sein durfte. Wir haben einen Rekord aufgestellt, wir haben allen gezeigt, dass Menschen mit Diabetes mit der richtigen Einstellung sogar besser sein können als diejenigen, deren Bauchspeicheldrüse funktioniert, und wir haben die Sache unterstützt, für die wir uns leidenschaftlich engagieren. Hier folgt also mein Versuch, die Details aufzuschreiben, die wirklich wichtig waren:

Planung und Training
Zunächst musste ein Team aus vielen Helfern zusammengestellt werden, meistens waren es Familienangehörige und Freunde der Fahrer des Team Type 1. Weiterhin mussten Rennfahrzeuge und mehrere Begleitfahrzeuge, einschließlich des gesamten Proviants zur Verpflegung von 15 bis 20 Leuten organisiert werden. Alles, was man braucht, um acht Fahrer 5 bis 6 Tage lang zu versorgen. Ebenso musste die technische Ausrüstung für die Fahrräder und die Fahrzeuge inklusive aller anderen logistischen Punkte, die ein sich über eine Woche ständig fortbewegender Konvoi mit sich bringt, bis ins letzte Detail akribisch geplant werden. Das alleine war eine Vollzeitbeschäftigung, die größtenteils Phil Southerland als Gründer des Team Type 1 schon viele Monate vor Beginn des eigentlichen Rennens übernahm.

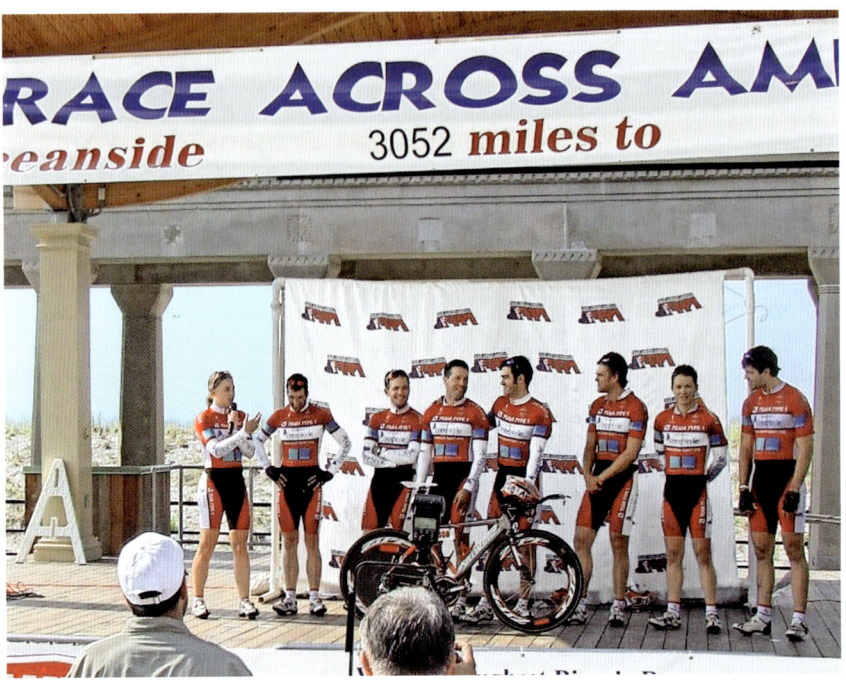

Auf der Bühne wurde ich plötzlich sentimental, nach all den Strapazen.

Motivation

Für jede Etappe war immer wieder ein und derselbe Aspekt essentiell: so schnell wie möglich zu fahren. Das dafür notwendige Gefühl stellte sich in der Anfangsphase dank der Endorphine ganz leicht ein. Die Kommentare aus dem Blog waren beim Fahrerwechsel jedes Mal eine großartige Quelle der Inspiration, aber diese schien sich dann auf der Straße mit zunehmender Renndauer mehr und mehr zu verflüchtigen. Das Team von Helfern, das sich um unsere Fahrräder kümmerte und auch äußerst lange Schichten leistete, versprühte permanent gute Laune und verhielt sich so großartig, dass wir uns verpflichtet fühlten, ihretwegen mit unserer Etappe möglichst schnell fertig zu werden, damit sie auch endlich ihre wohlverdiente Pause bekamen. Am dritten Tag fuhr das Begleitfahrzeug von hinten an mich heran und jemand sagte: „Monique, du musst schneller fahren. Wir müssen 38 Kilometer pro Stunde erreichen – kannst du noch 1-2 Kilometer zulegen?" Die Straße war ziemlich eben, aber es gab leichten Gegenwind. Nachdem ich in jeder Etappe alles gab, war ich ziemlich sauer, dass jemand auf den Gedanken kam, dass ich nicht mein Äußerstes leistete! Der Kommentar machte mich wütend, aber leider nicht unbedingt schneller. Aber er erreichte mich zu einem Zeitpunkt, als eine gewisse Selbstzufriedenheit einzusetzen begann, als wir mit Schmerzen, Müdigkeit und allem anderen fertig werden mussten.

Wir kamen dem immer näher, was wir uns ursprünglich selbst als ‚Minimum' gesetzt hatten, und es war leichter durchzuhalten, wenn wir uns schonten. Wir brauchten mehr Motivation, als wir in uns selbst finden konnten. Die Leute im Begleitfahrzeug mussten andere Methoden zur Motivierung finden. Hier wurde nun Dave, der Vater von Joe Eldridge, aktiv. Als einer der Navigatoren im Begleitfahrzeug war er in der wichtigen Position, den Rückgang unserer Geschwindigkeit zu beobachten, aber auch, um uns durch seine Kommentare anzutreiben. Er spielte Musik, entwickelte ganze Szenen (okay Monique, stell' dir vor, es ist die letzte Runde in einem Rennen, und du musst jetzt mit dem Sprint beginnen!) und unternahm alles, um uns in Schwung zu bringen (falsche Nachrichten, dass Beaver Creek uns dicht auf den Fersen sei, Geschwindigkeitsberichte, „offizielle Bedenken hinsichtlich unserer Geschwindigkeit").

Herzfrequenz
Die Veränderungen in meiner Herzfrequenz zu beobachten, war sehr aufschlussreich für mich. Jeder Leistungssportler muss seine Herzfrequenz genau verfolgen, weil es von elementarer Bedeutung ist, diese über eine so lange Zeit (5 Tage, 15 Stunden) möglichst stabil zu halten, um seine persönliche Bestleistung erbringen zu können. Meine erste Etappe war sehr von Begeisterung, dass ich endlich im Rennen war und der entsprechenden Adrenalinausschüttung geprägt. Zusätzlich musste ich der trockenen Hitze Tribut zollen. Infolgedessen lag ich ständig um 7 oder 8 Schläge über meiner anaeroben Schwelle, die bei 169 Schlägen pro Minute liegt. Dies machte sich schnell bemerkbar, denn während eines großen Teils meiner ersten Etappe hatte ich Krämpfe, fühlte mich dehydriert und einfach mies! Der Ersatz von Elektrolyten und eine gleichmäßigere, konstantere Leistung halfen in beiderlei Hinsicht.

Schlafentzug
Auf unsere erste Etappe folgte nur eine sehr kurze Erholungspause, in der ich vielleicht eine Stunde Ruhe fand. In der zweiten Etappe, als wir auf starken Gegen- und Seitenwind trafen, musste ich dafür bezahlen. Nach der zweiten Etappe legten wir eine längere Pause ein, und der Schlaf war immens hilfreich. Auch in den „längeren" Pausen konnten wir kaum vier Stunden schlafen, in den kurzen deutlich weniger. Es ließ sich eindeutig beobachten, dass wir bei mehr als zwei Stunden Schlaf in der Lage waren, die nächste Etappe gut zu beginnen. Im Laufe des Rennens wurde allmählich jede Etappe absolut anstrengend, unabhängig davon, wie viel Schlaf wir hatten. Die stetige Folge von Schlafentzug und kurzen Erholungspausen machte sich am schlimmsten im Gebiet der Amischen bemerkbar, etwa 160 Kilometer vom Ziel entfernt. Zwar fanden wir die vielen Pferde und

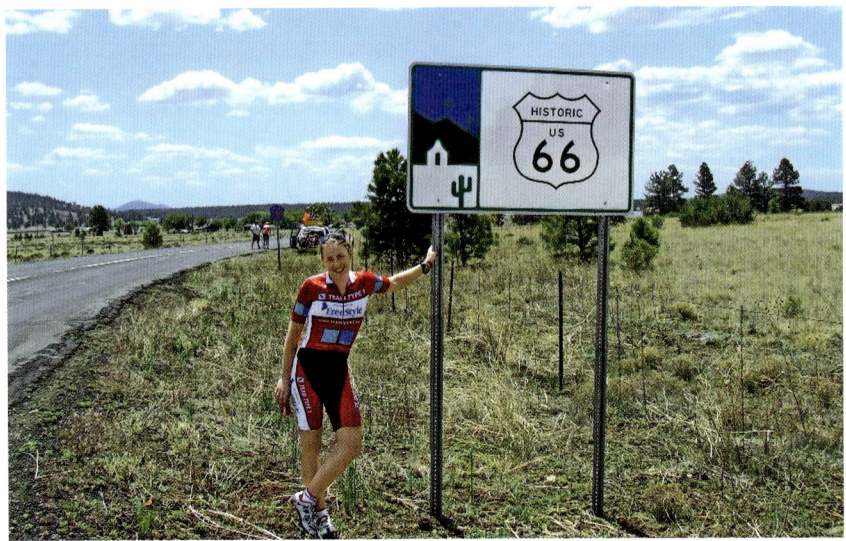

Auf der legendären Route 66 in Arizona.

Einspänner und die Kameradschaft der Amischen um 2 Uhr morgens inspirierend, aber die Erschöpfung führte auch zu einigen gravierenden Navigationsfehlern, die uns mindestens eine halbe Stunde Zeit kosteten.

Diabetes

Neue Pumpe, neues System zur kontinuierlichen Glukosemessung und neues Analoginsulin – und das alles drei Tage vor Beginn des Rennens. Glücklicherweise hatte ich bereits drei Jahre Erfahrung mit der Insulinpumpentherapie, daher bedeutete es für mich nur die Gewöhnung an eine neue Pumpe. Der OmniPod® (Hersteller: Insulet Corporation; derzeit nur in den USA erhältlich) ist eine Pumpe ohne Katheter, die am Oberarm getragen wird. Da die Infusionsnadel sehr nahe am oder direkt im Oberarmmuskel liegt, musste ich meine Basalrate auch in „Ruhe" um 10 % absenken.

Während meiner ersten Etappe senkte ich die Basalrate um 60 %, aber gegen Ende der fünf Stunden hatte sich mein Insulinbedarf erhöht, und ich reduzierte die Senkung wieder um 10 %. Demzufolge senkte ich vor jeder Etappe die Basalrate dann um 50 % ab. Für manche Etappen reduzierte ich die Basis jedoch deutlich weniger. Ich weiß nicht, was diese unterschiedlichen Therapieanpassungen bedingte, aber während einigen kürzeren Nachtschichten sank mein Blutzuckerspiegel nicht drastisch ab, daher ließ ich die Basalrate fast so, wie sie war. In diesen Situationen war ich wirklich dankbar für die Flexibilität in der Therapieanpassung, die mir die Insulinpumpentherapie ermöglichte.

Alle Fahrer wurden aufgefordert, sich während der letzten 10 Minuten einer Etappe einen großen Bolus zu geben. Denn sofort nach dem Wechsel folgte eine riesige Erholungsmahlzeit, die unser Chefkoch Tim lieferte. Diese Regenerationsmahlzeit bestand aus einem Kraftgetränk mit Kohlenhydraten und Eiweiß, das insgesamt rund 80 g Kohlenhydrate enthielt. Üblicherweise habe ich ein Einheiten/BE - Verhältnis von 1:1, und

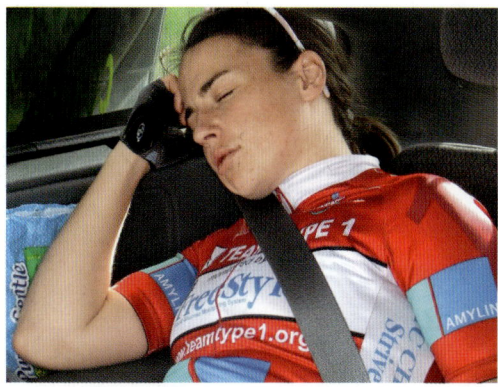

Jede noch so kurze Ruhepause musste sofort zum Schlafen genutzt werden.

trotz aller sportlichen Betätigung blieb ich in etwa dabei. Natürlich basiert dieses Verhältnis auch auf einer sehr hohen Trainingsfrequenz vor dem eigentlichen Rennen. In trainingsfreien Phasen (was ist das?) sieht das natürlich ganz anders aus. Anschließend aßen wir Berge von Kohlenhydraten in fester Form, ehe wir versuchten, uns etwas zu erholen und auszuruhen.

In diesem Kontext waren die Geräte zur kontinuierlichen Glukosemessung sehr hilfreich, denn sie warnten uns nicht nur rechtzeitig vor einem niedrigen Blutzuckerwert, sondern zeigten uns auch die Trendverläufe unserer Blutzuckerwerte. Wir lernten, wie wichtig eine steigende Blutzuckertendenz vor Beginn einer Etappe ist. Im Laufe des Rennens wurden die kontinuierlichen Blutzuckermesssysteme immer unverzichtbarer und erlaubten uns manchmal, den Blutzuckerwert nicht extra messen zu müssen, was insbesondere bei einem schnellen Etappenwechsel eine wahnsinnige Hilfe darstellte. Tatsache ist, dass ich durch den Glukosesensor zum ersten Mal das Gefühl hatte, dass ich als Sportlerin an einem Wettkampf teilnahm – nicht als Diabetikerin. Ein kurzer Blick auf die Trendentwicklung auf meinem Blutzuckermesssystem genügte, ansonsten konnte ich mich voll auf das Rennen konzentrieren.

Es ist für mich das unbeschreiblichste Wunder in meinem Leben als diabetische Sportlerin, dass ich mich einfach wie alle anderen Fahrer auch „nur" auf das Radfahren konzentrieren konnte. Ich war absolut begeistert, dass ich meinen Diabetes zum ersten Mal erfolgreich „navigieren" konnte. Die Trendinformationen waren besonders vor und nach jeder Etappe entscheidend. Diese gaben ausschlaggebende Informationen, die uns halfen, die vor uns liegende Strecke mit stabilen Blutzuckerwerten und damit ohne Unterzuckerungen zu bewältigen. Das ist für ein Team, welches beim härtesten Radrennen der Welt um den Sieg mitfahren will, von existentieller Bedeutung. Denn während des Rennens hatten wir Probleme,

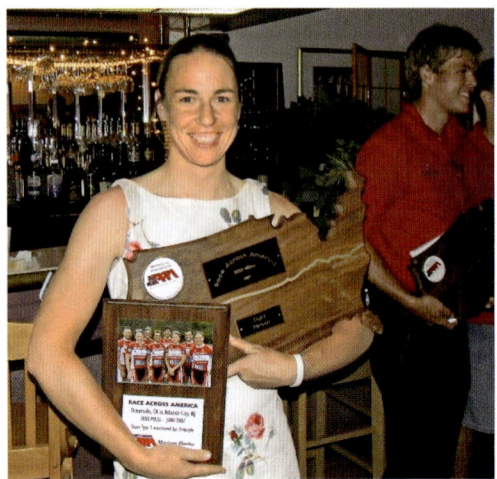

Die Auszeichnungen, das schnellste Team beim RAAM gewesen zu sein, wollte ich eigentlich nie wieder loslassen.

bei der hohen Geschwindigkeit die Werte abrufen zu können. Es war sehr beruhigend, immer zu wissen, wie sich der Blutzucker gerade entwickelt, ohne dafür zum Begleitfahrzeug zurückkehren zu müssen, das Messgerät zu suchen und den Blutzucker zu testen.

Mit jeder Innovation auf dem Diabetessektor werden Hürden für uns beseitigt. Die schnell wirksamen Analoginsuline und die Insulinpumpentherapie waren ganz entscheidende Meilensteine hin zu einer besseren Lebensqualität. Das kontinuierliche Blutzuckermesssystem ist als ein Quantensprung zu sehen, ganz besonders für Diabetiker, die ihr Leben aktiv und flexibel gestalten wollen, ohne dafür mit Stoffwechselentgleisungen bezahlen zu müssen.

Es gibt bei den ersten Modellen der kontinuierlichen Blutzuckermesssysteme immer noch Verbesserungsmöglichkeiten; die größte Herausforderung bestand darin, den Sender sicher zu befestigen, besonders, da wir beim Rennen sehr stark schwitzten. Tegaderm®-Pflaster und Klebeband sind übliche Klebematerialien, die sich aber bei extremer Schweißbildung als untauglich erwiesen. In solchen Situationen sind wasserdurchlässige Pflaster, wie z. B. das Fixomull stretch®, die „haltbarere" Option. Wir mussten lernen, uns im Auto nicht an Kopfstützen zu stoßen oder beim Umkleiden den Sender rauszureißen. Aber auch meine erste Insulinpumpe war anfangs gewöhnungsbedürftig. Das sind dann eben neue, aber glücklicherweise kleine Lernprozesse auf dem Weg hin zu einer völlig neuen, bis dato nie dagewesenen Therapiesicherheit und damit einem unschätzbaren Plus an Lebensqualität.

Alles in allem...

Ich habe noch nie so hart gekämpft, bin noch nie so nahe an meine Grenzen gegangen, habe mich noch nie so stark, so schwach, so müde oder auch so herausgefordert gefühlt wie bei diesem Rennen. Es war toll, mit den Jungs zusammen zu fahren, auszuruhen, sich zu erholen, Spaß zu haben, und unsere Helfer waren einfach unglaublich. Die Teilnahme war großartig, und das Erfolgsgefühl ist überwältigend. Ich habe so viel darüber gelernt, was ich und andere trotz unseres Diabetes tun können, und ich hoffe sehr, dass ich diese Erfahrung für meine zukünftigen Vorhaben nutzen und anderen über HypoActive und mit unseren Veranstaltungen helfen kann.

Race across America mit kontinuierlicher Glukosemessung

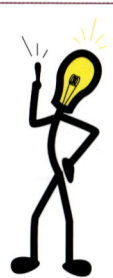

- Basalrate bei Ultramarathon-Radrennen um circa 50% reduzieren, Mahlzeitenbolus um 20-70% reduzieren, abhängig vom bisherigen Trainingsumfang.
- Erhöhung der Kohlenhydratzufuhr um bis zu 300%, Aufnahme der Kohlenhydrate mit sinkender Blutzuckertendenz am effektivsten (deshalb Bolusabgabe mit 10- bis 15-minütigem Spritz-Ess Abstand auch bei Analoginsulin).
- Bei ganztägiger körperlicher Aktivität und großer Hitze immer an ausreichende Flüssigkeits- und Elektrolytzufuhr denken, 10-15 Liter pro Tag können erforderlich sein.
- Trendanalyse des kontinuierlichen Blutzuckermesssystems zur Feinabstimmung der Therapieanpassung, Sport mit steigendem Glukosewert beginnen.
- Mit dem kontinuierlichen Blutzuckermesssystem kann man sich als Sportler wieder ausschließlich auf den Wettkampf konzentrieren.
- Auf geeignete Befestigung des Sensors beim Sport achten, keine wasserfesten, sondern wasserdurchlässige Pflaster benutzen.

Die in diesem Erfahrungsbericht beschriebene Therapieanpassung an körperliche Aktivität ist ein individuelles Beispiel und darf nicht verallgemeinert werden. Sportler mit Diabetes können die für sie stimmigen Insulin- und Kohlenhydratanpassungen nur herausfinden, indem sie nach Rücksprache mit ihrem Diabetes-Team/Arzt verschiedene Konzepte ausprobieren, vor, während und nach der Belastung sehr häufig den Blutzucker messen und ein Sport-Tagebuch führen.

14.1.18. Reiten

Pferdesport: Bezeichnung für alle Sportarten, die mit Pferden durchgeführt werden. Zu den offiziellen Pferdesportarten gehören der Rennsport (Galopp- und Trabrennen), der Reitsport (Springreiten, Dressurreiten, Vielseitigkeitsreiten) und Mannschaftssportarten wie Polo.

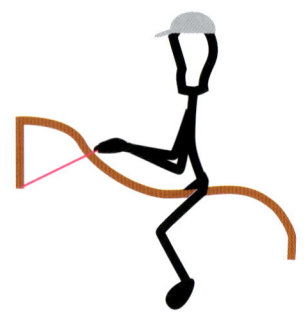

Erfahrungsbericht von Katrin Hoefer

Erstmal eine kurze Vorstellung der Reiterin, bis ich dann sofort aufs Pferd „komme": Ich heiße Katrin Hoefer und wohne in Gauting bei München. Ich bin 30 Jahre alt, und seit über 20 Jahren begleitet mich mein Diabetes. Die ersten 19 Jahre habe ich mich mehr oder minder erfolgreich mit der Spritzen- oder Pentherapie behandelt, seit Anfang 2000 bin ich dann vollster Überzeugung ins Lager der Pumpenträger gewechselt.

Bereits mit 10 Jahren habe ich mein Herz an die Reiterei verloren. Mein Pferd „Duero" sattele ich jetzt seit 8 Jahren, und wir haben gemeinsam schon eine ganze Menge erlebt. Der Reitsport an sich bietet unglaublich viele Möglichkeiten und Varianten. Ich zähle mich selbst eher zu den Freizeitreitern, d.h. zu denjenigen, die ohne jeglichen Leistungsdruck Spaß am Pferd haben. Der Freizeitreiter reitet meist im Gelände und weniger auf dem Reitplatz.

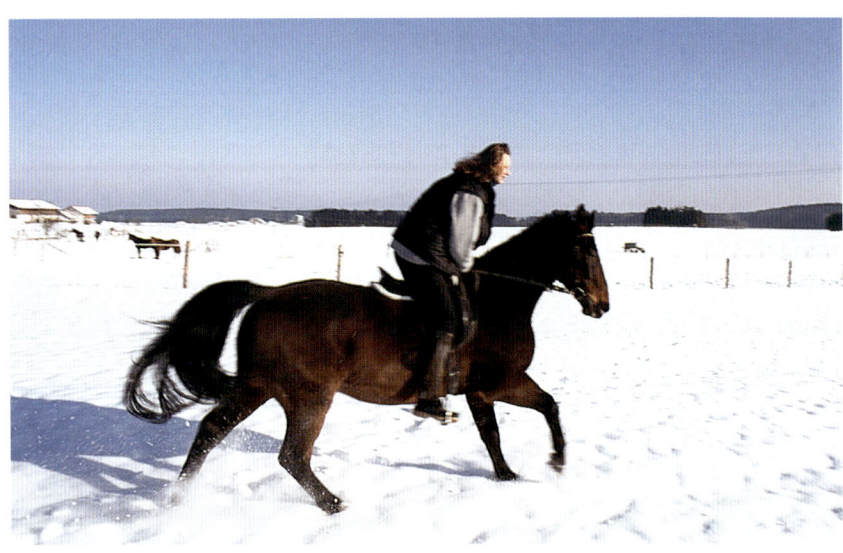

Mein Diabetes unterscheidet mich nur ein bisschen von anderen Reitern: Ich habe nicht nur für mein Pferd Zucker in der Hosentasche! Vor jedem Ausritt messe ich den Blutzucker und habe immer ausreichend Not-BE (Dueros Ration mit einkalkuliert) dabei. Mein Horrorszenario: Bei einem gemütlichen Ausritt durch Wald und Wiesen naht eine Unterzuckerung, ich habe keine Kohlenhydrate dabei, und der eigene Stall oder die nächste Ortschaft ist weit entfernt. Traubenzucker oder eine Tube Jubin (vor allem melden sich beim Jubin niemals andere Interessenten an) passt in jede Reithosen- oder Jackentasche. Bei längeren Ausritten (z. B. 3-4 Stunden) verlasse ich den Stall nie ohne Messgerät, Pumpenbedarf, ausreichend BE etc. Jeder Ritt kann sich unerwartet verlängern. Ideal hierfür sind Satteltaschen – Voraussetzung ist allerdings, dass Reiter und Pferd sich nicht trennen!

Bei gemütlichen Ausritten ist normalerweise keine Dosisanpassung nötig, die körperliche Belastung ist gering. Trotzdem messe ich vorher immer meinen Blutzucker und peile auch hier einen Sicherheitsblutzucker von 150-180 mg/dl an. Ich weiß ja nie, ob ich nicht ungeplanter Weise doch ein Stück des Weges selbst zu Fuß zurücklegen muß. Bei Wanderritten mit hohem Tempo (viel Trab und Galopp) oder Jagden muss die Basalrate auf jeden Fall um circa 30-40 % reduziert werden.

Intensives Reiten ist dagegen sehr anstrengend! Nicht-Reiter wollen das nie glauben, aber eine Stunde Dressur- oder Springtraining ist leicht mit einer Stunde ruhigem Joggen zu vergleichen. Deswegen gilt hier: vor dem Reiten immer den Blutzucker messen. Der Ausgangswert sollte nicht unter 160 mg/dl liegen. Den

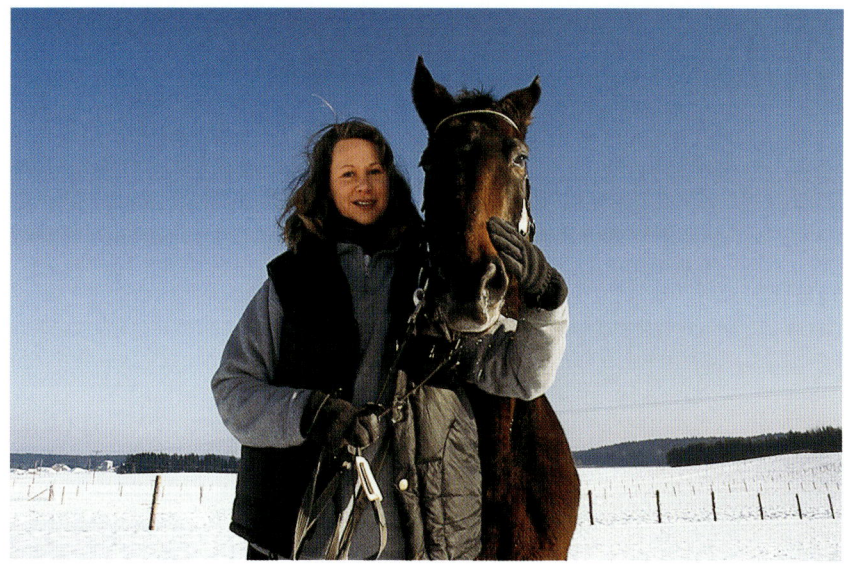

Traubenzucker oder Ähnliches immer griffbereit und vor dem Zugriff des Pferdes geschützt bei sich tragen. Die Insulindosisanpassung muss dann nach vielen persönlichen Erfahrungswerten und intensiven Gesprächen mit dem betreuenden Diabetes-Team ausgewertet und angepasst werden.

Auch ein Turniertag ist – wie bei den meisten Sportarten – eine ziemlich anstrengende Angelegenheit. Wenn ich bei zwei oder drei Prüfungen starte, verbringe ich oft den ganzen Tag auf dem Turnierplatz. Das kostet Kraft und Aufregung. Hier sollte die Insulindosis in jedem Fall deutlich reduziert werden, eine Basalratenreduktion um 50 % kann durchaus erforderlich sein. Trotz all der Aufregung und Hektik darf die regelmäßige Blutzuckermessung dabei niemals vergessen werden. Ich habe meine Vereinskollegen über meinen Diabetes und mögliche Notfallsituationen gründlich aufgeklärt, doch glücklicherweise gab es noch nie ein ernsthaftes Diabetesproblem hoch zu Ross. Auch Duero ist damit einverstanden, dass ich gelegentlich Anspruch auf sein Naschwerk anmelde.

Hier ein Beispiel eines Turniertages:

05.00 Uhr:	Aufstehen, BZ 120 mg/dl, Basalraten-Senkung um 40 %.
08.00 Uhr:	Ich werde demnächst die Dressurprüfung reiten – schnell noch den Blutzucker messen, 125 mg/dl, 2 BE Cola auf dem Weg in die Halle.
09.00 Uhr:	Prüfung mäßig gelaufen, der BZ liegt dafür bei genialen 130 mg/dl.
11.30 Uhr:	Hunger!! Ich schätze 5 BE und gebe 2,5 I.E. (das IE/BE Verhältnis um 50 % reduziert).
14.00 Uhr:	BZ bei 170 mg/dl. Ich bereite mich auf die Springprüfung vor.
15.20 Uhr:	Springprüfung erfolgreich überstanden, könnte für eine Platzierung reichen. BZ bei 89 mg/dl. Sicherheitshalber 3 BE Saft trinken.
16.15 Uhr:	BZ bei 80 mg/dl. Vor der nächsten Springprüfung schnell noch eine Tube Jubin und los!
19.00 Uhr:	BZ 160 mg/dl. Wir bestellen Pizza, die ich mit 8 I.E. abdecke (um 20 % reduziertes IE/BE-Verhältnis wegen dem Muskelauffülleffekt). Die Basalrate lasse ich deswegen auch noch um 20 % reduziert weiterlaufen.
23.00 Uhr:	BZ 190 mg/dl, wir sind inzwischen auf Wein umgestiegen.
01.00 Uhr:	Ich falle todmüde ins Bett. BZ: 120 mg/dl. Wegen des nicht zu verachtenden Alkohol-Konsums trinke ich 2 BE Saft und reduziere die Basalrate um 40 % und schlafe wie ein Stein.
09.00 Uhr:	Nächster Morgen: Kopfweh und einen BZ von 95 mg/dl. Wie gut, dass ich die Basalrate für die Nacht ausreichend reduziert habe!

Fazit:
Reiten ist ein wunderbares Hobby, auch für Sportler mit Diabetes. Wie bei jeder anderen Freizeitbeschäftigung oder Sportart muss der Reiter mit Diabetes ein paar Regeln mehr beachten und persönliche Erfahrungswerte sammeln, wie er seinen Diabetes auf bestimmte Situationen einstellen kann. In diesem Sinne Hals- und Beinbruch!!

Reiten:

- Vor jedem Ritt den Blutzucker messen und anpassen und immer ausreichend Not-BE griffbereit am eigenen Körper tragen.
- Vor intensivem Dressur- oder Springtraining (ca. 1 Stunde) die Basalrate um 30-40 % und zwar ca. eine Stunde vor Beginn der Reitstunde absenken.
- Bei alkoholhaltigen Siegesfeiern nach langen Turniertagen die Basalratensenkung bis zum nächsten Morgen weiterlaufen lassen.
- Es sollten immer Reiterkollegen oder Stallpersonal über den Diabetes informiert sein, damit sie im Notfall richtig reagieren können.

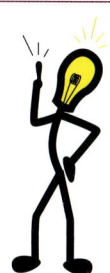

Die in diesem Erfahrungsbericht beschriebene Therapieanpassung an körperliche Aktivität ist ein individuelles Beispiel und darf nicht verallgemeinert werden. Sportler mit Diabetes können die für sie stimmigen Insulin- und Kohlenhydratanpassungen nur herausfinden, indem sie nach Rücksprache mit ihrem Diabetes-Team/Arzt verschiedene Konzepte ausprobieren, vor, während und nach der Belastung sehr häufig den Blutzucker messen und ein Sport-Tagebuch führen.

14.1.19. Rollhockey

Hockey: Feldhockey ist ein Stockballspiel für zwei Mannschaften zu je elf Spielern, das mit einem am Ende gekrümmten Schläger und einem Ball gespielt wird. Beim Hallenhockey besteht eine Mannschaft aus sechs Spielern. Ein Spiel dauert zweimal 35 Minuten mit einer Halbzeitpause von fünf bis zehn Minuten. Ziel des Spieles ist es, den Ball mit dem Stock regelgerecht in das gegnerische Tor zu schlagen. Beim Roll- 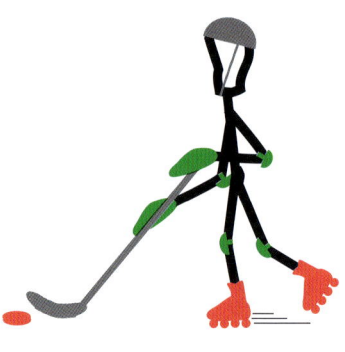 oder Streethockey wird nach Eishockeyregeln gespielt, die Akteure tragen dabei Rollschuhe oder Inlineskates, und das Spielgerät ist ein Hartgummiball.

Erfahrungsbericht von Karin Wolff

Ich bin 33 Jahre alt und habe seit 5 Jahren meinen Typ-1-Diabetes. Seit ca. 2½ Jahren trage ich eine Disetronic-V-40-plus-Insulinpumpe und benutze dazu das Humalog-U-40-Insulin. Ich bin alles andere als eine Leistungssportlerin. Wenn ich Sport treibe, steht bei mir alleine der Spaß an der Bewegung, die netten Sozialkontakte mit meinen Mannschaftskameraden, aber keinesfalls der Ehrgeiz an sportlichen Höchstleistungen im Vordergrund. Deshalb versuche ich nun, meine eher unspektakulären Erfahrungen auf dem Gebiet des Rollhockey-Sports zu schildern.

Zu meinem 30. Geburtstag bekam ich von Freunden, die sich jeden Sonntag auf einem Parkplatz zum Rollhockeyspielen trafen, ein Paar Inlineskates geschenkt. Obwohl ich keine begnadete Rollschuhfahrerin war und bin, habe ich mich diesen Spielen am Sonntag einfach angeschlossen (ob die Jungs wollten oder nicht!).

Seit einem halben Jahr können wir bei uns in der Nähe eine Badmintonhalle zum Hockeyspielen mieten. Dort treffen wir uns, endlich unabhängig von allen äußeren Witterungsverhältnissen, jeden Dienstagabend von 21.00 bis 23.00 Uhr.

Mein Dienstagabend-Ablauf:

Meistens essen wir zwischen 18.00 und 19.00 Uhr, so dass ich spätestens um 19.00 Uhr meinen letzten Bolus abgebe. Diesen senke ich um 50% des normalen Einheiten/BE-Verhältnisses ab, um vor Spielbeginn einen angemessen erhöhten Ausgangsblutzucker zu erhalten. Um 20.45 Uhr finde ich mich in der Umkleidekabine ein und messe zuerst einmal. Durch die Dosisreduktion zum Abendessen peile ich hier einen Ausgangsblutzuckerwert von über 180 mg/dl an. Da ich die Pumpe aus Sicherheitsgründen (für die Pumpe) nicht tragen möchte, kabele ich diese vor Spielbeginn ab und tausche sie gegen all die anderen Dinge, die meine Gesundheit die nächsten zwei Stunden gewährleisten sollen, aus.

Wir spielen 3 gegen 3 und je nach Anzahl der Gesamtspieler mit einem oder zwei Auswechselspielern. Daraus folgt, dass ich selten länger als drei Minuten draußen sitzen darf oder muss und ca. 3-5 Minuten aktiv spiele. Durch diese „explosionsartige" Anstrengung, gekoppelt mit der nervlichen Anspannung – aufgrund einer massiven Überlebensangst beim Spiel mit fünf unkontrolliert ehrgeizigen, männlichen, spätberufenen Hockeystars – kommt es bei mir nicht zu einem übermäßig starken Blutzuckerabfall. Nach einer Stunde liegt mein Blutzuckerwert meist zwischen 90 und 120 mg/dl. Für die zweite Spielhälfte lege ich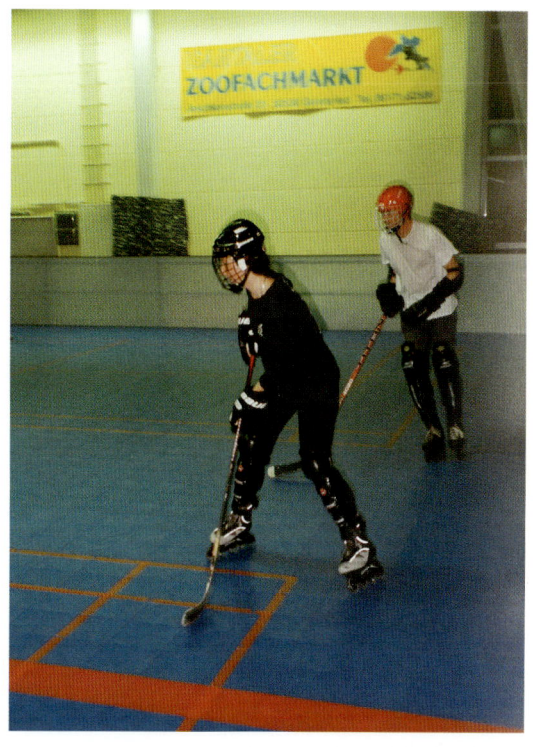
dann noch 1-3 BE Apfelsaftschorle nach. Wenn ich kurz nach 23.00 Uhr dann alle Strapazen heil überstanden habe, hat sich mein Blutzuckerwert oft zwischen 150 und 200 mg/dl eingependelt. Wenn sich meine Standfestigkeit auf den Skates in der Zukunft wesentlich stabilisiert hat, möchte ich versuchen, mit Pumpe zu spielen. In einer Neoprentasche verstaut, kann ich sie dann am Sportgurt unter der Kleidung – damit sich keiner meiner überehrgeizigen Mitspieler im „Kabel" verheddern kann – auf dem Rücken tragen. Dort müsste sie hoffentlich vor jeglichem „Beschuss" geschützt sein.

Ich beeile mich nach dem heißen Match mit dem Duschen, um mich rasch wieder „verkabeln" zu können und korrigiere jetzt das aufgetretene Basalloch. Ich muss dazu sagen, dass ich nach einer solchen Belastung – wie schon erwähnt, ich bin alles andere als eine Sportskanone – wenig Insulin zur Korrektur benötige: z. B. reicht mir bei einem Wert von 180 mg/dl eine halbe Einheit (0,5 I.E.) Insulin aus, um meinen Blutzucker wieder auf 100 mg/dl abzusenken, das entspricht weniger als der Hälfte meines normalen Korrekturverhältnisses. Ich gleiche aber das entstandene Basalloch, welches beim Analoginsulin mit einer zeitlichen Verzögerung von einer Stunde eintritt, mit einer Gabe von 0,5 I.E. aus. Das heißt konkret

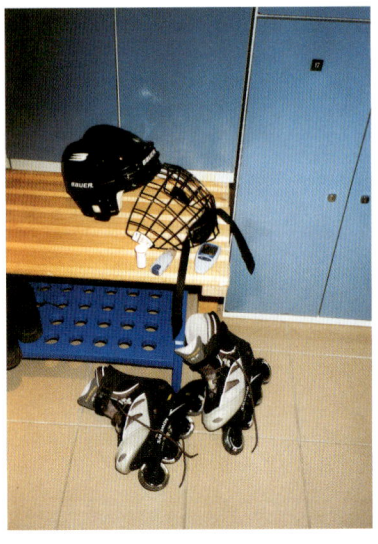

in Zahlen, wenn ich die Pumpe zwischen 21.00 und 23.00 Uhr ablege, tritt das Basalloch von 22.00 bis 24.00 Uhr in Kraft. Das anschließende Weißbier decke ich auch nur mit 1 I.E. ab, d. h. ich reduziere aus Sicherheitsgründen den Bolus für die im Bier enthaltenen Kohlenhydrate um 50 %.

Vor 0.30 Uhr komme ich selten nach Hause und messe dann vor dem Schlafen in jedem Fall noch mal den Blutzucker. Meistens liegt der im oberen Normbereich. Ich peile immer aufgrund der noch nachwirkenden, körperlichen Belastung und der durch das Weißbier blockierten Leber einen Sicherheitsblutzucker von über 150 mg/dl an, um nicht in die Gefahr einer nächtlichen Unterzuckerung zu geraten. Die Basalrate senke ich je nach Belastungsintensität und Anzahl der Biere noch um 20-50 % für die gesamte Nacht ab. Morgens liegt mein Blutzucker meistens im unteren, aber grünen Bereich, und ich bin total froh, wieder einmal den Dienstagabend überlebt zu haben!

Rollhockey:

- Vor dem Rollhockey den Mahlzeitenbolus um 50 % reduzieren.
- Einen Ausgangsblutzuckerwert von über 180 mg/dl vor dem Spiel anpeilen.
- In der Halbzeit nochmals den Blutzucker messen, und je nach Wert 1-3 BE nachlegen.
- Nach Beendigung des Rollhockeyspiels alle Korrektur- und Bolusgaben wegen des Muskelauffülleffektes um 50 % reduzieren.
- Für die gesamte Nacht die Basalrate zum Schutz vor nächtlichen Unterzuckerungen um 20-50 % reduzieren.

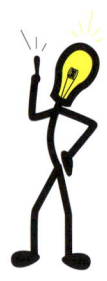

Die in diesem Erfahrungsbericht beschriebene Therapieanpassung an körperliche Aktivität ist ein individuelles Beispiel und darf nicht verallgemeinert werden. Sportler mit Diabetes können die für sie stimmigen Insulin- und Kohlenhydratanpassungen nur herausfinden, indem sie nach Rücksprache mit ihrem Diabetes-Team/Arzt verschiedene Konzepte ausprobieren, vor, während und nach der Belastung sehr häufig den Blutzucker messen und ein Sport-Tagebuch führen.

14.1.20. Schwimmen

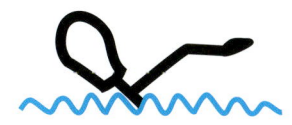

Schwimmen: Da dem Menschen die Fähigkeit zu schwimmen nicht angeboren ist, muss er sie erlernen. Im Gegensatz zu Landsäugetieren, deren Vorwärtsbewegung im Wasser dem Laufen ähnelt, haben Menschen verschiedene Schwimmstile entwickelt: Kraulschwimmen, auch als Freistil bezeichnet, Brustschwimmen, der älteste Schwimmstil, Delphinschwimmen und das Rückenschwimmen. Schwimmen ist eine der gesündesten Formen der körperlichen Bewegung überhaupt und eine wertvolle Methode der Heilgymnastik.

Erfahrungsbericht von Peter Hornig
„...übers Wasser laufen lernen wir beim nächsten Mal"
Bevor ich jetzt meine Lobeshymnen über den Schwimmsport anstimme, möchte ich noch kurz etwas zu meiner eigenen „Wasserlaufbahn" erzählen. Ich bin 34 Jahre alt, schwimme, glaube ich, noch länger und wurde bei meinen Vorbereitungen auf die deutschen Meisterschaften vor 15 Jahren kurzfristig durch die Manifestation meines Typ-1-Diabetes in der weiteren Planung meiner Schwimmkarriere unterbrochen. Mit meiner Qualifikation zu den deutschen Meisterschaften hatte ich mich auch für die Sportförderkompanie der Bundeswehr qualifiziert, doch da ich nun aufgrund meines Diabetes ausgemustert wurde, bedeutete das hier Endstation. Ansonsten nutzte ich meinen Diabetes nach dem Motto: „Jetzt erst recht", als zusätzliche Motivation. Das hat mir letztendlich auch die ein oder andere ausgezeichnete Platzierung bei den deutschen Hochschulmeisterschaften beschert. Nach wie vor ist das Schwimmen meine ungebrochene Leidenschaft, denn...

- Bei welcher Sportart kann man sich anstrengen, ohne fühlbar zu schwitzen?
- Bei welcher Sportart spürt man nur noch ein Zehntel seines Körpergewichtes?
- Bei welcher Sportart verbraucht man am meisten Energie?
- Bei welcher Sportart trainiert man Herz und Kreislauf, ohne den Stütz- und Bewegungsapparat zu belasten?
- Bei welcher Sportart kann man sich anstrengen und gleichzeitig braun werden?

...beim Schwimmen natürlich!

Gerade für Menschen mit Diabetes ist das Schwimmen ausgezeichnet geeignet. An erster Stelle sollte aber der Spaß und nicht die therapeutische Bedeutung des Schwimmens stehen. Dem obligatorischen Blutzuckertest vor Beginn jeder körperlichen Aktivität sollten ein paar Lockerungs- und Dehnübungen der Arme und

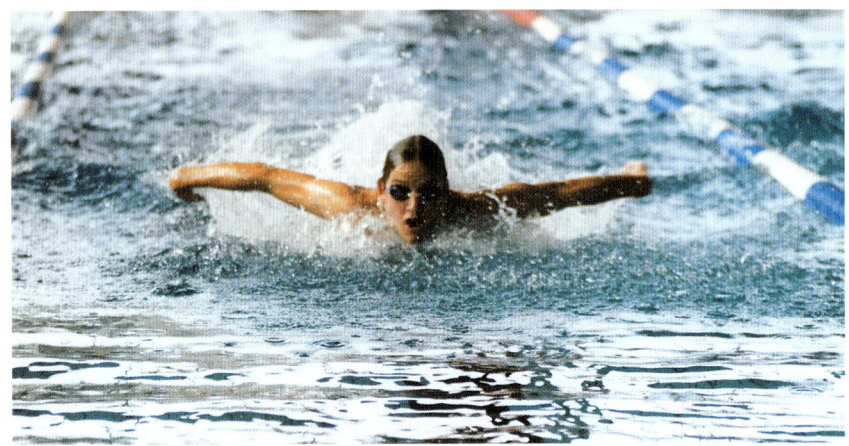

Beine unter der Dusche folgen. Ein Blutzuckerpolster über 150 mg/dl reicht aus, um für den ersten Sprung ins Nass gerüstet zu sein. Anfänger sollten nach den ersten 10 bis 15 Minuten das Wasser ruhig verlassen und erneut ihren Blutzucker testen. Liegen die Werte im Bereich von 150 bis 180 mg/dl, können sie das Training wieder aufnehmen. Bei einem Wert unter 150 mg/dl sollten sie eine Sport-BE zu sich nehmen, um eine Unterzuckerung zu vermeiden. Im Wasser sind Unterzuckerungen nicht so leicht zu erkennen wie an Land, denn das Zittern der Hände kann genauso vom kalten Wasser kommen, und auch ein Schwindelgefühl beim Wechsel von der Rückenlage in die Brustlage ist nicht ungewöhnlich. Deshalb ist hier besondere Vorsicht geboten.

Die Trainingseinheiten bei Anfängern sollten 20 bis 30 Minuten nicht überschreiten, später dürfen es ruhig 45 bis 60 Minuten sein. Nach dem Training/Schwimmen müssen sie erneut den Blutzucker bestimmen. Je nach Trainingsintensität kann sich die sportliche Aktivität noch Stunden nach der Belastung auf den Blutzucker auswirken, was zur entsprechenden Reduktion der abendlichen Insulininjektion oder Basalrate führen muss. Eine geeignete Starthilfe, die natürlich individuell ausgetestet und angepasst werden muss, ist eine Reduktion um 30-50 % nach der körperlichen Belastung.

Einige wichtige Regeln, die das Schwimmen auch für Menschen mit Diabetes zum ungetrübten Vergnügen machen:

1. Nach größeren Mahlzeiten und großen Gaben von Analog- oder Normalinsulin sollten Anfänger und Hobbyschwimmer einen ausreichend großen Abstand, mind. 1-2 Stunden, zwischen der Injektion und dem Schwimmen einhalten, um eine Unterzuckerung durch das Training zu vermeiden. Die Insulindosis für die Mahlzeit vor dem Schwimmen sollte grundsätzlich nicht in die Be-

reiche injiziert werden, die durch die körperliche Aktivität stark beansprucht werden. Durch das Schwimmen ist die Beanspruchung und Durchblutung gerade in den Beinen und Oberarmen erhöht, was dazu führt, dass die Insulinabgabe ins Blut in diesen Bereichen beschleunigt wird. Wenn das Schwimmtraining z.B. nach dem Abendessen stattfindet, empfiehlt es sich, den Bolus für das Abendessen mit einer Dosisreduktion um 50% in den Bauch zu injizieren.

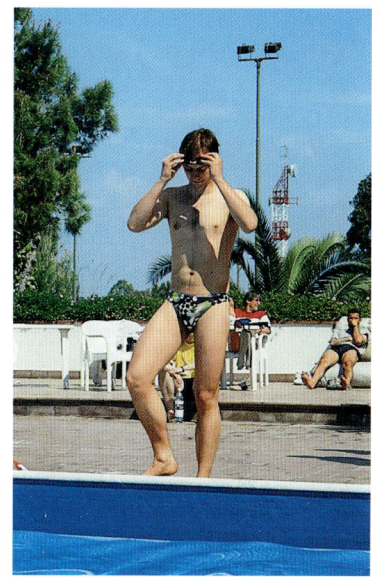

2. Anfänger sollten langsam schwimmen und auf die richtige Technik achten. Eine bessere Technik spart Energie und reduziert damit das Risiko für eine Unterzuckerung. Ein guter Schwimmkurs erhöht nicht nur das Vergnügen an dieser wunderbaren Sportart um ein Vielfaches, sondern sorgt auch für mehr Sicherheit und Wohlbefinden im nassen Element.
3. Bei großer Wärme wird die Haut vermehrt durchblutet, und das Insulin wirkt schneller als gewöhnlich. Daher ist der Insulinbedarf an Warmbadetagen im Schwimmbad geringer. Für Warmbadetage, Besuche in Thermalbädern o.ä. muss die Insulindosis reduziert werden. Eine Reduktion um 30% ist als Ausgangsbasis empfehlenswert.
4. Der Energieverbrauch (sprich BE-Verbrauch) des Körpers ist dagegen im kalten Wasser höher, weil durch den Wärmeverlust mehr Energie verbraucht wird. Das heißt im Klartext, dass die aktuell wirkende Insulinmenge beim Schwimmen in kalten Gewässern stärker reduziert werden muss.
5. Auch nach dem Schwimmen müssen sie die Diabetestherapie noch anpassen. Anfänger sollten sich nicht scheuen, die nächtlichen Verzögerungsinsulingaben oder die Basalrate großzügig zu reduzieren – hier gilt „Probieren geht über Studieren".
6. Das Insulin (Ampulle, Pen, Pumpe) und die Utensilien zum Blutzuckermessen sollten im Hochsommer nicht über längere Zeit ungeschützt in der Sonne liegen. Dies gilt nicht nur für das Schwimmen im Freien, sondern auch im Hallenbad, wo man die Sporttasche mit dem Insulin nicht direkt vor ein Fenster bzw. auf den Lüftungsschacht legen sollte.
7. Es ist grundsätzlich angebracht, im Hallen- und im Freibad entsprechendes Schuhwerk zu tragen. Zum einen um Verletzungen der Füße, aber auch In-

fektionen (z. B. Fußpilz) zu vermeiden. Schwimmer mit einer peripheren diabetischen Neuropathie dürfen auf keinen Fall barfuss den Hallenboden betreten, sondern müssen eventuell Spezialschuhe tragen.
8. Das Tragen einer Schwimmbrille schützt die Augen vor dem Chlorwasser. Für Kontaktlinsen- oder Brillenträger gibt es spezielle Schwimmbrillen.
9. Im Wasser scheint das Körpergewicht durch den Auftrieb auf ein Zehntel reduziert und sonst schmerzende Bewegungen in Gelenkbereichen fallen nicht so schwer. Wassergymnastik kann ein erster Schritt zum Training sein. Entsprechende Kurse bieten u. a. Sportvereine, Volkshochschulen, Krankenkassen an.

Ich persönlich kann abschließend nur sagen, dass ich keine Sekunde der Zeit bereut habe, die ich in diese Sportart investiert habe!

Schwimmen:

- Vor Schwimmbeginn Blutzucker testen, dieser sollte über 150 mg/dl liegen. Anfänger sollten den Test nach 10-15 Minuten wiederholen.
- Wenn das Schwimmtraining kurz nach einer Mahlzeit stattfindet, den Mahlzeitenbolus um mind. 50 % reduzieren.
- Unterzuckerung sind im Wasser schwerer zu erkennen, deshalb doppelte Vorsicht.
- Je besser die Schwimmtechnik, desto geringer der Energieverbrauch und das Unterzuckerungsrisiko.
- Um den Muskelauffülleffekt nach Beendigung des Schwimmtrainings zu kompensieren, Verzögerungsinsulin/Basalrate zur Nacht um 30-50 % absenken.
- Insulindosisreduktionen zu Anfang ruhig großzügig vornehmen, eine zu große Reduktion oder ausgefallene Trainingseinheit lassen sich von gut geschultem Schwimmer mit Diabetes problemlos mit Normal- oder Analoginsulin korrigieren.

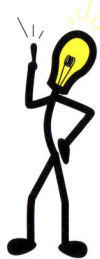

Die in diesem Erfahrungsbericht beschriebene Therapieanpassung an körperliche Aktivität ist ein individuelles Beispiel und darf nicht verallgemeinert werden. Sportler mit Diabetes können die für sie stimmigen Insulin- und Kohlenhydratanpassungen nur herausfinden, indem sie nach Rücksprache mit ihrem Diabetes-Team/Arzt verschiedene Konzepte ausprobieren, vor, während und nach der Belastung sehr häufig den Blutzucker messen und ein Sport-Tagebuch führen.

14.1.21. Skisport

Alpiner Skisport: Beliebter Freizeit- und Wettkampfsport, bei dem sich der Sportler auf Ski von einem schneebedeckten Berg aus talwärts bewegt. Beim wettkampfmäßigen alpinen Skilauf unterscheidet man vier verschiedene Disziplinen: Slalom, Riesenslalom, Super-Riesenslalom und Abfahrt. Daneben gibt es noch den Trickskisport.

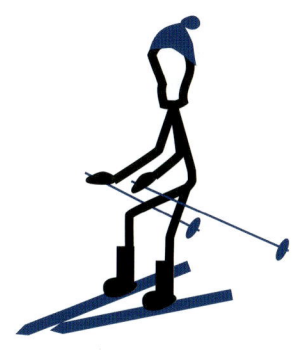

Erfahrungsbericht von Eva Ludwigs
Wie eine aus dem Flachland auf die Piste kam

Es bedarf wohl einer kurzen Erklärung, warum gerade ich als Flachländerin einen Erfahrungsbericht übers alpine Skifahren schreibe. Mir wurde 1987, ich war gerade 6 Jahre alt, auf Grund eines Knochentumors mein linkes Bein amputiert. Einige Tage vor dieser Operation hatte mich dann auch noch der Typ-1-Diabetes ereilt.

Ich war schon immer sportbegeistert! Durch meine körperlichen Handicaps wollte ich mich keinesfalls von meinem aktiven Lebenswandel abbringen lassen. Der Diabetes behinderte mich nicht im mindesten, auch leistungs- und wettkampforientiert Sport zu treiben. Doch leider fand ich in meinem Umfeld in Schwalmtal nichts wirklich Passendes. Da kam 1995 die Einladung der Onkologie der Uniklinik Düsseldorf zu einer Skifreizeit gerade richtig. Zunächst aber war ich gar nicht so begeistert, denn ich hatte noch nie auf den langen dünnen Brettern gestanden, die die Welt bedeuten... Ich besaß weder die umfangreiche Ausrüstung noch die Klamotten, die man zum Ski fahren braucht. Es kostete meine Eltern viel Überzeugungsarbeit, dass ich es wenigstens mal versuchte. Doch die hatte sich gelohnt: Es war Liebe auf die erste Fahrt! Das Skifieber hatte mich infiziert! Sofort war mir klar, dass ich im nächsten Jahr wieder teilnehmen würde. Schon auf der Heimfahrt zählte ich die Tage, bis ich wieder die Skitasche schnüren konnte.

Als ich mit dem Skifahren begann, wunderte ich mich anfangs, dass ich morgens häufig sehr hohe Blutzuckerwerte hatte. Das erstaunte mich, da ich doch eigentlich eher niedriger liegen müsste, schließlich hatte ich ja Sport getrieben und damit mehr Energie und Zucker verbrannt. Dann kam ich dahinter, dass ich nachts unterzuckerte, aber auf Grund des Sports und des tiefen Schlafs diese Unterzuckerungen nicht wahrnahm und gegenregulierte. Seither reduziere ich mein Basalinsulin während des Trainings morgens um 50 % und abends (je nach Trainingseffizienz) um 20-40 %. Zudem esse ich kurz vor Trainingsbeginn ca. 1-3 BE zusätzlich. In Zukunft will ich auch während des Skifahrens Kohlenhydrate zu mir nehmen und zwar in Form von Orangensaft. Es gibt nämlich „Trink-Rucksäcke", die wie Isolierflaschen das Getränk vor dem Einfrieren schützen und die Form eines flachen Rucksacks mit Strohhalm haben.

In der Mittagspause kontrolliere ich dann immer meinen Blutzucker. Ich versuche die Blutzuckertests, so gut es geht, immer in einer Hütte durchzuführen, da dort die Temperatur immer im empfohlenen Messbereich liegt. Wenn ich unerwarteter Weise mal draußen im Schnee messen muss, stecke ich das Gerät beim Messen unter den Skianzug, um so direkt am Körper für eine „normale" Messtemperatur zu sorgen. Das funktioniert auch dann, wenn es draußen sehr kalt ist. Natürlich bin ich mir darüber im Klaren, dass die unter diesen Bedingungen gemessenen Werte eher als grobe Richtungsweiser zu sehen sind. Ich will ja auch nur bei bestimmten Symptomen eine Unterzuckerung ausschließen. Manchmal esse ich auch einfach beim Auftreten von unterzuckerungsähnlichen Symptomen zusätzliche BE und kontrolliere den Wert später. Sollte ich mich verschätzt haben, macht das nichts, denn ein kurzfristig leicht erhöhter Blutzucker ist schnell korrigiert und nicht zu vergleichen mit dem Risiko, auf einer steilen Piste in eine Unterzuckerung zu rutschen. Ich transportiere mein Insulin und mein Blutzuckermessequipment immer direkt am Körper, damit es bei Außentemperaturen deutlich unter dem Gefrierpunkt nicht zu kalt werden kann.

Für mein Abendessen nach dem Skitraining muss ich auch nicht mehr soviel spritzen. Verglichen mit Tagen, an denen ich gar keinen Sport treibe, muss ich jetzt nur noch ca. 70 % der Kohlenhydrate abdecken, um den Rest kümmert sich mein Muskelauffülleffekt. Da ich mich aber durchaus mal verschätzen kann, kontrolliere ich immer auch nachts meinen Blutzucker noch einmal. Da stelle ich mir dann halt den Wecker auf 2 Uhr.

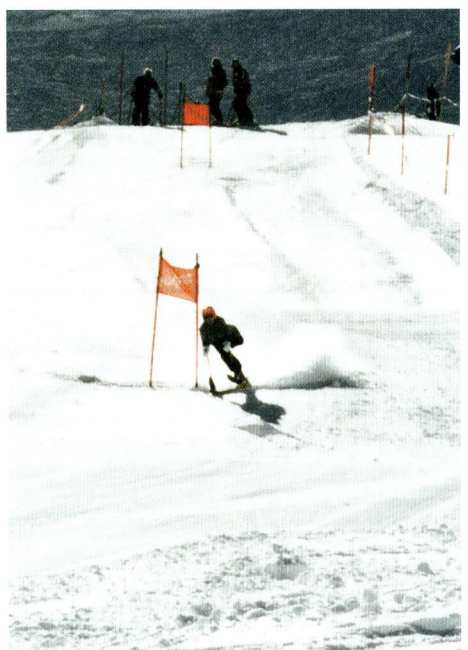

Trotz aller Vorsichtsmaßnahmen kann es passieren, dass ich unterzuckere oder mich bei den oft unbekannten Kohlenhydraten verschätzt habe. Daher ist es mir immer total wichtig, Traubenzucker in allen möglichen Taschen zu haben und möglichst häufig, besonders am Abend, den Blutzucker zu kontrollieren.

Bei den Skifreizeiten waren immer Trainer des Behinderten-Sportverbandes Nordrhein-Westfalen (BSNW) dabei. Im Jahr 1996 fragten sie mich, ob ich nicht häufiger mit ihnen trainieren wollte. Und ob ich wollte. Für mich hatte sich ein Traum erfüllt! Voller Begeisterung fuhr ich im Herbst 1997 zum ersten Trainingslager. Vom Leistungssport wollte ich jedoch zu diesem Zeitpunkt noch nichts hören, ich genoss einfach nur jede Sekunde, die ich auf der Piste verbringen konnte. Irgendwann zeigte sich dann mein Ehrgeiz. Ich investierte mehr Zeit ins Training als in die freien Fahrten und fand mehr und mehr Gefallen am leistungsorientierten Skisport. Ich habe mich noch nie mit Kleinigkeiten zufrieden gegeben. Also setzte ich mir zum Ziel, es bis in die Nationalmannschaft zu schaffen.

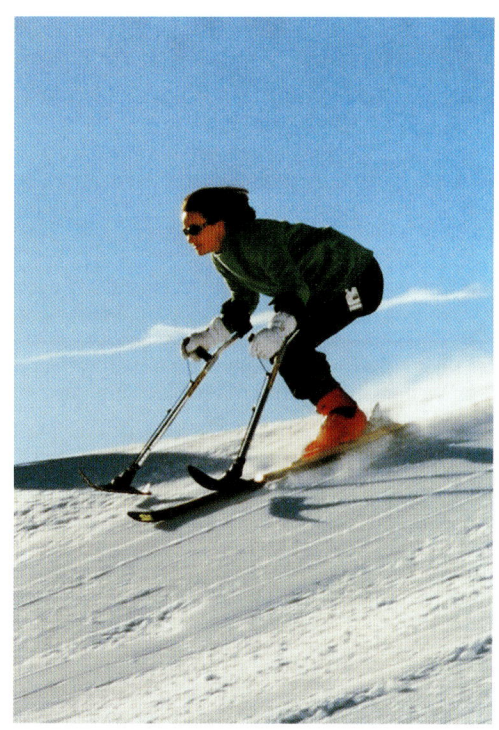

Bei den deutschen Meisterschaften im Jahr 1998 wurde ich vom BSNW angemeldet. Das war mein erstes offizielles Skirennen, und ich war tierisch nervös, denn ich wusste, dass der Trainer der Nationalmannschaft mich nun wirklich beobachten würde. Ach, hätte ich doch nicht so eine große Klappe gehabt! Sei's drum, los ging's! In völligem Übereifer gelang es mir, mich gleich zweimal zu disqualifizieren. Doch trotz meiner desolaten Vorstellung wurde ich vom Nationaltrainer zum Probetraining eingeladen. So kam ich in den C-Kader der Nationalmannschaft, womit das Training erst richtig anfing. Schluss mit lustig, auch in der skifreien Zeit begann ich, regelmäßig ins Fitness-Studio zu gehen. Ich fuhr zu jedem nationalen Trainingslager und nahm an allen Skirennen teil, die sich mir boten.

Ich wurde im Jahr 2000 deutsche Meisterin im Slalom und NRW-Meisterin im Riesenslalom. Um noch bessere Trainingsmöglichkeiten zu haben, ermöglichte mir mein Chef Anfang des Jahres sogar noch einen Lehrlingsaustausch nach München. Die Alpen in greifbarer Nähe, Skiherz, was willst Du mehr!

Skisport: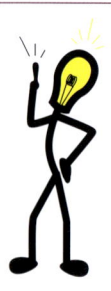

- Deutliche Reduktion von Normal- und Basalinsulin um 30-70 % vor und nach dem Training.
- Insulin- und Blutzuckermess-Ausrüstung vor Frost schützen und immer direkt am Körper transportieren.
- Blutzuckermessungen wenn möglich in Skihütten durchführen, nachts wegen der ungewöhnlichen Belastung Wecker für Blutzuckerkontrolle stellen.
- Immer Not-BE am Körper tragen und im Zweifelsfall auf jedes Symptom so reagieren, als läge eine Unterzuckerung vor.
- Die unter widrigen Bedingungen gemessenen Blutzuckerwerte dürfen nur als grobe Richtwerte interpretiert werden.
- Weitere Informationen zum Blutzuckermessen in extremer Kälte und in großer Höhe finden Sie in Kap. 6.1.

Die in diesem Erfahrungsbericht beschriebene Therapieanpassung an körperliche Aktivität ist ein individuelles Beispiel und darf nicht verallgemeinert werden. Sportler mit Diabetes können die für sie stimmigen Insulin- und Kohlenhydratanpassungen nur herausfinden, indem sie nach Rücksprache mit ihrem Diabetes-Team/Arzt verschiedene Konzepte ausprobieren, vor, während und nach der Belastung sehr häufig den Blutzucker messen und ein Sport-Tagebuch führen.

14.1.22. Snowboarden

Snowboarden: Beim Snowboarden werden drei Stilrichtungen unterschieden: Alpinorientierte Fahrer bevorzugen plane Pisten, hohe Geschwindigkeiten und extreme Kurvenradien. Sie fahren mit skiähnlichen Boards und Schuhen (Hardboots). Freerider bevorzugen das sog. Backcountry, d.h. weg von allen Pisten auf der Suche nach unberührten Tiefschneehängen. Ihr Material sind so genannte Softboots und Freerideboards, die vorne und hinten stärker aufgeschaufelt sind, um sowohl das Vorwärts-, als auch das Rückwärtsfahren im Tiefschnee 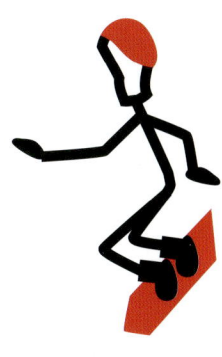 zu ermöglichen. Freestyler, die ebenfalls mit Softboots und sehr weichen, flexiblen Snowbaords unterwegs sind, bevorzugen das Fahren und Springen in einer Halfpipe oder das Tricksen auf den Pisten. Diese Art des Snowboardens ist stark mit dem Skateboarden verwandt.

Erfahrungsbericht von Götz Budiner
Pumpe – Pipe – Powder
Wer wie ich in der Nähe von München aufwächst, wird zwangsläufig mit dem Wintersport konfrontiert. So fing ich in frühester Kindheit mit dem Skifahren an und wurde im Winterurlaub auf das sanfte Gleiten mit dem Snowboard aufmerksam. „…. weil Skifahren ist des leiwantste, was man sich nur vorstellen kann." So lautet der Refrain von Wolfgang Ambross´ Lied „Skifahren". Doch der Österreicher wusste damals noch nicht, was für eine Faszination der große Konkurrent Snowboarden ausstrahlt. Neugierig wie ich war, musste ich das Gesehene auch sofort ausprobieren, und schon war es um mich geschehen: Der Virus Snowboarden hatte mich erwischt. Wieder daheim angekommen, besorgte ich mir sofort mein erstes Snowboard für sagenhafte 100,- DM.

Das war vor 10 Jahren. Seither hat sich viel verändert. Zum Beispiel kann ich mittlerweile mit dem Board unter den Füßen so umgehen, dass es mir bei einem Sturz nicht gleich einen Teil der Bindung herausreißt oder dass ich nach einem Snowboardtag aus meiner Hose mehr Wasser auswringen kann, als im gesamten Bodensee zu finden ist.

Als ambitionierter Sportstudent habe ich inzwischen daraus sogar einen Beruf gemacht. Als Snowboardlehrer gebe ich mein gesammeltes Wissen jetzt an andere weiter. Bis heute bereue ich es nicht, denn die Arbeit mit den kleinen, supercoolen Boardern macht noch mehr Spaß als erwartet. Eine Arbeit in der Natur, mit Menschen und dazu noch ein wenig Entlohnung – Herz, was willst du mehr.

Ein weiterer positiver Nebeneffekt beim Snowboarden sind die Hütten und Après-Skibars. Dort, wo die Stimmung kocht, die flüssigen Warmmacher in Strömen fließen und deftige Mahlzeiten die hungrigen Mägen der Sportler füllen. Nicht, dass ich zu sehr dem Jagertee, dem Marillenlikör oder dem Glühwein gefrönt hätte. Mit den Alkoholika hatte ich weniger Probleme. Mein Problem waren der Kaiserschmarn und der Germknödel, denn ich bin ein Mensch, der sehr gerne und vor allem sehr viel isst. Ich spreche jetzt nicht von einer normalen Portion, sondern von dem doppelten und dreifachen. „Ich brauche das", habe ich mir immer gesagt. Auf Grund meiner über 23 Jahre zu hohen Blutzuckerwerte nahm ich zudem auch nicht großartig an Gewicht zu. Deshalb habe ich gegessen und gegessen und gegessen. Dieses ungesunde Leben konnte auf Dauer nicht gut gehen. Tat es auch nicht, und so wurde mir bei einem Besuch in einer Diabetesambulanz nahe gelegt, an meinem bisherigen Dasein schnellstmöglich etwas zu ändern. Das ist wie beim Rauchen. So lange der Mensch noch beide Beine hat, nichts weh tut, kann es ja nicht schädlich sein, und einem selbst passiert unter Garantie nichts. Doch dann ist es oftmals schon zu spät.

Bei mir trafen diese Veränderungen in Form einer Insulinpumpentherapie ein, die meine Werte schlagartig stabilisierten. Innerhalb eines Jahres verbesserte ich meinen HbA1c von über 12 % auf Normalwerte. Diese Absenkung meiner Blutzuckerwerte erfolgte sehr langsam, denn inzwischen hatten sich durch den seit über 23 Jahren völlig „verwilderten" Diabetes schon massive Schädigungen am Augenhintergrund eingestellt. Deshalb hätte hier eine sofortige Absenkung der Blutzuckerwerte in den Normbereich im schlimmsten Fall sogar zu einer völligen Erblindung führen können. Ich peilte also in den ersten drei Monaten Blutzuckerwerte um und über die 200 mg/dl an, arbeitete mich im zweiten Quartal auf 150-200 mg/dl runter, senkte dann nach einem halben Jahr auf einen Zielbereich zwischen 100-150 mg/dl ab, bis nach circa neun Monaten in Kombination mit einer intensiven Laserbehandlung die Augen und der Blutzucker wieder „normalisiert" waren.

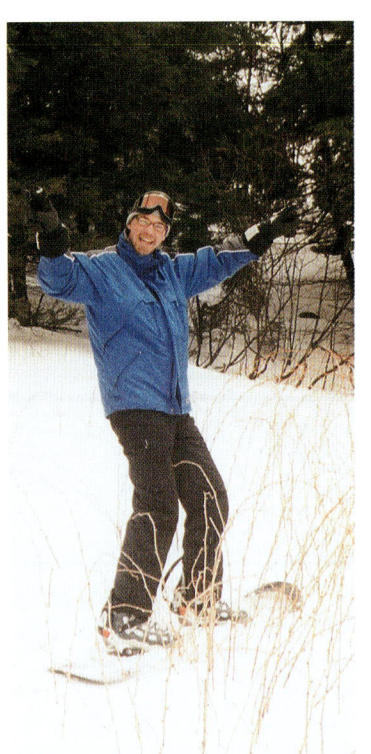

So „geheilt" ging ich dann auch das Snowboarden anders an, denn dieses Outdoor-Vergnügen lasse ich mir nur sehr ungern entgehen. Wenn ich von geheilt spreche, meine ich einen inneren Bewusstseinswandel. Denn bis zur Insulinpumpenschulung – so nannten sie im Krankenhaus diese fünftä-

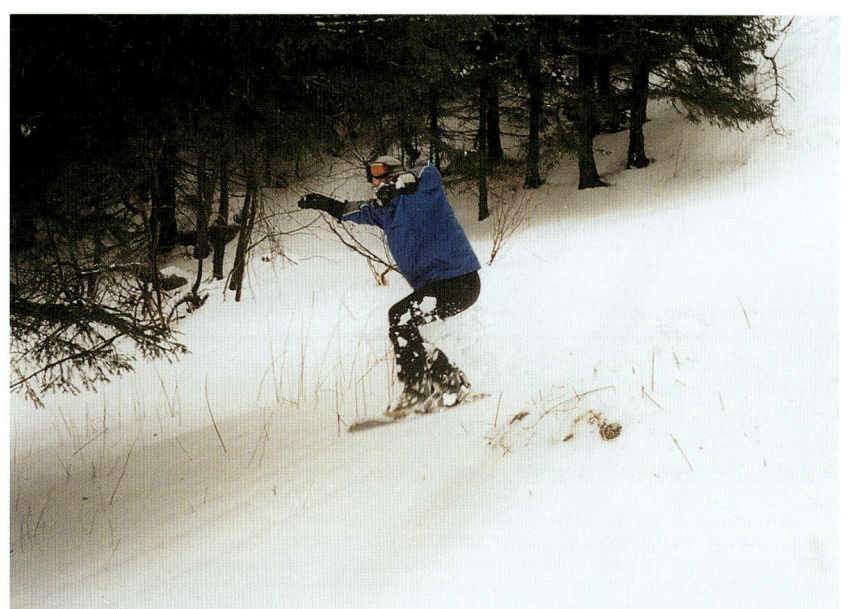

gige „Gehirnwäsche" – hatte ich einmal im Monat meinen Blutzucker gemessen. Jetzt fühlte und fühle ich mich mit weniger als fünf Messungen pro Tag unwohl. Auch mache ich kein Geheimnis mehr aus meinem Diabetes, ganz im Gegenteil, ich stehe dazu und zu meiner Pumpe. Eine weitere neue Seite an mir ist der Ärger über schlechte Blutzuckerwerte und deren sofortige Korrektur.

Doch zurück in die Berge. Die Hütten und Pisten warten schon auf mich, und ich muss wirklich sagen, dass drei Portionen Kaiserschmarrn mit einem reinen Gewissen und der Sicherheit, diese sofort in den „Diätplan" einzubauen, noch besser schmecken. Klar ist, dass solche Tage mehr die Ausnahme als die Regel sind, genauso wie ein unberührter Neuschneehang bei Sonnenschein.

Was mache ich vor, während und nach meinen „Rides" (Abfahrten)? Ist ein Schönwettertag angesagt, kann ich mir sicher sein, dass ich viel fahren werde, allerdings auch die Zeit habe, während der Liftfahrten meinen Kohlenhydratbedarf zu decken – das tue ich ja, wie schon erwähnt, gerne und reichlich – und zu messen. Zudem reduziere ich vorher die Basalrate um mindestens 20 %. Blutzuckermessungen gibt es vor der ersten Abfahrt, beim Mittagessen und spätestens wieder nach dem Fahren. Im Bedarfsfall auch unterwegs an den Liftstationen. Dies ist mit einem schnellen Gerät kein Problem, und die paar Sekunden nehme ich mir jetzt immer. Um einer Hypoglykämie vorzubeugen, starte ich meistens mit einem Ausgangsblutzucker von ca. 180-200 mg/dl, den „erarbeite" ich mir durch zusätzliche Kohlenhydrate – man gönnt sich ja sonst nichts! Die Anstrengung während der Fahrten reguliert den dann schon von alleine. Als kleine Zwischenmahlzeiten

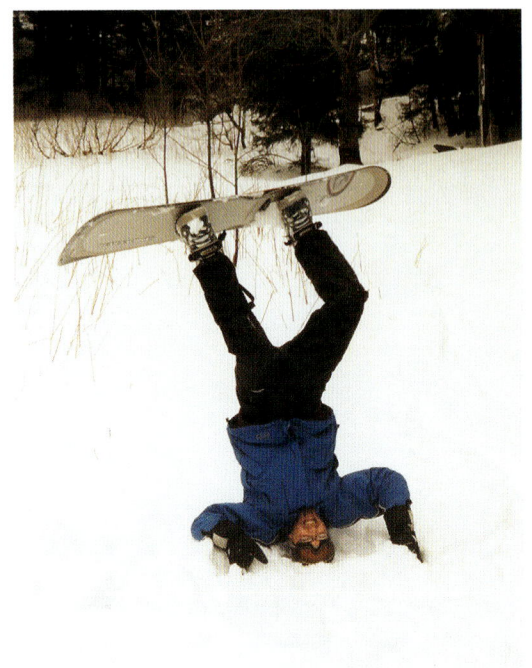

habe ich meistens Müsliriegel, Schokolade oder ähnliches in den Jackentaschen. Wenn ich als Snowboardlehrer unterwegs bin, ist der Rucksack zusätzlich mit diversen Leckereien für die Kids, aber nicht nur die, gefüllt. Die Basalratensenkung lasse ich auch bis zum nächsten Morgen um mindestens 20-30 % reduziert weiter laufen. Zusätzlich erhöhe ich auch nach Beendigung des Snowboardens meine Kohlenhydratzufuhr deutlich.

Bei schlechtem Wetter ist es genauso. Die Aufnahme an Kohlenhydraten und die notwendigen Messungen werden allerdings in die warme Stube verlegt, die sich bei Nebel, Schneefall und eventuell sogar Regen und Sturm als geeigneter erweist als ein kalter Lift.

Apropos warme Stube. Während des Snowboardens trage ich meine Pumpe immer direkt am Körper, so dass sie schön warm bleibt. Da ich nicht schnell am Oberkörper friere, somit wenig Pullis und Rollis anhabe (lieber wenig, dafür funktionell), ist auch die Bedienung der Pumpe kein Problem. Jacke auf, kurz gedrückt, Jacke zu – fertig. Ähnlich handhabe ich es mit dem Messgerät. Am besten sind sowieso Skigebiete mit einer großen Anzahl von Kabinengondeln, denn da ist es warm, trocken, und ich habe auch genug Zeit zum kontrollieren, korrigieren etc.

Abschließend noch eine Bemerkung zu meiner Arbeit als Snowboardlehrer. Da diese Position mit sehr viel Verantwortung verknüpft ist, brauche ich hier vor allem einen guten und sicheren Blutzuckerwert. Ich würde es mir niemals verzeihen, wenn ich mit einer Unkonzentriertheit, einem Fahrfehler etc., bedingt durch eine nicht bemerkte Unterzuckerung, eventuell sogar meine Schüler gefährden könnte. Trotzdem reduziere ich vor meinem Unterricht die Basalrate nicht. Warum? Die Anstrengung beim Unterrichten (ganz gleich ob Anfänger oder Fortgeschrittene) ist für mich nicht so groß. Das hängt natürlich auch mit meinem als Sportstudent allgemein sehr guten Trainingszustand zusammen. Weiterhin erhöhe ich – erwähnte ich das schon? – meinen Ausgangsblutzucker und die regelmäßige Zufuhr an Kohlenhydraten, und das reicht. Denn jetzt kommen wir zum dritten und letzten Punkt: Wer als Ski- oder Snowboardlehrer nichts von seinen Kids zu Essen bekommt, macht etwas falsch!

In diesem Sinne wünsche ich allen Lesern Hals und Beinbruch, keep on boarding und hoffentlich auch eine frühere Einsicht, dass die Lebensqualität mit einem „gut gepflegten" Diabetes doch eine ganz andere ist.

Snowboarden: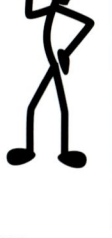

- Basalratenreduktion vor und nach dem Snowboarden um mindestens 20 %.
- Ausgangsblutzuckerwerte von 180-200 mg/dl vor dem Boarden anstreben.
- Immer ausreichend Kohlenhydrate mit- und zuführen, teilweise Erhöhung der BE vor, während und nach dem Boarden um über 100 % erforderlich.
- Bei schlechtem Wetter Blutzuckermessungen in die Hütten oder Kabinengondeln verlegen. Die paar Sekunden für einen Blutzuckertest sind immer und überall drin.
- Pumpe und Messgerät unter der Kleidung tragen und so vor Kälte schützen.
- Bei der Arbeit als Snowboardlehrer immer leicht erhöhte, stabile Blutzuckerwerte anpeilen, um nicht durch eine Unterzuckerung eventuell auch Schüler in Gefahr zu bringen.
- Weitere Informationen zum Blutzuckermessen in extremer Kälte und in großer Höhe finden Sie in Kap. 6.1.

Die in diesem Erfahrungsbericht beschriebene Therapieanpassung an körperliche Aktivität ist ein individuelles Beispiel und darf nicht verallgemeinert werden. Sportler mit Diabetes können die für sie stimmigen Insulin- und Kohlenhydratanpassungen nur herausfinden, indem sie nach Rücksprache mit ihrem Diabetes-Team/Arzt verschiedene Konzepte ausprobieren, vor, während und nach der Belastung sehr häufig den Blutzucker messen und ein Sport-Tagebuch führen.

14.1.23. Spazierengehen

Erfahrungsbericht von Gaby Dombek
Wie ich durch eine Insulinpumpenschulung auf den „Hund" kam

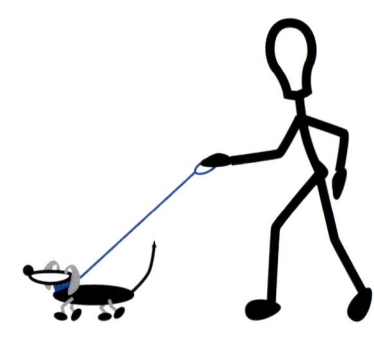

Im zarten Alter von 1½ Jahren wurde bei mir 1963 der Typ-1-Diabetes diagnostiziert. Das hieß fortab zweimal täglich spritzen, strengster Diätplan und bei kleinen sportlichen Aktivitäten Traubenzucker oder Obst essen. Daraus entwickelte sich ein „ja-nicht-sportlich-betätigen-Effekt" und ein heftiger Frust gegen das „du musst jetzt essen".

Seitdem verfolgt mich der Fortschritt – oder ich ihn. Im Januar 1995 bekam ich sehr starke Schmerzen in den Beinen. Diagnose: diabetische Polyneuropathie. In der Uni-Klinik in Regensburg wurde mir die Insulinpumpe nahe gelegt. Ein Versuch schadet nicht, dachte ich – und siehe da: meine Schmerzen wurden weniger. Die erste Schulung lehrte mich: Alles ist möglich; was ich berechnen kann, kann ich auch essen. Bei sportlichen Tätigkeiten hatte ich jedoch immer Angst vor den Neuropathieschmerzen und dem ständigen Ausprobieren und Austesten mit der Insulinreduktion, der Erhöhung der Kohlenhydrate etc. Deshalb beschränkte ich meine körperlichen Aktivitäten auf gelegentliches Radfahren zum Supermarkt gleich um die Ecke. Für einen Menschen mit Diabetes ist es nicht nur körperlich viel bequemer, sich einfach nicht zu bewegen.

Es passierte 14 Tage vor Weihnachten 2000, an meinem ersten Insulinpumpenschulungstag in der Uniklinik in München. Meine Blutzuckereinstellung war inzwischen trotz Pumpe völlig chaotisch geworden, die Blutzuckerwerte schwankten munter zwischen 40 und 400 mg/dl auf und nieder. Eine Neueinstellung war dringend erforderlich. Unsere Schulungsleiterin hieß Ulrike Thurm, und sie hatte uns schon vor Schulungsbeginn angedroht, dass es sportlich zugehen würde im Krankenhaus Innenstadt, wir sollten bitte einen Jogginganzug und Turnschuhe mitbringen.

Am dritten Schulungstag war das erste Teilziel erreicht. Meine Blutzuckerwerte waren gleichmäßig, wie mit dem Lineal gezogen. Bei den obligatorischen Mahlzeitenauslassversuchen, um die Basalrate auszutesten, waren maximale Blutzuckerschwankungen von 15-20 mg/dl die absolute Obergrenze. Das war mir schon fast „unheimlich", ich hatte kurzfristig den Verdacht, dass dort alle Blutzuckermessgeräte manipuliert worden wären, und nur noch normale, konstante Werte anzeigen könnten. Aber am dritten Tag war dann Schluss mit lustig, an diesem Tag stand Sport auf dem Programm. Nachdem alle Schulungsteilnehmer in den vorherigen Tagen alle umfassenden Voruntersuchungen wie z. B. ein Belastungs-EKG, eine gründliche Neuropathie-Abklärung, Augenuntersuchung, bei einigen sogar eine 24-Stunden-Blutdruckmessung etc. durchlaufen hatten und medizinisch für sporttauglich befunden wurden, war auch aus dieser Richtung keine Rettung mehr zu erwarten. Keine Ausrede für den Dauerlauf oder wahlweise Power-walk um die Theresienwiese (circa 2,6 km).

Eine Stunde vor Belastungsbeginn senkte ich die Basalrate meiner mit Analoginsulin gefüllten Pumpe um 50 % ab, testete den Blutzucker und aß bei einem Ausgangswert von 135 mg/dl noch zusätzlich 2 BE. Jetzt konnte es also losgehen. Ich fühlte mich dank meiner so stabilen Blutzuckerwerte unglaublich fit, wollte keinesfalls nur gehen, sondern glaubte, mühelos diese 2,6 km joggen zu können. Aber ich wurde ganz unsanft auf den Boden der Tatsachen zurückgeholt und was meinen Fitnesszustand angeht, eindeutig eines Besseren belehrt.

Ich lief ungeachtet der ständigen „Bremsversuche" von Frau Thurm, die mich immer wieder aufforderte, ganz locker und langsam zu beginnen, viel zu schnell los und musste zähneknirschend nach einer knappen halben Runde vom Laufen zum strammen Gehen wechseln. Jahrelange „Bewegungslosigkeit" forderte ihren Tribut, ich hatte es nicht glauben wollen, aber ich war völlig „unfit" geworden. Massive Neuropathieschmerzen in den Beinen und eine hängende Zunge, über die ich fast stolpern konnte, zwangen mich zur Aufgabe. Obwohl ich die Runde nur zügig gegangen bin, sank mein Blutzucker trotz der Basalratensenkung um 50 % und des erhöhten Ausgangsblutzuckerwertes auf 124 mg/dl ab, ein weiteres Zeichen für völligen Trainingsmangel. Soviel also zum Thema Sport.

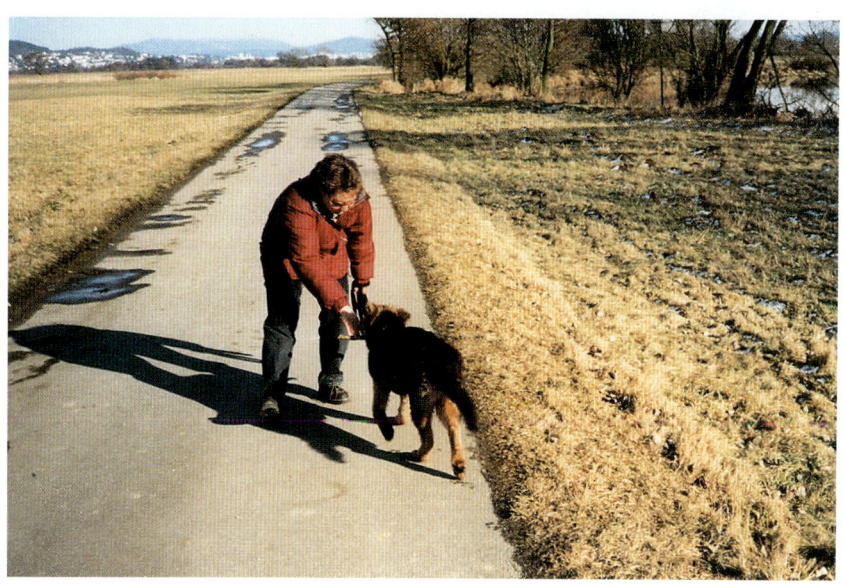

Doch zum Aufgeben fühlte ich mich mit meinen 40 Jahren noch viel zu jung, mit dem gleichzeitigen Motivationsschub durch die Pumpenschulung schlug ich meinem „asthmageschädigten" Mann vor, entweder er macht jetzt regelmäßige Fahrradtouren oder lange Spaziergänge mit mir, oder ein Hund muss her. Wäre doch gelacht, wenn ich meinen körperlichen Zustand nicht wieder etwas aufpolieren könnte!

So bekamen wir zu Weihnachten Familienzuwachs – einen 10 Wochen alten Schäferhund. Mit Tobi, so heißt er, haben wir nicht nur viel Freude, er erfüllt auch einen psychologischen Zweck. Ich muss bei Wind und Wetter täglich mehrmals mit ihm Spazieren gehen. Für meine Neuropathie bedeutet das: eine bessere Durchblutung und dadurch eine deutlich gesteigerte Sauerstoffversorgung der Nerven. Im Klartext: Auch bei körperlicher Belastung habe ich jetzt keine Schmerzen mehr. Dadurch hat sich meine gesamte Lebensqualität unglaublich verbessert. Ich bin quasi ein neuer Mensch geworden.

Für meinen Büroalltag war meine neue Basalrate von insgesamt 21,5 Einheiten optimal. An meinen nun wieder aktiven Wochenenden durch mehrere, lange Spaziergänge mit Tobi drossele ich sie komplett für 24 Stunden um 20%. Im Alltag gehe ich mit Tobi zwischen 17.00 und 18.00 Uhr eine Stunde über Felder und Wiesen, aber nicht nur Spazieren – manchmal toben und tollen wir im Schnee, am Wasser, mit Stock werfen und allem, was ein junger Hund so braucht. Vor solchen Spaziergängen esse ich je nach Ausgangsblutzucker bei der Kaffeemahlzeit vorweg 1-3 BE ohne Bolusabgabe. Unterwegs habe ich auch immer mein Messgerät, zwei Carrero-Glukose-Gels und einige langwirkende Kohlenhydrate in der Tasche. Ich weiß ja nie, wie Tobi gerade aufgelegt ist, denn wenn es recht kalt ist, liegt auch er lieber in

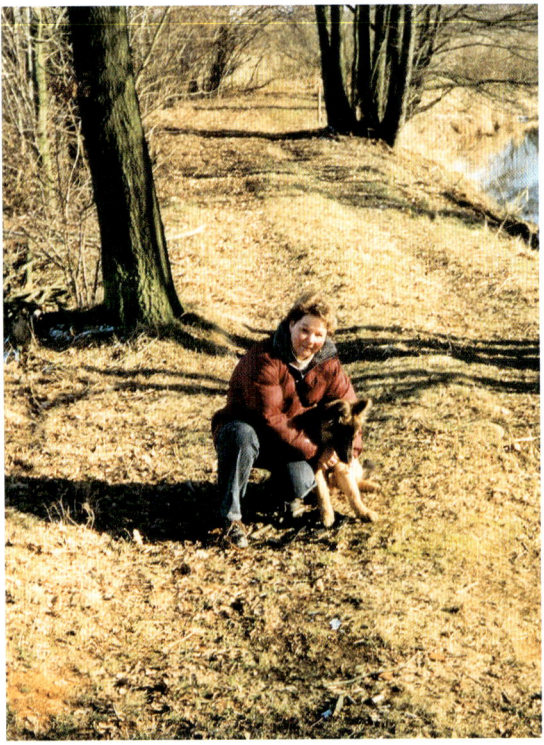

der warmen Stube, an schönen Tagen kann die Runde aber auch mal über eine Stunde hinausgehen. Seit es Tobi gibt, habe ich Spaß daran, wieder aktiv zu sein, und für den Sommer habe ich mit meinem Mann auch schon längere Fahrradtouren geplant.

Wenn ich das nächste Mal zu Frau Thurm in die Diabetesambulanz gehe, werde ich noch mal mit ihr die Theresienwiese umrunden. Dann wird sie von mir nur noch einen Kondensstreifen sehen können.

Spazierengehen:

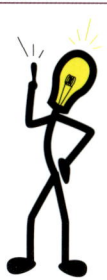

- Bei einer Diabetesdauer von über 10 Jahren gründliche ärztliche Untersuchung (Belastungs-EKG etc.) vor Beginn körperlicher Aktivität durchführen und Sporttauglichkeits-Bescheinigung vom Internisten ausstellen lassen.
- Bei völlig Untrainierten kann auch eine geringe körperliche Aktivität zu einem massiven Blutzuckerabfall führen.
- An aktiven Wochenenden mit mehreren, langen Spaziergängen die Basalrate komplett für 24 Stunden um mindestens 20 % reduzieren.
- Vor einem kurzen Spaziergang je nach Ausgangsblutzucker 1-3 BE ohne Bolusabgabe essen.
- Bei einem Spaziergang immer Messgerät, schnelle und langsame Kohlenhydrate mitnehmen.

Die in diesem Erfahrungsbericht beschriebene Therapieanpassung an körperliche Aktivität ist ein individuelles Beispiel und darf nicht verallgemeinert werden. Sportler mit Diabetes können die für sie stimmigen Insulin- und Kohlenhydratanpassungen nur herausfinden, indem sie nach Rücksprache mit ihrem Diabetes-Team/Arzt verschiedene Konzepte ausprobieren, vor, während und nach der Belastung sehr häufig den Blutzucker messen und ein Sport-Tagebuch führen.

14.1.24. Sprint

Sprinten: Die kürzesten Laufdisziplinen sind die Sprints. In der Halle werden sie über 50 bzw. 60 Meter ausgetragen. Im Freien umfassen die Distanzen 100, 200 und 400 Meter. Der Athlet kniet an der Startlinie, schnellt beim Schuss des Starters hoch und läuft mit höchster

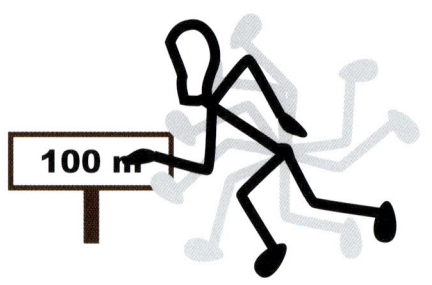

Geschwindigkeit bis zur Ziellinie. Ein schneller Start ist beim Sprinten besonders wichtig. Voraussetzung für einen guten Sprinter sind Reaktionsvermögen, Grundschnelligkeit sowie Sprintschnelligkeit.

Erfahrungsbericht von Andreas Koch

Nachdem mir der Arzt im Krankenhaus die Diagnose „Typ-1-Diabetes" eröffnet hatte, galt meine erste Sorge meinem Studium. Zwei Monate zuvor, im Oktober 1989, hatte ich an der Universität Essen mit dem Sportstudium begonnen. Die für mich wichtigste Frage war nun: Kann ich trotz Diabetes Sport studieren? Mein

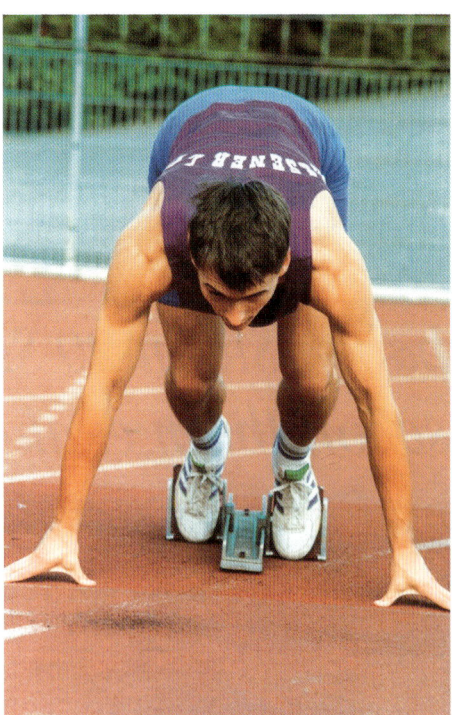

Arzt beruhigte mich rasch. Anfangs gäbe es sicherlich ein paar Probleme, aber auf Dauer sei der Sport nur von Vorteil. Daran habe ich mich bis jetzt gehalten.

Während des Studiums entdeckte ich meine Begabung, schnell zu laufen. Im Grundfach Leichtathletik lief ich die 100 Meter in 10,9 Sekunden. Davon angestachelt, wagte ich einen Start bei den Spezialisten. Die Uhren blieben bei 11,14 Sekunden stehen: Meine neue Sportart war gefunden! Ich begann mit einem regelmäßigen Sprint-Training. Ich absolvierte drei bis vier Trainingseinheiten pro Woche, und der Erfolg ließ nicht lange auf sich warten: 10,8 Sekunden über 100 m und 6,87 Sekunden über 60 m in der Halle. Nach sechs Monaten Training nahm ich zum ersten Mal an den deutschen

Hallenmeisterschaften teil. 1991 verbesserte ich mich auf 10,57 Sekunden und wurde damit deutscher Hochschulvizemeister. Meine Diabetestherapie legte ich dabei darauf aus, mit einem Blutzuckerwert im Normbereich zu starten. Also strebte ich für die 100 Meter einen Blutzucker von 100 mg/dl an – ein Milligramm pro Meter! (gilt natürlich nur für die 100-Meter-Distanz!)

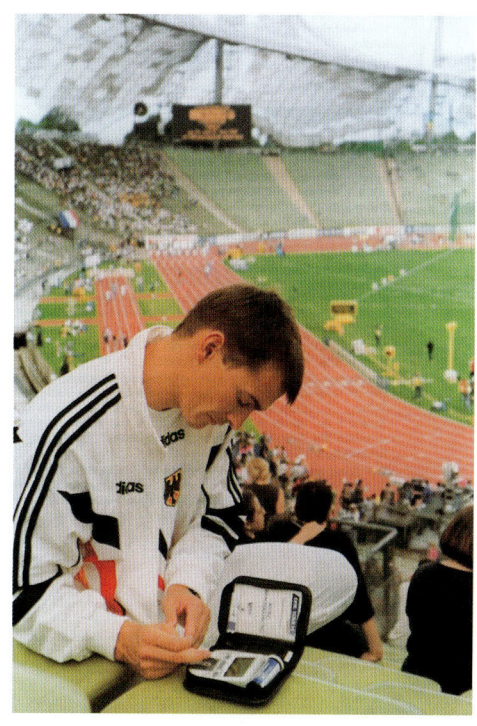

Der Diabetes behinderte mich dabei fast gar nicht. Nur bei wichtigen Wettkämpfen war es manchmal schwierig, den Blutzucker trotz der vielen Vor- und Ausscheidungsläufe den ganzen Tag über im optimalen Bereich zu halten. Denn gerade im Sprint, wo es bekanntlich um kleinste Sekundenbruchteile geht, habe ich mit Werten über oder unter dem Normbereich keinerlei Siegchancen mehr. Die extrem kurze Belastung von 10 Sekunden Länge senkt den Blutzucker nicht ab, die Aufwärm- und Vorbereitungsphasen dagegen schon. Die besondere Schwierigkeit der Therapieanpassung beim Sprint ist, am Tag X genau auf den (Blutzucker-) Punkt fit zu sein. Dafür muss meine Insulintherapie exakt stimmen, und ich brauche ein ganz konkretes Wissen über den Kohlenhydratgehalt und den glykämischen Index meiner aufgenommenen Nahrung. Die Resorptionszeit der Nahrung und die Abstimmung der Insulintherapie sollten bereits im Vorfeld unter Trainingsbedingungen im Wettkampfmodus durchgespielt werden.

Zu den schönsten Erlebnissen in diesem Sport zählen sicherlich die Trainingslager. Zwei Trainingseinheiten am Tag sind zwar recht anstrengend, machen aber im sonnigen Süden ungeheuren Spaß. Auch dort gab es keinerlei Probleme mit meinem Diabetes. Ich reduzierte meine Insulindosis (Verzögerungs- und Analoginsulin) um fast die Hälfte und aß wie ein Weltmeister: In 14 Tagen verputzte ich 2,5 kg Nudeln, 4,5 kg Bananen, 25 Tafeln Schokolade (natürlich „normale"), 5 Tüten Lakritz, 20 Liter Milch und 5 Brote mit 2 Bechern Nutella, und natürlich ließ ich es mir auch beim Abendessen gut gehen. Und das alles, ohne ein einziges Gramm zuzunehmen!

Der Diabetes, soviel steht fest, konnte mich an keinem meiner Pläne hindern. Und das sollte er auch bei keinem anderen tun.

> **Sprint:**
> - Kurzfristige Extrembelastungen (10 Sek.) senken den Blutzucker nicht, die längeren Aufwärm- und Vorbereitungsphasen dagegen schon.
> - Die Resorptionszeit der Nahrung und die Abstimmung der Insulintherapie sollten bereits im Vorfeld unter Trainingsbedingungen im Wettkampfmodus durchgespielt werden.
> - Im Trainingslager die Insulindosis (Verzögerungs- und Analoginsulin) um fast die Hälfte reduzieren und essen wie ein Weltmeister.

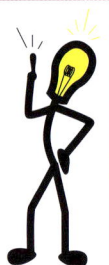

Die in diesem Erfahrungsbericht beschriebene Therapieanpassung an körperliche Aktivität ist ein individuelles Beispiel und darf nicht verallgemeinert werden. Sportler mit Diabetes können die für sie stimmigen Insulin- und Kohlenhydratanpassungen nur herausfinden, indem sie nach Rücksprache mit ihrem Diabetes-Team/Arzt verschiedene Konzepte ausprobieren, vor, während und nach der Belastung sehr häufig den Blutzucker messen und ein Sport-Tagebuch führen.

14.1.25. Squash

Squash: Rückschlagspiel für zwei oder vier Spieler, das mit einem Weichgummiball und einem Schläger gespielt wird. Der Squashcourt ist von vier glatten Wänden umgeben und ist 9,75 x 6,40 Meter groß. Der Ball darf einmal aufspringen, dann wird er direkt oder 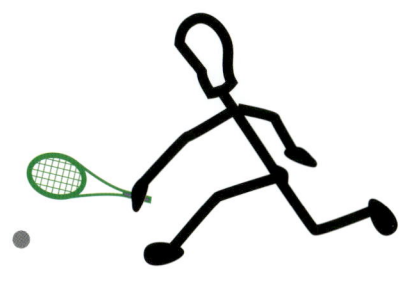 über eine andere Wand oberhalb des Dämpfers gegen die Vorderwand geschlagen. Ziel des Spiels ist, dass der Gegner den Ball nicht regelgerecht zurückspielen kann. Ein Satz geht bis neun Punkte, ein Match besteht aus drei Gewinnsätzen.

Erfahrungsbericht von Elke Frye

Ich bin 36 Jahre alt und Mutter von 2 Kindern. Mit 29 Jahren habe ich mich in den Kreis der Typ-1-Diabetiker eingereiht und spritze seitdem intensiviert. Zu den Mahlzeiten spritze ich Humalog, und mein Basalinsulin ist Protaphan. Neben der Versorgung meiner Familie arbeite ich noch auf einer Viertelstelle als Krankenschwester auf der Intensivstation im Schichtsystem. In der verbleibenden Freizeit übe ich verschiedene Sportarten aus. Zwischen Beruf, Kindern und Küche reicht die Zeit natürlich nicht, um Hochleistungssport zu betreiben – das wichtigste für

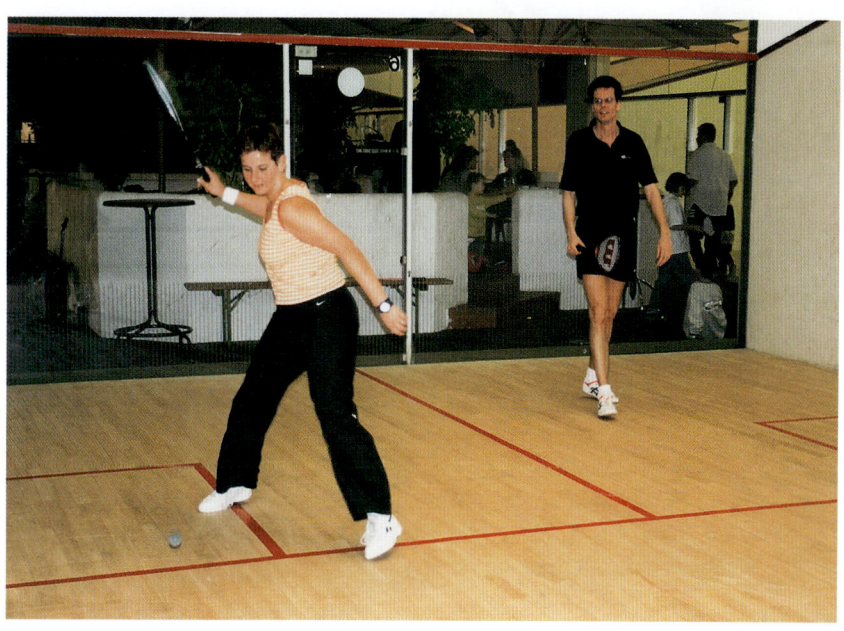

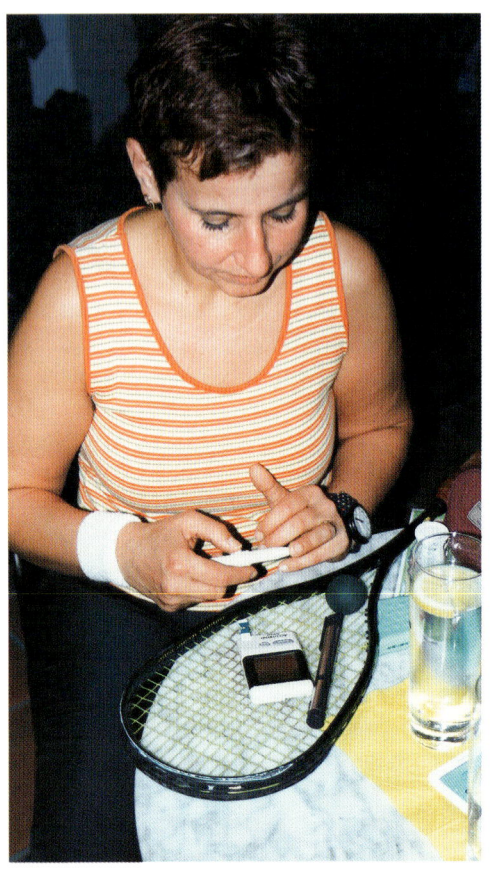

mich ist der Spaß an der Bewegung. Die Freude am Squash, die Abwechslung und die angenehme Entspannung nach „getaner Arbeit" sind die Motivationspfeiler, die mich – mit Schläger und Squashpartnerin ausgerüstet – in den „Glaskäfig" bringen.

Nachdem wir unsere Familien mit dem Mittagessen versorgt haben, spielen wir meistens zu dritt ab 14 Uhr. Bis wir uns alle völlig „ausgetobt" haben, dauert es schon gute 90 Minuten. Das bedeutet für mich und meine Insulindosisanpassung, dass ich vor dem Spiel noch eine Kleinigkeit zu Mittag esse. Mein Einheiten/BE-Verhältnis reduziere ich dabei um 50 %. Danach beginne ich das Squashen mit einem Blutzuckerwert zwischen 150-200 mg/dl.

Nach 45 Minuten Spielzeit kontrolliere ich den Blutzucker nochmals. Trotz Reduzierung des Mahlzeitenbolus um 50 Prozent liegt er dann meistens schon wieder unter 100 mg/dl. Mit 1-2 schnellen BE (meistens Saft, um so auch gleichzeitig dem erhöhten Flüssigkeitsbedarf gerecht zu werden) rüste ich mich für die zweite Spielhälfte.

Nach den 1½ Stunden Squash messe ich wieder meinen Blutzucker. Die Werte pendeln sich dann meistens zwischen 100-150 mg/dl ein. Je nach Intensität des Spiels kalkuliere ich für die nächsten 2-3 Stunden einen weiteren Blutzuckerabfall von 50-100 mg/dl wegen des Muskelauffülleffekts ein. Da ich auf jeden Fall Unterzuckerungen einige Stunden nach Beendigung des Squashspiels vermeiden will, esse ich aus Sicherheitsgründen dann nochmals 1-3 BE und kontrolliere 2 Stunden später erneut den Blutzucker. Zum Abendessen reduziere ich das Insulinanalog Humalog um 20 %, da bei mir zu der Zeit noch immer der Muskelauffülleffekt wirkt und ich deshalb mit deutlich weniger Insulin auskomme.

Squash:

- Vor 90 Minuten Squash das Einheiten/BE-Verhältnis um 50 Prozent reduzieren.
- Das Spiel mit leicht erhöhten Blutzuckerwerten von 150-200 mg/dl beginnen.
- Nach der Hälfte der Spielzeit nochmals den Blutzucker testen, je nach Wert 1-3 Sport-BE für die zweite Halbzeit trinken.
- Nach Spielende wieder den Blutzucker testen, je nach Wert abermals 1-3 Sport-BE zu sich nehmen, um einer Hypoglykämie durch den Muskelauffülleffekt vorzubeugen.
- Bei nachfolgender Mahlzeit wiederholt Einheiten/BE-Verhältnis reduzieren.

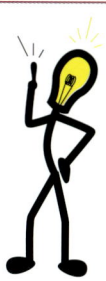

Die in diesem Erfahrungsbericht beschriebene Therapieanpassung an körperliche Aktivität ist ein individuelles Beispiel und darf nicht verallgemeinert werden. Sportler mit Diabetes können die für sie stimmigen Insulin- und Kohlenhydratanpassungen nur herausfinden, indem sie nach Rücksprache mit ihrem Diabetes-Team/Arzt verschiedene Konzepte ausprobieren, vor, während und nach der Belastung sehr häufig den Blutzucker messen und ein Sport-Tagebuch führen.

14.1.26. Surfen

Windsurfen: Disziplin des Segelsports, beliebter Freizeit- und Wettkampfsport, bei dem sich der Surfer auf einem Brett mit einem Segel durch die Kraft des Windes über das Wasser bewegt. Das Sportgerät setzt sich aus zwei Teilen zusammen: dem Brett und dem „Rigg", das aus dem Segel, dem Mast und dem Gabelbaum besteht. Gesteuert wird durch Verlagerung des Körpergewichts und durch Bewegen des Gabelbaumes. Beim Surfsport unterscheidet man Slalom, Wellenreiten, Kursrennen und Freistil.

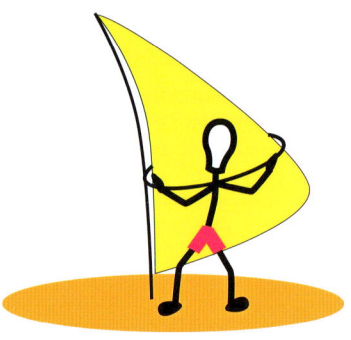

Erfahrungsbericht von Fabian und Tobias Engler
Der Traum von Hawaii

Bevor wir Ihnen gleich unsere große Leidenschaft, das Surfen, näher bringen wollen, stellen wir Brüder uns kurz vor. Wir über uns: Fabian, inzwischen 23 Jahre, studiert Medienwirtschaft, Tobias, 25 Jahre, ist BWL-Student. Uns verbindet nicht nur die Begeisterung fürs Surfen, wir teilen uns auch den Typ-1-Diabetes. Besser gesagt, hat natürlich jeder seinen eigenen. Fabian seit dem 11. Lebensjahr, Tobias schloss sich dann mit 15 Jahren an. Wir sind beide intensiviert eingestellt und benutzen inzwischen das schnellwirksame Analoginsulin Humalog. Jetzt aber genug der Einleitung, es soll ja ums Surfen gehen.

Wir sitzen in einem dänischen Ferienhaus inmitten von Dünen und schauen erwartungsfroh aus dem Fenster. Draußen nimmt der Wind, auf den wir seit Tagen warten, mehr und mehr zu.

Seit 11 Jahren fahren mein Bruder und ich zum Surfen. Leider ergibt sich nur 2-3mal im Jahr die Möglichkeit, Wasser und Wind in Surfer-Paradiesen in Frankreich, Holland oder Dänemark zu genießen. Am nächsten Morgen ist es endlich soweit. Der nordische Himmel ist glasklar, und die 7 Beaufort (Windstärken) haben alle Wolken weggeblasen.

Nach einer halben Stunde aufriggen könnte es jetzt endlich losgehen, aber für Surfer mit Diabetes ergeben sich noch einige Probleme mehr. Beim Surfen wird die gesamte Körpermuskulatur dauerhaft beansprucht, was einen ungeheuren Energieaufwand bedeutet. Nicht selten sind wir zwei Stunden am Stück auf dem Wasser, ohne sich mal eben hinsetzen oder etwas essen zu können. Wer auf offener See einen Unterzucker erleidet, hat ernsthafte Probleme, wieder an Land zu gelangen.

Der Umgang mit Blutzuckerwerten und Kohlenhydraten ist dabei stark von der Art des Reviers abhängig. Auf der Nordsee, wo oft heftige Strömungen und

Wellengang vorherrschen, haben wir erst am Strand wirklich unsere Ruhe. Wer das weiß, kann sich gut vorbereiten. Mindestens eine halbe Stunde bevor wir aufs Wasser gehen, testen wir unseren Blutzucker. Unsere eigenen Erfahrungen haben gezeigt, dass der Ausgangswert sicherheitshalber nicht unter 180 mg/dl liegen darf. Hier gilt: Lieber für 2 Stunden einen erhöhten Blutzuckerwert in Kauf nehmen, als eine Unterzuckerung auf offener See riskieren. Wir essen also zuvor reichlich Obst und Müsliriegel oder manchmal auch Schokoriegel; eigentlich alles, was leicht verdaulich ist und lange den Blutzuckerwert oben hält. Es reicht aber keinesfalls aus, den Blutzuckerwert nur mit Sport-BE nach oben zu puschen. Für eine 2-3-stündige intensive Belastung auf dem Wasser muss auf jeden Fall auch die Insulindosis um mindestens 50 % reduziert werden. Hierbei müssen wir individuell die richtige Kombination aus der Reduktion des Verzögerungsinsulins und des Mahlzeitenbolus wählen. Eben das ist aber eines der Hauptprobleme beim Surfen, denn morgens können wir einfach noch nicht sicher wissen, ob der erhoffte Wind überhaupt kommt, und wenn ja, ob schon vormittags oder erst nachmittags. Da ähnelt die Planung oft einem Glücksspiel.

Was ist aber zu tun, wenn trotz der ausgetüfteltsten Therapieanpassung etwas schief geht? An jeder Sicherheitsweste oder am Trapez befindet sich eine Tasche, in die wir mühelos mehrere Tuben Jubin (absolut wasserfest) unterbringen. Wir schnallen uns aber zusätzlich immer noch eine kleine, wasserfeste Bauchtasche mit Not-BE um. Die Kohlenhydrate direkt am Körper und nicht nur am Trapez mitzuführen, kann manchmal im wahrsten Sinne des Wortes lebensnotwendig sein. Es kommt durchaus vor, dass einem beim Sturz sein Material aus den Händen gerissen und von der Strömung abgetrieben wird. Auch aus diesen Gründen sollten Surfer mit Diabetes, gilt aber auch für nicht-diabetische Surfer, jemanden davon in Kenntnis setzen, wenn sie ins Wasser gehen.

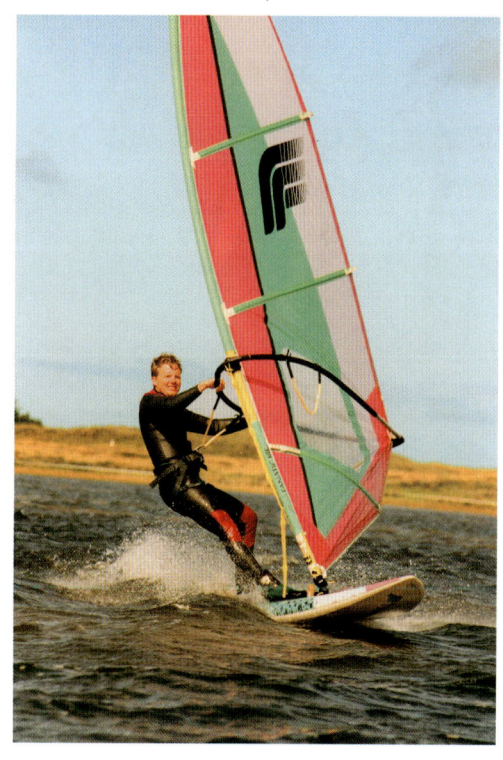

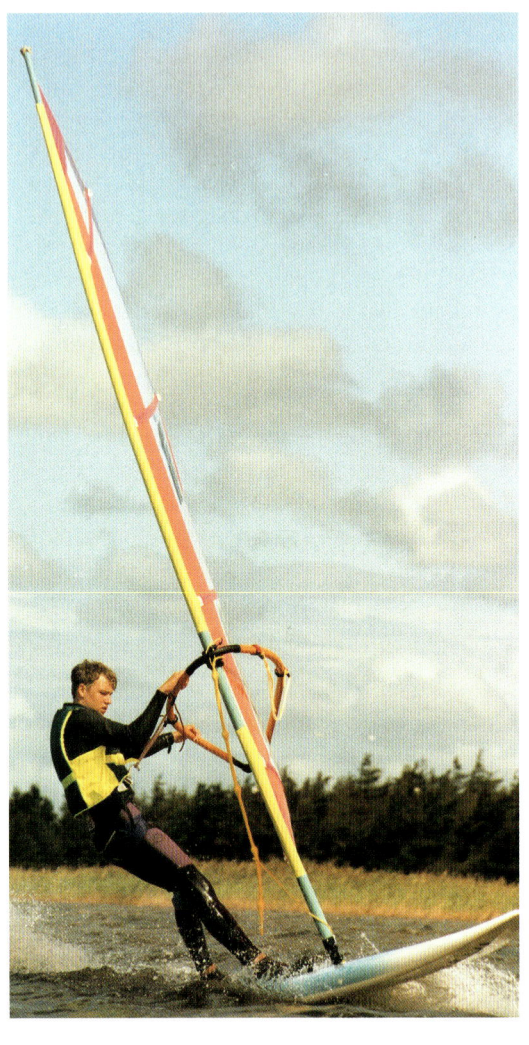

In aller Euphorie und Angst, der Wind könne bald wieder einschlafen, springen wir auf unsere Boards, legen mit einem Loose-Leach getrimmten Sail einen obercoolen Beachstart hin. Und das im Shorebreak von Forby-Sea, die Chicas schauen schon. Wir reiten lässig ein paar Wellen ab, und dann werden wir so richtig warm. Toby springt einen einhändigen Push-Loop. Spätestens jetzt laufen alle gertenschlanken und sonnengebräunten Mädels zusammen und prügeln sich um die Ferngläser.

Nein, lieber Leser, dies waren Surferträume, wie sie vielleicht von der Legende Robby Nash auf Hawaii gefahren und gesprungen werden. Na ja, was soll es, hier herrscht eher ein laues Lüftchen als eine steife Brise vor, aber so ist der Tag eigentlich ganz gut zum Üben. Ich muss mir sogar zähneknirschend eingestehen, nachdem der letzte Surfurlaub exakt zwölf Monate zurückliegt, zum dran gewöhnen reicht mir der Wind wirklich. Ich fasse also all meinen Mut zusammen, schleife mein irrsinnig schweres Brett und das noch sperrigere Segel ins Wasser, und endlich geht es los. Unter mir reicht das Seegras bis an die Wasseroberfläche. Das geht so weit, dass die ganze Grütze an der Finne hängen bleibt und letztlich einen zentnerschweren Klumpen hinter meinem Heck bildet. Das wird nun vollends meine ohnehin zögerliche Gleitfahrt vernichten. Wie auch immer, diese Schlingpflanzen zwingen mich, eine meiner berühmten Eierwenden einzuleiten. Ich denke noch, bloß nicht ins Wasser fallen, zu dem ekligen Grün-

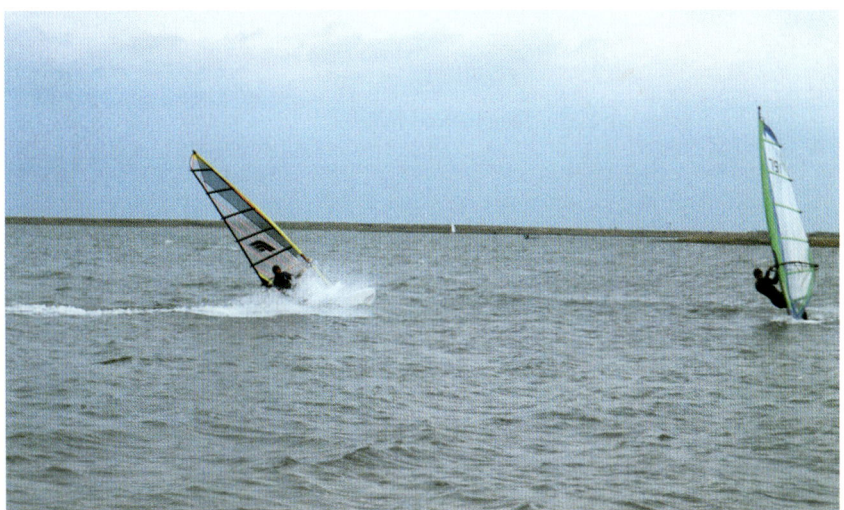

zeug, und dann ist es auch schon passiert. Ich verliere das Gleichgewicht, beginne zu tänzeln, das Brett schaukelt sich auf, es ist mal wieder null Druck, der mich halten könnte, auf dem Segel, und ab geht es mit einem lauten Platscher in die Brühe. Jetzt kommt wieder das übliche Hoffen: Hoffentlich haben die an Land gerade in die andere Richtung geschaut. Die Versuche eines Wasserstarts stelle ich nach exakt 5 Sekunden ein. Genauso lange dauert es zu versuchen, ohne Grund unter den Füßen – dafür aber mit Seegras bis zum Hals – ein 8,5-qm-Segel ohne jeden Wind aus dem Wasser zu heben. Was soll ich sagen, letztlich greife ich zum altbewährten Schotstart. Der Blick zum Land lässt mich erneut philosophieren, und zwar über unsere Landsleute, die ebenfalls seit Jahren an die gleiche dänische Pfütze ohne Wind fahren.

Der Tag findet einen wunderschönen Ausklang, wir sitzen bei untergehender Sonne am Strand, trinken ein kühles dänisches Bier und spüren zufrieden den kommenden Muskelkater. Apropos, auch nach dem Vergnügen ist es erforderlich, den Blutzucker häufiger zu kontrollieren und die Insulindosis sowohl fürs Abendessen als auch die Verzögerungsinsulindosis für die Nacht um 30-70 % zu reduzieren. Jeder Sportler mit Diabetes kennt und fürchtet den Muskelauffülleffekt nach getaner sportlicher Aktivität; da reicht es nicht aus, auch bei durchaus verständlich gesteigertem Appetit, nur die Zufuhr von Kohlenhydraten zu erhöhen.

Mein Bruder und ich sind bisher mit diesen Therapieanpassungen hervorragend gefahren. Der Diabetes war beim Surfen meist das kleinste Problem. Die Träume von den hawaiianischen Wellen sind diesen Aufwand mehr als wert, aber auch auf unseren dänischen Tümpeln möchten wir diesen Sport nicht missen. Der Diabetes sollte niemanden davon abhalten, sich aufs Wasser oder ins Seegras zu stürzen!

Surfen: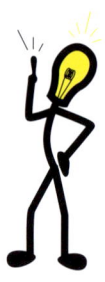

- Drastische Reduktionen sowohl beim Basalinsulin als auch beim Mahlzeitenbolus um mindestens 50 % erforderlich.
- Unterzuckerungen auf offener See können eine vitale Bedrohung darstellen, deshalb lieber einen erhöhten Blutzucker von über 180 mg/dl in Kauf nehmen und ausreichend wasserfeste Not-BE am Körper, nicht am Board, mitführen.
- Die zugeführten Kohlenhydrate sollten leicht verdaulich sein und langsam resorbiert werden, um den Blutzucker langfristig zu stabilisieren.
- Exakte Planung der Belastung oft schwierig, da das Surfen von den aktuellen Wind- und Seebedingungen abhängig ist.
- Auch nach dem Surfen engmaschige Blutzuckerkontrollen und Reduktion von Mahlzeitenbolus und nächtlichem Verzögerungsinsulin um 30-70 % erforderlich.

Die in diesem Erfahrungsbericht beschriebene Therapieanpassung an körperliche Aktivität ist ein individuelles Beispiel und darf nicht verallgemeinert werden. Sportler mit Diabetes können die für sie stimmigen Insulin- und Kohlenhydratanpassungen nur herausfinden, indem sie nach Rücksprache mit ihrem Diabetes-Team/Arzt verschiedene Konzepte ausprobieren, vor, während und nach der Belastung sehr häufig den Blutzucker messen und ein Sport-Tagebuch führen.

14.1.27. Tandemfahren

Tandem: Ein Fahrrad für zwei Fahrer, bei denen der Vordere lenkt und schaltet. Beide Fahrer treten gleichmäßig in die Pedale. Sehr gutes Sportgerät für „blinde Beifahrer".

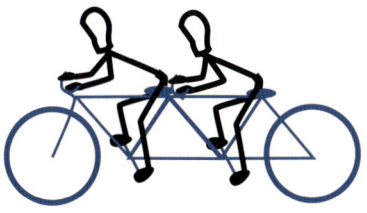

Erfahrungsbericht von Diana Drossel

Ich bin 42 Jahre alt und habe fast ebenso lange Typ-1-Diabetes. Diagnostiziert wurde dieser bei mir im zarten Alter von 4 Jahren. Wie zu dieser Zeit üblich, wurde ich mit einer Spritze Verzögerungsinsulin täglich eingestellt. Später kam dann eine zweite Injektion Verzögerungsinsulin dazu, doch es dauerte bis 1980, dass ich endlich intensiviert mit Blutzuckerselbstkontrollen und einer richtigen Diabetesschulung eingestellt wurde. Für meine Augen kam diese Umstellung leider viel zu spät, im November 1982 erblindete ich vollständig. Ich verbrachte fast ein Jahr im Krankenhaus, unterzog mich über 10 Operationen, doch leider ohne Erfolg. Aber mein unbeugsamer Wille ließ mich auch in dieser Situation nicht aufgeben. Ich bekam sehr schnell einen Platz in Düren im Blindeninstitut zur Umschulung. Dort habe ich gelernt, dass ich auch als Blinde alles kann, wenn ich es nur will.

Die große Wende in meinem persönlichen Leben ereignete sich 1985 vor dem Diabetesambulanzzimmer von Prof. Dr. Ernst Chantelau in der Uniklinik Düsseldorf. Ich wartete dort auf meinen Termin und wurde irgendwann von einem mitwartenden, jungen Mann in ein Gespräch verwickelt. Dass dieser schon geraume Zeit vorher versucht hatte, durch Blickkontakt mit mir zu flirten, hat er mir Jahre später gestanden, als er wusste, warum mir diese Aufmerksamkeiten „entgangen" waren. Es sollte ein halbes Jahr dauern, bis wir uns wieder „sahen". Ralf gehörte zu einer Gruppe von Insulinpumpenträgern, die sich bereit erklärt hatte, im Blindeninstitut interessierten Menschen mit Diabetes die Pumpentherapie näher zu bringen. Er hatte so lange intensiv nachgeforscht, wer denn diese Frau vor der Ambulanz war und mich auf diesem Weg wirklich ausfindig gemacht. Er hat mir nicht nur die Insulinpumpentherapie erfolgreich näher gebracht, inzwischen sind Ralf und ich seit über 16 Jahren glücklich verheiratet. Nach meiner Umschulung in Düren habe ich im Luisenhospital in Aachen begonnen, in der Diabetesberatung zu arbeiten. Kunststück, denn ich habe vor meiner Erblindung jahrelang mit Leib und Seele meinen Beruf als Krankenschwester ausgeübt. Jetzt aber genug der persönlichen Vorstellung, es soll ja in diesem Erfahrungsbericht eigentlich um Sport gehen.

Ralf und ich sind sportlich sehr aktiv. Wir schwimmen, fahren Kanu, aber unsere große Leidenschaft ist das Radfahren. Es macht uns ungeheuer viel Spaß, mit dem Tandem unterwegs zu sein, egal, ob Tagestouren am Wochenende oder richtige Radwanderungen im Urlaub.

Wenn im Frühjahr die Radsaison wieder beginnt und ich vom langen, eher inaktiven Winter noch etwas eingerostet bin, reduziere ich auch schon für Tagestouren von 20 km die Basalrate 2 Stunden vorher um 30 %. Wenn ich nach 1-2 Monaten wieder meinen normalen Trainingszustand erreicht habe, brauche ich bei diesen kurzen Strecken meine Basalrate dann nicht mehr zu reduzieren. Ich ziehe es vor, dann nur noch mit einigen Sport-BE meinen Ausgangsblutzuckerwert auf circa 200 mg/dl zu erhöhen, das reicht. Ich teste selbstverständlich vor, während und nach jeder körperlichen Aktivität meinen Blutzucker mit dem Gluki, einem sprechenden Blutzuckermessgerät. Wenn wir Tandem fahren, bin ich auch manchmal bequem und lasse mir eben schnell von Ralf den Blutzucker mitmessen.

Eine unserer herrlichsten Radwanderungen war eine wunderschöne Tour mit dem Tandem, ausgerüstet mit Zelt, Kocher und allem, was man zum Leben braucht, von Koblenz entlang der Mosel durch die Weinberge Richtung Trier:

Beim Zusammenstellen der „Ausrüstung" gewinnt das Wort „Gewicht" unheimlich an „Gewicht". Wir kommen auf 55-60 kg Gepäck, in Anbetracht dieser mitzuschleppenden Ausrüstung einigen wir uns auf Tagesetappen von ca. 35 km Länge. Montag Vormittag geht`s los, wir reduzieren vor dieser Tagesetappe mit all dem Gepäck natürlich unsere Basalrate 2 Stunden vorher um 50 %, nicht zusammen, sondern jeder seine, versteht sich. „Tschuldigung, wo geht`s zur Mosel?" Erst nach Koblenz rein, dann ans deutsche Eck und auf den ausgeschilderten Moselradweg. Kurz drauf überqueren wir die Mosel auf einer Eisenbahn- und Fußgängerbrücke. Enge, steile Serpentinen führen hinauf. Gemeinsam das Gepäck abladen, das Tandem hochkant um die Hindernisse wuchten, oben alles wieder aufladen, über den 70 cm schmalen Holzsteg ans andere Ufer balancieren. Jeglicher Gegenverkehr wartet da freiwillig. Jetzt geht es weiter, ganz locker durch romantische Dorf- bzw. Stadtkerne, immer der Beschilderung nach. Äh….wo war das letzte Schild? „Guten Tag, wir suchen den Moselradweg." Ralf sagt dann einfach immer, ich hätte am Lenker gesessen und das Schild „übersehen". Aber so entwickeln sich auch nette Gespräche, nicht nur woher und wohin, sondern wir erhalten immer viele Informationen über die nähere Umgebung, Feste und Tipps, wo wir gut und preiswert einkehren können.

Abwechselnd zwischen Weinbergen, Uferweg und Obstwiesen radelnd, trudeln wir mittags in Cochem ein! Wow, schon über 50 km geschafft! Wir pausieren im Stadtpark im Schatten der Bäume, die Schiffe ziehen an uns vorbei. Zum ersten Mal probieren wir unseren Spirituskocher für das Mittagessen aus, was sofort problemlos gelingt. Wir fühlen uns wie die Könige. Die Leute bleiben stehen, plaudern ein wenig und beneiden uns. Die Zwischenmahlzeiten, aber auch das komplette Mittagessen genießen wir ganz ohne zusätzliche Bolusabgabe. Die Bolusabgaben zum Abendessen reduzieren wir dann auch noch um 50-70 %.

14.00 Uhr. Die ersten Tropfen fallen. In Windeseile wird zusammengepackt. Unsere aus der Mittagsruhe gerissenen Glieder kommen beim Überqueren der Mo-

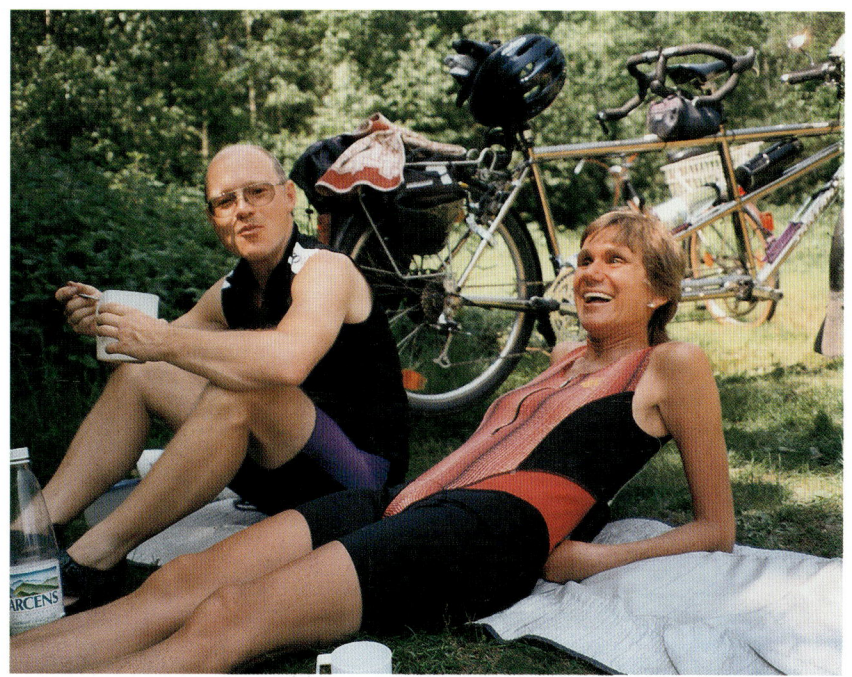

sel langsam wieder in Schwung. Dann sind wir aus dem Ort, folgen der nächsten Flussschleife, bekommen Gegenwind, es wird schwarz am Himmel, und der Regen klatscht. Regenzeug raus, Licht an und weiter. 20 m und wir kehren um. Wir flüchten unter das erste Dach am Ortseingang. Es donnert und blitzt. Wenigstens sitzen wir jetzt im Trockenen, windgeschützt. Vor uns auf einem hohen Felsen flackern die Lichter der Burg Cochem auf. Die Blitze zucken um sie herum und beleuchten ihre Umrisse gespensterhaft. Schön gruselig. Übrigens sitzen wir auf dem Friedhof unter dem Vordach der Leichenhalle. In unserer zweistündigen Zwangspause beschließen wir, noch heute nach Zell zu fahren. Dort können wir bei Freunden in einem echten Bett schlafen. Nachdem das Blitzen aufhört, reduzieren wir unsere Basalraten noch mal um 20 %, also jetzt insgesamt um 70 % und kämpfen uns gegen Wind und Regen die 37 km bis nach Zell durch. Dass die Mosel in vielen Schleifen fließt, merken wir an der sich häufig ändernden Windrichtung. Bei km-Stand 98 kommen wir am Abend in Zell an. Nach diesen Strapazen lassen wir die Basalrate für die ganze Nacht um 50 % reduziert bis zum nächsten Morgen weiterlaufen.

Erholt und ausgeruht verlassen wir erst gegen Mittag unsere Freunde und gondeln ganz gemütlich die noch verbleibenden 30 km bis nach Zelting. Auf dem Campingplatz angekommen, baut Ralf das Zelt auf, ich kümmere mich um die

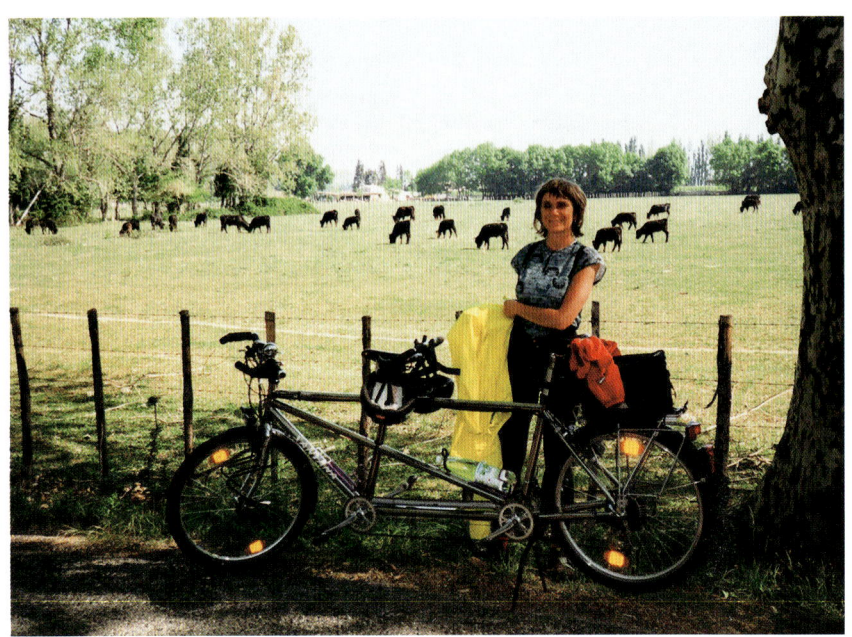

Luftmatratzen. Beim Aufpumpen werden mir von unserem Nachbarn gekühlte Getränke und Liegestühle angeboten. Wir räkeln uns in den Liegestühlen und träumen den Sonnenuntergang genießend vor uns hin, als wir von Spaziergängern gefragt werden, ob wir eine Radwanderung machen. Auf unser „Ja" kommt dann die vorsichtige Frage: „Und wie nehmen Sie die Sessel mit?"

In den folgenden Tagen lernen wir noch andere Radurlauber kennen. Es gibt immer wieder ein großes „Hallo", wenn wir uns wieder zufällig irgendwo treffen. Da die Interessen und Stärken unterschiedlich sind, dem einen seine Burg, dem anderen seinen Winzer, verabreden wir uns für den abendlichen Plausch auf einem Campingplatz. Beim Entkorken der zweiten Flasche Wein wird unsere lustige Truppe vom Platzregen in die Betten getrieben. Himmlisch erholsam, sich den ganzen Tag an der freien Luft bewegt zu haben, jetzt im Trockenen dem Regen lauschen. Bei dieser Kombination von Alkohol und Bewegung reduzieren wir unsere nächtliche Basalrate bis zum nächsten Morgen natürlich noch mal ein bisschen stärker.

Am nächsten Morgen wird bei strahlendem Sonnenschein gefrühstückt. Um unseren Mineralstoffhaushalt bei solchen körperlichen Belastungen zu decken, haben wir eine vielleicht etwas ungewöhnliche Ernährungskombination gewählt. Morgens gibt es Vollkornbrot mit Schokopaste und Banane. Banane und Vollkornbrot als Mineralstoff- und Vitaminspender, Schokopaste als energiereicher Fett- aber nicht zu vernachlässigen, auch als Geschmackslieferant. Tagsüber suchen wir uns eine der vielen „Fahrradtankstellen". Es sind „Strauß-Wirtschaften", die in den Sommermonaten Produkte aus dem eigenen Anbau verkaufen dürfen. Neben frischem Traubensaft und gutem Wein bekommen wir auch immer kleine Mahlzeiten nach Hausmacher Art angeboten. So erfreuen wir uns an Kohlrabi, Salatgurken, Obstkuchen und löschen immer mit viel Wasser und Traubensaftschorle unseren Durst.

Genügend Flüssigkeitszufuhr ist bei einer solchen Tour das absolut Wichtigste. Wir trinken ständig aus unseren Radflaschen und füllen diese auch bei jedem Boxenstopp wieder auf. Nicht nur bei 45 Grad Hitze sind Kreislaufzusammenbrüche sonst vorprogrammiert. Um das zu wissen, müssen Sie auch nicht extra Krankenschwester sein.

Abends zaubern wir uns auf dem eigenen Kocher immer leckere Gerichte aus Vollkornnudeln, Buchweizen oder Hirse mit viel frischem Gemüse, ist alles in maximal 15 Minuten gar.

Einmal machen wir ein Mittagspicknick am Ufer der Mosel. Kaum haben wir uns niedergelassen, taucht aus dem Weinberg ein Winzer auf. Mit den Worten: „Gute Idee", zaubert er sein Butterbrot hervor, und wir speisen und plaudern zu dritt. Er lädt uns sofort zu einer Weinprobe ein, und unser Zelt können wir in seinem Garten aufschlagen.

Sonntags waren wir wieder in Koblenz. 500 km Koblenz – luxemburgische Grenze und zurück. Gut gelaunt und erholt. Die für uns ungewohnte sportliche Art des Urlaubs hatte sich stoffwechseltechnisch schnell und stabil eingependelt. Unsere anfänglichen Befürchtungen, dass eine Hypoglykämie die nächste jagen würde, hatten sich dank unserer drastischen Insulindosisreduktionen und gleichzeitigen Erhöhung der Kohlenhydratzufuhr glücklicherweise als völlig unbegründet rausgestellt. Im Gegenteil, die kontinuierliche Bewegung, frei von Zeitdruck und Verpflichtungen, bescherte uns fast schwankungsfreie Blutzuckerwerte.

Bei dieser 500-km-Tour hatten wir so viel Spaß, dass wir anschließend eine 800-km-Tour durch Belgien und kurz drauf sogar eine 1200-km-Tour ans Steinhuder Meer und Umgebung unternahmen. Auch jetzt – besonders während ich diese Zeilen schreibe – juckt es mich schon wieder, mit dem Tandem auf Tour zu gehen. Wer zur Planung, Ausrüstung oder, ach ja, auch zum Diabetes Fragen hat, kann mich jederzeit gerne anrufen. Wer Lust hat, mit uns auf Tour zu gehen, ist immer herzlich willkommen.

Tandemfahren:

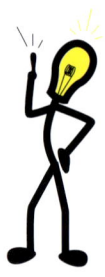

- Bei schlechterem Trainingszustand reduziere ich auch für kurze Strecken meine Basalrate 2 Stunden vor Abfahrt um 20 %. Wenn sich mein Trainingszustand verbessert hat, reicht mir ein erhöhter Ausgangsblutzucker von 200 mg/dl für kurze Etappen.
- Vor ganztägigen Radwanderungen reduziere ich meine Basalrate um 50-70 %.
- Die Mahlzeiten während einer ganztägigen Radwanderung esse ich komplett ohne zusätzliche Bolusgabe. Nach Beendigung der Tour reduziere ich den folgenden Mahlzeitenbolus weiterhin noch um 50-70 %.
- Die Basalratenreduktion lasse ich um 50 % abgesenkt bis zum nächsten Morgen weiterlaufen.
- Drastische Erhöhung der Kohlenhydratzufuhr vor, während und nach einer intensiven, ganztägigen Radwanderung unbedingt nötig.
- Enorme Flüssigkeitszufuhr vor, während und nach einer ganztägigen Radwanderung erforderlich.

Die in diesem Erfahrungsbericht beschriebene Therapieanpassung an körperliche Aktivität ist ein individuelles Beispiel und darf nicht verallgemeinert werden. Sportler mit Diabetes können die für sie stimmigen Insulin- und Kohlenhydratanpassungen nur herausfinden, indem sie nach Rücksprache mit ihrem Diabetes-Team/Arzt verschiedene Konzepte ausprobieren, vor, während und nach der Belastung sehr häufig den Blutzucker messen und ein Sport-Tagebuch führen.

14.1.28. Tauchen

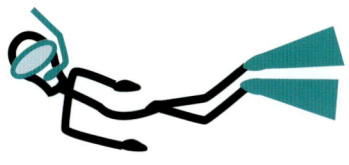

Tauchen: Im allgemeinen Sinn der Aufenthalt von Menschen und anderen Luft atmenden Lebewesen unter der Wasseroberfläche. Das Tauchen wird heutzutage als Beruf, Sport oder zur Freizeitgestaltung ausgeübt. In erster Linie ist dabei das Tauchen mit Hilfsgeräten gemeint.

Erfahrungsbericht von Barbara Seibold
Sweetlip Typ 1 und Raubfische
Der gewählte Titel lässt einen Leser mit Diabetes schon erahnen, worum es hier geht.

Sweetlip Typ 1 = Typ-1-Diabetiker, der sich wie ein Fisch im Wasser (mittels Tauchausrüstung) bewegt und dies in vollen Zügen genießt.
Raubfische = Gefahren, die der Taucher mit Diabetes nie aus den Augen verlieren darf, die er aber dennoch gut meistern kann.

Im November 1989 startete ich meine Taucherkarriere und empfand diese wunderbare Unterwasserwelt ab dem ersten Tauchgang als ein sensationelles Erlebnis, das alle Gedanken an Arbeit, Beruf und jeglichen Stress vergessen läßt. Entspannung pur!
Während einer Tauchsafari 1996 auf den Seychellen stellten sich dann plötzlich ganz unangenehme Symptome ein: Mein Durst konnte es mit einem Kamel aufnehmen, mein Bedarf an Nahrung in Relation zu dem daraus resultierenden Gewichtsverlust ließen auf einen Bandwurm schließen, meine Fitness war nicht nur null, sondern minus, und mehr oder weniger regelmäßig überfielen mich bisher unbekannte Schwächegefühle... kurzum mir ging's dreckig! Na ja, Stress hatte ich zu Hause genug und soooo schnell kann ich das halt nicht wegstecken!? Und vielleicht spüre ich mit 38 Jahren doch schon das Alter...
In der Heimat wieder angekommen, stellte sich die nicht erreichte Urlaubserholung bald als Typ-1-Diabetes heraus. Und nun... ?! Die Ärzte eröffneten mir, dass mein Lieblingssport für mich von nun an wohl nie mehr durchführbar sei. Meinem Kampfgeist verdanke ich es, dass ich eine Person fand, die mir weiterhelfen konnte. Ich bekam einen Artikel von Ulrike Thurm, der Vorsitzenden der IDAA Deutschland, mit dem Titel „Diving on Insulin" [101] in die Finger. Der geplante nächste Tauchurlaub rückte bedrohlich nahe! Eine notfallmäßige Kontaktaufnahme mit Ulrike Thurm brachte mir definitive Verhaltensregeln und eine Verabredung zu einer Tauchstudie am Roten Meer.
Bei 250 von meinen insgesamt bisher 330 Tauchgängen hatte ich den Vorteil, die Raubfische ohne das Handicap Diabetes studieren zu können. Bei den ca. 80 „diabetischen" Tauchgängen lernte ich einige neue Räuber kennen:

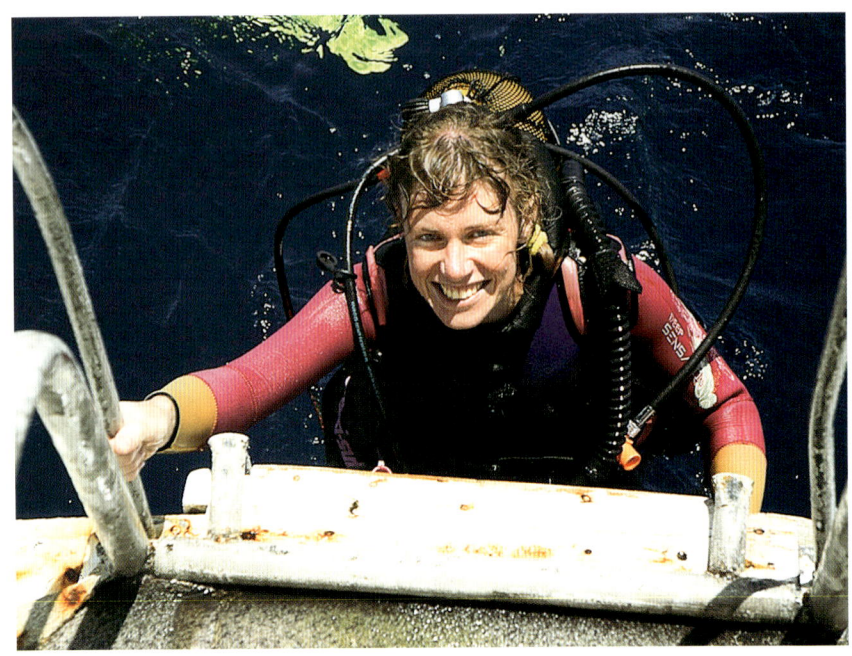

a) Der Vorbereitungs-Raubfisch

...ernährt sich überwiegend von versäumten Urlaubsvorbereitungen. Die erste Mahlzeit erhält er, wenn bei der Buchung des Flugtickets versäumt wird, Übergepäck für die Tauchausrüstung und das medizinische Equipment zu beantragen.

Die zweite Mahlzeit wartet auf ihn, wenn nicht genügend Blutzuckerteststreifen (ca. 15 Meßstreifen pro Tauchtag) besorgt werden, zu wenig Insulin eingepackt oder dieses falsch transportiert wird (immer ins Handgepäck, niemals in den Koffer!). Am Urlaubsort sollte das Insulin mittels Isoliertaschen, z. B. Frio®, vor zu starken Temperaturschwankungen oder extremer Hitzeeinwirkung geschützt werden. Ich persönlich rechne die doppelte Insulinmenge incl. Spritzen für die Dauer des Urlaubs und verteile dieses gleichmäßig auf zwei verschiedene Handgepäckstücke – kann ja immer mal eines verschwinden. Auch Azeton-Teststreifen dürfen Sie niemals vergessen!

Die dritte Mahlzeit bekommt der Vorbereitungs-Raubfisch, wenn Sie davon ausgehen, dass jedes tropische Eiland mit einem Supermarkt, einer Apotheke und einem Arzt bestückt ist. Also für einen Taucherlaub immer einpacken:

- Gummibärchen – eine tolle Not-BE für feucht/tropisches oder heiß/trockenes Klima,
- Powerbar-Riegel – sind ebenfalls geeignet, da sie sich bei Hitze nicht auflösen und wasserfest eingeschweißt sind,

- Jubin-Unterzuckerungsgel in der Tube – zur Einnahme im und unter Wasser,
- GlucaGen-Hypokit – für den absoluten Unterzuckerungsnotfall,
- Medikamente gegen Übelkeit, Erbrechen, Durchfall, Reise- und Seekrankheit, Elektrolytpulverbeutel, leichte Schmerzmittel, entzündungshemmende und antibakterielle Salbe, Verbandszeug, Antibiotikum für Verletzungen am Fuß,
- Sonnencreme, Sonnenbrandcreme, Sonnenhut oder -mütze,
- Calcium zur Prophylaxe eines Sonnenstiches.

b) Der Vorsorge-Raubfisch
...kommt fast nur in heimischen Gefilden vor und ist bei Tauchstudien besonders gefräßig. Er ist ganz wild auf ärztliche Vorsorge- und Kontrolluntersuchungen für diabetische Taucher. Ausführlichere Informationen sowie einen Tauchtauglichkeitbogen/Adressenliste von Tauchärzten erhalten Sie über die GTÜM e.V. (Adresse s. Anhang S. 412).
- Der Diabetologe muss eine Taucherlaubnis ausstellen. Die Bedingungen dafür: HbA1c zwischen 5,5-8,5 % (Normbereich 4-6 %), keine schweren Hypoglykämien mit Bewußtlosigkeit innerhalb der letzten 12 Monate inkl. der Fähigkeit, Unterzuckerungssymptome rechtzeitig zu erkennen und entsprechend zu therapieren, intensivierte Insulintherapie oder Insulinpumpentherapie mit eigenständiger Dosisanpassung seit mindestens einem Jahr, vier dokumentierte Blutzuckerwerte pro Tag, Fehlen jeglicher Anzeichen diabetischer Folgerkrankungen, Blut- und Urinstatus etc.,

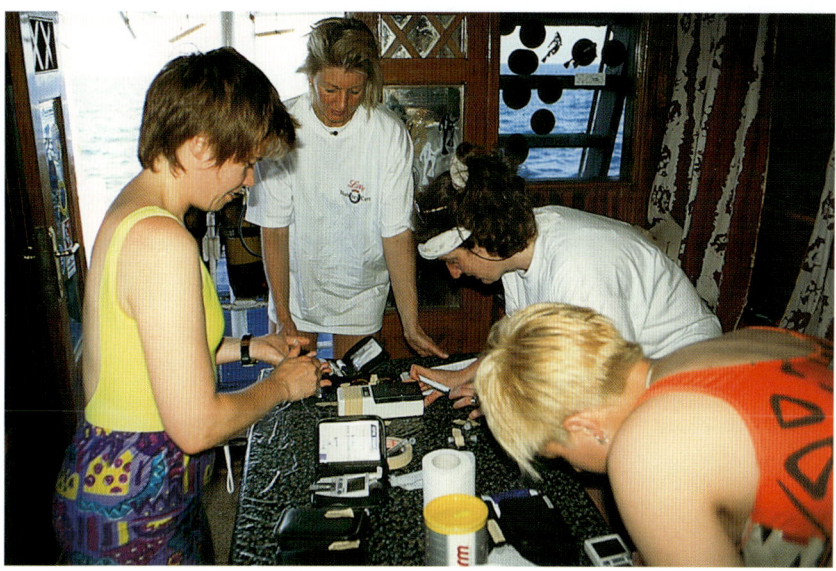

- HNO-, zahnärztliche und augenärztliche Untersuchungen, die eine uneingeschränkte Tauchtauglichkeit attestieren,
- Internistische Untersuchungen incl. Belastungs-EKG und sonographischer Herzuntersuchung etc.

c) Der Klima- und Temperaturraubfisch
...schon zu Hause ermöglicht ein Flossentraining im kalten Sportbecken eine Ermittlung des ungefähren BE-Verbrauchs. Damit dieser auch am Urlaubsort umgesetzt werden kann, muss die Wassertemperatur ähnlich sein. Im kälteren Nass ist der Energieverbrauch höher als bei körperwarmen Wassertemperaturen. Schlecht einzuschätzen ist der Temperatur-Raubfisch bei Temperaturveränderungen während des Tauchens, verursacht durch kalte Tiefenströmungen. Auf der anderen Seite ist die Insulinresorption bei großer Hitze deutlich beschleunigt, besonders in der Kombination mit Bewegung.

d) Der Zeitverschiebungs-Raubfisch
...kann ein sehr tückisches Biest bei intensiviert spritzenden Urlaubern mit Diabetes sein, Pumpenträger mit einer gleichmäßigen Basalrate haben es da deutlich einfacher. Besprechen sie diese Probleme am besten mit ihrem betreuenden Diabetes-Team, jedes Diabeteszentrum hat da so sein eigenes „Rezept".

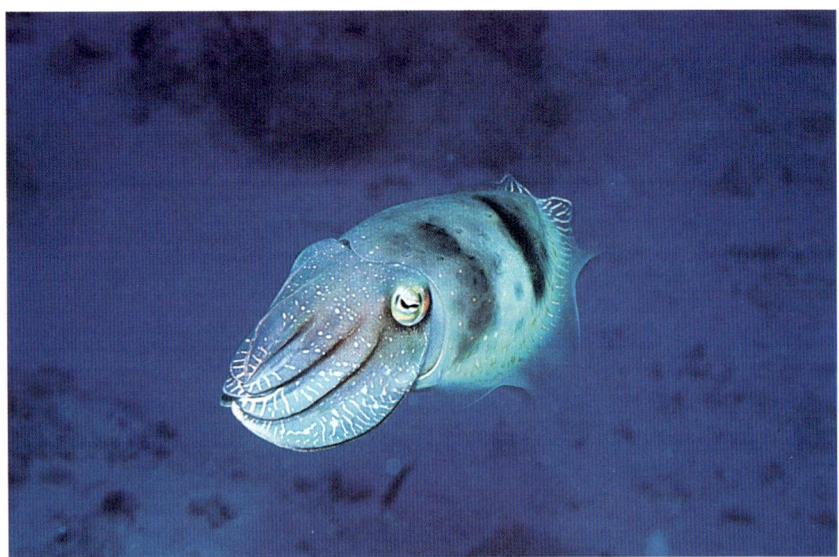

e) Der Bewegungs-Raubfisch

…ist nahezu unberechenbar, wenn Sie bedenken, dass sich selbst die erfahrensten Tauchführer bei der Einschätzung der zu erwartenden Strömung schon mal ziemlich verkalkulieren. Zudem ist für einen Tauchlehrer „fast keine Strömung" ein „reißender Strom" für einen Tauchanfänger. Der Bewegungsraubfisch ist deshalb auch mit dem Temperaturraubfisch einer der Hauptgründe für die Blutzuckersicherheitsgrenze von 180 mg/dl, unterhalb der ein Taucher mit Diabetes NIEMALS einen Tauchgang antreten sollte.

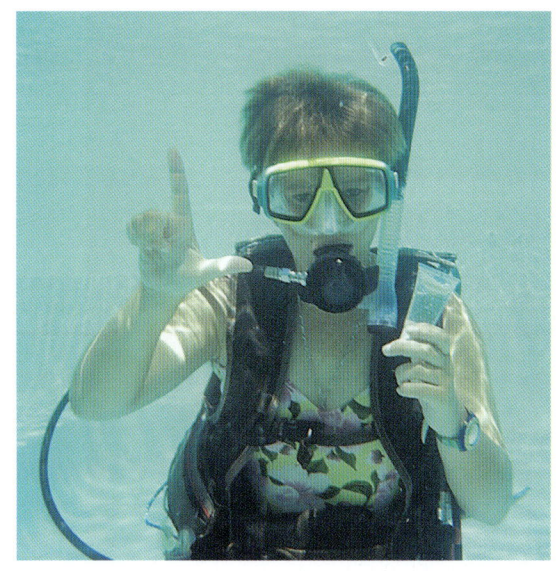

f) Der Ernährungs-Raubfisch

…gehört wohl meist zur Sorte der harmlosen Räuber. Jeder gut geschulte Mensch mit Diabetes hat gelernt, auch mit unbekannten Speisen die BE-Jongliernummer durchzuziehen. Obwohl manch exotische Nachtischbüffets schon die ein oder andere harte Nuss zu bieten haben.

g) Der Sprich-darüber-Raubfisch

…war nicht nur bei Tauchurlauben mein Freund. Wir leben sozusagen in einer Symbiose. Taucher mit Diabetes, die sich auskennen, informieren ihre Mittaucher über ihre Erkrankung. Die Reaktion der Basisleiter war fast immer von Interesse geprägt, und alle bemühten sich stets, meine diabetischen Bedürfnisse zu befriedigen.

Viel komplizierter ist da schon, die richtige Therapieanpassung für sich selbst zu finden. Dafür sind besonders wichtig:

- Wie passe ich den Insulinbedarf an?
- Wann und wie häufig muss der Blutzuckerspiegel gemessen werden?
- Welche Flüssigkeitsmenge benötige ich pro Tauchgang?
- Genaue Informationen zu den richtigen BE.

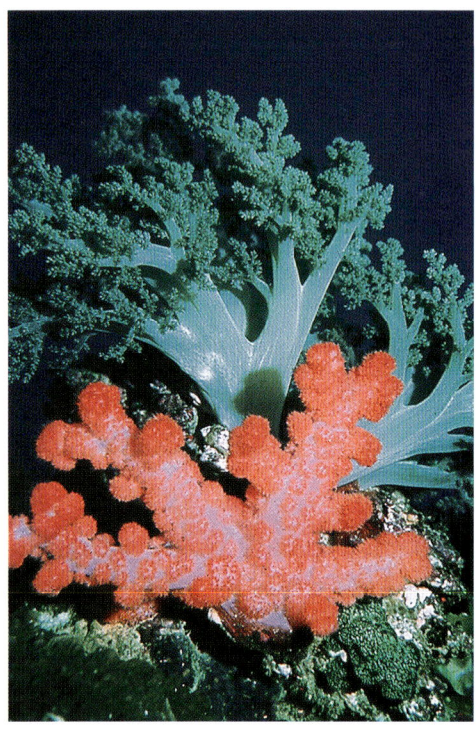

Diese und viele weitere Fragen galt es, bei der Diabetes- und Tauchstudie im Roten Meer zu klären. So trafen sich 15 Personen mit 7 000 kg Übergepäck (die Klamotten waren da noch nicht eingerechnet! Hier handelte es sich „nur" um das medizinische Equipment nebst unzähligen Laborgeräten...) etwas müde in Hurghada, Ägypten. „Gemütlich" ging es um 23.30 Uhr gleich zur ersten organisatorischen Besprechung, bei Bruthitze und nach mindestens 16 bis 20 Stunden Anreisestress. Zuerst stellten wir uns vor: Neun Taucher mit Diabetes und sechs nicht-diabetische Kontrollprobanden aus ganz Deutschland. Dann schilderte uns Ulrike Thurm ihr „kleines Tagesprogramm", welches sie vorbereitet hatte. Erfahrungswerte aus den vergangenen Tauchstudien boten die Grundlage. Na Mahlzeit! Aus war's mit der Gemütlichkeit. Nix mit Urlaub!

Kleines Tagesprogramm: Start circa 6.00 Uhr

Morgenurin per Messstreifen auswerten und in entsprechende Dokumentationsbögen eintragen, gleich mal mit dem Wassertanken beginnen, Treff bei Ulrike und Martha zum Blutsaugen für die Elektrolytmessung, Blutzuckerkontrolle und Blutdruckmessung. Sofortiges protokollieren aller Werte. Endlich darf gefrühstückt werden, natürlich auch nur streng protokolliert und mit Insulindosisanpassung nach vorheriger Absprache. Dann gleich aufs Tauchboot und erst mal das Equipment schleppen, evtl. Blutzuckerkontrolle zwischendurch fürs Ego. Dann für jeden der 2-3 täglichen Tauchgänge:

- Flüssigkeitszufuhr pro Tauchgang 1-2 Liter.
- Blutzuckerkontrollen 60, 30 Minuten und direkt vor jedem Tauchgang.
- Zufuhr von schnellen bzw. langsamen BE abhängig vom jeweiligen Blutzuckerwert.
- Vor und nach jedem Tauchgang dann Blutdruck-, Puls- und Hämatokritmessung für die wissenschaftliche Auswertung der Daten im Rahmen der Tauchstudie.

- ALLES protokollieren: Einmal in die entsprechenden Dokumentationsbögen, und dann noch in das Diabetes- und Tauchlogbuch (s. Kap. 2.5.).

Am Abend nach der Bootsrückkehr zuerst mal Tauchequipment waschen und anschließend gleich Treff im „Labor" bei Martha zur Elektrolytmessung. Abendessen mit vorheriger Blutzuckerkontrolle und Dosisanpassung, wie individuell abgesprochen, und natürlich werden alle „medizinischen und kulinarischen" Ereignisse dokumentiert.

Nach dem Abendessen ab circa 21.30 Uhr Lagebesprechung mit „open end". Die Werte aller Tauchteilnehmer werden diskutiert und davon die Therapieanpassung für den nächsten Tag abgeleitet. Zur „guten Nacht" nochmals Messung und Dokumentation von Urinwerten und Blutzucker. Bei der letzten Insulininjektion des Tages wird der über Nacht zu erwartende Muskelauffülleffekt berücksichtigt.

Bei so einem Aufwand – man bedenke, dass auch noch entsprechende Theorieeinheiten über „Diabetes" und „Tauchen" und „Diabetes und Tauchen" abgehalten wurden – kommt natürlich die Frage auf, ob da überhaupt noch Zeit zum Tauchen bleibt. Wer will, der bringt das auch noch unter! Und es ist um so herrlicher, direkt aus dem „Straflager" in die blauen Fluten des wogenden Paradieses hineinzugleiten, selbst wenn dort gleich wieder Übungen diabetologischer Art auf uns warteten. Denn jeder diabetische Taucher hatte sich vor Antritt eines Tauchgangs sicherheitshalber auszustatten mit:
- Zwei Tuben Jubin Zuckerlösung,
- Einer Packung GlucaGen-Hypokit,
- Ein mit Elektrolyt-Traubenzuckerdrink voll aufgetankter Scuda (einem Trinkbeutel, der mit einem speziellen Mundstück versehen ist und so das problemlose

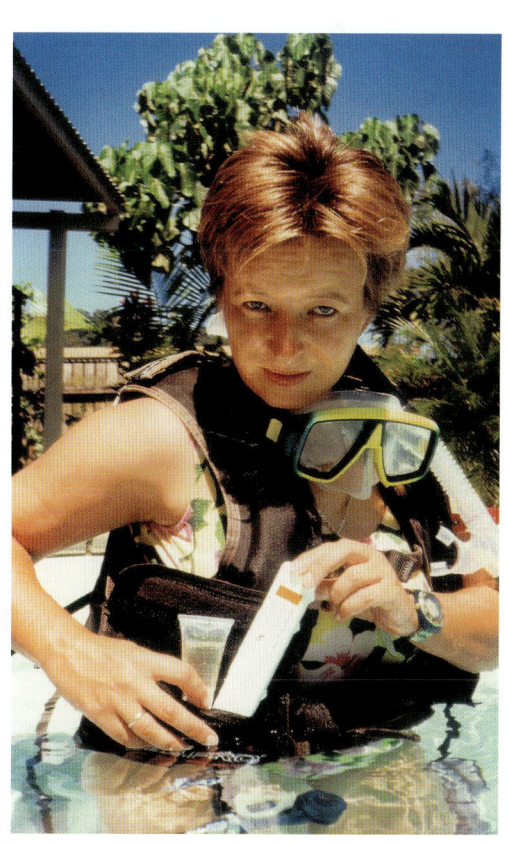

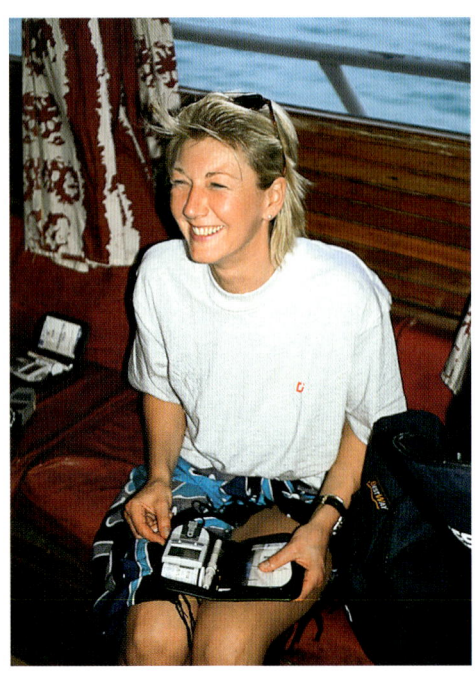
Trinken unter Wasser ermöglicht, siehe Kasten).
■ Einen Powerbar-Riegel für einen eventuell etwas längeren Rückweg zum Boot.

Nun zu den Übungen:
Scuda - Übung:
Sehr einfach! Flach einatmen – Luft anhalten – mit der Hand den Scuda dosiert drücken und gleichzeitig den BE-Saft vorsichtig schlürfen, genießen, schlucken, entspannt weiteratmen, fertig!

Jubin - Übung:
Ein Zusammenspiel der Tauchpartner! Der Taucher mit Diabetes zeigt unter Wasser mittels gespreiztem Daumen und Zeigefinger dem Tauchpartner das L für Low sugar, also niedrigen Blutzucker. Der „Buddy" (Tauchpartner) packt den Taucher mit Diabetes fest an der Tarierweste und hält die Höhe/Tiefe. Währenddessen kann der „unterzuckerte" Taucher in aller Ruhe die Jubin-Tube öffnen. Jetzt schnell mit dem Zeigefinger das Löchlein zuhalten, sonst fließt Salzwasser zu und das schmeckt… bäääh. Flach einatmen, Lungenautomat raus, Tube in den Mund, Zuckersirup in den Mund pressen, schlucken – Lungenautomat rein, ausblasen und atmen. Hypoglykämie ist sicher bekämpft, langsam auftauchen und Tauchgang beenden.

Alle Übungen sollten für einen Taucher mit Diabetes unbedingt zu Beginn eines jeden Tauchurlaubs zur Routinewiederholung gehören. Gefährlich wäre es, wenn Menschen mit Diabetes heimlich tauchen würden und so die erforderlichen Blutzuckermessungen nicht durchführen könnten.

Aus Sicherheitsgründen darf ein diabetischer Taucher nie mit einem Blutzuckerwert von unter 180 mg/ dl unter Wasser gehen. Die Folge der beabsichtigten leichten Hyperglykämie ist eine erhöhte Diurese: Der Körper scheidet mehr Wasser aus. Das führt zum Eindicken des Blutes und zum Anstieg des Hämatokritwerts. Erhöhte Hämatokritwerte hätten in unserer Studie aber sofort zum Tauchverbot geführt. Das bedeutete trinken, trinken und nochmals trinken….und zwar Wasser oder Elektrolytgetränke, pro Tauchgang sind zwei Liter das Minimum (s. auch Kap. 8.2.5.).

Was ist ein „Scuda"?

Mit einem „SCUDA" („Self Contained Underwater Drinking Aparatus") können Taucher unter Wasser Flüssigkeit trinken.
Komprimierte Luft oder Gemische für Taucher enthalten extrem wenig Feuchtigkeit. Beim Atmen dieser Luft wird den Tauchern kontinuierlich Feuchtigkeit entzogen. Auch das Schwitzen im Neoprenanzug, der schon vor dem Tauchgang getragen wird, ist nicht zu unterschätzen. Folgen sind ein erhöhter Flüssigkeitsverlust (Dehydratation) und ein unangenehm „trockener" Mund. Außerdem kann eine Dehydratation Symptome einer Dekompressionskrankheit hervorrufen.
Mit dem SCUDA-System ist es möglich, auch unter Wasser Flüssigkeit zu trinken. Das System besteht aus einem Mundstück mit einer integrierten Röhre, die mit einem flexiblen Behälter (0,33 Liter) verbunden ist. Der Trinkbeutel kann vom Mundstück getrennt und separat an der Ausrüstung befestigt werden, natürlich können auch mehrere Trinkbeutel mitgeführt werden. Durch einen automatischen Druckausgleich kann das System in jeder Tauchtiefe verwendet werden.

Weitere Informationen:
Tauchzubehör Höfling
SCUDA Marketing
Zirndorfer Weg 1
90556 Seukendorf
Telefon: 09-11/7-54-04-90
Telefax: 09-11/7-54-05-17
E-Mail: info@scuda.de
Homepage: http//www.scuda.de

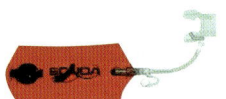

Nur bei den Tauchgängen während unserer Studie hatten wir dann endlich Ruhe vor Ulrike, die in den stillen Fluten keine Blutzuckerwerte, BE-Zufuhr oder Insulindosen mehr besprechen konnte. Ruhe vor Martha, der Messmaus, die ständig darauf bestand, dass wir mit den ägyptischen Kamelen in den Trinkwettbewerb traten. Ruhe vor Thomas, dem HNO-Arzt, der es einfach nicht lassen konnte, uns permanent mit irgendwelchen Abstrichstäbchen in den Ohren rumzufummeln. Ruhe vor Thomas, dem Tauchlehrer, der ständig Tauchgruppeneinteilungen verkünden wollte. Ruhe vor dem Kapitän, der immer wieder versuchte, alle mit seiner blöden Schaukelei dazu zu treiben, dass sie die BE wieder von sich gaben... Diese Ruhe gab es nur unter Wasser. Schweben, sich treiben lassen, genießen. Wie im Traum bin ich verzaubert von den herrlichsten Orten unseres blauen Planeten. Eine Erfahrung, ein Lebensgefühl, auf das ich für nichts in der Welt verzichten möchte.
    Ein spezielles Diabetes- und Sporttagebuch zum Tauchen finden Sie in Kap. 2.5.

Tauchen:

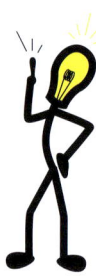

- Die medizinischen Voraussetzungen für die Tauchtauglichkeit müssen erfüllt und durch Voruntersuchungen nachgewiesen sein.
- Körperliche Aktivität kann – je nach Stömungsverhältnissen – recht unberechenbar sein, deshalb muss ein Sicherheitsblutzucker von über 180 mg/dl vor jedem Tauchgang eingehalten werden.
- Eine Flüssigkeitszufuhr von 1-2 Litern Wasser und Elektrolytgetränken pro Tauchgang ist Pflicht, um Dehydrierung und Eindickung des Blutes zu vermeiden.
- Blutzuckerkontrollen 60, 30 Minuten und direkt vor und nach jedem Tauchgang.
- Nach jedem Tauchgang Analyse der dokumentierten Daten und entsprechende Planung und Dosisanpassung für den nächsten Tauchgang.
- Scuda- und Jubin-Übung zu Beginn eines Tauchurlaubes als Routinewiederholung.

Die in diesem Erfahrungsbericht beschriebene Therapieanpassung an körperliche Aktivität ist ein individuelles Beispiel und darf nicht verallgemeinert werden. Sportler mit Diabetes können die für sie stimmigen Insulin- und Kohlenhydratanpassungen nur herausfinden, indem sie nach Rücksprache mit ihrem Diabetes-Team/Arzt verschiedene Konzepte ausprobieren, vor, während und nach der Belastung sehr häufig den Blutzucker messen und ein Sport-Tagebuch führen.

14.1.29. Tennis

Tennis: Rückschlagspiel für zwei (Einzel) bzw. vier Spieler (Doppel), das im Freien oder in der Halle ausgeübt werden kann. Gespielt wird auf einem Rasen-, Sand-, Teppich- oder Kunststoffplatz, der von einem straff gespannten Netz in zwei Spielhälften geteilt ist.

Das Spiel beginnt, indem ein Spieler den Ball von der Grundlinie aus über das Netz in das diagonal gegenüberliegende Aufschlagfeld schlägt. Der Ball darf nur einmal den Boden berühren, dann muss er über das Netz zurückgespielt werden. Beim Tennis werden die Punkte folgendermaßen gezählt: 15, 30, 40 und Spiel. Bei Einstand (40 : 40) wird so lange gespielt, bis eine Seite zwei Punkte Vorsprung hat.

Erfahrungsbericht von Ingrid Nassir
„Spiel, Satz und ... Blutzucker messen"

Ich heiße Ingrid, bin 43 Jahre alt und habe seit 35 Jahren Typ-1-Diabetes. Ich arbeite als Diplomsportlehrerin in einem Berufsbildungswerk, bin verheiratet und habe zwei gesunde Kinder im Alter von 12 und 15 Jahren.

Zu Beginn meiner Diabetes-Laufbahn wurde ich zunächst mit nur einer, später dann mit zwei Spritzen Basalinsulin täglich therapiert. Besonders beim Sport pendelte ich immer von einer Hypo zur nächsten. Blutzuckerselbstkontrollen und Insulindosisanpassung waren in den sechziger und siebziger Jahren noch völlig unbekannt, und so schwankten meine sportlichen Leistungen und die dadurch erzielten Erfolge ganz erheblich – von gewonnenen Clubmeisterschaften bis hin zum Ausscheiden gleich in der ersten Runde. Heute weiß ich, dass dies meistens mit der im Übermaß vorhandenen Insulinmenge zusammenhing. Seit 19 Jahren bin ich jetzt intensiviert eingestellt und spritze 4-6 mal pro Tag, Novo Rapid als Analoginsulin zu den Mahlzeiten und Protaphan als Verzögerungsinsulin.

Zur Zeit spiele ich Tennis in der Verbandsliga. Bei Punktspielen liegt mein größtes Problem darin, dass ich die Gegnerin und ihre Spielstärke meist nicht kenne. Ich kann also überhaupt nicht abschätzen, wie lang das vor mir liegende Match wohl dauern wird.

Ich reduziere auf jeden Fall mein Novo Rapid um 50 % und mein Verzögerungsinsulin um 20-40 %. Beim Doppel bewege ich mich deutlich weniger als beim Einzel, deshalb fallen dort meine Insulindosisreduktionen nicht so drastisch aus.

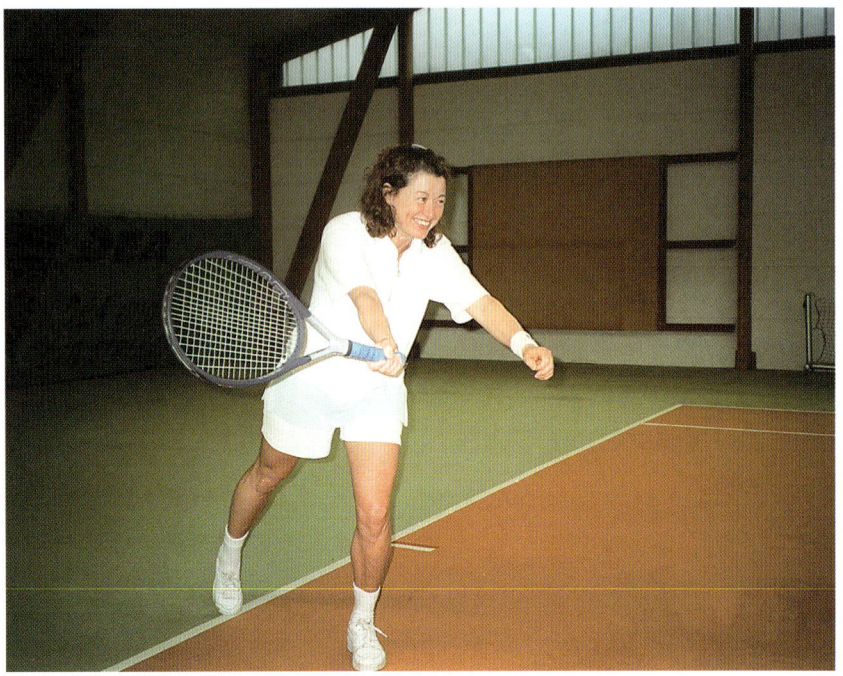

    Vor jedem Match und spätestens nach Beendigung des ersten Satzes messe ich den Blutzucker. Bei den Seitenwechseln nehme ich immer geringe Mengen Kohlenhydrate zu mir. In meiner Tennistasche habe ich immer Sport-BE dabei, vor allem Gummibärchen (schmecken beim Sport besser als Traubenzucker, da dieser so extrem trocken ist), Bananen (als langwirksame Energielieferanten) und Cola, Apfelsaft mit Wasser (geht am schnellsten ins Blut, beim Seitenwechsel zählt jede Sekunde).

    Ich informiere meine Gegnerin immer vor dem Spiel, dass ich zwischendurch auf dem Platz testen möchte, und das hat bisher jede akzeptiert. Allerdings wartet im Falle einer Hypoglykämie keine Gegnerin 10 Minuten ab, bis die Wirkung der Kohlenhydrate vollständig eingetreten ist. Deshalb starte ich am liebsten mit einem Ausgangsblutzucker von 180-200 mg/dl. Dieser Ausgangsblutzuckerwert hat für mich den entscheidenden Vorteil, dass ich mich ganz auf den Ball konzentrieren kann und mir nicht ständig überlegen muss, wo wohl mein Blutzucker gerade liegt. Wer selbst Tennis spielt, weiß aus Erfahrung, dass ein „freier Kopf" oft spielentscheidend ist. Das klappt nicht immer auf den Punkt genau, und ich habe bei einer extrem starken Gegnerin schon einmal geflucht, wenn ich trotz aller Vorsorgemaßnahmen durch ein sehr langes Spiel „in den Keller rutschte" und dadurch ein ganzes Match verlor.

Manchmal nervt mich der ganze Aufwand schon ganz schön, vor, während und nach den Spielen den Blutzucker zu messen. Sport und Bewegung sind für mich aber schon immer sehr wichtig – so wichtig, dass ich diesen ganzen Aufwand gerne in Kauf nehme. Ich glaube, dass ich den Diabetes ohne Sport gar nicht aushalten könnte. In diesem Zusammenhang möchte ich meiner Familie ganz herzlich danken, dass sie mir immer wieder Zeit für diese Freiräume gewährt.

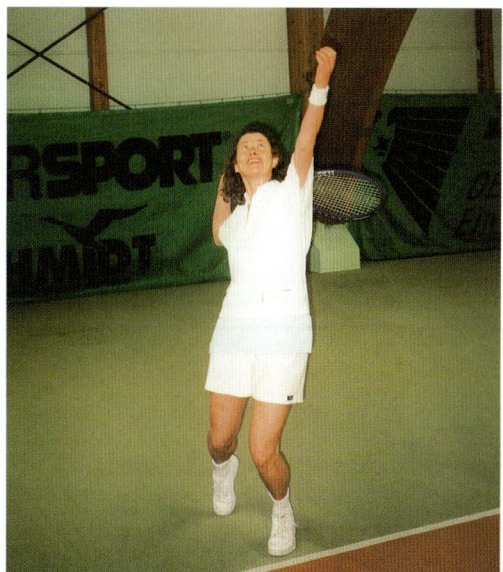

Tennis:

- Insulinreduktion vor dem Spiel: Novo Rapid um 50 %, Protaphan um 20-40 %.
- Sicherheitsblutzucker von 180-200 mg/dl vor dem Spiel anstreben.
- Blutzuckertest vor jedem Match, dann spätestens nach jedem Satz.
- Kohlenhydrat-Zufuhr beim Seitenwechsel: Gummibärchen, Cola, Bananen...
- Beim Doppel weniger Bewegung, d. h. geringere Insulindosisreduktion.

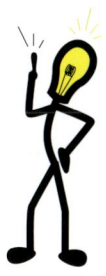

Die in diesem Erfahrungsbericht beschriebene Therapieanpassung an körperliche Aktivität ist ein individuelles Beispiel und darf nicht verallgemeinert werden. Sportler mit Diabetes können die für sie stimmigen Insulin- und Kohlenhydratanpassungen nur herausfinden, indem sie nach Rücksprache mit ihrem Diabetes-Team/Arzt verschiedene Konzepte ausprobieren, vor, während und nach der Belastung sehr häufig den Blutzucker messen und ein Sport-Tagebuch führen.

14.1.30. Tischtennis

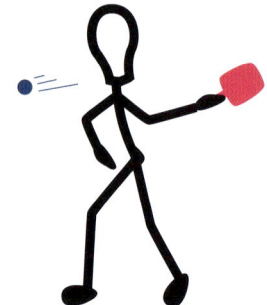

Tischtennis: Rückschlagspiel, bei dem im Einzel zwei Spieler, im Doppel vier Spieler mit Hilfe von Schlägern einen kleinen Zelluloidball über ein Netz schlagen. Tischtennis ist ein beliebter Freizeitsport, kann aber auch als Hochleistungssport betrieben werden.

Der Ball wird durch einen Aufschlag ins Spiel gebracht. Dabei muss der Ball zuerst vor dem Netz aufspringen und dann in der Tischhälfte des Gegners. Während des Ballwechsels darf der Ball nicht zweimal auf einer Seite des Tisches aufkommen, und die Spieler dürfen weder den Tisch noch den Ball mit der Hand berühren. Das Aufschlagrecht wechselt nach je fünf Punkten. Der Spieler, der zuerst 21 Punkte erreicht, gewinnt den Satz. Haben beide Spieler 20 Punkte, wechselt der Aufschlag nach jedem Punkt, bis ein Spieler zwei Punkte Vorsprung hat. Gespielt wird nach zwei oder drei Gewinnsätzen.

Erfahrungsbericht von Marc Weinstrauch

Mein Name ist Marc, ich bin 22 Jahre alt und studiere Wirtschaftswissenschaften im vierten Fachsemester an der Uni Hohenheim bei Stuttgart. Seit 1986 habe ich Typ-1-Diabetes und behandle ihn mit der intensivierten Insulintherapie. Zu den Mahlzeiten spritze ich Normalinsulin und zur Nacht Verzögerungsinsulin.

In meiner Freizeit treibe ich sehr viel Sport, unter anderem Reiten, Motorrad fahren, Leichtathletik und am meisten Tischtennis. Irgendwann soll auch noch das Tauchen dazukommen. Tischtennis spiele ich momentan etwa dreimal die Woche für jeweils drei Stunden. Zusätzlich bin ich ausgebildeter Trainer, Schiedsrichter und natürlich aktiver Spieler bei den Herren in der Bezirksklasse.

Im Tischtennis sollte man zwischen zwei Bereichen unterscheiden: Wettkampf und Training. Der Unterschied liegt in der Dauer und Intensität der Belastung. Für beide Bereiche ist es gleichermaßen wichtig, die für sich optimale Abstimmung zwischen Insulindosisreduktion und zusätzlichen Sport-BE zu finden. Vor den Wettkämpfen strebe ich einen Ausgangsblutzuckerwert von über 150 mg/dl an; lieber etwas höher, um im Match ein sicheres Polster vor der ansonsten drohenden Hypoglykämie zu haben.

Da bei Wettkämpfen die psychische und physische Belastung höher ist, halbiere ich meine komplette Insulindosis und esse noch zusätzlich zwei BE direkt vor Spielbeginn (meist einen Energieriegel oder eine Banane, liegt nicht schwer im Magen). Mein Blutzucker sollte sich nämlich während des Wettkampfs nicht wesentlich verändern, da ich für mich persönlich festgestellt habe, dass meine Konzentration und meine körperliche Leistungsfähigkeit im Spiel bei einem Blutzuckerwert von 150 mg/dl am besten ist.

Über den Tag verteilt mache ich mehrere Blutzuckermessungen zur Kontrolle, besonders vor und nach jedem Match. Nach jedem Match nehme ich je nach Höhe des Blutzuckers Bananenstückchen oder Orangensaftschorle zu mir, je nach Intensität des Spiels. Sollte der Blutzucker unvorhergesehenerweise nach oben ausgerissen sein, weil mein Gegner ganz schwach gespielt hat und ich so das Match ohne große Anstrengung und in kurzer Zeit beenden konnte, spritze ich ein bis zwei Einheiten schnell wirksames Analoginsulin.

Meine Therapieanpassung im Training sieht ähnlich aus wie im Wettkampf, hier kann ich jedoch die Belastungsintensität im Vorfeld deutlich besser abschätzen. Je nachdem was auf dem Programm steht, reduziere ich meine Insulindosis um 15-50 %. Dazu esse ich direkt vor Trainingsbeginn 2 Sport-BE. Während des Trainings esse ich eine Banane und trinke Saftschorle. Auch hier versuche ich, wegen meiner deutlich besseren und stabileren Konzentrations- und Leistungsfähigkeit, meinen Blutzucker konstant um die 150 mg/dl zu halten.

Sehr wichtig ist bei mir circa 2-3 Stunden nach einem Wettkampf, vor allem aber nach dem Training, unbedingt nochmals einen Kontrollblutzucker zu machen. Dann kommt bei mir dank des Muskelauffülleffektes die sportliche Belastung erst voll zur Entfaltung. Daher muss ich auch nach Beendigung des Trainings oder Wettkampfs die Insulindosis reduzieren und mehr Kohlenhydrate zu mir nehmen.

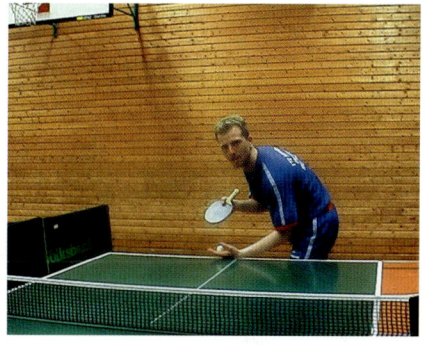

Am Anfang reagierte mein Blutzucker sehr stark auf die körperliche Belastung des Tischtennisspielens, aber mit der Zeit gewöhnte sich mein Körper – dank verbesserter Technik und ökonomischerer Belastung – daran. Je mehr ich trainiere, desto besser werden die spielerischen Leistungen und desto weniger stark fällt der Blutzucker bei gleicher Belastungsintensität ab. Die durch das Training vergrößerten Glykogenspeicher in der Muskulatur geben ihr Übriges dazu. So muss ich heute schon einer deutlich höheren Belastung oder einem sehr starken Gegner beim Tischtennis ausgesetzt sein, damit mein Blutzucker stark absinkt.

Bei anderen Sportarten, die ich nicht so intensiv betreibe und die andere Muskelgruppen belasten, ist das komplett unterschiedlich. Dann reagiere ich wegen mangelnder Bewegungsökonomie und dadurch deutlich gesteigerter „Motorik" oft sehr schnell mit einem heftigen Blutzuckerabfall. Mir macht Sport sehr viel Spaß, und durch den Diabetes werde ich in keiner Weise im Sport beeinträchtigt oder benachteiligt.

Tischtennis:

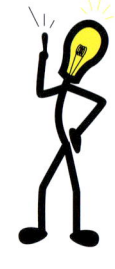

- Je nach Intensität und Dauer von Training oder Wettkampf muss eine passende Abstimmung von Insulindosisreduktion um 15-50 % und zusätzlichen Sport-BE (2 oder mehr) gefunden werden.
- Der Blutzucker sollte während des Tischtennisspielens konstant um 150 mg/dl liegen, da dann körperliche Leistungsfähigkeit und Konzentration am besten sind und die Gefahr einer Unterzuckerung gering ist.
- Während Wettkampf und Training regelmäßig Sport-BE essen und trinken.
- Durch Training werden die Glykogenspeicher in der Muskulatur vergrößert, deshalb sinkt der Blutzucker bei gleicher Belastung nicht mehr so stark ab.

Die in diesem Erfahrungsbericht beschriebene Therapieanpassung an körperliche Aktivität ist ein individuelles Beispiel und darf nicht verallgemeinert werden. Sportler mit Diabetes können die für sie stimmigen Insulin- und Kohlenhydratanpassungen nur herausfinden, indem sie nach Rücksprache mit ihrem Diabetes-Team/Arzt verschiedene Konzepte ausprobieren, vor, während und nach der Belastung sehr häufig den Blutzucker messen und ein Sport-Tagebuch führen.

14.1.31. Wandern

Wandern: Vielseitige Form der aktiven Bewegung. In jedem Gelände mit unterschiedlichen Belastungsintensitäten möglich. Von der gemütlichen Wanderung um einen See, im Flachland bis hin zur anspruchsvollen Bergtour.

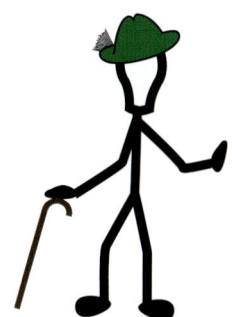

Erfahrungsbericht von Karin Bauer
Das Wandern fängt mit dem Gehen an –
Hommage an eine Bewegungsform

Bevor ich Sie jetzt auf eine wunderbare Bergwanderung „mitnehmen" möchte, darf ich mich kurz vorstellen. Mein Name ist Karin Bauer, ich bin 41 Jahre alt und habe seit 23 Jahren Typ-1-Diabetes.

„Gut, bis morgen früh 8.00 Uhr!" „Wohin fahren wir denn?" „Erst mal auf die Salzburger Autobahn, dann suchen wir eine Tour aus dem Wanderführer heraus." „Hörst du zuvor den Wetterbericht an?" „Ja, und wenn es regnet, marschieren wir einfach an der Isar entlang, Hauptsache, wir bewegen uns und sind an der frischen Luft." „Genau, denn dann geht es uns immer gut!"

Ein Telefongespräch, das alles besagt: Meine Freundin Bettina und ich haben uns zum Wandern verabredet.

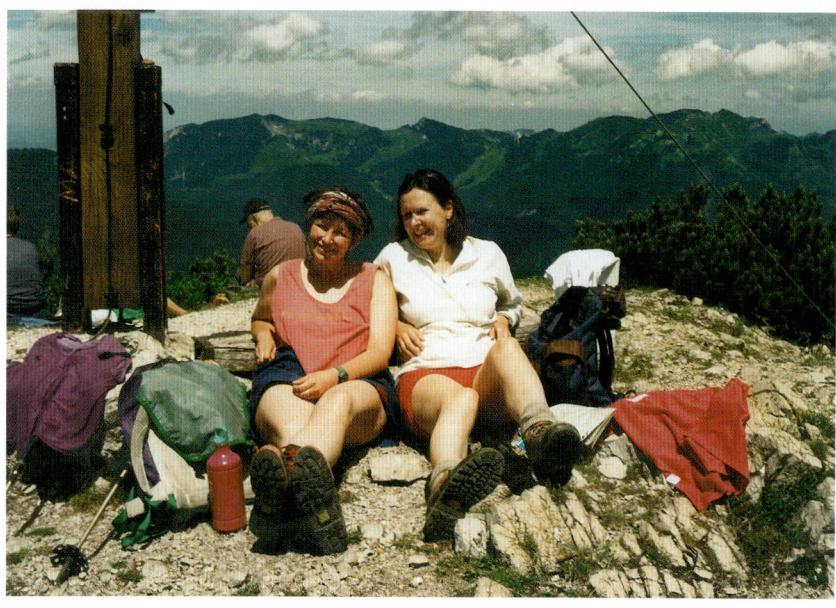

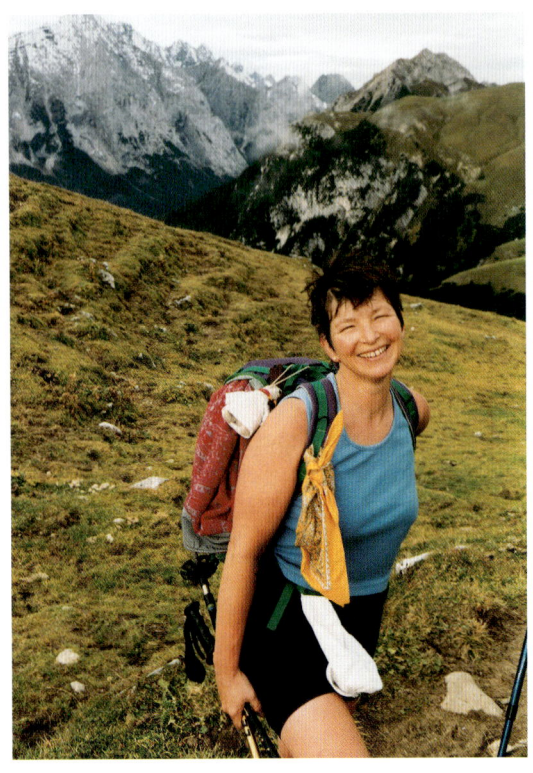

An diesem Abend spritze ich meine Basalrate 1 Stunde früher, damit ich sie auch am nächsten Morgen um 1 Stunde – auf 6.00 Uhr – vorverlegen kann, denn wir starten früh, und ich möchte nur das Humalog®-Insulin im Pen mit in die Berge nehmen. Ich freue mich auf die sicher fröhlichen, eindrucksvollen, entspannenden Stunden in „meinen" Bergen.

Sonntag, 6.00 Uhr: Der Wettergott meint es gut. Die Regenwahrscheinlichkeit liegt bei 20 %.

Als intensiviert Spritzende verringere ich mein Verzögerungsinsulin um 30 %. So kann ich ohne das Risiko von schwereren Unterzuckerungen den ganzen Tag sportlich aktiv sein. Jeder Mensch mit Diabetes kann durch Testen seiner Werte vor, während und nach dem Sport herausfinden, um wie viel er seine Insulindosis reduzieren sollte.

Auf der Autobahn schmökere ich im Wanderführer: „Kaisergebirge". Die Silhouette des Zahmen Kaisers im Morgenlicht kündigt uns Stunden weit weg vom Alltagsleben an. Wir beschließen, auf die Pyramidenspitze zu steigen. Die Aufstiegszeit beträgt laut Buch ca. 3 Stunden für 1.000 Höhenmeter.

Es ist nicht nur hilfreich und informativ, sondern essentiell für die eigene Sicherheit, sich mit der bevorstehenden Wanderung zu beschäftigen: Wo liegt der Startpunkt, wo das Ziel, wie viel Zeit wird für die gesamte Strecke benötigt, gibt es schwierige Orientierungspunkte.

Der Nüchternwert lag im Normbereich, so dass ich beim Frühstück etwas weniger Humalog gespritzt habe, damit ich mit einem höheren Wert um 200 mg/dl loslaufen kann. Ich verbrauche ca. 1 BE/Stunde bei gleichmäßiger Wanderung. Auch diesen Wert kann jeder Mensch mit Diabetes durch regelmäßiges Blutzuckermessen gut für sich selber ermitteln, denn Wandern ist eine Erweiterung der natürlichsten Bewegungsart des Menschen, dem Gehen. Ein schöner Marsch

> **Formel des Deutschen Alpenvereins (DAV) zur Errechnung der einfachen Gehzeit:**
>
> 1. Errechnen der Höhendifferenz (bzw. der Höhenmeter – hm) auf der Karte vom Ausgangspunkt bis zum Endpunkt (ev. Gipfel) und Ausrechnen der Zeit: 300 hm/Stunde in der Gruppe, 400 hm/h alleine oder zu zweit
> 2. Ausrechnen der horizontalen Distanz vom Ausgangspunkt zum Zielpunkt in km und Ausrechnen der Zeit: 3 km/h in der Gruppe , 4 km/h alleine oder zu zweit
> 3. Nun hat man zwei Zeitwerte, die man folgendermaßen addiert: Den kleineren Zeitwert x 0,5 + den größeren Zeitwert x 1 = Gehzeit.
>
> **Beispiel:**
> 1. Von 800 hm gehen wir zu zweit auf 2000 hm, also 1200 hm, also 3 Stunden
> 2. Die horizontale Strecke beträgt ca. 5 km, also ca. 1 Stunde 25 Minuten
> 3. Gehzeit für den Hinweg: 1 h 25 min x 0,5 + 3 h = ca. 45 min + 3 h, also 3 h 45 min
> Durch Erfahrung lernen Sie, ob Sie sich auf diese Rechung verlassen können oder ob Sie einen persönlichen Korrekturfaktor benötigen.

von der Haustür weg kann die Sinne ebenso befreien wie die Wanderung im Gebirge und hat den Vorteil, dass Sie sich ganz auf die Bewegung und die Blutzuckerwerte konzentrieren können.

9.15 Uhr, am Parkplatz in Durchholzen: „Na, brauchst Du noch eine Start-BE?" „Gute Idee, Bettina, der Zucker liegt bei 120 mg/dl." Bettina hat durch unsere vielen Wanderungen ein gutes Gespür für meinen Diabetes entwickelt. Gerade im Gebirge ist es ratsam und wichtig, dass die Bergkameraden über unseren „Begleiter" Bescheid wissen. „Und welche leckeren Süßigkeiten hast Du heute dabei, Karin?" „Heute gibt es Gummibärchen, Campino-Fruchtbonbons, Traubenzucker und reichlich gezuckerten Orangensaft als schnelle BE. Weiterhin ausreichend langwirkende Kohlenhydrate in Form von Brot, Obst, Schokolade und Müsliriegel."

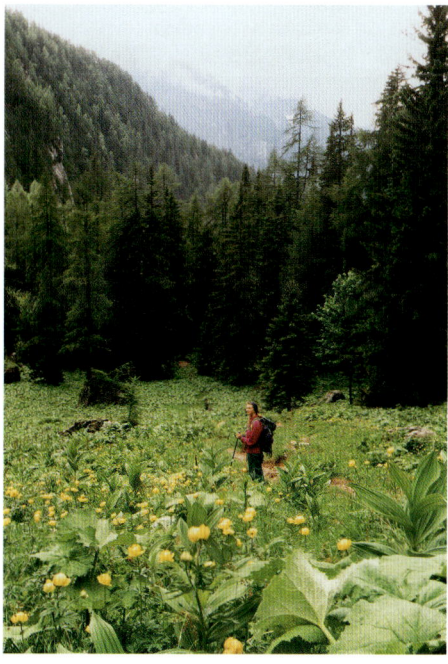

Wir sehen das Wanderschild „Pyramidenspitze". „Hier sind wir richtig." Wir vergewissern uns mittels der Karte. In der ersten Stunde steigt der Weg mäßig an, wir können uns also gut eingehen. Dann gabelt er sich. Zu unserem Gipfel geht es nach „rechts", also nach Osten. Ich spüre ganz leichte Unterzuckersymptome: Bei 80 mg/dl trinke ich sofort Orangensaft, esse einen Müsliriegel, 12 Gummibärchen (1BE) und lutsche ein Bonbon. Bis jetzt bin ich – toi toi toi – in der glücklichen Lage, die ersten Anzeichen einer beginnenden Unterzuckerung zu spüren, so dass ich vorbeugend reagieren kann. Menschen mit Diabetes, die leider keine so gute Wahrnehmung haben oder nicht genau wissen,

Packliste für eine Tageswanderung:

- Diabetes-Utensilien in ausreichendem Maße (Insulin, Teststreifen, Protokollheft, Testgerät, Azetonteststreifen etc.),
- Glukagonspritze (bei längeren Touren auch zwei in unterschiedlichen Taschen mitführen),
- Leicht zu findender schriftlicher Hinweis auf den Diabetes (evtl. SOS-Anhänger) und Verhalten in Notsituationen,
- Evtl. ein Handy, um in Notsituationen Hilfe rufen zu können,
- Lieblingssüßigkeiten, Traubenzucker, Saft mit Glukosesirup o. ä.,
- Brotzeit (saftige Brote, Apfel, Banane, Müsliriegel, Kekse, Schokolade etc. in Plastikdose),
- Trinkflasche mit ausreichend Flüssigkeit (1-2 Liter, im Winter Thermoskanne),
- Bequemer Tagesrucksack (beim Kauf mit Gewicht testen),
- Teleskopwanderstöcke,
- Jacke, wind- und regendicht (evtl. mit einer atmungsaktiven Membran),
- Wanderschuhe/Bergstiefel (den Knöchel umschließend),
- Wandersocken (polstern den Ballen, Zehen- und Fersenbereich ab und trocknen schnell),
- Handschuhe, Mütze (von Herbst bis Frühjahr),
- Regenüberhose (schlechtes Wetter kann Sie immer überraschen),
- T-Shirt oder Hemd zum Wechseln (Funktionsunterwäsche trocknet schnell),
- Pullover oder Strickjacke (aus Fleece sind sie leicht und warm),
- Wanderkarte,
- Wanderführer, z. B. mit ausgewählten Touren im Gebiet, oft auch ausleihbar in Stadtbibliotheken oder beim Deutschen Alpenverein (wenn man dort Mitglied ist),
- Kleine Plastiktüte (bei Regen für die wichtigsten Utensilien),
- „Zweite-Haut"-Pflaster (aus der Apotheke, gegen Blasen).

Außerdem: (optional)
- Fotoapparat,
- Höhenmesser (ein motivierender Luxus, da er z. B. die erstiegenen Höhenmeter anzeigt),
- Taschenmesser, Taschentuch, Sonnencreme, Sonnenbrille,
- Taschenlampe bzw. Stirnlampe (im Winter, da die Tage viel kürzer sind),
- Sitzpolster (ein kleiner Luxus, für kühlere Tage),
- Kugelschreiber (für die Postkarte an die Daheimgebliebenen),
- Fernglas (um die Berge in der Umgebung wiederzuerkennen).

wie sich ihre Unterzuckerungssymptome bei körperlicher Aktivität bemerkbar machen, sollten genauer durch noch häufigeres Blutzuckermessen (mindestens alle 60 Minuten) herausfinden, wie sie auf kontinuierliche sportliche Bewegung reagieren.

Am liebsten wandere ich gleichmäßig und stetig den Berg hinauf. Der Körper findet so seinen eigenen Gehrhythmus, und alle Sinne können in die schöne Bergwelt eintauchen. Hat der Partner einen langsameren oder schnelleren Rhythmus, sollte sich der trainiertere, schnellere Geher dem langsameren anpassen. Bei größeren Gruppen kann man diese auch entsprechend ihres Gehtempos aufteilen und einen Zeitpunkt für einen gemeinsamen Treffpunkt ausmachen. So werden ungeübtere oder langsamere Wanderer nicht sofort frustriert oder konditionell überfordert.

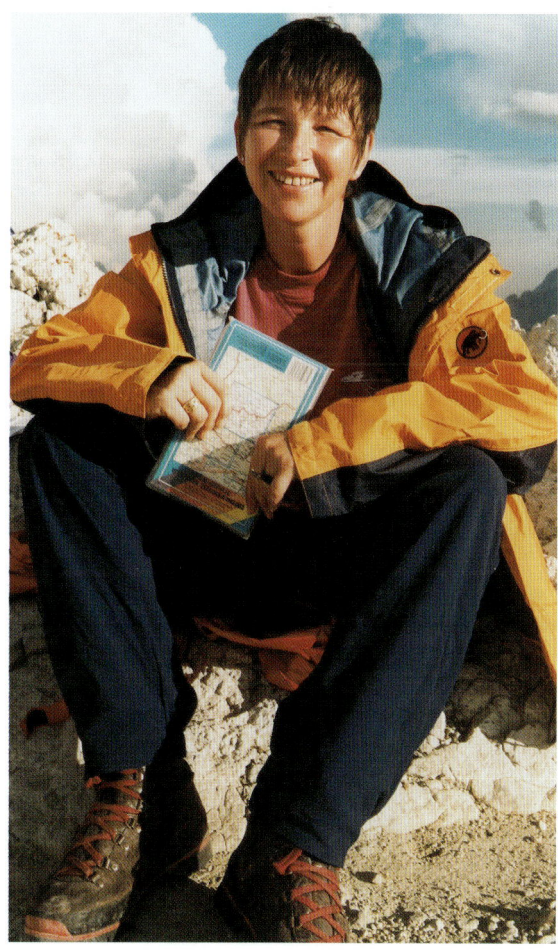

Nach einer weiteren Stunde wandelt sich der Weg im Winkelkar in einen drahtversicherten Steig. Die Teleskopstöcke, die den Aufstieg unterstützen, werden im Rucksack verstaut. Wenn wir beim Abstieg wieder an dieser Stelle angekommen sind, werde ich sie benutzen, um die Knie zu entlasten. Schwindelfreiheit und Trittsicherheit sind nun erforderlich. Deswegen lege ich nochmals eine kurze Testpause ein. Der Zucker zeigt sich heute von seiner besten Seite, er liegt bei 130 mg/dl. So trinke ich noch etwas Orangensaft, nasche Fruchtdrops und Gummibären. Eine ausreichende Flüssigkeitszufuhr ist gerade bei Wanderungen im Gebirge sehr, sehr wichtig. Je nach Tempe-

> **Wanderschuhe**
>
> Ein weiteres wichtiges Thema für Menschen mit Diabetes sollten die Wanderschuhe sein. Der Schuh muss 100 %ig passen, denn genau darauf kommt es bei längeren Touren an, um Verletzungen am Fuß (Blasen, Abschürfungen) zu vermeiden. Passt der Schuh trotz dicker Socken und dünner Socken drunter? Berühren die Zehen den Wanderschuh auch dann nicht, wenn sie schräg bergab stehen? Füße schwellen durch längeres Wandern/Laufen an, deshalb sollten Sie Wanderschuhe am besten gegen Abend kaufen. Wanderschuhe müssen rechtzeitig vor Beginn einer Tour gekauft werden, denn es braucht Zeit, sie einzulaufen (s. auch Kap. 9.2.3. Periphere Neuropathie und „diabetischer Fuß").

ratur und Belastungsintensität können 1-2 Liter pro Stunde erforderlich sein. Über die letzten Höhenmeter kommen wir nach 3 h dem Gipfel schwitzend und lachend näher. Nach gegenseitigen Beglückwünschungen wechsle ich das verschwitzte T-Shirt, um während der Bewegungspause nicht zu frieren. Bis wir absteigen, trocknet es schnell in der Sonne. Warm angezogen lasse ich meine Augen nach Süden zum Wilden Kaiser gleiten und genieße die Brotzeit mit meiner Freundin.

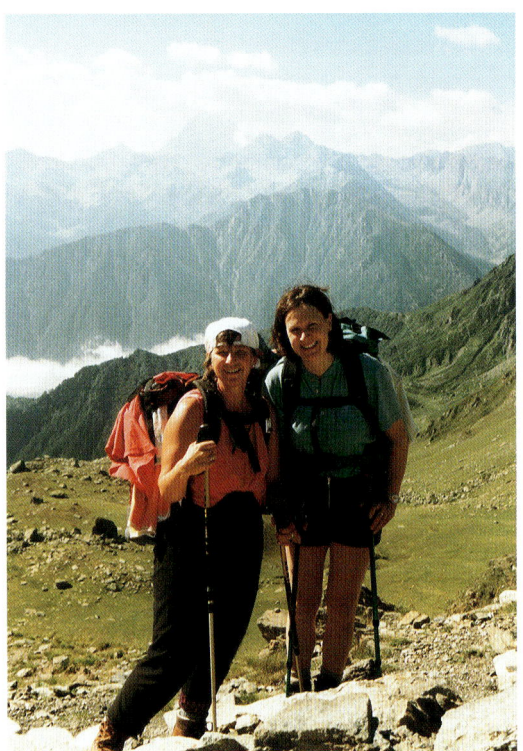

Für die 4 BE Brot und Obst reduziere ich den Humalogbolus um 70 %. Die Einkehr in eine Hütte vermisse ich heute nicht! „Eine wunderbare Aussicht liegt vor uns, nicht, Bettina?" „So viele Berge warten noch auf uns!" „Ja und wir können uns über unsere gelungene Wanderung freuen."

Bevor wir den Abstieg beginnen, versuchen wir mit dem Fernglas einzelnen Gipfeln ihre Namen zuzuordnen. Dadurch kommen wir immer wieder mit anderen Wanderern ins Gespräch und erhalten oft Anregungen für eine neue Tour.

Die Gefahr einer Unterzuckerung nimmt – zumindest nach meiner Erfahrung – beim Rückweg ab, da der

Aufstieg wesentlich anstrengender ist. Einmal teste ich während des fröhlichen Abstiegs. Der Zucker ist auf 150 mg/dl gestiegen. Ein idealer Wert, um entspannt weiter zu wandern.

Beim Wandern, wie auch bei anderen Ausdauersportarten, ist zu beachten, dass Sie auch nach der Anstrengung das Verzögerungsinsulin zur Nacht reduzieren müssen, da die Zuckerspeicher in den Muskeln wieder aufgefüllt werden. Ich werde es heute Nacht um 30 % verringern, da die Wanderung für mich nicht übermäßig anstrengend war.

Zufrieden und müde erreichen wir nach 6 Stunden unseren Ausgangspunkt.

„Kennst Du schon unser neues Wandermotto, Karin?" „Vielleicht: Je süßer das Gepäck, desto schneller die Wanderinnen?" „Nein, der Zucker läuft bei Dir so gut mit, den machen wir nicht zum Motto. Das Motto heißt einfach: Nach der Wanderung ist vor der Wanderung!"

Wandern:

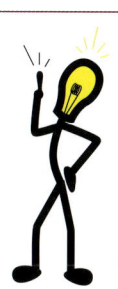

- Vor einer Wanderung das Verzögerungsinsulin um mindestens 30 % reduzieren.
- Einen erhöhten Ausgangsblutzucker von ca. 200 mg/dl vor einer Wanderung anstreben und während des Gehens ca. 1 BE/Stunde zusätzlich essen.
- Während der Wanderung den Mahlzeitenbolus um ca. 70 % reduzieren.
- Ausreichende Flüssigkeitszufuhr (1-2 l/h) bei Wanderungen im Gebirge erforderlich.
- Bergkameraden müssen über den Diabetes und mögliche Notsituationen informiert sein.
- Gute Vorbereitung und Ausrüstung (s. Kästen) erforderlich.
- Weitere Informationen zum Blutzuckermessen in extremer Kälte und großer Höhe finden Sie in Kap. 6.1.

Die in diesem Erfahrungsbericht beschriebene Therapieanpassung an körperliche Aktivität ist ein individuelles Beispiel und darf nicht verallgemeinert werden. Sportler mit Diabetes können die für sie stimmigen Insulin- und Kohlenhydratanpassungen nur herausfinden, indem sie nach Rücksprache mit ihrem Diabetes-Team/Arzt verschiedene Konzepte ausprobieren, vor, während und nach der Belastung sehr häufig den Blutzucker messen und ein Sport-Tagebuch führen.

14.1.32. Wildwasser-Kanuslalom

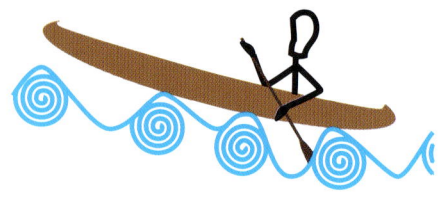

Wildwasser-Kanuslalom: Sportart, die auf einem Flussabschnitt von ca. 500 Meter Länge mit leichtem bis schwerem Wildwasser durchgeführt wird. Mit Richtungstoren wird ein Parcours ausgehängt, der möglichst schnell und ohne Torberührung durchfahren werden soll. Die grünen Tore müssen in Flussrichtung und die roten entgegen dieser befahren werden, sonst gibt es Strafsekunden. Diese Sportart wird entweder kniend im Canadierboot mit einem Stechpaddel durchgeführt oder sitzend im Kajak mit einem Doppelpaddel. Der Wettkampf besteht aus zwei Läufen, die addiert werden. Dagegen ist Kanufahren als Freizeitsportart von der Belastung her ganz anders. Die Flussfahrten können dann von 30 Minuten bis zu mehreren Stunden dauern.

Erfahrungsbericht von Dieter Keck

Seit 27 Jahren kämpfe ich in meinem schwankenden Kanu gegen die ebenso schwankenden Blutzuckerwerte. Im Kanusport spielen Kraft, Schnelligkeit, Ausdauer, Technik, Koordination und nicht zuletzt die Taktik eine ähnlich große Rolle wie beim Diabetes Blutzuckermessungen, Insulindosisanpassung, Ernährung und körperliche Bewegung. Seit vier Jahren trage ich die Disetronic-Insulinpumpe. Leider entschied ich mich erst sehr spät für diese Therapieform, da ich fälschlicherweise dachte, die Pumpe sei mit meinem Extremsport im Wasser nicht zu vereinbaren.

Vor der Pumpentherapie habe ich versucht, die unterschiedlichen körperlichen Belastungen nur durch die vermehrte Aufnahme von Kohlenhydraten auszugleichen. Glücklicherweise ist es heute mit der komplett wasserfesten Disetronic-Insulinpumpe und den neuen, schnell wirkenden Analoginsulinen einfacher geworden, den Blutzucker exakt zu steuern. Das Wichtigste sind jedoch nach wie vor die häufigen Blutzuckermessungen. Die Erfahrung zeigte mir, dass beginnende Hypos und zu hohe Blutzuckerwerte sich beim Sport genauso anfühlen wie Wettkampfstress, Freude oder Nervosität. Gerade bei einer extremen körperlichen Belastung kann man die üblichen Unterzuckerungssymptome von der Anstrengung beim Sport oft nicht unterscheiden.

Für mich hat es sich bei anspruchsvollen Wildwasser-Parcours und anderen körperlichen Aktivitäten immer bewährt, meine Pumpe nicht abzulegen, sondern dranzulassen. Nur so bin ich je nach den aktuellen Erfordernissen und dem gemessenen Blutzuckerwert jederzeit in der Lage, die Basalrate zu verändern oder einen Bolus abzugeben. Beim Kanusport sichere ich die Einstichstelle des Disetronic-rapid-Katheters zusätzlich mit einem wasserdichten OpSite-Folienpflaster. Bei kentergefährlichen Aktionen trage ich die Pumpe innerhalb meiner Neoprenhose am Bein oder mit einem Clip-Etui an der Innenseite des Hosenbundes.

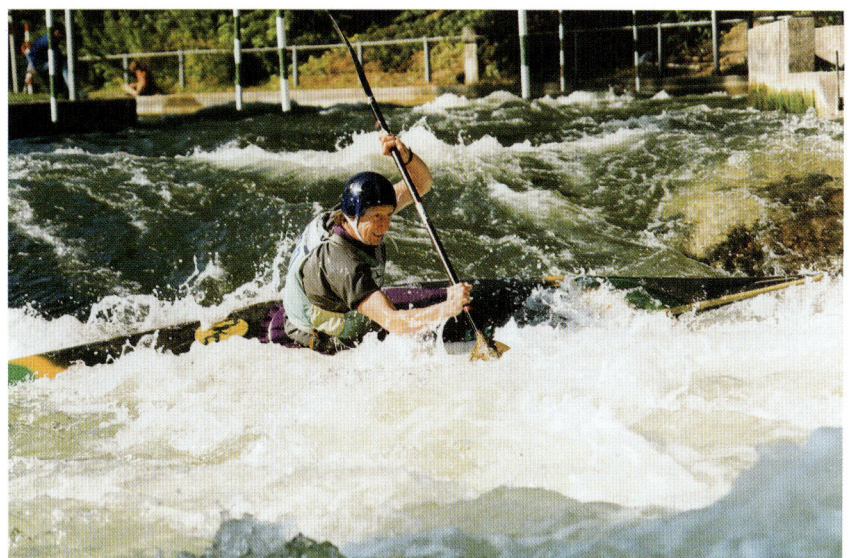

Die Anpassung meiner Insulintherapie hängt davon ab, was ich vorhabe. Steht z. B. ein Wettkampf an, lasse ich die Basalrate unverändert. Ich messe zwei Stunden vor dem ersten Lauf meinen Blutzucker und versuche, ihn auf circa 200 mg/dl einzustellen. Das heißt, wenn ich dann etwa einen Blutzucker von 100-140 mg/dl habe, würde ich 3 BE „Flüssigbrennstoff" (Saft, Apfelsaftschorle etc.) einwerfen, ohne einen Bolus abzugeben. Beim 45-minütigen Aufwärmprogramm sinkt der Blutzucker dann ein bisschen ab. Leichtes Laufen, Gymnastik und Warmpaddeln sind vor jeder Kanufahrt unverzichtbar. Da die körperliche Belastung beim eigentlichen Wildwasser-Kanuslalom zwar heftig, aber nur sehr kurz ist, sinkt der Blutzucker in den 100 bis 140 Sekunden des Wettkampfes nur sehr wenig ab. Nach dem ersten Lauf wird noch vor dem Auspaddeln und erwartungsvollen Betrachten der Ergebnisliste sofort wieder der Blutzucker gemessen.

Bei Wildwassertouren und Flussfahrten von 1-2 Stunden Dauer sieht meine Therapieanpassung ganz anders aus. Für solche Ausdauerbelastungen senke ich die Basalrate stark ab, da sich mein Insulinbedarf bei kontinuierlicher körperlicher Arbeit nachhaltig reduziert. Für ein Ausdauertraining mit einer angestrebten Pulsfrequenz um die 150 Schläge pro Minute senke ich die Basalrate 1-2 Stunden vor Trainingsbeginn um 50 % ab, diese Reduktion behalte ich unabhängig von meinem Ausgangsblutzucker bei. Je nach Blutzuckerwert esse ich verschiedene Mengen an Kohlenhydraten in Form von „Flüssigbrennstoff" (schnelle BE), Müsliriegeln oder Bananen (langsame BE). Bei einem Ausgangsblutzuckerwert von 80 mg/dl vor der Kanufahrt nehme ich 4 schnelle und 2 langsame BE zu mir. Bei einem Blutzucker von 200 mg/dl würde ich immer noch 2 langsame BE einnehmen, um den Blutzucker während einer mehrstündigen Fahrt langfristig zu stabilisieren und so die Entwicklung einer Unterzuckerung auf dem Wasser zuverlässig zu vermeiden.

Im Boot habe ich dann noch eine Trinkblase dabei, über die ich durch einen Schlauch kontinuierlich und problemlos kohlenhydrathaltige Flüssigkeit trinken kann.

Bei meinen Wildwassertouren ist alles wieder ganz anders und im Vorfeld nur schlecht zu kalkulieren. Je nach Wasserstand erfordert der Fluss viel oder wenig BE. Ich paddele mehr oder weniger, fahre mit Freunden um die Wette, spiele in den Walzen und Kehrwässern, lasse mich wieder treiben, kämpfe mich durch flaches Wasser und über Kiesbänke. Dann muss ich mal aus dem Kanu, schaue mir das Wildwasser an, befinde es für unfahrbar und muss mein Gefährt tragen. 500 Meter trage ich mein Kanu auf dem Rücken über Felsen und Hindernisse, und zu guter Letzt erschwert auch noch der Gegenwind auf dem Stausee den Rückweg zum Auto. Vor einer solchen Tour senke ich die Basalrate teilweise um 70 % ab, der Bolus zum Frühstücksmüsli wird ähnlich stark reduziert. In einem wasserdichten und kentersicheren Behälter befinden sich mein Blutzuckermessgerät, eine Dose Energiegetränk, Energieriegel und Carrero-Unterzuckerungs-Gel, so bin ich für alle Fälle gerüstet. Wenn der Bach mich dann nicht wie erwartet fordert, kann ich die Basalrate immer noch auf eine nur 50-prozentige Reduktion anheben. Abhängig von Belastungsgrad und Dauer der Tour lasse ich dann die Basalrate bis zum nächsten Morgen mit einer Reduktion um 30-50 % weiterlaufen.

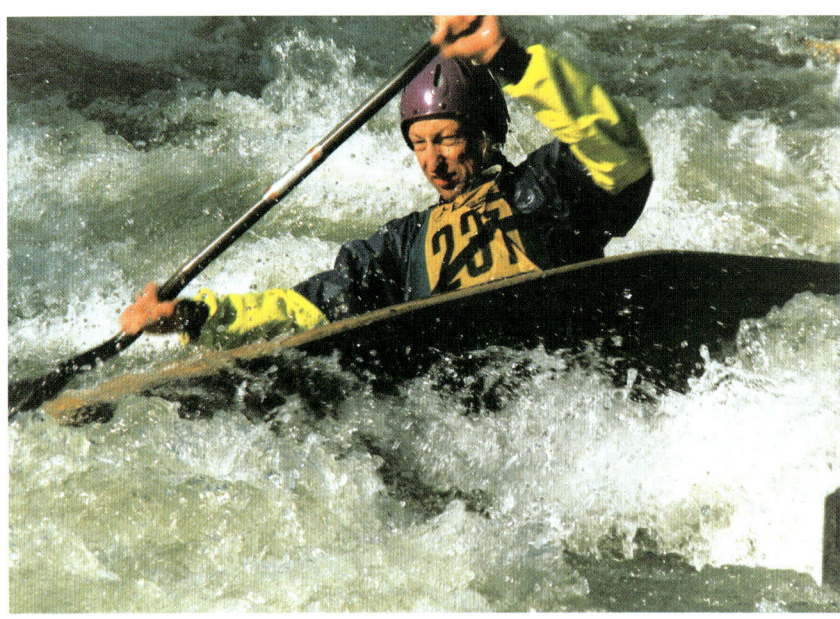

Mein Fazit: „Vorsprung durch Technik"! Die Pumpe hat nicht nur meine Lebensqualität, sondern auch den Umgang mit meiner Sportart erheblich verbessert.

Wildwasser-Kanuslalom:

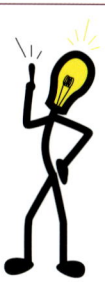

- Bei kurzzeitigen Belastungen wie im Wettkampf (100-140 Sekunden) muss die Basalrate nicht abgesenkt werden, sondern ich hebe den Blutzucker durch schnell wirkende Kohlenhydrate an.
- Vor einer längeren Flussfahrt sollte die Basalrate um 50-70 % abgesenkt und ein erhöhter Ausgangsblutzucker über 200 mg/dl angestrebt werden.
- Die Zufuhr kohlenhydrathaltiger Flüssigkeit ist über eine Trinkblase möglich.
- Bei Wildwasserfahrten Messgerät und Not-BE im wasserfesten Behälter mitführen.
- Nach Beendigung einer längeren Wildwasserfahrt die Basalratenreduktion um 30-50 % bis zum nächsten Morgen beibehalten.

Die in diesem Erfahrungsbericht beschriebene Therapieanpassung an körperliche Aktivität ist ein individuelles Beispiel und darf nicht verallgemeinert werden. Sportler mit Diabetes können die für sie stimmigen Insulin- und Kohlenhydratanpassungen nur herausfinden, indem sie nach Rücksprache mit ihrem Diabetes-Team/Arzt verschiedene Konzepte ausprobieren, vor, während und nach der Belastung sehr häufig den Blutzucker messen und ein Sport-Tagebuch führen.

14.1.33. Olympische Goldmedaille: Hockey

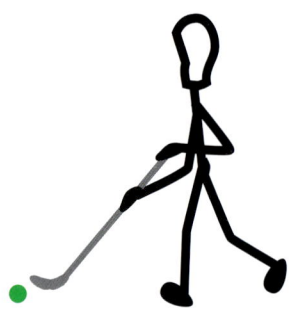

Carsten Fischer: deutscher Hockeyspieler, Olympiasieger und deutscher Rekordnationalspieler. Der überragende Libero wurde im August 1961 in Duisburg geboren und begann als Sechsjähriger beim HTC Uhlenhorst Mühlheim mit dem Hockeyspiel. 1981 wurde er mit der deutschen Junioren-Nationalmannschaft Europameister, 1982 Weltmeister. Carsten Fischer war Mitglied der deutschen Nationalmannschaft, mit der er bei den Olympischen Spielen in Los Angeles 1984 und in Seoul 1988 jeweils die Silbermedaille gewann.

Nach der Manifestation des Typ-1-Diabetes 1991 ließ er sich in der Spezialabteilung für Spitzensportler mit Diabetes bei Prof. Berger in Düsseldorf einstellen und führte 1992 das deutsche Hockeyteam bei den Olympischen Spielen in Barcelona zum Gewinn der Goldmedaille. Nachdem er bereits zurückgetreten war, feierte er im September 1995 sein Comeback und nahm 1996 an seinen vierten Olympischen Spielen teil. Darüber hinaus wurde er 1991 Europameister und 1988 bis 1995 achtmal Europacupsieger mit dem HTC Uhlenhorst Mühlheim. Carsten Fischer ist Deutschlands erfolgreichster Hockeyspieler und mit 154 Toren in 259 Länderspielen auch Rekordschütze.

Interview mit Carsten Fischer
Go for Gold

Die Mitspieler fallen ihm um den Hals und klopfen auf seine breiten Schultern: Tor durch Carsten Fischer. Die Szenen wiederholen sich: An einer markierten Halbkreislinie hat sich der Mann im weißen Hemd und in den schwarzen Shorts postiert. Es gibt angenehmere Sekunden für einen Hockeytorwart als jene Augenblicke, wenn Carsten Fischer zum Schlag ausholt. Dann kommt der Ball. Stoppen, und mit bis zu 200 km/h fliegt die Kugel auf das Holzgehäuse zu. Jubelnd dreht der Schütze ab und läuft zurück zur Mittellinie.

Einen technisch guten Schuss hatte Carsten Fischer schon als Jugendlicher. „Und weil ich von klein auf stets mit vergleichsweise schweren Schlägern gespielt habe, wurde meine Schlagkraft automatisch immer größer." Carsten Fischer ist weit über Deutschlands Grenzen hinaus bekannt für seine Schusskraft und Präzision, vor allem aber auch für seinen unbändigen Ehrgeiz und Willen.

Diese Willenskraft hat ihm auch geholfen, die Diagnose Typ-1-Diabetes zu verarbeiten und zu akzeptieren. „Der Diabetes war für mich von Anfang an beherrschbar. Ich wurde in der Düsseldorfer Universitätsklinik unter realen Trainings- und Wettkampfbedingungen auf meine Insulintherapie und die Kohlenhydratzufuhr eingestellt, optimal geschult und hatte dadurch bis heute noch nie größere Schwierigkeiten. Im Gegenteil, der Sport hilft mir sehr beim Umgang mit dem Diabetes." Wie kann Carsten Fischer seinen Beruf als Orthopäde mit einem Leben als Spitzensportler vereinbaren, beim Spiel auf den Punkt topfit sein und dabei noch den Diabetes gut einstellen? Ulrike Thurm interviewte ihn zu all diesen Fragen:

Ulrike Thurm: Carsten, erst mal herzlichen Dank, dass du Zeit für dieses Gespräch hast. Wie hast du es geschafft, den Spitzensport mit deiner beruflichen Laufbahn als Arzt zu kombinieren?

Carsten Fischer: Mein Arbeitgeber hat mir glücklicherweise für die olympischen Spiele Sonderurlaub gegeben, so dass ich mich vor diesen sportlichen Höhepunkten völlig den Trainingsvorbereitungen widmen konnte.

Wie wirkt sich solch intensives Training auf deine Insulindosis aus?

Ich behandele mich intensiviert, muss aber nur zur Nacht Verzögerungsinsulin spritzen. Durch die starke körperliche Belastung und die bei mir dadurch ständig erhöhte Insulinsensibilität kann ich tagsüber komplett auf Verzögerungsinsulin verzichten.

Vor einem Spiel achte ich darauf, dass meine letzte Normalinjektion mindestens drei Stunden zurückliegt.

Das Verzögerungsinsulin zur Nacht passe ich selbstverständlich der Belastungsintensität des Tages an. Je nachdem, wie anstrengend das Spiel war oder wie viele Trainingseinheiten wir an dem Tag absolviert haben, spritze ich zwischen 20-30 Einheiten Basalinsulin zur Nacht.

Wenn ich im Krankenhaus arbeite, trainiere ich drei Tage ca. 2,5 Stunden und drei Tage ungefähr eine Stunde, also eine Wochenbelastung von ungefähr 10,5 Trainingsstunden. Wenn ich mich auf ein großes Turnier wie z. B. die Olympischen Spiele vorbereite, liegt die Belastung um das Fünffache höher. In solchen Zeiten trainiere ich bis zu 50 Stunden die Woche, dadurch brauche

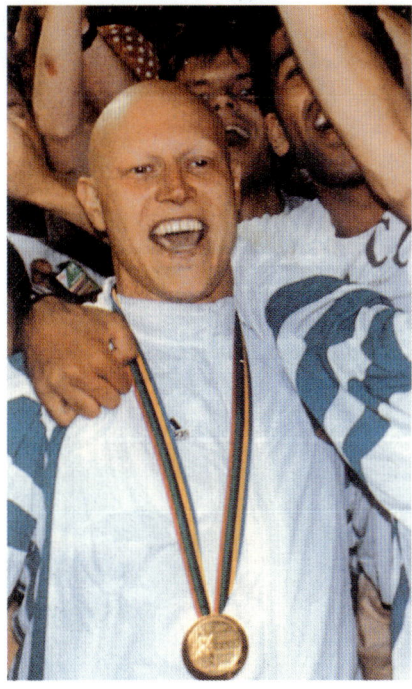

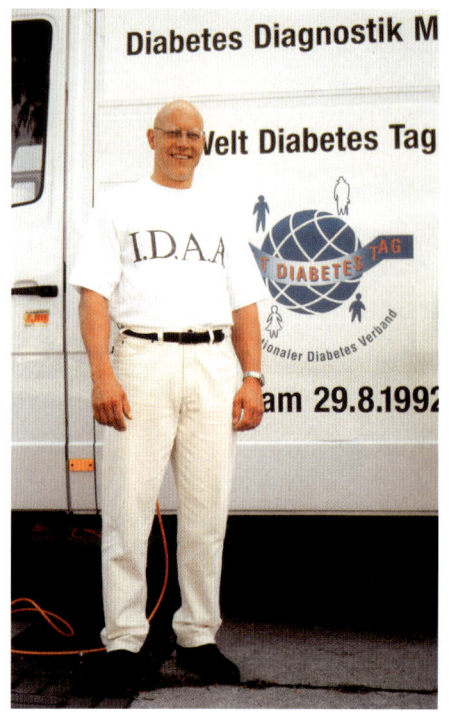

ich dann nur noch ein Drittel meiner üblichen Insulindosis. Ich reduziere sowohl mein Verzögerungsinsulin zur Nacht als auch das Normalinsulin um ca. 70 %.

Intensiver Leistungssport und Diabetes – wie sieht es da bei dir mit Unterzuckerungen aus, und was tust du, um ihnen vorzubeugen?

Die beste Vorbeugung ist die regelmäßige Blutzuckerselbstkontrolle. In solchen Phasen teste ich einfach öfter. Außerdem habe ich alle meine Mannschaftskameraden sowie den Trainer ausführlich über diese diabetische Notfallsituation informiert. Am Spielfeldrand deponiere ich neben dem Messgerät auch immer Cola, Traubenzucker und langwirkende Kohlenhydrate.

Aber ich bin auch nur ein Mensch – und wenn nach einem gewonnenen Turnier kräftig gefeiert wird, bleibt es ja keinesfalls bei einem Bier. Da fehlt mir dann die Erfahrung, da ich sonst wenig Alkohol trinke. Alkohol in Verbindung mit viel Sport erhöht durch die Kombination von Muskelauffülleffekt und blockierter Leber das Risiko für eine Unterzuckerung. Da muss ich dann mein Verzögerungsinsulin noch stärker reduzieren, um nachts keine Hypoglykämie zu riskieren.

Wie machst du es vor einem Spiel: Mit welchen Blutzuckerwerten gehst du in ein Match?

Ich versuche immer, mindestens drei Stunden Abstand zwischen der letzten Injektion von Normalinsulin und Spielbeginn zu haben. Ich strebe einen Ausgangsblutzuckerwert von mindestens 140 mg/dl an, nach Spielende liegt mein Blutzucker dann meistens zwischen 80 und 120 mg/dl. Wenn wir einen schwachen Gegner haben, liegt der Wert nachher dann gelegentlich etwas höher, aber fast ausschließlich im oberen Normbereich.

Nimmst du während des Spiels zusätzliche Kohlenhydrate zu dir? Welche Sport-BE bevorzugst du?

Ich trinke Elektrolytgetränke, denn ich muss ja auch bei dem immensen Flüssigkeitsverlust darauf achten, nicht zu dehydrieren. Bei den Olympischen Spielen in Katalonien hatten wir Spiele bei oftmals 50° Grad in der Sonne. Wenn wir bei einem Match in die Verlängerung müssen, sind das über 100 Minuten körperlicher Höchstleistung in einer Gluthitze. Dann schlage ich mit den Elektrolytgetränken zwei Fliegen mit einer Klappe: Ich nehme Flüssigkeit zu mir, und gleichzeitig decke ich den enormen Bedarf an Elektrolyten und Kohlenhydraten ab.

Carsten, vielen Dank für dieses Gespräch und alles Gute für deine weitere Laufbahn in der Orthopädie, nachdem du jetzt den Hockeyschläger gegen das Skalpell getauscht hast.

Hockey – Olympische Goldmedaille:

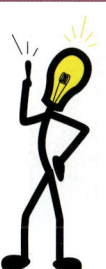

- Während einer intensiven Wettkampfvorbereitung mit über 50 Stunden Training/Woche Verzögerungs- und Normalinsulin um 70 % reduzieren.
- Mindestens drei Stunden Zeitabstand zwischen der letzten Injektion Normalinsulin und Spielbeginn einhalten.
- Bei intensivem Leistungssport den Blutzucker häufiger messen und Ausgangsblutzuckerwerte von mindestens 140 mg/dl vor Spielbeginn anstreben.
- Während des Spiels kontinuierlich Elektrolytgetränke zuführen, um gleichzeitig Flüssigkeits-, Elektrolyt- und Kohlenhydratverlust auszugleichen.
- Bei der Verbindung von Alkohol und viel Sport das Verzögerungsinsulin zur Nacht noch stärker reduzieren, um einer Unterzuckerung vorzubeugen.

Die in diesem Erfahrungsbericht beschriebene Therapieanpassung an körperliche Aktivität ist ein individuelles Beispiel und darf nicht verallgemeinert werden. Sportler mit Diabetes können die für sie stimmigen Insulin- und Kohlenhydratanpassungen nur herausfinden, indem sie nach Rücksprache mit ihrem Diabetes-Team/Arzt verschiedene Konzepte ausprobieren, vor, während und nach der Belastung sehr häufig den Blutzucker messen und ein Sport-Tagebuch führen.

14.1.34. Sport während der Remissionsphase: Skitourengehen

Remission: Nach Manifestation des Typ-1-Diabetes kann es zu einer „Erholung" der Insulinsekretion kommen. Im Verlauf dieser Remissionsphase („honeymoon") des Diabetes nimmt der Insulinbedarf ab. Kleinere Fehler bei der Abstimmung zwischen Essen, körperlicher Belastung und Insulindosis wirken sich kaum auf den Stoffwechsel aus, weil noch körpereigenes Insulin bedarfsgerecht abgegeben wird. Die Remissionsphase kann Wochen bis Monate dauern, bei Kindern und Jugendlichen kann sie jedoch auch ganz fehlen. Je älter die Patienten bei Diabetesmanifestation sind, um so mehr und um so länger bleibt eine gewisse körpereigene Restsekretion erhalten. Sehr wichtig ist, die Patienten im Rahmen der Schulung bei Diabetesmanifestation besonders auf die zu erwartende, eventuell erhebliche Verminderung des Insulinbedarfs hinzuweisen [12].

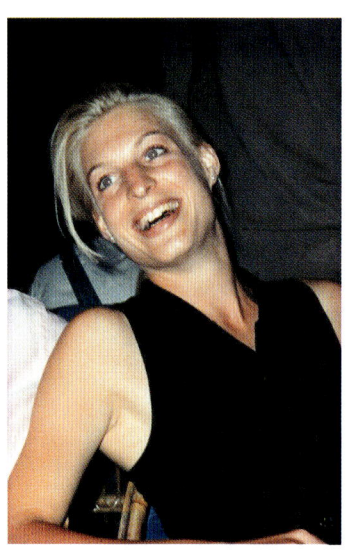

Erfahrungsbericht von Regine Schmutterer
Eine saumäßige Skitour

Insulin ist eine prima Sache. Die meisten wissen es nur leider erst dann zu schätzen, wenn sie erlebt haben, wie es ist, wenn sie über längere Zeit zu wenig davon haben. Sie kennen sich ja selbst kaum wieder: schlapp, müde, antriebslos, die verschobene Optik, zuletzt dann der zunehmende Durst und die abnehmende Substanz und Kondition. Das ist nicht nur für Leute, die gerne Sport treiben, ein ziemlicher GAU! Im Grunde ist es eine Erlösung, wenn Sie dann endlich wissen, woran es liegt und dass Sie etwas tun können! Wenn das erste Entsetzen (wieso gerade ich!!??) überwunden ist, und Sie hoffentlich an der richtigen Stelle – damit meine ich ein qualifiziertes Diabetesschulungszentrum – gelandet sind, um sich auf Insulin einzustellen und die Segnungen und Tücken dieser klaren und trüben Wässerchen mit dem typischen Geruch zu erlernen, ist die erste Hürde genommen, und Sie können sich langsam wieder gewohnten Aktivitäten zuwenden. Es geht aufwärts! Die Kraft kommt wieder, Sie sehen wieder klar, der Tatendrang steigt. Ich glaube kaum, irgendjemand erliegt nicht der Illusion, auf dem Wege einer wundersamen Heilung zu sein, wenn dann plötzlich der Insulinbedarf wieder abnimmt. Nein, keine Heilung, Remission. Vorübergehend. Leider.

In dieser Phase gilt es, die gerade errungene Einstellung wieder scharf zu beobachten und anzupassen, insbesondere wenn Sie körperlich aktiv sind; da erweist

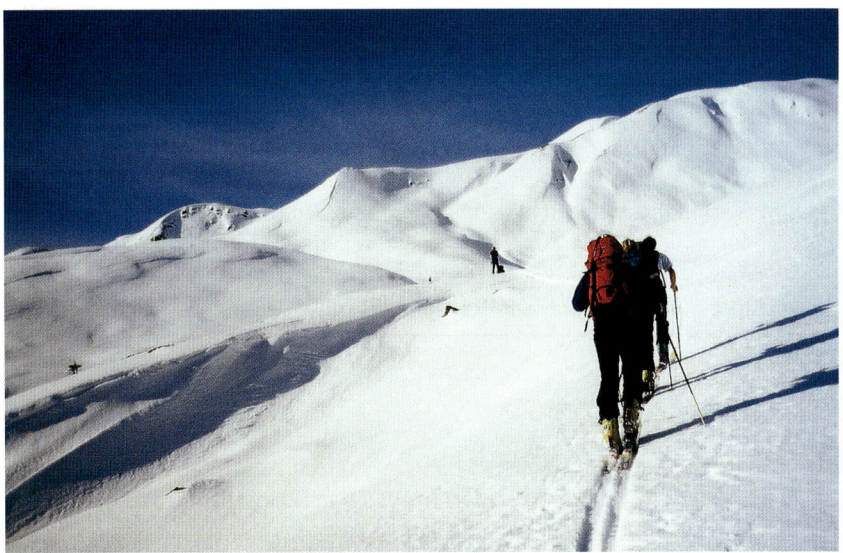

sich unser geliebtes Insulin schon mal als Teufelszeug, wenn Sie es wie gewohnt dosieren!

Bei mir fiel (nach der Manifestation des Diabetes im Januar 1999) der Beginn dieser Phase in den ausklingenden Winter. Ich hatte gerade wieder mit dem Laufen und Skifahren angefangen und fühlte mich mit meiner Insulindosierung recht sicher. Morgens 6 I.E. Verzögerungsinsulin, Normalinsulin Einheiten/BE-Verhältnis = 1/1, abends 4 I.E. Verzögerungsinsulin. Das Timing von Essen, Insulinwirkung und Sport erforderte zwar noch große Aufmerksamkeit, und gerade beim Skifahren empfand ich das Herumgewurschtle mit den Pens und den ganzen Klamotten, die ich halt so anhatte, als recht nervig (mit Pumpe inzwischen alles kein Problem mehr!), aber ich genoss es in vollen Zügen, mich wieder fit zu fühlen und an der frischen Luft zu bewegen. Natürlich war ich darauf vorbereitet worden, dass in Kürze die Remissionsphase ansteht und dass ich bei den ersten Anzeichen schrittweise das Verzögerungsinsulin und das Einheiten/BE-Verhältnis verringern muss. In sportliche Aktivitäten sollte ich problemlos mit Werten um die 150-160 mg/dl einsteigen und mit den Einheiten zu den Mahlzeiten recht sparsam werden. Aber da die meisten frischmanifestierten Menschen mit Diabetes die hohen Werte ja noch so fürchten, wird jeder frisch eingestellte, über Spätfolgen informierte und gut geschulte Mensch mit Diabetes diese natürlich zunächst nicht tolerieren ... und sich damit möglicherweise in arge Schwierigkeiten bringen.

Die erste Skitour, die ich mit meinem Mann und zwei Freunden Anfang März auf den Sauberg (nomen est omen!?) bei Schladming unternahm, habe ich daher in etwas unangenehmer Erinnerung. Ich hatte das morgendliche Verzögerungsin-

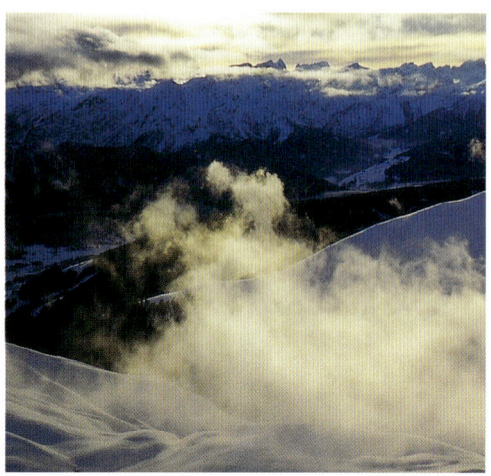

sulin (7.00 h) auf 4 I.E. reduziert – wie ich es bislang auch gemacht hatte, wenn ich einen längeren Waldlauf vorhatte – und zum Frühstück (7.30 h, 90 mg/dl) normal 1:1 gespritzt (8 BE), da wir ja noch Einpacken mussten und 2,5 Stunden Anfahrt vor uns hatten. Während dann am Ziel die anderen fleißig das Auto auspackten, die Felle befestigten und Schuhe und Kleidungsschichten in bequemst möglichen Sitz brachten, beschäftigte ich mich mit meinen ganzen „Ersatzteilen", maß einen Wert von 80 mg/dl und aß eine Banane (ca. 2 BE), da ja noch ein bisschen Insulin nachwirken würde. Damit, dachte ich, hätte ich für ausreichend Substanz gesorgt. Pens und Messgerät brachte ich wegen der Kälte in den Innentaschen meiner Jacke unter und fühlte mich gerüstet.

Die Sonne schien, die Luft war herrlich, und wir begannen gemächlich den ca. 4-stündigen Aufstieg. Es ist eine sehr schöne, abwechslungsreiche Tour durch das Obertal über die Eschachalm, verschiedene Lichtungen und kleine Seen in die Krugeckscharte und das letzte steile Stück zu Fuß zum Gipfel auf 2520 m. Leider entwickelte ich mich schon sehr bald zum nervenden und nörgelnden Bremsklotz der Truppe, weil ich permanent damit beschäftigt war, Blutzucker zu messen und drohenden Hypoglykämien hinterher zu futtern.

Weil ich durch die Anstrengung und die Höhenluft die Hypoglykämie-Symptome erst spät bemerkte, war mir schon fast schwarz vor Augen, bis ich das erste mal zum Traubenzucker griff. Das darf man im Gebirge eigentlich nicht riskieren! Selbst nach 2,5 Stunden Marsch (gut 5 Stunden nach dem Frühstück), als eigentlich schon keine Normalinsulinwirkung mehr vorhanden war und ich inzwischen fast im 15-Minuten-Takt 3-4 BE nachgeschoben hatte, landeten meine Blutzucker-Werte immer wieder bei um die 60 mg/dl und ich ging dazu über, permanent Honigbonbons zu lutschen. Ich hatte halt die Rechnung ohne das Verzögerungsinsulin gemacht, in der Remissionsphase hätte bei einer solch intensiven Belastung maximal 1 Einheit gereicht, aber hinterher ist man immer schlauer. Es war gut, dass ich alle verfügbaren Taschen meiner Skihose mit Gummibärchen und Traubenzucker bestückt hatte!

Nach gut 4 Stunden am Gipfel angekommen, lag mein BZ immerhin bei 130 mg/dl, aber die gute Laune war natürlich dahin, der Appetit auf die mitgebrachte Brotzeit verständlicherweise nicht mehr so enorm. Zudem war ich extrem verunsichert, ob überhaupt und wenn wie viel Insulin ich zu den zwei Käsebrötchen, dem Apfel und dem Berg Keksen spritzen sollte. Ganz ohne Insulin wollte ich es nicht wagen, war mir aber im Klaren, dass der anstrengende Aufstieg auch während der vergleichsweise entspannenden Abfahrt durch den lockeren Schnee noch seine Wirkung zeigen würde. Ich verzehrte also meine 6 BE, trank noch reichlich leicht gesüßten, heißen Tee (ca. 1 BE) und spritzte zaghafte 2 Einheiten Normalinsulin. Die Wirkung des am Morgen verabreichten Verzögerungsinsulins dürfte sich um 16.00 h kaum noch bemerkbar gemacht haben.

Zum Glück führt das Sitzen auf einem Berggipfel bei klarer Sicht meistens dazu, die Welt wieder schön zu finden und sich glücklich und zufrieden zu fühlen. So wurden munter die Felle und die verschwitzten Shirts verstaut und johlend die Abfahrt in Angriff genommen. Keine weichen Knie, kein Zittern, keine Schweißausbrüche. Der Blutzucker bei 140 mg/dl, 1,5 Stunden nach der Brotzeit. Vorsichtshalber habe ich dann noch 2 Riegel Schokolade verdrückt. Um 19.00 Uhr zu Hause 115 mg/dl. Zum Abendessen versorgte ich meine BE mit 0,5/1, begnügte mich zur Nacht mit 1 I.E. Verzögerungsinsulin (Reduktion um 75 %) und ging mit 150 mg/dl zu Bett. Geschlafen habe ich prima, und der nächste Tag begann mit 90 mg/dl ausgesprochen passabel. Ich lernte dazu!

Die nächste und letzte Tour für diese Saison habe ich dann etwas remissionserfahrener vorbereitet und morgens nur 1 I.E. Verzögerungsinsulin gespritzt, zum Frühstück das IE/BE-Verhältnis, das sowieso nur noch bei ca. 0,75:1 lag, nochmal halbiert. So kam ich den ganzen Tag prima über die Runden. Zu den Brotzeiten gab's fast schon Alibidosen mit einem Einheiten/BE-Verhältnis von 0,3:1. Kleine Leckerchen waren dank der schweißtreibenden Mühsal durch den glitzernden Schnee trotzdem noch „umsonst" drin.

Während der Remissionsphase ist sowieso mehr erlaubt, was kleine „kostenlose" Zwischenmahlzeiten betrifft. Bei regelmäßiger, körperlicher Aktivität kommt einem bei der Betrachtung der benötigten Insulinmenge schon gelegentlich wieder der „Ich-bin-geheilt-Gedanke". Sicherlich sollte man diese Zeit genießen, weil durch die extrem geringen Insulindosen die Gefahr einer Unterzuckerung und durch den plötzlichen Fleiß der Bauchspeicheldrüse – natürlich wird die Bauchspeicheldrüse nicht fleißiger, aber dank der immens erhöhten Insulinsensibilität reicht meist das bisschen, was sie produziert, wieder aus – die Gefahr der Hyperglykämie recht gering ist.

Es besteht meiner Meinung nach jedoch auch kein Grund zu tiefer Depression, wenn die Remissionsphase dann ausklingt und Sie sich wieder etwas mehr an den Zügel nehmen müssen. Wer Spaß an der freien Natur, der Bergwelt und am Tourengehen hat (am Sport überhaupt natürlich!), kann sich glücklich schätzen, finde ich. Es schafft Freiheiten für die Lungen, Augen, den Kopf, die Seele und für ein gutes Leben mit Diabetes. Wenn's auch manchmal nervt, schmeißt die Ampullen nicht in die Ecke, denn Insulin ist eine prima Sache!

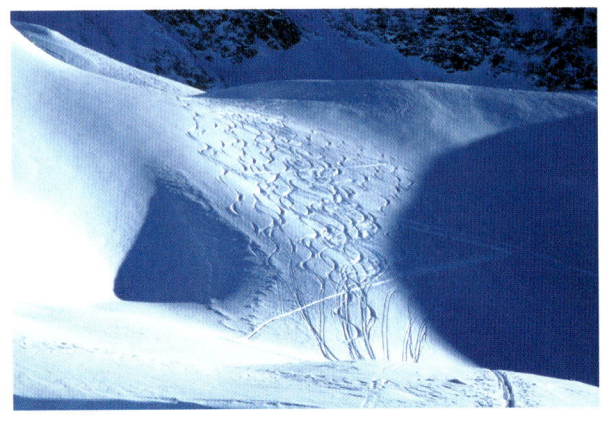

Hier noch ein Versuch, die Unterschiede etwas anschaulicher zu machen.

Heißer Tipp (von mir ganz persönlich, versteht sich): Mit Pumpe wird alles noch viel einfacher! Auch bei meiner sehr niedrigen Basalrate von teilweise 0,1 I.E./Stunde habe ich bisher noch nie Probleme mit der Insulinzufuhr gehabt. Selbstverständlich funktioniert das nur so problemlos, weil ich eine Disetronic-V-40-Pumpe trage. Das Insulin mit der Konzentration U 40 hat im Vergleich zum U-100-Insulin 2,5 mal mehr Flüssigkeitsvolumen. Außerdem wird die Basalrate unabhängig von ihrer Menge alle 3 Minuten abgegeben, so dass mit dem 40er-Insulin auch bei einer so geringen Insulingesamtmenge eigentlich kaum Katheterverschlüsse vorkommen können.

	Verzögerungsinsulin morgens	IE/BE vormittags	Verzögerungsinsulin mittags	IE/BE nachmittags	Verzögerungsinsulin abends	IE/BE abends
Erste Einstellung (ohne Sport)	6 I.E.	1/1	–	1/1	4 I.E.	1/1
Erste Einstellung (mit Sport)	4 I.E.	0,5/1	–	0,5/1	3 I.E.	0,75/1
Remission (ohne Sport)	3-4 I.E.	0,75/1	–	0,75/1	1-2 I.E.	0,75/1
Remission (mit Sport)	1-2 I.E.	0,3/1	–	0,3/1	1 I.E.	0,5/1

Mit „Sport" ist hier eine körperliche Belastung gemeint, die deutlich höher ist als die alltägliche Belastung und die mehrere Stunden andauert.

Remissionsphase:

- Nach Manifestation eines Diabetes ist eine ausführliche Schulung in einem spezialisierten Diabeteszentrum lebensnotwendig.
- In der Remissionsphase muss die Diabetes-Therapie regelmäßig an die veränderte Insulin-Restproduktion angepasst werden. Dies ist nur mit Hilfe sehr häufiger Blutzuckermessungen möglich. Massive Insulindosisreduktionen können auch ohne körperliche Aktivität nötig sein.
- Durch die bei körperlicher Aktivität erhöhte Insulinsensibilität kann die eigene Restinsulinproduktion oft alleine wieder ausreichen. Das gespritzte Insulin kann vor und nach Sport manchmal um bis zu 90 % reduziert werden.
- Bei körperlicher Aktivität in der Remissionsphase können Zwischenmahlzeiten oft ganz ohne Bolus gegessen werden.
- Keinen falschen Ehrgeiz entwickeln, hohe Blutzuckerwerte auch im Zusammenhang mit körperlicher Aktivität vermeiden zu wollen. Kurzzeitig erhöhte Blutzuckerwerte erhöhen das Risiko für Folgeerkrankungen praktisch nicht, dagegen können Hypoglykämien bei Sport sehr schnell gefährlich werden.

Die in diesem Erfahrungsbericht beschriebene Therapieanpassung an körperliche Aktivität ist ein individuelles Beispiel und darf nicht verallgemeinert werden. Sportler mit Diabetes können die für sie stimmigen Insulin- und Kohlenhydratanpassungen nur herausfinden, indem sie nach Rücksprache mit ihrem Diabetes-Team/Arzt verschiedene Konzepte ausprobieren, vor, während und nach der Belastung sehr häufig den Blutzucker messen und ein Sport-Tagebuch führen.

14.1.35. Trainings- und Wettkampfpause bei Leistungssportlern: Ultramarathon

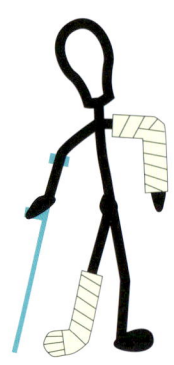

Marathon: Der Marathonlauf ist eine der bekanntesten Ausdauerdisziplinen. Ziel beim Marathonlauf ist, eine Strecke von 42,195 km möglichst schnell und im Gegensatz zum historischen Vorbild lebend zu beenden. Der Marathonlauf geht auf ein historisches Ereignis zurück. Ein griechischer Soldat legte angeblich 490 v. Chr. den Weg von Marathon nach Athen im Lauf zurück, um einen Sieg der Griechen über die Perser zu verkünden. Anschließend soll er auf dem Marktplatz von Athen tot zusammengebrochen sein.

Erfahrungsbericht von Herbert Hausmann

Als bei mir 1964 im Alter von sechzehn Jahren der Typ-1-Diabetes diagnostiziert wurde, waren Begriffe wie ICT und Selbstkontrolle Fremdwörter. Ein Mensch mit Diabetes hatte sich seinem Schicksal zu ergeben und sich auf Punkt und Komma genau an die Anweisungen seines behandelnden Arztes zu halten. Zum Glück sprang der Arzt, der mich bei der Ersteinstellung im Krankenhaus behandelte, über seinen Schatten und rief mich immer wieder zu einer Schulung „privatissime sed gratis" in sein Ärztezimmer. Er unterstützte mich, mit meinen bescheidenen sportlichen Ambitionen wie Wandern, Fahrradfahren, Schwimmen sowie Skifah-

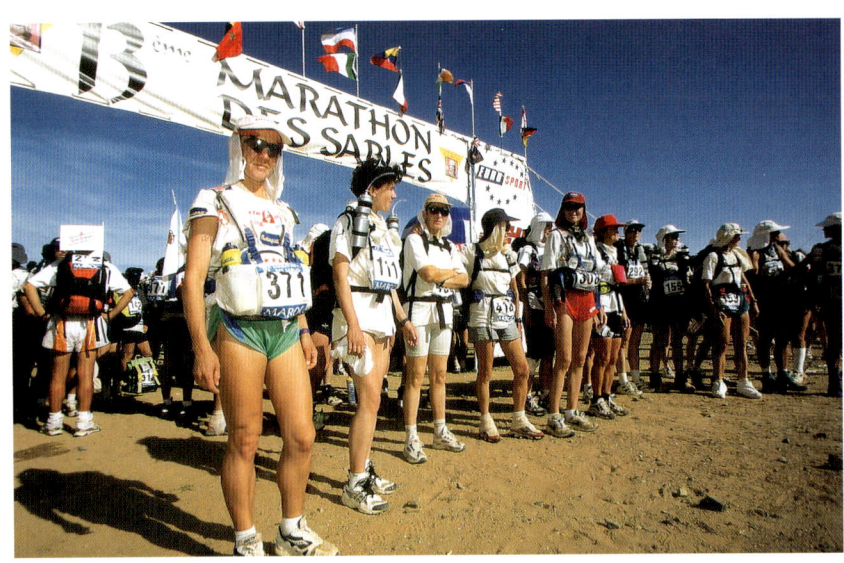

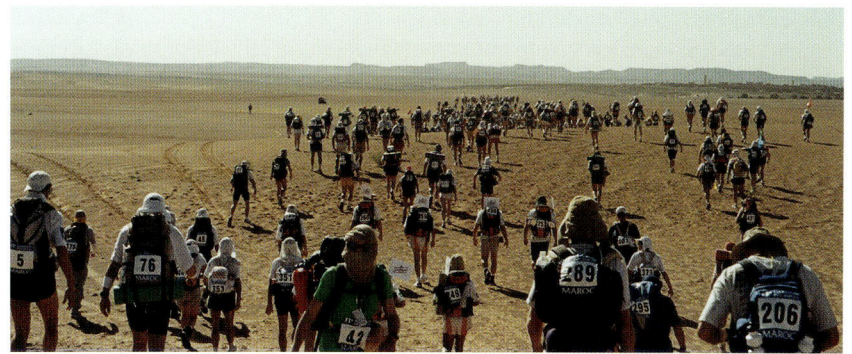

ren fortzufahren. Mehr als fünfzehn Jahre verbrachte ich im Sommer jedes freie Wochenende in den Alpen und konnte eine beachtliche Liste von Hochgebirgsklettereien bis zum Schwierigkeitsgrad IV+ meistern. Im Winter standen Skihochtouren über die ungespurten Gletscher der 4000er auf dem Programm. Diesen Erfahrungsschatz wollte ich auch an andere weitergeben und nahm an einem Ausbildungskurs des deutschen Alpenvereins zum Bergwanderführer teil. Danach durfte ich als nicht-professioneller Führer Kletterkurse organisieren und Klettereien bis zum Schwierigkeitsgrad III im Hochgebirge führen. Doch leider hatte ich 1985 einen vom Diabetes unabhängigen Bergunfall, der mich zwang, die schwere Felsenkletterei an den Nagel zu hängen. Ich wechselte danach zum Laufsport über, und das Ziel, einmal einen Marathon zu laufen, half mir über den Verlust meines geliebten Bergsports hinweg.

    Doch die Probleme, Sport und Diabetes in Einklang zu bringen, waren jetzt schwieriger zu lösen. Beim ganztägigen Wandern und Bergsteigen konnte ich mühelos meinen erhöhten Energiebedarf durch die Einnahme von zusätzlichen Kohlenhydraten decken. Jetzt musste ich mich bei einer sehr hohen Trainingsintensität von zwei bis vier Stunden Dauer um einen ausgeglichenen Blutzucker kümmern. Jahrelang war ich es gewohnt, auf alle Vorschriften des Arztes zu hören und peinlich genau zu befolgen, nun aber musste ich meinen Blutzucker in eigener Verantwortung führen. In intensiven Diabetesschulungen lernte ich schnell, mein Insulin der zu erwartenden Intensität meines Lauftrainings anzupassen und wurde so vom Zuckerkranken zum Mensch mit Diabetes. In München trat ich 1987 zu meinem ersten Marathonversuch an, lief ca. 25 Kilometer in einem irren Tempo und war so platt, dass ich aufgeben musste. „Nie mehr! Nie mehr werde ich einen solchen Unsinn machen und versuchen, diese wahnsinnige Strecke von 42,195 km im Laufschritt zurückzulegen!" sagte ich mir. Doch die Atmosphäre eines Stadtmarathons ließ mich nicht mehr los, und ich meldete mich zu meinem zweiten Versuch in Berlin an. Den Marathon begann ich deutlich verhaltener und konnte ihn deshalb zwar mit schmerzenden Oberschenkeln, aber einem strahlenden Gesicht erfolgreich beenden. „Man soll nie ‚nie' sagen!" wurde nach diesem Erlebnis mein Slogan. Ich suchte mir immer längere und schwierigere Wettkämpfe als Herausforderung.

Neben einigen 100-km-Läufen war der „Marathon des Sables" über 230 km in der marokkanischen Sahara wohl mein heißester Wettkampf. Wir nahmen 1998 auf meine Initiative hin als IDAA-Team von fünf deutschen Ultraläufern/innen an diesem schweren Ultramarathonrennen teil. Bei diesem Etappenlauf müssen die Läufer das Essen und die gesamte Ausrüstung wie Schlafsack, Kompass, Schlangengiftpumpe im Rucksack bei Temperaturen von über 45° Grad im Schatten mittragen. Nur maximal neun Liter Wasser und ein Platz unter einer einfachen Berberzeltplane werden bei diesem Abenteuerlauf über Geröll und Sanddünen gestellt. Mit unserem erfolgreichen Finish ohne diabetologische Probleme konnten wir die Bedenken der begleitenden Ärzte zerstreuen und ein Beispiel dafür geben, dass Menschen mit Diabetes genauso leistungsfähig sind wie Stoffwechselgesunde. Bei der Siegerehrung wurde das „Diabetic Desert Team" deshalb auch von dem Veranstalter mit einem Ehrenpreis ausgezeichnet.

Inzwischen habe ich an 215 Laufwettbewerben teilgenommen und 77 Marathons und 71 Ultramarathons (Laufstrecken über 42,2 km) erfolgreich beendet. Da ich als Mathematiker und Datenbankanalytiker bei der Universität Würzburg eine eher sitzende Tätigkeit ausübe, trainiere ich abends nach Dienstschluss. Meine normale Insulinbehandlung ist auf diesen Arbeits- und Trainingsrhythmus mit Laufstrecken bis zu 20 Kilometern täglich eingestellt. Eine Reduktion der Insulindosis ist nur erforderlich, wenn am Wochenende ein größerer Wettkampf, z. B. ein Marathon oder Ultramarathon auf dem Programm steht. Dann reduziere ich mein Basalinsulin um 50 % und spritze mein Humaloginsulin zum Frühstück mindestens vier Stunden vor Beginn des Wettkampfes. Eine Stunde vor dem Start teste ich dann noch mal meinen Blutzucker und esse oder trinke noch einige Sport-BE, um so einen leicht erhöhten Ausgangsblutzuckerwert zu erreichen. Mit diesen Therapieanpassungen war ich bis jetzt bei allen Marathon- und extremen Ultramarathonläufen vor Unterzuckerungen gefeit.

Richtig schwierig mit der Therapieanpassung wird es für mich, wenn ich verletzungsbedingt mal an einem Tag keinen Sport treibe. Vor kurzem musste ich mich auf Grund einer vom Diabetes unabhängigen Sportverletzung einer Operation unterziehen. Das hieß mehrere Tage Krankenhausaufenthalt mit Bettruhe, danach einige Wochen Trainingspause. Die erste Operation musste verschoben werden, weil die Anästhesisten nicht glauben wollten, dass ein Mensch mit einer Diabetesdauer von fast 37 Jahren über ein so gesundes und trainiertes Sportlerherz verfügt, dass Ruhepulswerte von 50 Schlägen pro Minute nicht krankhaft sind, sondern eine normale Anpassung an den Leistungssport.

Bei völliger Bettruhe im Krankenhaus habe ich mein Basalinsulin morgens und zur Nacht schrittweise bis auf die doppelte Dosis anheben müssen, gleiches galt auch für die Einheiten/BE-Faktoren zu den Mahlzeiten, obwohl ich im Krankenhaus deutlich weniger Kohlenhydrate zu mir genommen habe als an meinen normalen Trainings- oder Wettkampftagen. Auf den meisten chirurgischen Stationen bekommen Menschen mit Diabetes ja immer noch, ganz unabhängig von ihrer Diabetestherapie, eine Standard-Diabetesdiät mit 14-16 BE. Das entsprach ganz und gar nicht meiner üblichen Kalorien- und Kohlenhydratzufuhr unter Trainingsbedingungen. An Wettkampftagen sind 40-50 BE durchaus keine Seltenheit für mich. Diese Mengen wollte ich natürlich bei strenger Bettruhe nicht zu mir nehmen, um einer ansonsten wahrscheinlichen Gewichtszunahme vorzubeugen.

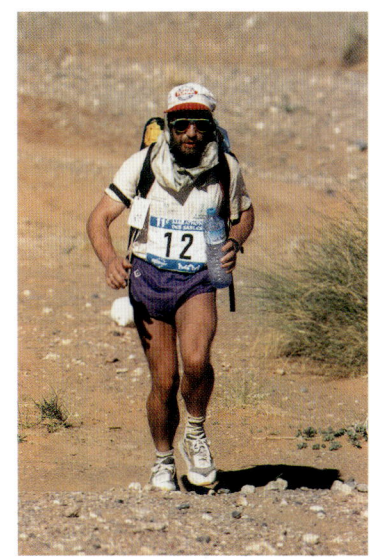

Nicht nur im Krankenhaus, auch in der anschließenden, trainingsfreien Zeit zu Hause musste ich den Blutzucker deutlich häufiger messen, um meine Diabetestherapie entsprechend anpassen und einstellen zu können. Eine generelle Erhöhung der Insulinmenge um nahezu 100 % war bei mir erforderlich, um ganz ohne körperliche Aktivität nahezu normoglykämische Blutzuckerwerte zu erreichen.

Als ich dann nach einigen Wochen Trainingspause mit dem Rehabilitationssport anfing, haben diese kurzen Belastungen, die früher überhaupt nicht zu Buche schlugen, meinen Blutzuckerspiegel ganz deutlich abgesenkt. Als ich dann wieder das Lauftraining aufgenommen habe, kam es mir so vor, als ob ich das „Laufen" quasi ganz neu erlernen müsse. Bei meinen ersten, ganz kurzen Läufen musste ich die Insulindosis sofort drastisch reduzieren, um nicht in eine Unterzuckerung zu geraten. Laufstrecken, die ich früher überhaupt nicht als körperliche Aktivität wahrgenommen hätte, erforderten jetzt eine Insulindosisreduktion um weit über 60 % und eine gleichzeitige Erhöhung der Kohlenhydratzufuhr um fast 100 %. Es hat einige Wochen gedauert, bis ich mir meinen früheren Trainingszustand wieder „erlaufen" hatte. In dieser Umstellungsphase habe ich meinen Blutzucker extrem häufig kontrolliert, um „Schritt für Schritt" wieder zu meiner früheren Therapieanpassung zurückzufinden. Der Umfang der anfänglichen Insulindosisreduktionen, der nötig war, um auch geringe körperliche Aktivitäten auszugleichen, hat mich erstaunt. Kurz mit dem Fahrrad zum Einkaufen fahren, war ohne eine Therapieanpassung gar nicht mehr möglich. Bei meinem früheren Trainingszustand war ich immer in der Lage gewesen, für mich kurze Belastungen wie z. B. einen 2-3-km-Lauf ohne irgendeine Veränderung meiner Diabetestherapie aus meinen eigenen Glykogenspeichern zu decken. Bei diesem Neuaufbau habe ich viel ausgetestet und probiert. Es hat mich viel Zeit, viele Blutzuckermessstreifen und noch mehr Trainingseinheiten gekostet, bis ich meine Therapieanpassung wieder eingestellt und die Glykogenspeicher ihren alten Umfang erreicht hatten.

Als Leistungssportler fällt es mir leichter, meine Diabetestherapie einem extremen Ultramarathon anzupassen als plötzlich mit völliger „Bewegungslosigkeit" umzugehen. Das war Neuland für mich – dafür genieße ich jetzt um so mehr meinen zurückgekehrten Trainingszustand und freue mich wieder auf meine nächsten Wettkämpfe.

Trainings- und Wettkampfpause bei Leistungssportlern:

- In einer Trainings- und Wettkampfpause kann bei Leistungssportlern eine schrittweise Erhöhung der Insulindosis, sowohl Verzögerungs- als auch schnell wirkendes Insulin, um bis zu 100 % erforderlich sein.
- Eine Verminderung der Kohlenhydratzufuhr kann bei Leistungssportlern in trainingsfreien Phasen sinnvoll sein, um einer ansonsten wahrscheinlichen Gewichtszunahme entgegenzuwirken.
- Bei Wiederaufnahme des Trainings nach längerer Verletzungspause müssen Leistungssportler die Insulindosis stärker reduzieren und die Kohlenhydratzufuhr deutlicher erhöhen als gewohnt, bis der frühere Trainingszustand wieder hergestellt ist. Dies kann auch für geringere körperliche Belastungen gelten, die „normal" keine Therapieanpassung erfordern.
- Häufigere Blutzuckermessungen sind bei Leistungssportlern in Zeiten ohne körperliche Aktivität, aber auch bei Wiederaufnahme des Trainings nach längeren Belastungspausen erforderlich, um die Therapieanpassung neu auszutesten.

Die in diesem Erfahrungsbericht beschriebene Therapieanpassung an körperliche Aktivität ist ein individuelles Beispiel und darf nicht verallgemeinert werden. Sportler mit Diabetes können die für sie stimmigen Insulin- und Kohlenhydratanpassungen nur herausfinden, indem sie nach Rücksprache mit ihrem Diabetes-Team/Arzt verschiedene Konzepte ausprobieren, vor, während und nach der Belastung sehr häufig den Blutzucker messen und ein Sport-Tagebuch führen.

14.1.36. Extrembelastung Schichtdienst

Schichtdienst: Arbeitsform, bei der die Einsatzzeiten des Arbeitnehmers aus arbeitsorganisatorischen Gründen tageszeitlich wechseln. Im Zusammenhang mit dieser unregelmäßigen Arbeitsweise kann der Wechsel der Arbeitszeit innerhalb eines Arbeitstages permanent oder rotierend sein. Die Schichtarbeit nimmt so Einfluss auf den Biorhythmus des Menschen und damit auch auf seine Leistungsfähigkeit.

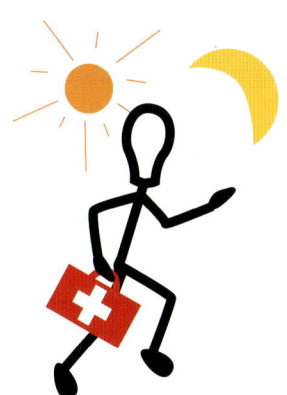

Erfahrungsbericht von Dr. med. Michael Gomer
Notarzt mit Typ-1-Diabetes

Es gibt heute in nahezu allen Berufssparten Menschen mit Diabetes, die tagtäglich ihren „Mann" oder ihre „Frau" stehen, zumeist ohne dass jemand den Diabetes überhaupt bemerkt. Gerade aber in Berufen, die unvorhersehbare Belastungen mit sich bringen, sind unerwartete Blutzuckerentgleisungen nur durch eine spezielle Anpassung der Diabetestherapie vermeidbar.

Ich persönlich arbeite als Arzt im Nacht- und Notdienst und habe seit 29 Jahren einen Typ-1-Diabetes. In dieser Situation muss ich zu jedem Zeitpunkt binnen weniger Sekunden maximal einsatzbereit sein ohne lange Vorankündigung. Manchmal kann sich eine solche Notfallbehandlung, z. B. an einem Unfallopfer oder eine Herzlungenwiederbelebung, über mehrere Stunden erstrecken und außergewöhnliche körperliche Anstrengung bedeuten. In einer solchen Situation ist mir lediglich eine Blutzuckermessung mit einem ultraschnellen Gerät möglich, dann vielleicht die Einnahme einiger schnell wirksamer Kohlenhydrate im Laufschritt zum Einsatzort. Geeignet sind dafür z. B. Energiegetränke oder „normale" Cola. Mehr Therapieanpassung ist mir oft nicht möglich. Bei einer Reanimation, die sich manchmal über Stunden hinziehen kann und für mich maximale Kraftanstrengung bedeutet, ist es „unpassend", diese für eine „Zwischenmahlzeit" zu unterbrechen. Allerdings ist dem Patienten ebenfalls nicht wirklich damit geholfen, wenn ich als der reanimierende Arzt mit einer schweren Unterzuckerung bewusstlos über ihm zusammenbreche.

Es macht natürlich auch keinen Sinn, aus Angst vor Hypoglykämien für die gesamte Dauer eines 12-stündigen Bereitschaftsdienstes absichtlich hohe Blutzuckerwerte zu tolerieren. In diesem Fall würde es sich nicht um einen kurzfristig erhöhten Ausgangsblutzucker vor körperlicher Belastung handeln. Während kurzfristig geplante, höhere Blutzuckerwerte die Langzeiteinstellung, sprich den HbA_{1c}, nicht beeinflussen, erhöhen langfristig erhöhte Blutzuckerwerte das Risiko für die Entwicklung diabetischer Folgeerkrankungen. Keine Situation in meinem Leben als Mensch mit Diabetes sollte mich dazu zwingen, meine eigene Gesundheit dauerhaft durch längerfristige Blutzuckererhöhungen aufs Spiel setzen zu müssen.

Für solche Eventualitäten hat sich bei mir die „insulinarme normoglykämische Blutzuckerregulation" bewährt. Was heißt das? Ich injiziere so wenig Insulin wie möglich und strebe dabei trotzdem normale Blutzuckerwerte an. Das bedeutet, dass ich in dieser Zeit wenig Kohlenhydrate zu mir nehme, damit ich dafür keinen großen Mahlzeitenbolus abgeben muss.

Wie kann ich, ein Mensch mit Typ-1-Diabetes, dieses Dilemma am souveränsten lösen? Mit einer absolut stimmigen Basalrate, die es mir ermöglicht, wie mit dem Lineal gezogene Blutzuckerwerte beim Mahlzeitenauslassversuch zu erreichen. In solchen für mich anspruchsvollen Situationen ist 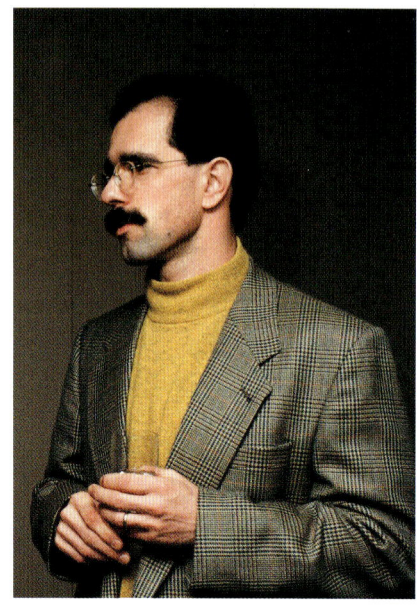 die Insulinpumpentherapie optimal. Ich brauche nicht die oft deutlich inkonstanten Wirkkurven des Verzögerungsinsulins mit seinen starken Wirkungsmaxima und drohenden Basallöchern mit einkalkulieren. Bei der Pumpentherapie befindet sich nur eine sehr geringe Menge Insulin aktuell in meinem Blut und Unterhautfettgewebe, was mich bei nahezu jeder körperlichen Belastung vor einer ansonsten drohenden Unterzuckerung bewahrt. Außerdem ist es mir möglich, die Basalrate der Pumpe mit Ertönen des Notrufes sofort zu reduzieren. Das einmal gespritzte Verzögerungsinsulin könnte ich dagegen nicht mehr nachträglich verringern. Mit dem erhöhten Ausgangsblutzucker, den ich durch die Dose Cola erreicht habe, bin ich dann für jeden Notfall gerüstet. So kann ich auch durchaus anspruchsvolle Situationen für meine diabetische Stoffwechselregulation problemlos meistern.

Zurück zur insulinarmen normoglykämischen Blutzuckerregulation: Nach einer gewissen Zeit ohne Kohlenhydrate stellt sich der Stoffwechsel um. Die Energiebereitstellung erfolgt dann nicht mehr über Kohlenhydrate, sondern ganz überwiegend durch den Fettabbau. Trotzdem berichten viele Menschen mit Diabetes aber, dass sie trotz Hungerazetonausscheidung in diesen Fastenperioden insulinempfindlicher und nicht -resistenter geworden sind.

Oft stellt sich in solchen Phasen auch noch ein ganz banales Problem ein: Hunger. Nach Dienstschluss befriedige ich dieses Bedürfnis auch ausgiebig. Dank der modernen schnell wirksamen Analoginsuline stellen kulinarische Belohnungen jeder Art heutzutage ja kein Problem mehr dar.

Viele der im Schicht- oder Notdienst arbeitenden Patienten, die von mir – als praktizierender Diabetologe DDG – betreut werden, haben von der Umstellung auf die „insulinarme normoglykämische Blutzuckerregulation" nicht nur beruflich, sondern auch privat und gesundheitlich erheblich profitiert. Viele meiner Patienten sind auch sportlich recht aktiv und konnten diese Erfahrungen mit großem Erfolg auf ihre Therapieanpassungen bei körperlicher Aktivität übertragen. Möglicherweise fördert sportliche Aktivität auch im privaten oder beruflichen Alltag die Bereitschaft, Wagnisse einzugehen, da den meisten Sportlern ein Grundvertrauen in die eigene körperliche Leistungsfähigkeit und Souveränität inne wohnt.

Extrembelastung Schichtdienst:

- Im Notdienst muss ich binnen weniger Sekunden maximal einsatzbereit sein, da bleibt nur Zeit für einen schnellen Blutzuckertest und einige Not-BE auf dem Weg.
- Mit einer „insulinarmen normoglykämischen Blutzuckerregulation" kann ich mich auch unter diesen Extrembedingungen vor Unterzuckerungen schützen, ohne dafür konstant erhöhte Blutzuckerwerte in Kauf nehmen zu müssen.
- Mit einer Insulinpumpentherapie habe ich durch eine stimmige Basalrate nur eine sehr geringe Menge Insulin aktuell im Blut, diese kann ich zusätzlich auf der Stelle reduzieren.
- So kann ich auch eine lang andauernde körperliche Belastung ohne Unterzuckerungsgefahr mit einem kurzfristig erhöhten Ausgangsblutzucker bewältigen.

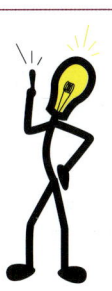

Die in diesem Erfahrungsbericht beschriebene Therapieanpassung an körperliche Aktivität ist ein individuelles Beispiel und darf nicht verallgemeinert werden. Sportler mit Diabetes können die für sie stimmigen Insulin- und Kohlenhydratanpassungen nur herausfinden, indem sie nach Rücksprache mit ihrem Diabetes-Team/Arzt verschiedene Konzepte ausprobieren, vor, während und nach der Belastung sehr häufig den Blutzucker messen und ein Sport-Tagebuch führen.

14.2. Kinder- und Jugendliche

14.2.1. Schulsport: Bericht einer Schülerin (15 Jahre)

Im Großen und Ganzen haben heutzutage die wenigsten Schüler Probleme wegen ihres Diabetes mit den Sportlehrern. Es gibt aber immer noch ein paar Ausnahmen, bei denen noch Schwierigleiten auftauchen. Ganz, ganz wichtig ist es, dass der Sportlehrer über den Diabetes des Schülers Bescheid weiß. Vor allem bei einem Schul- oder Lehrerwechsel kann es sonst schnell zu Schwierigkeiten kommen, wenn diese Informationen nicht rechtzeitig weitergegeben werden. Der Schüler mit Diabetes informiert am besten gemeinsam mit seinen Eltern den

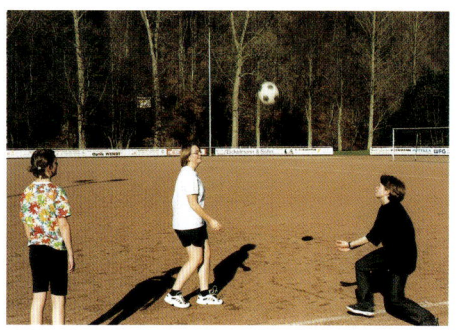

Fachlehrer über die Verhaltensweisen in Notfallsituationen. Wenn die Schüler später alt genug sind, können sie dies selbstverständlich auch ohne ihre Eltern machen. Dazu gehört unter anderem auch die Handhabung der Glukagonspritze. Am besten ist, den Lehrern diese Informationen auch noch zusätzlich schriftlich mitzugeben, viele haben ja vorher noch nie etwas über Diabetes gehört (entsprechendes Informationsblatt s. Kap. 16.2.). Je mehr ein Lehrer weiß, desto besser kann er einen Schüler in seiner Diabetesbehandlung unterstützen.

Ich habe seit neun Jahren Diabetes, bin jetzt 15 Jahre alt und behandele mich seit drei Jahren mit einer Insulinpumpe und dem Analoginsulin Humalog U 40. An unserer Schule ist es üblich, dass die Sportlehrer uns darüber informieren, was in der folgenden Sportstunde auf dem Programm steht. Das heißt, ich kann meinen Blutzucker genau auf diese Situation abstimmen. Wenn das an anderen Schulen nicht üblich ist, dürfte es aber kein Problem sein, dem Sportlehrer zu erklären, warum ein Schüler mit Diabetes diese Informationen braucht, und ihn dann einfach immer zu fragen, was in der nächsten Sportstunde dran kommt.

Wenn wir nur eine Einzelstunde Sport haben, die nicht anstrengend ist und deshalb meinen Blutzucker nicht deutlich absenken wird, führe ich vorher keine gravierende Dosisanpassung durch. Ich kontrolliere lediglich vorher meinen Blutzucker und esse entsprechende BE, damit er über 150 mg/dl liegt. Mehr ist in einem solchen Fall nicht erforderlich. Nach der Sportstunde kontrolliere ich zur Sicherheit noch mal meinen Blutzucker, aber meistens brauche ich dann keine weiteren Kohlenhydrate mehr zu essen.

Wenn wir allerdings eine Doppelstunde Schulsport haben, z. B. Leichtathletik mit gezieltem Ausdauertraining, muss ich auf jeden Fall eine Stunde vorher auch meine Basalrate verringern. Ich reduziere je nach Sportprogramm die Basalrate eine Stunde vor Beginn des Sportunterrichts um 20-50 %. Wenn ich die Basalrate reduziere, messe ich auch gleich meinen Blutzucker. Ich peile einen Ausgangsblutzuckerwert über 150 mg/dl an, bei einem tieferen Wert esse ich dann eine entsprechende Menge Kohlenhydrate. Da ich die Blutzuckerkontrolle eine Stunde vor Beginn des Sports durchführe, kann ich dann auch einen Schokoriegel oder ein Eis essen, auch diese ansonsten langsamen Kohlenhydrate sind nach einer Stunde im Blut angekommen. Mit der Pumpe und dem Humalog ist es kein Problem, die Insulinzufuhr auch ganz kurzfristig zu reduzieren. Ich teste meinen Blutzucker nach der Hälfte des Sportunterrichts noch mal und trinke dann soviel Saft oder Cola, dass der Blutzucker wieder über 150 mg/dl ansteigt. Nach dem Sport messe ich wieder, esse bei Werten unter 100 mg/dl zusätzliche BE und lasse die Basalratenreduktion um 20-50 % noch für zwei Stunden weiterlaufen.

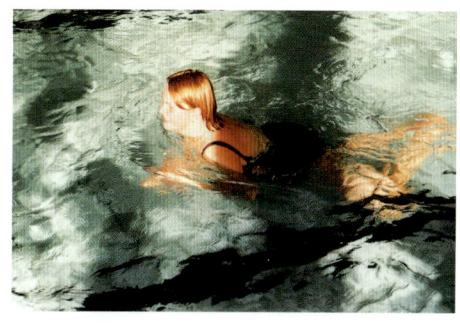

In meiner Sporttasche, die ich mit in die Halle oder auf den Leichtathletikplatz nehme, habe ich immer eine Glukagonspritze, mein Messgerät und ausreichend Kohlenhydrate in Form von Carrero-Glukose-Gel, Cola (keine light!!) und Saft. Weiterhin noch lang wirkende Kohlenhydrate in Form von Brot, Obst oder Schokoriegeln.

Doch gerade als Insulinpumpenträgerin ist es nicht nur wichtig, auf Unterzuckerungen zu achten, sondern auch immer daran zu denken, dass bei einem Problem mit der Pumpe oder dem Katheter eine Ketoazidosegefahr besteht. Gerade im Sommer, wenn ich mich in der Pause viel bewege und schwitze, kann es vorkommen, dass die Nadel aus der Haut rutscht. Sowas passiert zwar extrem selten, aber wenn mein Blutzucker vor der Sportstunde (aber auch sonst) über 250 mg/dl liegt, suche ich sofort nach der Ursache und mache einen Azetontest. Die Streifen habe ich auch in der Schule immer dabei. Wenn ich Azeton im Urin habe, darf ich auf keinen Fall beim Sportunterricht mitmachen. Ich würde mich dann von meiner Mutter abholen lassen und alle erforderlichen Maßnahmen, die ich in der Pumpenschulung gelernt habe, durchführen. Das ist bei mir bis jetzt aber noch nie vorgekommen.

Der Diabetes ist und war für mich nie ein Hinderungsgrund, am Schulsport teilzunehmen. Ich hatte auch beim Sport noch nie ein Problem mit schweren

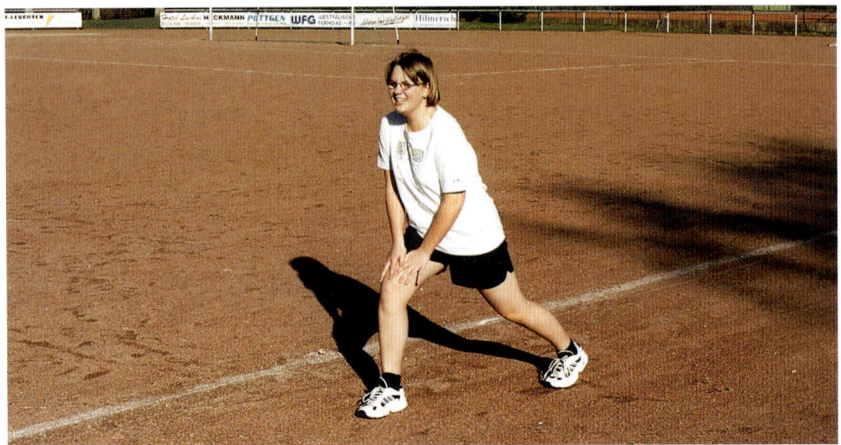

Unter- oder Überzuckerungen. Der Sportlehrer darf meiner Meinung nach auch keinem Schüler aufgrund seines Diabetes die Teilnahme am Schulsport generell verbieten.

Schulsport:

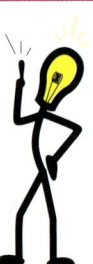

- Den Sportlehrer in einem Gespräch mit den Eltern ausführlich über den Diabetes informieren und ein Merkblatt über Notfallsituationen etc. mitgeben.
- Sich vorher beim Sportlehrer informieren, was in der nächsten Sportstunde dran ist, um den Stoffwechsel genau auf die Situation abstimmen zu können.
- Vor einer Einzelstunde Sport den Blutzucker messen und einen Wert über 150 mg/dl anstreben. Nach dem Sport wieder den Blutzucker messen.
- Eine Stunde vor einer anstrengenden Doppelstunde die Basalrate um 20-50 % reduzieren. Nach der Hälfte der Doppelstunde noch mal den Blutzucker messen und wieder Sicherheitsblutzucker von über 150 mg/dl anpeilen.
- Nach dem Sport noch mal den Blutzucker messen. Bei Werten unter 100 mg/dl zusätzliche Kohlenhydrate essen und die Basalratenreduktion noch um zwei Stunden weiterlaufen lassen.
- Bei Blutzuckerwerten über 250 mg/dl immer einen Ketontest machen. Die Azetonteststreifen immer dabei haben.

Die in diesem Erfahrungsbericht beschriebene Therapieanpassung an körperliche Aktivität ist ein individuelles Beispiel und darf nicht verallgemeinert werden. Sportler mit Diabetes können die für sie stimmigen Insulin- und Kohlenhydratanpassungen nur herausfinden, indem sie nach Rücksprache mit ihrem Diabetes-Team/Arzt verschiedene Konzepte ausprobieren, vor, während und nach der Belastung sehr häufig den Blutzucker messen und ein Sport-Tagebuch führen.

14.2.2. Vereinssport: Bericht eines Schülers (15 Jahre) über Handball

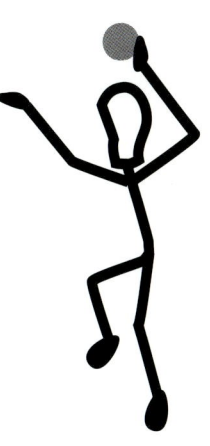

Handball: Im Freien oder in der Halle gespielter Mannschaftssport. Beim Hallenhandball bestehen die beiden Mannschaften aus je sieben Spielern (sechs Feldspieler und ein Torwart). Die Spielzeit beträgt 60 Minuten und ist in zwei Hälften unterteilt. Die Halbzeitpause dauert 10 Minuten. Der Torhüter darf sich als einziger Spieler im Torraum aufhalten. Feldspieler dürfen den Ball nicht länger als drei Sekunden in der Hand halten und dabei maximal drei Schritte laufen. Dadurch ist Handball eine sehr schnelle Sportart. Ziel des Spieles ist es, den Ball ins gegnerische Tor zu werfen. Die Mannschaft, die mehr Tore erzielt, hat gewonnen.

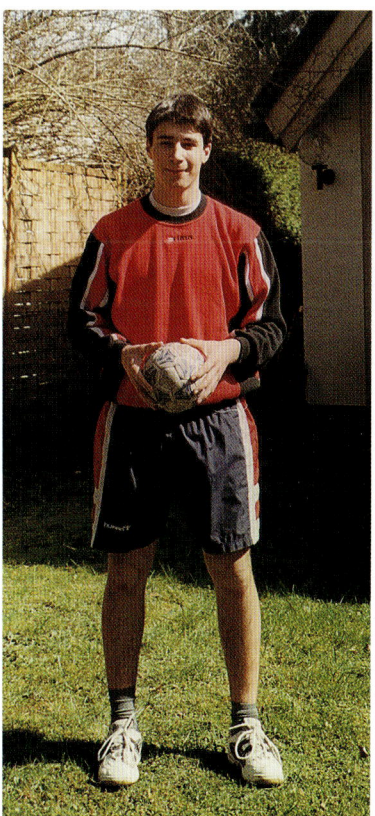

Erfahrungsbericht von Roland Baude

Ich bin 16 Jahre alt und habe seit 6 Jahren Typ-1-Diabetes. Ich spiele schon seit 8 Jahren im Verein Handball, angefangen bei den „Minis". Der Ausbruch des Diabetes hat mich nicht daran gehindert, weiter erfolgreich Handball zu spielen. Am Anfang hatte ich öfters mit leichten Unterzuckerungen, aber auch Überzuckerungen zu kämpfen. Mit der Zeit wurde ich erfahrener, und mittlerweile begebe ich mich völlig unbesorgt auf den Platz.

Seit gut 3 Jahren trage ich eine Disetronic-V-40-plus-Insulinpumpe. Ich trainiere 2 mal die Woche und spiele meistens am Wochenende ein bis zwei Spiele. Vor Spiel- oder Trainingsbeginn treffe ich immer verschiedene Vorsichtsmaßnahmen:

Training:

1 Stunde vor Trainingsbeginn messe ich den Blutzucker. Falls der Wert unter 150 mg/dl liegt, esse ich 1-2 BE. Meist ein Brot oder eine kleine Schüssel Haferflocken. Das hält gut vor und macht satt. In der Umkleidekabine, circa 15 Minuten vor Trainingsbeginn,

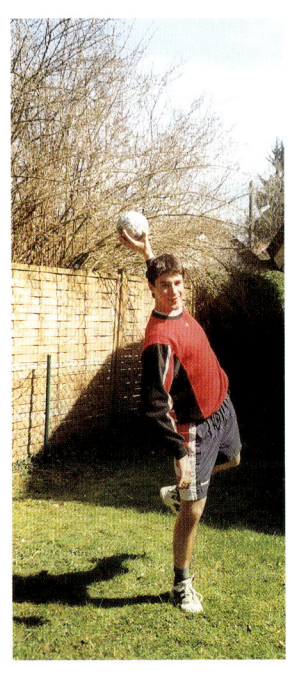

messe ich dann nochmals und entscheide: Liegt der Blutzuckerwert unter 160 mg/dl, trinke und esse ich auf jeden Fall nochmals 1-2 BE schnell wirkende Kohlenhydrate, z. B. ein paar Schlucke Cola, eine Banane oder einen Powerriegel. Liegt der Blutzucker über 160 mg/dl, kann ich beruhigt das Training beginnen. Für mich ist es wichtig, darauf zu achten, während des Handballspielens nicht in eine Unterzuckerung zu geraten. Beim Sport merke ich eine Unterzuckerung durch Symptome wie: Gereiztheit, Ungeduld und eine für mich sonst ungewohnte Konditionsschwäche. Aber auch zu hohe Blutzuckerwerte sind beim Sport extrem störend. Dann bin ich total schlapp, und meine Leistungen im Training aber auch im Spiel verschlechtern sich dadurch deutlich. Deshalb achte ich stets darauf, dass mein Blutzucker vor Sportbeginn nicht unter 160 mg/dl und nicht über 240 mg/dl liegt.

Das Training dauert 2 Stunden. Manchmal kontrolliere ich noch zwischendurch, wenn ich Anzeichen einer Unterzuckerung spüre. Nach dem Training kontrolliere ich noch mal, und wenn der Blutzuckerwert unter 80 mg/dl liegt, esse ich noch 2-4 BE für den Heimweg.

War das Training sehr anstrengend, muss ich damit rechnen, dass der Blutzucker während der Nacht weiter absinkt. Deshalb reduziere ich nach sehr intensivem Training die nächtliche Basalrate um 30-50 %.

Da beim Handball Verteidigung mit dem Körper erlaubt ist, bekomme ich regelmäßig leichte Schläge und Stöße. Deshalb lege ich zum Spiel meine Pumpe vorsichtshalber ab. Ist der Blutzucker nach dem Spiel über 180 mg/dl, gebe ich noch einen kleinen Bolus ab, um das „Insulinloch" auszugleichen. Da die Bewegung aber auch noch nachwirkt, reduziere ich den Korrekturfaktor um mindestens 50 %.

Spiel:
Bei einem Punktspiel messe ich vor dem Spiel und steige möglichst mit einem Blutzucker von 160-180 mg/dl ein, weil ein Spiel zwar kürzer, aber viel anstrengender als das Training ist. Ich messe auf jeden Fall in der Halbzeit und vielleicht auch zwischendurch, wenn ich mich nicht wohl fühle. Nach dem Duschen lege ich die Pumpe wieder an und gleiche ganz vorsichtig das „Insulinloch" aus. Nach sehr anstrengenden Spielen oder Turnieren muss ich natürlich auch wieder „Vorkehrung" für die Nacht treffen,

d. h. mit einem Blutzucker über 150 mg/dl ins Bett gehen und bei Bedarf die Basalrate um 30-50 % absenken.

Falls es zu einer Unterzuckerung kommt, darf kein Handballer mit Diabetes Scheu haben, das sofort dem Trainer zu sagen und sich kurzzeitig auswechseln zu lassen. Mein Trainer weiß natürlich über meinen Diabetes Bescheid. Wenn ich ein Problem haben sollte, hilft er mir gern.

Wichtig für jeden Handballer mit Diabetes: immer „schnelle" BE dabei haben, d. h. Getränke, weil Flüssigkeiten sehr schnell in den Blutkreislauf aufgenommen werden. Ich habe immer etwas Cola dabei. Dazu natürlich aber auch Brot, Banane oder Apfel und Traubenzucker, weil schnelles auch schnell wieder vergeht.

Insgesamt ist mit der Pumpe die Diabeteseinstellung rund um meine sportlichen Aktivitäten viel einfacher geworden als vorher mit den Spritzen. Trotzdem passieren mir ab und zu noch Fehleinschätzungen, die korrigiere ich dann ein bis zwei Stunden im Anschluss an das Handballspielen nach.

Handball:

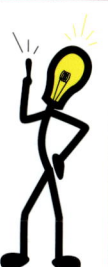

- Eine Stunde vor dem Training den Blutzucker messen. Bei Werten unter 150 mg/dl 1-2 BE Brot oder Haferflocken essen. 15 Minuten vor Trainingsbeginn noch mal den Blutzucker messen. Bei Werten unter 160 mg/dl 1-2 BE schnell wirkende Kohlenhydrate trinken.
- Bei Anzeichen einer Unterzuckerung auch während des Trainings den Blutzucker messen.
- Liegt der Blutzucker nach dem Training unter 80 mg/dl noch 2-4 BE essen.
- Ein Handballspiel ist kürzer, aber anstrengender als das Training. Ausgangsblutzucker von 160-180 mg/dl anstreben und in der Halbzeitpause noch mal den Blutzucker kontrollieren.
- Beim Handball immer „schnelle" und „langsame" Kohlenhydrate dabei haben.
- Nach anstrengendem Training/Spiel die Basalrate zur Nacht um 30-50 % absenken und Sicherheitsblutzucker von über 150 mg/dl anstreben.

Die in diesem Erfahrungsbericht beschriebene Therapieanpassung an körperliche Aktivität ist ein individuelles Beispiel und darf nicht verallgemeinert werden. Sportler mit Diabetes können die für sie stimmigen Insulin- und Kohlenhydratanpassungen nur herausfinden, indem sie nach Rücksprache mit ihrem Diabetes-Team/Arzt verschiedene Konzepte ausprobieren, vor, während und nach der Belastung sehr häufig den Blutzucker messen und ein Sport-Tagebuch führen.

14.2.3. Leistungssport: Bericht eines Schülers (13 Jahre) über Radrennsport

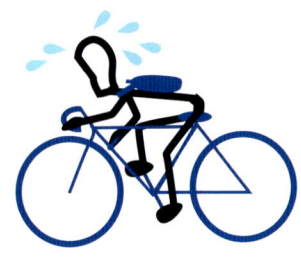

Radsport: Sammelbegriff für sportliche Disziplinen, die als Freizeit- oder Wettkampfsport auf einem Fahrrad in der Halle oder im Freien ausgetragen werden. Unterschieden werden Straßenrennen, Bahnrennen, Kunstradfahren und Ballspielen wie Radball sowie in jüngerer Zeit auch Mountainbiking. Straßenrennen sind die älteste Art der Radwettbewerbe. Dazu zählen u. a. Etappenrennen, Tagesrennen und Zeitfahren. Bahnrennen finden in einem Velodrom, einer ovalen Bahn mit steilen Kurven, die hohe Geschwindigkeiten begünstigen, statt.

Erfahrungsbericht von Andreas Alt

Ich heiße Andreas und bin 13 Jahre alt, seit 12 Jahren habe ich Typ-1-Diabetes. Meinen Diabetes behandele ich mit der intensivierten Insulintherapie. Ich spritze 6 mal pro Tag, benutze aber keine Pens, weil ich mit normalen Insulinspritzen das Insulin mischen kann und so nicht noch häufiger spritzen muss. Mit dem Radrennsport habe ich vor fast zwei Jahren angefangen.

Sportlich war ich schon immer, so lange ich denken kann, habe ich mich gerne bewegt und war deshalb von frühester Kindheit an in Sportvereinen aktiv. Mit 3½ Jahren habe ich mit dem Judo angefangen. Mit 6 Jahren wechselte ich dann in den Handballverein, und mit 9 Jahren ging ich in den Schwimmverein. Der Schwimmverein wollte mich anfangs wegen meines Diabetes gar nicht aufnehmen. Sie meinten, ihr Training wäre zu leistungsorientiert ausgerichtet. Doch ich wollte damals schon beweisen, dass ich genauso gut, wenn nicht besser bin, als mancher Mitschwimmer ohne Diabetes. Ich schaffte es und habe bei Wettkämpfen viele gute Plätze erschwommen. Trotzdem wurde ich weiterhin anders behandelt, ich durfte wegen meines Diabetes z. B. nicht mit ins Trainingslager fahren.

Neben dem Schwimmen fuhr ich noch mit meinem Vater Rennrad. Bald konnte ich mühelos immer größere Strecken mithalten. Trotz großer Proteste meiner Eltern wechselte ich dann in den Radrennverein. Sie waren immer dagegen gewesen, weil sie Angst hatten, ich könnte mich schwer verletzen. Außerdem hatten sie Bedenken, dass ich mit meinem Diabetes so starken Belastungen nicht gewachsen wäre. Dazu kommen noch die sehr hohen Kosten des Radrennsports, alleine ein richtiges Rennrad ist irre teuer. Trotzdem fuhr ich beim Radrennverein vor und war sofort begeistert dabei. Dort wurde ich so akzeptiert, wie ich bin, und es gab nie Probleme mit meinem Diabetes. Im Gegenteil, wenn es mir mal nicht gut ging, haben sich alle sofort um mich gekümmert und mich gefragt, ob sie mir irgendwie helfen könnten.

Mittlerweile ist diese Sportart sehr wichtig für mich geworden. Ich trainiere 2-3 mal pro Woche auf der Straße, um Kondition und Kraft für lange Strecken zu bekommen und 2-3 mal pro Woche auf der Radrennbahn, um das Sprinten zu trainieren. Bei jeder Trainingseinheit absolviere ich 50-120 km. Im Winter haben wir ausschließlich Hallentraining und gehen Joggen für die Ausdauer. Als zusätzliches Konditionstraining schwimme ich 3 mal pro Woche im Verein zwischen 2-4 km alle Lagen. Vor dem Schwimmtraining (Beginn 19.00 Uhr) reduziere ich meine Humalogdosis zum Abendessen um mindestens 30%. Vor dem Umziehen in der Kabine messe ich noch mal meinen Blutzucker, bei Werten von 80-150 mg/dl trinke und esse ich noch 2-3 BE, z. B. Apfelsaftschorle und eine Banane.

Das Radtraining beginnt um 17.30 Uhr. Ich esse vor dem Training und reduziere hier ebenfalls meine Humalogdosis um 30%. Ich stecke mir Carrero-Glukose-Gel, Energieriegel und Bananen in die Taschen meines Radtrikots und trinke regelmäßig Apfelsaft oder andere kohlenhydrathaltige Getränke, die ich mir je nach Trainingsbelastung entsprechend zusammenmixe. Nach dem Training messe ich dann sofort wieder meinen Blutzucker und esse zusätzliche Kohlenhydrate, wenn dieser unter 120 mg/dl liegt. Meine Insulindosis für das Abendessen und zur Nacht verändere ich während des Trainings nicht, da ich täglich trainiere. Deshalb ist das Einheiten/BE-Verhältnis und die nächtliche Verzögerungsinsulindosis auf diese Belastungen abgestimmt. Nur wenn ich mal an einem Tag nicht trainieren sollte, müsste ich meine Insulindosis erhöhen. Ich habe schon mal versucht, nach einem trainingsfreien Tag die gleiche Menge Verzögerungsinsulin zu spritzen, dann hatte ich aber am nächsten Morgen viel zu hohe Nüchternblutzuckerwerte, die sich auch wegen des fehlenden Muskelauffülleffektes nur mit deutlich höherem Korrekturfaktor runterspritzen ließen.

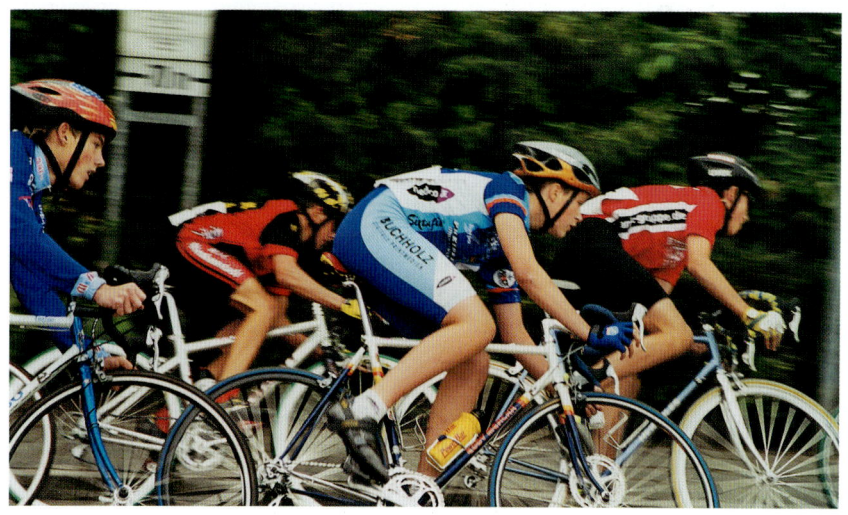

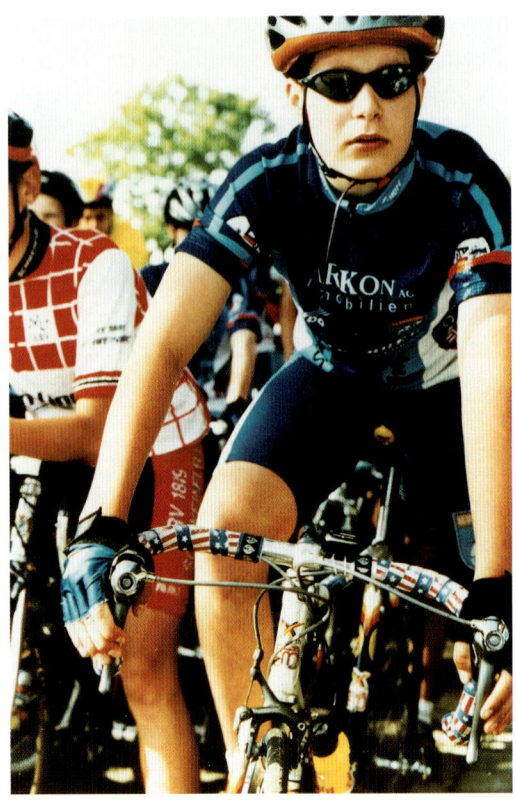

Die erste Hälfte der Saison habe ich sehr viel mit meiner Therapieanpassung beim Radfahren ausprobiert. Das bedeutet, ganz häufig den Blutzucker messen, unterschiedliche Kohlenhydrate ausprobieren und die entsprechende Insulindosisreduktion herausfinden. Nicht immer hatte ich beim Training gute Blutzuckerwerte, und oft hat mich diese ganze Austesterei ganz schön genervt. Meine Teamkollegen setzen sich einfach aufs Rad und fahren los, und ich muss erst messen, km, Dauer, Intensität berechnen, essen, die erforderliche Insulindosisreduktion ermitteln und kann dann erst losfahren. Währenddessen und danach wieder das gleiche Spielchen. Manchmal hatte ich dann auch einfach keine Lust mehr und habe gedacht, das passt schon so alles wie immer, aber das ging meistens nicht gut. Deshalb muss ich so lange alles im Training austesten, bis ich die optimale Abstimmung für den Wettkampf gefunden habe.

Ab April bis September findet fast jedes Wochenende ein Rennen statt. Die Starts sind in ganz Bayern, manchmal sogar in anderen Bundesländern. Meistens sind die Rennen zwischen 20 bis 40 km lang, aber vom Streckenprofil her unterschiedlich anspruchsvoll. Das Feld beträgt zwischen 40 und 60 Fahrern. Ich konnte für meine Schülerklasse bis jetzt ganz passable Ergebnisse einfahren, der ganz große Wurf war leider noch nicht drin, weil ich erst 12 Jahre alt war und die meisten anderen schon 14. Trotzdem war ich 3 mal Dritter, 1 mal Vierter, 3 mal Fünfter und viele weitere Male unter den ersten Zehn.

Der Saisonhöhepunkt war für mich im Jahre 2000 die Süddeutsche Meisterschaft in Kirchheimbolanden (Kaiserslautern). Die Rennstrecke ging über 43 km, und das Teilnehmerfeld war mit 150 Startern besetzt. Der Start war um 14.00 Uhr. Am Abend vorher habe ich eine große Portion Nudeln gegessen, um meine

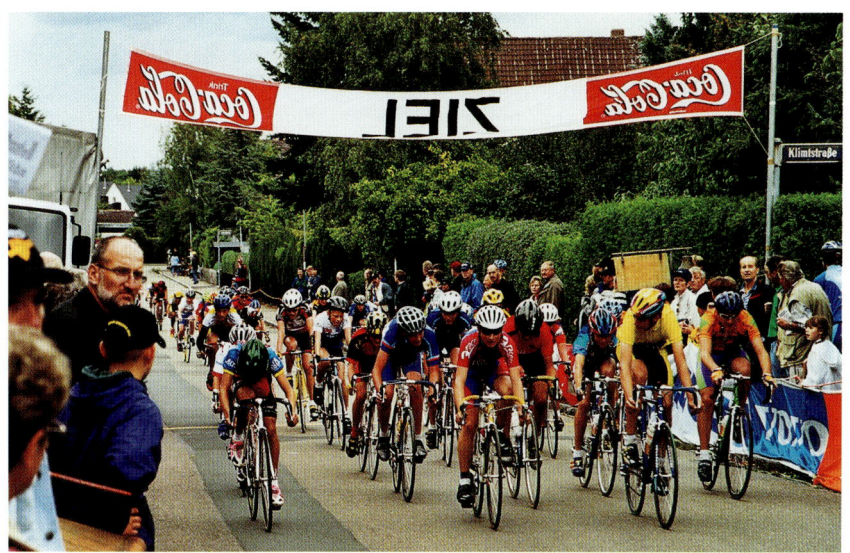

Kohlenhydratspeicher gut zu füllen, das mache ich vor jedem Rennen so und bin früh ins Bett gegangen. Mein Nüchternblutzucker lag am Renntag bei 112 mg/dl, und ich habe sicherheitshalber mein Verzögerungsinsulin um 40 % reduziert. Vier Stunden vor Beginn des Rennens aß ich nochmals einen großen Teller Nudeln, den ich auf 8 BE schätzte. Eine Stunde vor Rennbeginn habe ich noch mal meinen Blutzucker gemessen, der lag bei 141 mg/dl. Das war für dieses sehr anspruchsvolle Rennen eindeutig zu niedrig. Ich habe dann einen Power-Bar-Riegel gegessen, die finde ich für Ausdauerbelastungen optimal. Um für den Schlussspurt noch genügend Energie mobilisieren zu können, habe ich nach der Hälfte des Rennens dann noch ein Carrero-Glukose-Gel und einen weiteren Power-Bar-Riegel gegessen. Die Wirkung dieser Kohlenhydrate kann ich genau abschätzen, da ich das im Training dutzendfach ausgetestet habe. Selbstverständlich habe ich während des Rennens auch kontinuierlich getrunken, für diesen Wettkampf hatte ich eine Mischung mit hohem Kohlenhydratanteil gewählt. Ein Defekt am Hinterrad vereitelte dann einen Platz im vorderen Feld. Trotz dieses Materialschadens bin ich aber noch ins Ziel gekommen, leider nur auf einem sehr unbefriedigenden 70. Platz. Doch mein Verein war trotzdem sehr zufrieden mit mir, weil ich als einziger Fahrer die Qualifikation für die Süddeutsche Meisterschaft geschafft habe.

Nicht jedes Rennen verläuft gut, 4-5 Stürze im Jahr sind normal, auch für Radrennfahrer ohne Diabetes. Die Therapieanpassungen sind sehr anspruchsvoll, es ist ein sehr schmaler Grad, punktgenau den Blutzuckerwert zu erreichen und zu halten, bei dem ich optimal leistungsfähig bin. Denn bei zu niedrigen Ausgangswerten kann ich gleich aufgeben, mit zu hohen Blutzuckerwerten fahre ich aber auch nicht mehr unter die ersten Fünf. Aber letztes Jahr habe ich viel gelernt, und ich wünsche mir dieses Jahr viele gute Platzierungen. Inzwischen haut es nämlich mit den Dosisanpassungen ziemlich exakt hin.

Das Radrennfahren ist sehr teuer, auch die ständigen Fahrten zu den Rennen kosten ganz schön viel. Ich habe zwar schon einiges an Prämien eingefahren, wenn ich unter den ersten 10 bin, doch das Geld geht immer sofort fürs Fahrradmaterial drauf. Aber trotz Stürzen, Taschengeld sparen und sehr viel Aufwand bei der Diabetestherapie ist das Rennradfahren der allerschönste Sport für mich.

Einen Satz noch zum Schulsport, der Sport-Einser war mir immer sicher. Alle Schwimmabzeichen bis hin zum Goldenen habe ich problemlos gemacht. Für den Schulsport muss ich nicht einmal mehr das Insulin reduzieren. Die Belastung ist für mich so gering, dass ich allerhöchstens bei einem zu niedrigen Ausgangsblutzucker vorher eine BE esse. Der Diabetes hat mich nie gehindert, im Leistungssport erfolgreich zu sein, und so soll es auch in Zukunft bleiben.

Radrennsport:

- Vor dem Training die Insulindosis für die Mahlzeit um mindestens 30 % reduzieren.
- Immer vor dem Training/Rennen den Blutzucker messen und einen Ausgangsblutzuckerwert von ca. 200 mg/dl anstreben.
- Während des Radfahrens kohlenhydrathaltige Getränke (Mischung je nach Belastungsintensität), Carrero-Glukose-Gel, Energieriegel und Bananen zuführen.
- Nach dem Training/Rennen wieder den Blutzucker messen. Bei Werten unter 120 mg/dl weitere Kohlenhydrate einnehmen.
- Die Insulindosis nach der Belastung muss nur an trainingsfreien Tagen erhöht werden, da sie sonst auf das tägliche Trainingspensum abgestimmt ist.
- Am Tag vor dem Wettkampf eine große Menge Kohlenhydrate (Nudeln) essen, um die Glukosespeicher zu füllen. Niemals unbekannte Kohlenhydrate vor oder während eines Wettkampfes ausprobieren.
- Die geringe körperliche Belastung beim Schulsport erfordert bei Leistungssport treibenden Schülern meist keine Therapieanpassung.

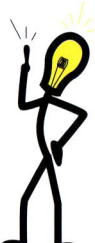

Die in diesem Erfahrungsbericht beschriebene Therapieanpassung an körperliche Aktivität ist ein individuelles Beispiel und darf nicht verallgemeinert werden. Sportler mit Diabetes können die für sie stimmigen Insulin- und Kohlenhydratanpassungen nur herausfinden, indem sie nach Rücksprache mit ihrem Diabetes-Team/Arzt verschiedene Konzepte ausprobieren, vor, während und nach der Belastung sehr häufig den Blutzucker messen und ein Sport-Tagebuch führen.

14.3. Diabetes-Sportgruppen

14.3.1. Bericht eines Teilnehmers

Erfahrungsbericht von Manfred Graup

Mein Name ist Manfred Graup, ich bin 75 Jahre alt. Mit 38 Jahren Diabetesdauer bin ich schon ein richtiger „Diabetessenior". Vor den Weihnachtsfeiertagen 1961 war ich immer müde und durstig, nichts Flüssiges war vor mir sicher. Als ich endlich einen Arzt aufsuchte, war die Diagnose mit einem Blutzuckertest schnell gestellt: über 400 mg/dl! Der Arzt wies mich sofort stationär ins Krankenhaus ein. Die Behandlung mit Tabletten konnte meine Situation nicht verbessern. Trotzdem wurde ich mit dem Rat, weiterhin viel zu trinken, wieder entlassen. Die Stationsschwester gab mir noch den guten Tipp, mich an einen niedergelassenen Arzt zu wenden, der sich auf die Behandlung von Menschen mit Diabetes spezialisiert hatte. Dort setzte ich mir dann meine erste Insulinspritze und wurde mit einem starren Insulinregime von 25 Einheiten morgens und 15 Einheiten abends nach Hause geschickt. An Blutzuckerselbstkontrolle war damals noch gar nicht zu denken, deshalb

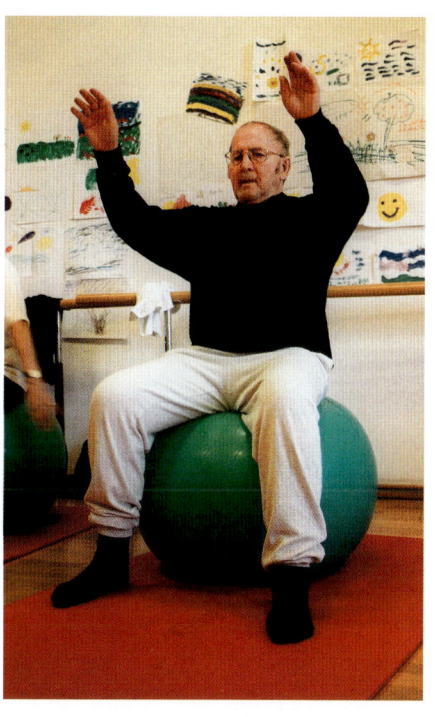

musste ich zweimal pro Woche zum Blutzuckertesten in seine Praxis kommen. So sah also meine Diabetestherapie für die folgenden 25 Jahre aus. Mir war es streng verboten, eigenmächtig die Insulindosierung zu verändern oder gar von meiner strikten Diät in irgendeiner Form abzuweichen.

Meine Frau und ich kauften uns einen Wohnwagen, damit wir im Urlaub die Fahrtzeit und die Mahlzeiten genau dem vorgegebenen Insulinrhythmus anpassen konnten. Vor allem konnten wir so das Diätessen immer selbst zubereiten und BE-genau abwiegen. Meinen Beruf musste ich aufgeben, da die unkalkulierbaren Belastungen am Arbeitsplatz sich nicht mit der Insulinwirkung und den genau einzuhaltenden Essenszeiten vereinbaren ließen. Um mich auch im Berufsleben all den Diabetes-Erfordernissen anpassen zu können, machte ich mich selbständig.

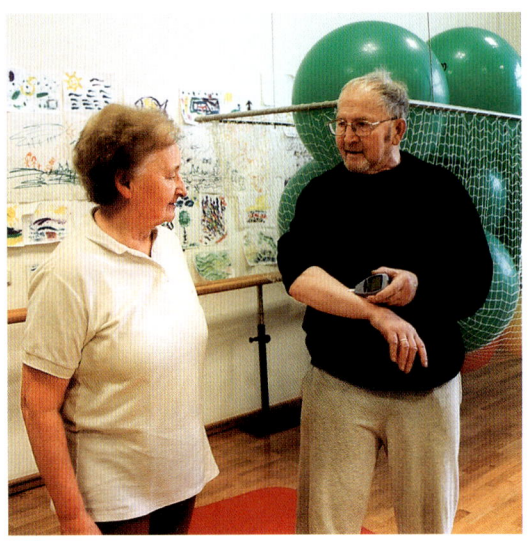

Irgendwann las ich dann in einer Zeitschrift über diabetische Folgeerkrankungen. Darüber hatte mich mein Arzt nie informiert. Da ich jedoch keinerlei Symptome verspürte, wähnte ich mich in Sicherheit. Es half jedoch nicht, vor den Konsequenzen von über 20 Jahren schlecht eingestelltem Diabetes die Augen zu verschließen. Sie holten mich mit aller Macht ein. Inzwischen wurde ich am linken Auge zweimal und am rechten Auge dreimal gelasert. Anschließend wurde ich an meinem rechten Auge am grauen Star operiert, dessen Auftreten durch die schlechte Stoffwechseleinstellung begünstigt wurde. Glück im Unglück war für mich ein nicht operierbarer Bandscheibenvorfall im Jahr 1995.

Während der Behandlung in der orthopädischen Klinik wurde aufgrund meiner miserablen Stoffwechsellangzeitwerte, von deren Existenz ich auch noch nie gehört hatte, ein internistisches Konsil beantragt. Ich nahm daraufhin an einer richtigen Diabetes-Schulung teil. Hier lernte ich erstmals, meinen Diabetes meinem Lebensrhythmus anzupassen und nicht umgekehrt. Später schlug mir eine Diabetesberaterin dort sogar die Behandlung mit einer Insulinpumpe vor, doch ich wollte kein Roboter sein, dem eine Maschine alle drei Minuten eine kleine Dosis Treibstoff einspritzt, um weiterzuleben. Von einem anderen Diabetiker meines „Baujahres" ließ ich mich dann eines Besseren belehren und meldete mich quasi „versuchsweise" für die Insulinpumpenschulung an. Heute würde ich meine Pumpe um nichts in der Welt wieder hergeben.

Seit der Insulinpumpenschulung nehme ich auch jeden Mittwoch von 16:00 bis 17:00 Uhr an einer Sportstunde für Menschen mit Typ-2-Diabetes teil, die in der Klinik angeboten wird. Beim ersten Mal bekam ich schon fast eine Unterzuckerung vom 10-minütigen Fußweg bis zur Klinik, da ich mich aufgrund meines Bandscheibenleidens kaum noch bewegte.

Vor und nach der Gymnastikstunde messen wir dort immer unseren Blutzuckerspiegel. Nach mehreren Monaten und vielen Messungen habe ich herausgefunden, dass mein Blutzucker durch die Gymnastik um 50 bis 80 mg/dl absinkt. Das bedeutet für mich, dass ich zu Beginn immer einen Blutzucker von mindestens 160 bis 180 mg/dl anpeile, um nicht durch die Gymnastik in eine Unterzuckerung zu rutschen. Ich könnte selbstverständlich auch um 15.00 Uhr meine Basalrate um 50 % absenken, aber ich bevorzuge die Sport-BE, die ich mir auf diese Weise genehmigen kann, ohne extra einen Bolus abzurufen. Für den Fall einer Unterzuckerung habe ich immer ausreichend Obstsaft und Traubenzucker bei mir. Wenn der Blutzucker durch die körperliche Aktivität unter 120 mg/dl abgesunken ist, genehmige ich mir vor dem Nachhauseweg einen Müsliriegel als Marschverpflegung. Wenn die Gymnastikstunde einmal ausfällt, fehlt uns allen etwas, und damit meine ich am allerwenigsten die zusätzlichen Sport-BE. Genau wie die anderen Teilnehmer, die schon über 5 Jahre jede Woche an 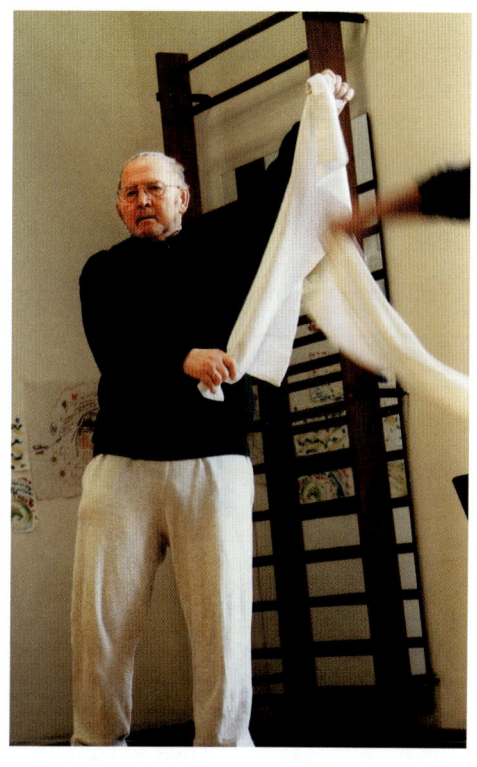 der Sportgruppe teilnehmen, vermisse ich dann den Erfahrungsaustausch und die Diskussionen über unsere alltäglichen Diabetesproblemchen.

Seit einiger Zeit trage ich Kompressionsstrümpfe, die ich anfangs nicht alleine anziehen konnte, weil ich nicht mehr in der Lage war, mich bis zu meinen Füßen zu bücken. Doch den jahrelang angesetzten „Bewegungsrost" haben die Sporttherapeuten gehörig abgekratzt. Durch die wöchentliche, intensive Gymnastik bin ich inzwischen wieder in der Lage, meine Strümpfe problemlos selber anzuziehen.

Hätte ich ein paar Jahre früher von der Diabetesschulung und der Gymnastikstunde erfahren, wären mir viele Schmerzen und Probleme erspart geblieben. Inzwischen hat mich meine neu gewonnene Bewegungslust derart gepackt, dass ich jeden Abend 15 Minuten auf dem Ergometer trainiere. Es wird zwar nicht mehr für die Tour de France reichen, aber nächsten Sommer werde ich vielleicht erstmalig in der Lage sein, mit meiner Tochter eine Radtour zu wagen. Ich fühle mich wieder deutlich jünger und bin ganz allgemein aktiver geworden. Inzwischen bastle ich wieder an meiner Miniclub-Eisenbahn 150 mal 60 cm, auf der ich mit 4 Zügen gleichzeitig fahren kann. Ich habe mir sogar einen neuen Computer gekauft und schicke einem alten Freund in den USA E-Mails.

Ich kann allen Menschen mit Diabetes, egal welchen Alters, nur raten, nicht so lange mit einer so schlechten Diabetes-„Einstellung" herumzulaufen und die körperliche Aktivität nicht einzuschränken. Für mich bleibt nur noch das etwas wehmütige: „Ich wünschte, ich hätte früher...". Ich hoffe, ich konnte mit meinem Erfahrungsbericht einige Menschen mit Diabetes dazu motivieren, etwas zu tun, bevor es zu spät ist.

> **Teilnahme an einer Diabetes-Sportgruppe:**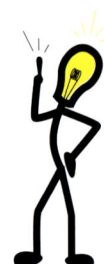
> - Besonders bei völlig Untrainierten können schon geringe körperliche Belastungen zu dramatischen Blutzuckerabfällen führen.
> - Sicherheitsblutzucker von über 150 mg/dl vor der Sportstunde anpeilen.
> - Auch nach der Gymnastikstunde den Blutzucker messen. Wenn dieser unter 120 mg/dl abgefallen ist, sollten Sie weitere Kohlenhydrate einnehmen, um einer Unterzuckerung durch den Muskelauffülleffekt vorzubeugen.
> - Regelmäßige körperliche Aktivität ermöglicht, viele Belastungen des Alltags wieder problemloser durchführen zu können und damit ein größeres Maß an Selbständigkeit, Sicherheit und Lebensqualität zurückzugewinnen.

> Die in diesem Erfahrungsbericht beschriebene Therapieanpassung an körperliche Aktivität ist ein individuelles Beispiel und darf nicht verallgemeinert werden. Sportler mit Diabetes können die für sie stimmigen Insulin- und Kohlenhydratanpassungen nur herausfinden, indem sie nach Rücksprache mit ihrem Diabetes-Team/Arzt verschiedene Konzepte ausprobieren, vor, während und nach der Belastung sehr häufig den Blutzucker messen und ein Sport-Tagebuch führen.

14.3.2. Bericht einer Übungsleiterin

Erfahrungsbericht von Ingrid Buschkühle
Pionierarbeit Diabetikersport

Zuerst möchte ich mich vorstellen: Ich heiße Ingrid Buschkühle, bin 43 Jahre alt, verheiratet und habe eine Tochter. Mein Typ-1-Diabetes begleitet mich jetzt seit über 17 Jahren und hat mein Leben ganz schön umgekrempelt. Durch den Sport habe ich neue Lebensqualität hinzugewonnen, denn mein körperliches Wohlbefinden und meine Leistungsfähigkeit haben sich deutlich verbessert. Insgesamt fühle ich mich viel ausgeglichener.

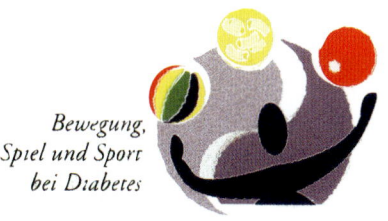

Ich treibe keinen Leistungssport und trainiere auch nicht für Olympia, sondern habe ganz langsam beim Hausfrauenschwimmen in der DLRG angefangen. Durch einen Umzug schloss ich mich dann einer Jogginggruppe an. Erst dachte ich, das schaffst du nie! Doch die Übungsleiterin verstand es, mich gut in diese Gruppe zu integrieren. Durch häufiges Blutzuckermessen fand ich schnell heraus, wie hoch meine Blutzuckerwerte vor dem Lauf sein mussten, um die Strecke von 5 km gut zu schaffen.

Nach kurzer Zeit machte ich selbst die Übungsleiterlizenz des Landessportbundes. Seit 1992 leite ich in Lippstadt eine Diabetes-Sportgruppe. Anfang 1993 belegte ich beim Landessportbund in NRW den Sonderlizenzlehrgang „Sport für Diabetiker". Als ich den Lehrgang erfolgreich beendet hatte und die Sportschu-

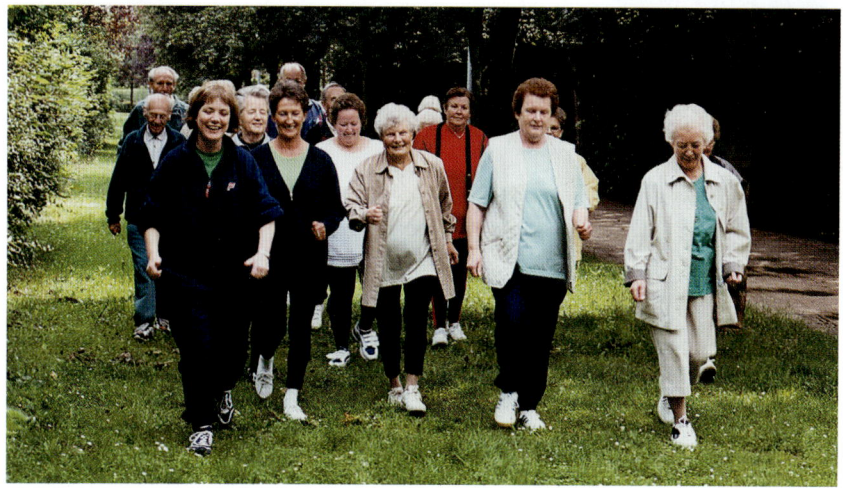

Walking, LTV Lippstadt.

le verließ, wurde mir ganz schnell klar, wie groß der Unterschied zwischen Theorie und Praxis ist. Zwar wurde überall in Arztpraxen und Apotheken Werbung für mehr körperliche Aktivität von Menschen mit Typ-2-Diabetes gemacht, und die Hausärzte waren aufgerufen, ihren Patienten die Teilnahme an einer solchen Gruppe zu verschreiben. Doch in der Praxis passierte nicht viel! Viele Ärzte sind sehr zurückhaltend, was die Rezeptierung von Diabetikersport betrifft. Die Fehlinformation, dass diese Verordnung ins ärztliche Budget fallen soll, ist leider immer noch nicht ganz ausgeräumt. Ich war ernüchtert, denn dass Bewegung Tabletten ersetzen kann, klingt zwar in der Theorie sehr schön, ist jedoch in der Praxis nur selten durchführbar.

Nie vergesse ich meine erste Abrechnung mit den Krankenkassen. Freudestrahlend brachte ich die Rechnung zur ortsansässigen Gesundheitskasse. Dort erlebte ich eher ein zweites Fitnesstraining, indem ich immer wieder von einem Sachbearbeiter an den nächsten verwiesen wurde. Der Landessportbund NRW schaltete sich aber sofort hilfreich ein, und danach gab es mit der Abrechnung nie wieder ein Problem.

Als Übungsleiter einer Typ-2-Sportgruppe braucht man sehr viel Energie. Die Teilnehmer zur körperlichen Aktivität anzuleiten, ist erst die halbe Miete. Zusätzlich versuche ich sie von der Notwendigkeit eines gesunden Lebenswandels und eigenständiger Kontrolle ihres Diabetes zu überzeugen, inkl. Blutzucker-Selbstkontrolle und Insulindosisanpassung.

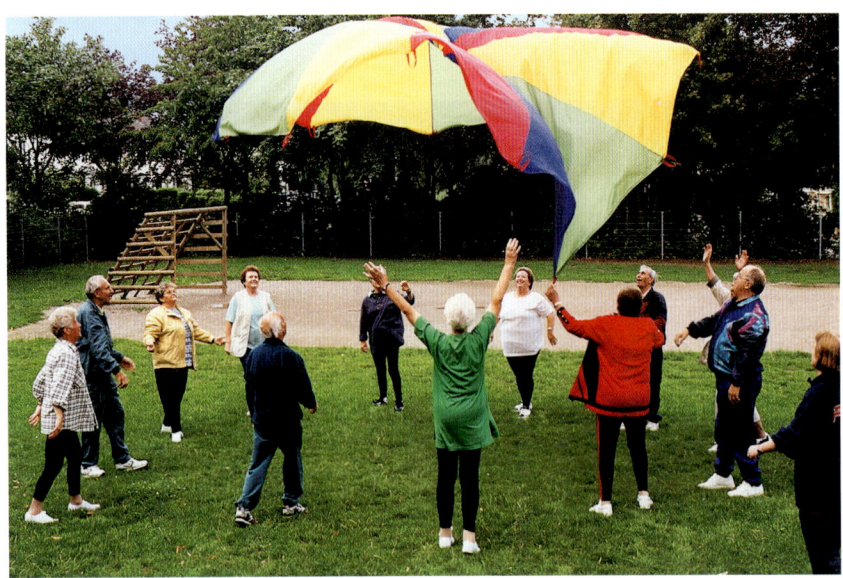

Spiel mit dem Fallschirm, LTV Lippstadt.

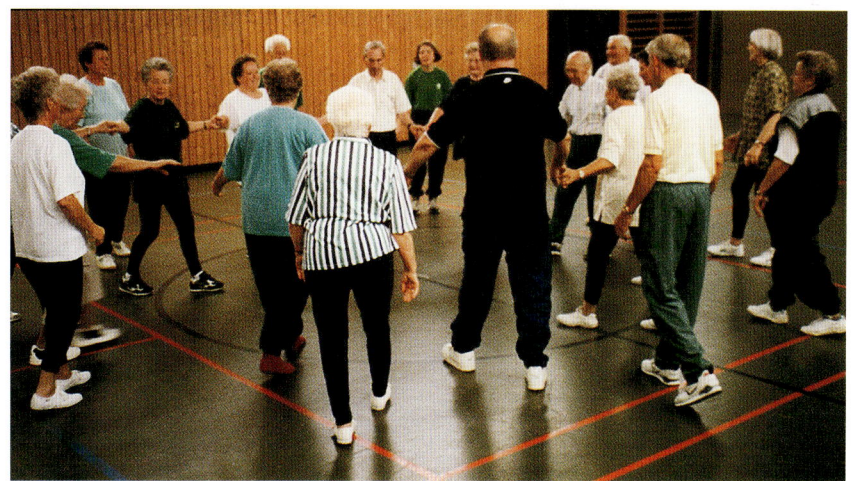

Tanz, LTV Lippstadt

Zwecks größerer Motivation finden die Sportstunden nicht nur in der Turnhalle statt. Kegeln, Minigolf, Wassergymnastik, Walking, Wandern und Besuche anderer Diabetes-Sportgruppen in den Nachbarstädten bereiten den Teilnehmern viel Freude. Seit 4 Jahren ist ein 3-tägiger Aufenthalt in einer Sportschule das Highlight des Jahres.

Im Jahr 1999 absolvierte ich zusätzlich die Ausbildung für den Koronarsport beim Landessportbund, da ich in meinen Diabetes-Sportgruppen immer wieder mit dem Thema Herzerkrankung und anderen diabetischen Folgeerkrankungen

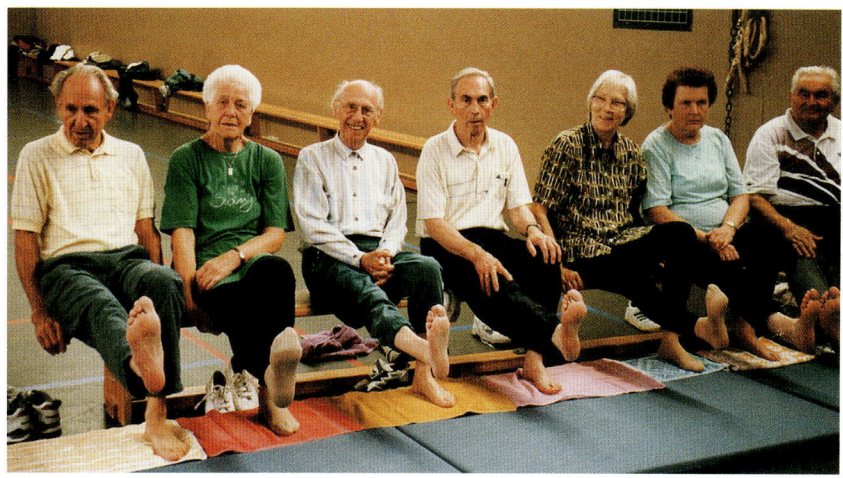

Fußgymnastik, 3. v. links: Karl Bachmann, 95 Jahre, LTV Lippstadt.

konfrontiert wurde. Ich halte es für sehr wichtig, Menschen mit Diabetes, die zusätzlich mit einer koronaren Herzerkrankung (KHK) belastet sind, für ihr Herz zu sensibilisieren. Gleiches gilt beim Sport für die Neuropathie und ganz besonders für den diabetischen Fuß. Gerade beim Sport für Menschen mit Typ-2-Diabetes muss sich die interdisziplinäre Kooperation zwischen Diabetologen und Kardiologen, Neurologen, Nephrologen, Augenärzten und orthopädischen Schuhmachern deutlich verbessern. Wenn Menschen mit Diabetes an einer Koronarsportgruppe teilnehmen, muss gewährleistet sein, dass sie dort auch ihren Blutzucker kontrollieren können. Genauso müssen bei Teilnehmern mit Diabetes und einer KHK in einer Diabetes-Sportgruppe Puls und Blutdruck gemessen werden. Um all diesen Aufgaben verantwortungsvoll gerecht zu werden, müssen sich die Übungsleiter ständig weiterbilden. Es gibt noch viel zu tun!

Leitung einer Diabetes-Sportgruppe:

- Wer eine Diabetes-Sportgruppe leiten will, muss eine spezielle Übungsleiter-Ausbildung machen (s. auch Erfahrungsbericht 14.3.3. und Kontaktadressen 15.4.).
- Eine zusätzliche Ausbildung für den Koronarsport ist gerade bei der Betreuung von Menschen mit Typ-2-Diabetes sinnvoll.
- Den Teilnehmern der Diabetes-Sportgruppen sollte ein abwechslungsreiches Programm in der Turnhalle und – bei entsprechendem Wetter – im Freien geboten werden.
- Die Abrechnung mit den Krankenkassen funktioniert inzwischen meist problemlos.

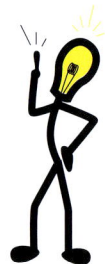

Die in diesem Erfahrungsbericht beschriebene Therapieanpassung an körperliche Aktivität ist ein individuelles Beispiel und darf nicht verallgemeinert werden. Sportler mit Diabetes können die für sie stimmigen Insulin- und Kohlenhydratanpassungen nur herausfinden, indem sie nach Rücksprache mit ihrem Diabetes-Team/Arzt verschiedene Konzepte ausprobieren, vor, während und nach der Belastung sehr häufig den Blutzucker messen und ein Sport-Tagebuch führen.

14.3.3. Bericht über den Aufbau eines Netzes von Diabetes-Sportgruppen in Bayern

Erfahrungsbericht von Dr. Peter Zimmer

Ich heiße Peter Zimmer, bin Facharzt für Innere Medizin und arbeite am Klinikum Ingolstadt. In meiner Freizeit engagiere ich mich im Behinderten- und Versehrten-Sportverband (BVS) Bayern. Im Rahmen dieser Aktivitäten erlebte ich, wie in meinem Bundesland ein gut funktionierendes Netz von Herzsportgruppen entstand.

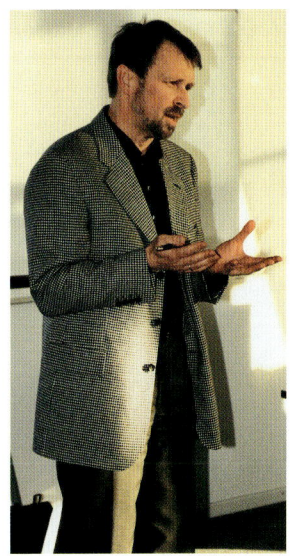

Bald brachten mich die großen Erfolge mit diesen „Koronarsportgruppen" auf die Idee, ein ähnliches Netz von Sportgruppen für Menschen mit Typ-2-Diabetes aufzubauen.

a) Grundidee

Menschen mit Typ-2-Diabetes können besonders zu Beginn ihrer Stoffwechselerkrankung viel von körperlicher Aktivität profitieren – nicht nur körperlich, sondern auch seelisch. Sport reduziert meist das vorhandene Übergewicht, verringert die Insulinresistenz und fördert eine positive, aktive Einstellung zum Diabetes. Trotzdem scheitern die Empfehlungen, mehr Bewegung ins Alltagsleben zu integrieren, häufig aus verschiedenen Gründen. Zum einen stehen die Patienten der ungewohnten körperlichen Bewegung oft skeptisch und ängstlich gegenüber, zum anderen erfordert eine medikamentöse Therapie weniger Motivation: Für die Betroffenen ist es einfacher, ein paar Pillen zu schlucken, als ihren Lebensstil zu ändern. Auch die Ärzte machen es sich leicht, wenn sie unkritisch Medikamente verschreiben, anstatt ihre Patienten von der Notwendigkeit gesteigerter körperlicher Aktivität zu überzeugen.

Als ich zu Beginn der 90er Jahre mit meinen Überlegungen begann, gab es in Bayern nur eine einzige Sportgruppe für Menschen mit Typ-2-Diabetes. Angesichts der beeindruckenden Möglichkeiten körperlicher Aktivität war das ein Armutszeugnis. Ich machte mich also auf die Suche nach geeigneten Partnern, um meine Idee umzusetzen. Nach einigen Anläufen erfuhr ich in „meinem" Behinderten- und Versehrten-Sportverband Bayern Unterstützung, und mit der Firma LifeScan war auch schnell ein großzügiger Sponsor gefunden. Ein Konzept wurde entwickelt und die Finanzierung mit den Krankenkassen und LifeScan ausgehandelt. Im Jahr 1997 fand schließlich der erste Lehrgang zur Ausbildung von Übungsleitern statt – der lang ersehnte Startschuss war gefallen.

b) Projektbeschreibung

Ziel des Projektes ist, ein Netz von Bewegungsgruppen für Menschen mit Typ-2-Diabetes in Bayern nach dem Vorbild der „Herzsportgruppen" aufzubauen. Dazu nutzt die Initiative das Netz der Rehabilitations-Vereine des Behinderten- und Versehrten-Sportverbandes (BVS). Die Menschen mit Typ-2-Diabetes sollen in Form von Spielen, die Spaß machen, langsam zu vermehrter körperlicher Aktivität hingeführt werden. Mit der Zeit wächst das Selbstbewusstsein der Teilnehmer („Ich kann ja doch noch mehr als ich dachte!"), und die Patienten gewinnen neuen Mut. Ziel ist der aufgeklärte Patient, der seine Typ-2-Diabetes-Erkrankung akzeptiert hat und dem körperliche Aktivität wieder Spaß macht.

Im Rahmen einer Zusatzausbildung lernt der Sporttherapeut, zusammen mit einem Diabetologen Bewegungsgruppen zu gründen und zu leiten. Während eines dreitägigen Ausbildungsprogramms erfahren die Übungsleiter Grundlegendes über Typ-2-Diabetes und lernen, Blutzucker und Ketonkörper zu messen. Neben diabetologischen Grundlagen enthält die Ausbildung Elemente der Motivationspsychologie, der Trainingslehre, der ersten Hilfe und der Ernährungslehre. Sie endet mit der Anerkennung als Übungsleiter Diabetes nach den Richtlinien des BVS.

c) Drei-Phasen-Modell

Der Aufbau der Sportgruppen selbst geschieht in drei Phasen, in denen unterschiedliche Schwerpunkte die Aktivitäten in der Sportgruppe prägen.

- *Phase 1: Vertrauensbildung (3-4 Wochen)*
  In der ersten Phase soll eine tragfähige Beziehung zwischen dem Übungsleiter und den Teilnehmern geschaffen werden. Die Vertrauensbildung darf nicht durch zu anspruchsvolle Zielsetzungen gestört werden, also z. B. keine zu ehrgeizigen Ziele bei der Gewichtsreduktion. Stattdessen soll die körperliche Aktivität Spaß machen. Der begleitende Arzt soll den Zweck der sportlichen Aktivität vermitteln.

- *Phase 2: Steigerung der körperlichen Aktivität, Vermittlung von Schulungsinhalten (2-3 Monate)*
  Ist es gelungen, das Vertrauen der Gruppe zu gewinnen, ist fast alles möglich. Nun setzt der Übungsleiter den Sport als gruppenverbindendes und therapeutisches Instrument ein. Dabei sollte er Sport möglichst in einer Form durchführen, die dem Übergewicht der Teilnehmer gerecht wird, z. B. Wanderungen, „Walking" oder Fahrradtouren. Die Teilnehmer werden auf die Vorzüge vermehrter körperlicher Aktivität aufmerksam gemacht. Sie verstehen den Zusammenhang zwischen ihrem Verhalten und dem Auftreten der Erkrankung.

- *Phase 3: Verinnerlichung der therapeutischen Ziele (2-3 Monate)*
  In der letzten Phase steigert der Übungsleiter die Intensität der sportlichen Aktivitäten weiter. Diätetische Aspekte werden mit einbezogen (Cholesterin-

schule, Kochkurse). Die Teilnehmer sollen selbständig ihren Blutzucker und Blutdruck messen und die Diabetestherapie daran anpassen. Ziel ist der aufgeklärte Patient, dem körperliche Betätigung wieder Spaß macht.

d) Erfahrungen und Ergebnisse nach 7 Jahren

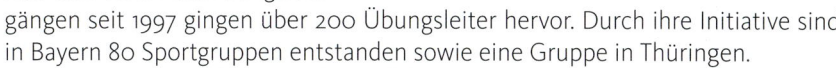

Aus den acht Ausbildungslehrgängen seit 1997 gingen über 200 Übungsleiter hervor. Durch ihre Initiative sind in Bayern 80 Sportgruppen entstanden sowie eine Gruppe in Thüringen.

Das Konzept wurde inzwischen erfolgreich nach Baden-Württemberg, Schleswig-Holstein und nach Hamburg exportiert. Neben Kursen zur Lizenzverlängerung werden jährlich Workshops angeboten, die dem Erfahrungsaustausch sowie der Motivation und Weiterbildung der Übungsleiter dienen.

Dabei berichteten die Übungsleiter übereinstimmend, dass es nach wie vor eine große Herausforderung sei, Nicht-Sportler zu mehr körperlicher Aktivität zu bewegen. Für die Gründung einer Sportgruppe entscheidend sind ein motivierter Übungsleiter und ein motivierter betreuender Arzt. Diese Verbindung ist auch ausschlaggebend für den weiteren Erfolg einer neuen Sportgruppe. Ganz wesentlich dafür, dass Betroffene den Schritt zur Sportgruppe wagen, ist die Kommunikation und Kooperation der Übungsleiter mit den überweisenden Ärzten. Nach wie vor behindern vor allem Fehlinformationen (Finanzierung) und Unsicherheiten (Wohin kommt mein Patient? Bringt das was? Kehrt er wieder zurück?) einen größeren Erfolg der Initiative. Hier ist trotz aller Erfolge in der Öffentlichkeitsarbeit weitere Informationsübermittlung notwendig. Durch die zunehmende Berichterstattung und viele Kongressberichte hat sich in den letzten Jahren allerdings die Bereitschaft der niedergelassenen Ärzte verbessert, nicht-medikamentöse Maßnahmen mit ins Kalkül der Behandlung des Typ-2-Diabetes zu ziehen.

Die bisher erzielten Ergebnisse machen Mut, in den Aktivitäten fortzufahren. Erste quantitative Daten zu den Themen „Veränderung der Risikofaktoren" und „Lebensqualität" deuten an, dass der Weg der richtige ist. Die in großen Studien nachgewiesenen günstigen Auswirkungen von regelmäßig durchgeführter körperlicher Betätigung bei der pathologischen Glukosetoleranz zeigen, dass die Lebensstil-Veränderungen viel früher einsetzen sollten: zu einem Zeitpunkt, an dem die Manifestation des Typ-2-Diabetes noch verhindert werden kann (s. auch Kap. 12.2.). Diese Zielsetzung sollte ein zusätzliches Betätigungsfeld für die ambulanten Rehabilitationssportgruppen werden. Der immense Aufwand, der mit der Gründung und Führung von Typ-2-Diabetes-Bewegungsgruppen verbunden ist, ist alle Mühen wert!

Projekt: Ambulante Rehabilitationssportgruppen für Menschen mit Typ-2-Diabetes

Initiator und Träger: Behinderten- und Versehrten-Sportverband Bayern (BVS) des Bayerischen Landessportverbandes, in Zusammenarbeit mit dem Landesverband der DDG in Bayern.

Sponsoring: Firma LifeScan.

Zielgruppe: Menschen mit Typ-2-Diabetes im Alter von 40-65 Jahren, Patienten mit gestörter Glukosetoleranz.

Kontraindikationen: Koronare Herzerkrankung (dafür gibt es „Herzsportgruppen"), maligne Hypertonie, höhergradige Herzrhythmusstörungen, proliferative Retinopathie, autonome kardiale Neuropathie.

Verordnung und Finanzierung: Auch im Bereich Diabetes muss ambulanter Rehabilitations-Sport verordnet werden. Die Fördermittel stammen nicht aus dem Topf der gesetzlichen Krankenversicherungen und belasten somit nicht die Budgets der niedergelassenen Ärzte. Voraussetzung für die Förderung ist ein lizensierter Übungsleiter und ein Diabetologe. Eine Stunde wird dann in Höhe von 5 Euro je Teilnehmer vergütet. Die Förderung ist auf 50 Stunden beschränkt, anschließend ist eine Mitgliedschaft im jeweiligen Sportverein notwendig.

Übungsleiterausbildung: Durch den BVS: stufenweise Ausbildung über Fachübungsleiter „Behindertensport" (140 Unterrichtseinheiten) und Grundlehrgang „Innere Medizin" (35 UE) zum Spezialkurs „Diabetes Typ 2" (20 UE). (Kontaktadressen s. Kap. 15.4.)

Aufbau eines Netzes von Diabetes-Sportgruppen:

- In Bayern hat es sich als sinnvoll erwiesen, zum Aufbau eines Netzes von Diabetes-Sportgruppen das bestehende Netz der Rehabilitations-Vereine des Behinderten- und Versehrten-Sportverbands zu nutzen.
- Der Aufbau einer Diabetes-Sportgruppe geschieht in drei Phasen: Vertrauensbildung, Steigerung der körperlichen Aktivität und Schulung, Verinnerlichung der therapeutischen Ziele.
- Für den Erfolg einer Diabetes-Sportgruppe sind die Motivation von Übungsleiter und Arzt gleichermaßen ausschlaggebend.
- Viele Ärzte wissen noch nicht, dass die Verordnung von Rehabilitations-Sport nicht das ärztliche Budget belastet. Hier ist noch viel Aufklärungsarbeit nötig.

15. Kontaktbörse

15.1. International Diabetic Athletes Association (IDAA)

Die IDAA (International Diabetic Athletes Association) ist eine weltweite Vereinigung von Sportlern mit Diabetes. Sie ist ein gemeinnütziger Verein und bietet ihren Mitgliedern vielfältige Sportangebote aus unterschiedlichen Bereichen. Vom absoluten Sportneuling bis hin zum Profi versucht sie für jeden etwas Passendes anzubieten. Bei allen Veranstaltungen können selbstverständlich auch Freunde und Familienmitglieder mit aktiv sein, denn bei den unterschiedlichen Sportevents, die jährlich bundesweit angeboten werden, können sowohl Tennisfreunde, Laufbegeisterte, Fahrradfahrer als auch Wassersportler etc. auf ihre Kosten kommen. Der Spaß und die gute Laune stehen neben dem Erfahrungsaustausch dabei immer an erster Stelle.

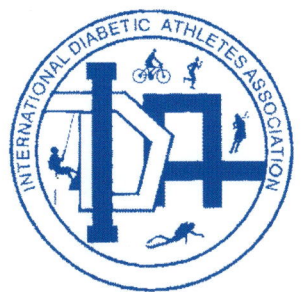

Weiterhin versucht die IDAA mit Informationen und Veranstaltungen das Interesse des Fachpersonals aus den verschiedensten Bereichen des Gesundheitswesens für Diabetes und Sport zu wecken. Denn nur gemeinsam können noch bestehende Vorurteile abgebaut und aktuelle Probleme gelöst werden.

Die IDAA hat sich zur Aufgabe gemacht, Menschen mit Diabetes aller Altersstufen und Fitness-Levels über die Bedeutung des Sports auf ihren Stoffwechsel und ihr Allgemeinwohl zu informieren. Sie möchte allen Sportlern mit Diabetes die Möglichkeit eröffnen, die Sportart ihrer Wahl in der von ihnen gewünschten Intensität und Dauer betreiben zu können. Damit sollen ganz besonders das Selbstbewusstsein und die Leistungsfähigkeit sportlich aktiver Menschen mit Diabetes gefördert werden. Vielfach führen mangelnde Information, überalterte Richtlinien und Vorschriften zu großen Verunsicherungen bei der Betreuung von Menschen mit Diabetes. Hier möchte die IDAA bei vielen Fragen und Problemen der Anpassung der Diabetestherapie an die unterschiedlichsten Sportarten mit einem großen Pool von erfahrenen, kompetenten Sportlern gerne als Ansprechpartner zur Verfügung stehen. Durch gezielte Öffentlichkeitsarbeit, PR-Aktionen und spektakuläre sportliche Aktionen versucht die IDAA auch, langjährig bestehende Vorurteile gegen die körperliche Leistungsfähigkeit und Belastbarkeit von Menschen mit Diabetes abzubauen.

Wichtigstes Medium der IDAA ist die 2008 komplett erneuerte Homepage (www.idaa.de). Die Internetseite lädt zum regen Erfahrungsaustausch ein. Sie soll nicht nur aktive Menschen mit Diabetes, sondern auch ihre Familienmitglieder, Freunde, Trainer, Lehrer, medizinisches Fachpersonal, Ärzte und Diabetesberater unterstützen, aufklären, motivieren und zu mehr Freude an körperlicher Aktivität verhelfen.

Einmal jährlich gibt die IDAA zusammen mit der AG Diabetes und Sport der DDG (siehe Kap. 15.2.) das „Diabetes- und Sport-Jahrbuch" heraus. Das Jahrbuch enthält Berichte über nationale und internationale Veranstaltungen aus dem Bereich Diabetes und Sport, Hintergrundinformationen, Berichte über neueste medizinische Erkenntnisse, Erfahrungsberichte von Sportlern mit Diabetes und vieles mehr.

Kontakt:
IDAA Deutschland e. V.
Vorsitzende: Ulrike Thurm · E-Mail: thurm@idaa.de
Mitgliedsanträge: Andreas May · Mohnhof 21 · 21029 Hamburg
Homepage: www.idaa.de

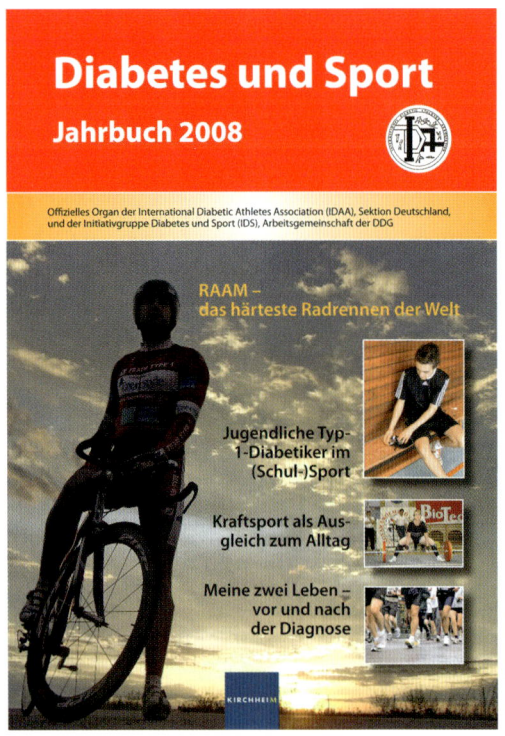

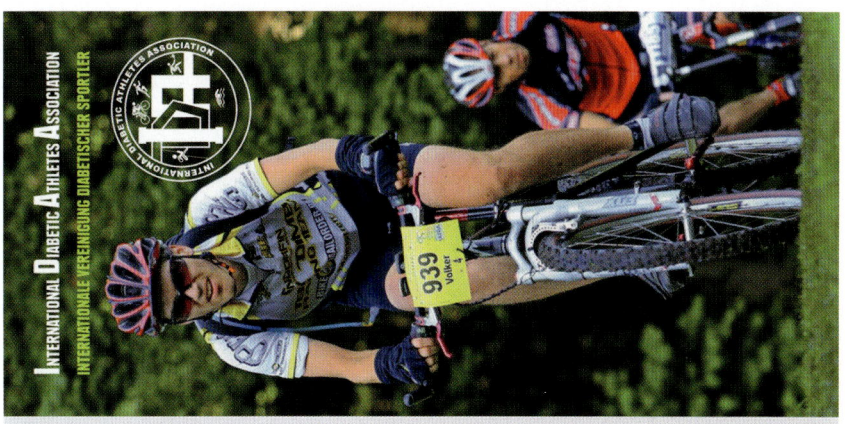

Was macht die IDAA?

Aufgrund neuer medizinischer Erkenntnisse, Produkte und Medikamente ändert sich die Behandlung des Diabetes fortwährend. Daher ist eine intensive Diskussion und gründliche Information über die Fortentwicklung der Therapiekonzepte - insbesondere auch im Hinblick auf jede sportliche Aktivität - unerlässlich.

Und genau hier setzt die IDAA an, indem sie

- Sportler mit Diabetes,
- deren Familienmitglieder, Freunde, Lehrer und Trainer sowie
- medizinisches Fachpersonal (Ärzte, Diabetesberater)

informiert, unterstützt und begleitet, motiviert, Fragen stellt und Lösungen anbietet.

Was bietet die IDAA?

- Erfahrungsaustausch mit Athleten aus den verschiedensten Sportarten und -bereichen
- Individuelle Tipps und fachliche Unterstützung in der favorisierten Sportart
- Herausgabe von nationalen und internationalen Zeitschriften (Diabetes- und Sportjahrbuch u. a.)
- Workshops
- Konferenzen und Kongresse
- Veröffentlichungen von medizinischen Studien und Forschungsergebnissen
- Ermäßigte Teilnahme an nationalen und internationalen IDAA-Veranstaltungen
- Entwicklung und Teilnahme in einem globalen Informations- und Computernetzwerks

Ich beantrage die Mitgliedschaft in der IDAA Deutschland e. V.:

Name: _____
Vorname: _____
Geburtsdatum: _____
Straße: _____
PLZ / Wohnort: _____
Telefon privat: _____
Fax / Handy: _____
E-Mail: _____

Freiwillige Angaben:

Diabetes seit: _____

☐ Typ I   ☐ Typ II   ☐ Pumpe
Ich betreibe folgende Sportarten aktiv (a) / gelegentlich (g):
_____
Ich interessiere mich weiterhin für folgende Sportarten:
_____

Den fälligen Mitgliedsbeitrag (18,00 Euro / Jahr) bitte ich von meinem Konto per Lastschrift einzuziehen.

Bank: _____
Kto-Nr.: _____
BLZ: _____

Ort, Datum _____ Unterschrift X_____

(Falls Sie zusätzlich dem Verein eine Spende zukommen lassen möchten, so bedanken wir uns herzlich!)

Eine Spende in Höhe von _____
bitte ich ebenfalls von meinem Konto einzuziehen.
Ich bin damit einverstanden, dass die erhobenen Daten zum Zweck der Vereinsorganisation gespeichert werden können. Die Adresse darf zum Zweck des Vereinszeitschriftenversands weitergeleitet werden.

Ort, Datum _____ Unterschrift X_____

Wer ist die IDAA?

Die IDAA ist eine weltweite Vereinigung von Sportlern mit Diabetes.

Als gemeinnütziger Verein schaffen wir für unsere Mitglieder vielseitige Angebote auf allen Gebieten und jedem Niveau – vom Freizeitkicker bis zum Olympiasieger.

Mit unseren Informationen und Veranstaltungen soll auch das Fachpersonal aus den verschiedensten Bereichen des Gesundheitswesens für das Thema Diabetes und Sport sensibilisiert werden, um möglichst viele Betroffene zu erreichen und so gemeinsam noch ungelöste Probleme zu lösen.

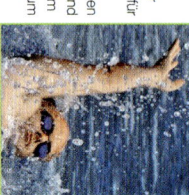

Sektion Deutschland e. V.

Erste Vorsitzende
Ulrike Thurm
Berlin
Tel.: +49 30 42 80 80 68
Fax: +49 30 42 80 80 68
E-Mail: thurm@idaa.de

Zweiter Vorsitzender
Dr. med. Bernhard Gehr
Traunstein
Tel.: +49 861 2090363
E-Mail: gehr@idaa.de

Schriftführerin
Dr. med. Sabine Marx
Solingen
Tel.: +49 212 224 61 81
Fax: +49 212 224 61 83
E-Mail: marx@idaa.de

Kassenwart
Andreas May
Hamburg
Tel.: +49 40 60 17 49 29
Fax: +49 3221 120 88 51
E-Mail: may@idaa.de

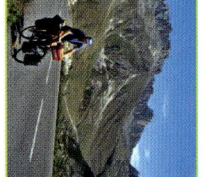

Bitte den Mitgliedsantrag vollständig ausgefüllt abtrennen, in einem ausreichend frankierten Briefumschlag senden an:

IDAA Deutschland e. V.
Herr Andreas May
Mohnhof 21
21029 Hamburg

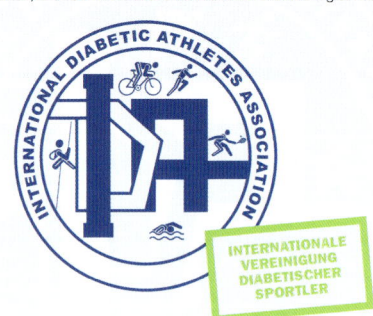

15.2. Arbeitsgemeinschaft Diabetes und Sport der Deutschen Diabetes-Gesellschaft e.V.

In den späten 1990er Jahren verdichteten sich die wissenschaftlichen Erkenntnisse über die zahlreichen positiven Wirkungen körperlicher Aktivität für Menschen mit Typ-2-Diabetes und gestörter Glukosetoleranz zu unübersehbarer Signifikanz. Trotzdem hatten Ärzte, Diabetesberater und Sporttherapeuten gerade für die Personengruppe, die gesundheitlich am meisten von mehr Bewegung profitieren würden, oft nicht mehr parat als einen gut gemeinten Ratschlag. Weiterführende Angebote konnten mangels lokaler Strukturen (Diabetes-Sportgruppen u. ä.) nur selten gemacht werden.

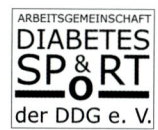

Um dies grundlegend zu ändern, wurde auf der Jahrestagung dem Deutschen Diabetes-Kongress 2001 in Aachen die „Initiativgruppe Diabetes und Sport" ins Leben gerufen. An der Gründung maßgeblich beteiligt waren Dr. Albrecht Dapp (Baden-Württemberg) und Dr. Peter Zimmer (Bayern, siehe Erfahrungsbericht 14.3.3.). Seit 2002 ist die Initiativgruppe als Arbeitsgemeinschaft der Deutschen Diabetes-Gesellschaft anerkannt und hat sich in der Folge auch entsprechend umbenannt.

Möglichst viele Typ-2-Diabetiker „in Bewegung zu bringen" – das ist das erklärte Ziel der Arbeitsgemeinschaft. Sie sieht sich als Plattform, die Ideen und Überzeugungen für eine bessere und physiologischere Therapie des Typ-2-Diabetes weiter zu entwickeln und diese in die Praxen Deutschlands zu tragen. In den wenigen Jahren ihres Bestehens konnte die AG bereits Bemerkenswertes erreichen:

- Wissenschaftliche Aktivitäten: Auf den wichtigen nationalen Kongressen werden wissenschaftliche Symposien und Workshops abgehalten.
- Das DiSko-Schulungsmodul wurde entwickelt, implementiert und evaluiert und ist aus dem Schulungsalltag für Typ-2-Diabetiker heute nicht mehr wegzudenken (siehe Kap. 12.6.)
- Förderung und Vernetzung von Diabetes-Sportgruppen. Für Übungsleiter wurde ein bundesländübergreifender Leitfaden erarbeitet („Der Übungsleiter Diabetes und Sport", ISBN 987-3874094146).
- Nordic-Walking-Trainer Diabetes: 2004 wurde diese Zusatzqualifikation ins Leben gerufen.
- Arzt-Patienten-Seminare für Typ-1-Diabetiker werden regelmäßig angeboten.

Alle Gleichgesinnten sind aufgefordert und eingeladen, an den Projekten mitzuarbeiten und sie in möglichst vielen Regionen und Bundesländern zu implementieren.

Kontakt:
Arbeitsgemeinschaft Diabetes und Sport der DDG e.V.
Geschäftsstelle · Frau Jaqueline Braun · Okenstraße 290c · 77652 Offenburg
Tel. 0781/32054 · Fax 0781/9267874, E-Mail: info@diabetes-sport.de
Homepage: www.diabetes-sport.de

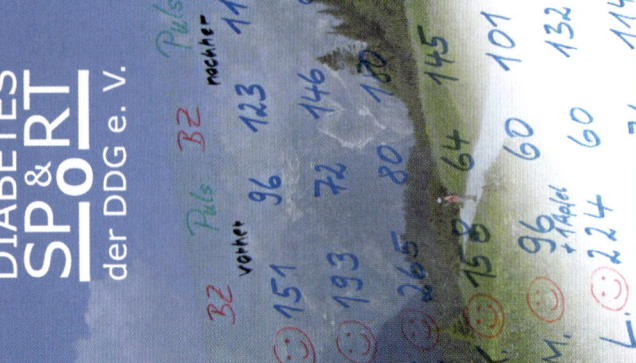

Arbeitsgemeinschaft Diabetes & Sport der DDG e. V.

Die Arbeitsgemeinschaft Diabetes und Sport ist ein offizielles Gremium der Deutschen Diabetes-Gesellschaft (DDG), in dem Ärzte, Angehörige von Beratungsberufen und Übungsleiter interdisziplinär zusammenarbeiten.

Körperliche Aktivität hat sich dank zunehmender Evidenz zu einem Eckpfeiler in der Therapie des Diabetes entwickelt. Für Patienten mit pathologischer Glukosetoleranz und Typ 2 Diabetes ist Bewegungssteigerung und Sport neben der Ernährungsumstellung die leitliniengerechte Basistherapie der 1. Wahl. Für Patienten mit Typ 1 Diabetes bedeuten körperliche Betätigung und Sport neben der kardiovaskulären Prophylaxe eine Steigerung der Lebensqualität.

Vor allem im Bereich des Typ 2 Diabetes ist die Umsetzung in die Praxis aufgrund von fehlendem Wissen, mangelnder Motivation, vermeintlichen Kontraindikationen oder auch fehlenden Angeboten und Organisationsstrukturen oft schwierig.

Diese Defizite zu verringern und möglichst viele Patienten „in Bewegung zu bringen" ist unser gemeinsames Bestreben.

Kontakt

Geschäftsstelle

Arbeitsgemeinschaft Diabetes & Sport der DDG e.V.
Frau Jacqueline Braun
Okenstraße 29c
77652 Offenburg

Telefon: 0781 / 32054
Telefax: 0781 / 9267874

Email: info@diabetes-sport.de
Homepage: www.diabetes-sport.de

Weitere Information zu unseren Aktivitäten, einen Mitgliedschaftsantrag, die aktuellen Vorstandsmitglieder etc. können Sie unserer Internetpräsenz www.diabetes-sport.de entnehmen.

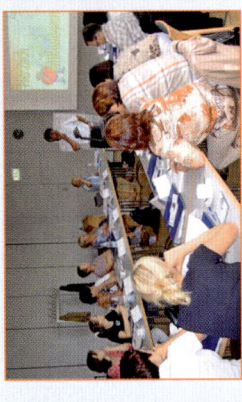

www.diabetes-sport.de

Unsere Ziele

Unsere Ziele sind

- regelmäßige körperliche Aktivität als integralen Bestandteil der Therapie des Typ 2-Diabetes zu etablieren, zu diesem Thema weitere wissenschaftliche Grundlagen- und Übersichtsarbeit zu leisten und zu unterstützen (regelmäßige Symposien, Leitlinienarbeit u. a.),
- für Diabetes-Teams pragmatische Modelle zur Implementierung in die tägliche Praxis zu entwickeln,
- die Ausbildung der Sportgruppen-Übungsleiter bundesweit zu fördern und dafür einheitliche Standards zu gewährleisten,
- die bestehenden Diabetes-Sportgruppen und Bewegungsinitiativen zu unterstützen und vernetzen, und
- Typ 1-Diabetikern Anleitung und praktische Erfahrung bei der Anpassung der Diabetes-Therapie an körperliche Aktivität zu vermitteln.

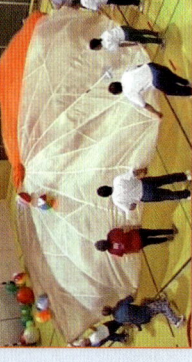

Unsere Arbeitsschwerpunkte

Wissenschaftliche Aktivitäten

Durchführung wissenschaftlicher Symposien und Workshops auf den wichtigen nationalen Kongressen. Aktive Beteiligung an der Leitlinienarbeit mit Erstellung der Praxis- und wissenschaftlichen Leitlinie Diabetes und Sport. Bereits implementiert wurden Kooperationen mit sportmedizinischen Instituten.

DiSko-Schulungsmodul:
Entwicklung, Implementierung und Evaluation

Mit dem Ziel, mehr Patienten mit Typ-2-Diabetes „in Bewegung zu bringen", wurde in Zusammenarbeit mit dem Verband der Diabetes-Beratungs- und Schulungsberufe in Deutschland (VDBD) das erlebnispädagogisch orientierte Schulungsmodul DiSko („wie Diabetiker zum Sport kommen") entwickelt. Kernstück ist ein halbstündiger „Spaziergang" mit Puls- und Blutzuckermessung vor und nach der Implementierung in die Praxis wurden anschauliche Folien, Motivationshilfen und Patientenmaterialien entwickelt. Die erfolgreiche wissenschaftliche Evaluation führte dazu, dass das Modul im Rahmen des DMP abrechenbar ist.

Diabetes-Sportgruppen: Förderung und Vernetzung

Zur Begleitung der Übungsleiterausbildung wurde ein bundeslandübergreifender Leitfaden erarbeitet („Der Übungsleiter Diabetes und Sport", ISBN 978-3874094146). Um Gründung und Aufbau von Diabetes-Reha-Sportgruppen zu unterstützen wurde ein Faltblatt mit den nötigen Informationen erstellt.

Im Bereich der privaten Anbieter von Sportstudios ist mehr Transparenz und Qualität für sporttreibende Diabetiker notwendig. Daher arbeitet die AG derzeit an einem Zertifizierungsverfahren für Gesundheitsstudios.

Nordic-Walking-Trainer Diabetes

Ende 2004 wurde gemeinsam mit dem VDBD diese Zusatzqualifikation ins Leben gerufen. Die Idee: Möglichst vielen Therapeuten soll ermöglicht werden, ihren Patienten mit dem Nordic Walking eine Bewegungsform anzubieten, die einfach zu erlernen ist und außerhalb von Sporthallen durchgeführt werden kann. Aktuell haben bundesweit bereits mehr als 600 DiabetesberaterInnen, DiabetesassistentInnen, ArzthelferInnen und Ärzte die Ausbildung durchlaufen.

Arzt-Patienten-Seminare

Im Rahmen von Arzt-Patienten-Seminaren bietet die AG Teilnehmern mit Typ 1 Diabetes die Möglichkeit, die Regeln der Insulindosisanpassung und der Ernährung bei körperlicher Aktivität in Theorie und Praxis zu erlernen (Unterjoch/Allgäu).

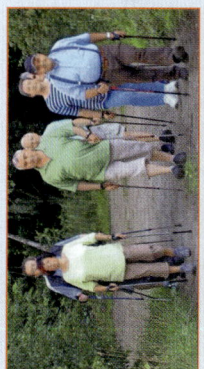

15.3. Ansprechpartner für die einzelnen Sportarten

a) Freizeit- und Leistungssport

Aerobic:
Jutta Heitz · Zumpestrasse 6 · 81675 München · Telefon: 0 89/15 57 59

Badminton:
Elke Volk · Bahnhofstraße 16 · 85126 Münchsmünster ·
Telefon: 0 84 02/15 78 · E-Mail: elke.volk@idaa.de

Basketball:
Richard Dopjans · P. Rosegger-Straße 204 · 72762 Reutlingen ·
Telefon: 01 72/8 35 81 80 · E-Mail: r.dopjans@gmx.de

Beachvolleyball:
Dominik Richter · Pulverturmstraße 7c · 80935 München ·
Telefon: 0 89/3 14 77 54 · E-Mail: dorichter@gmx.de

Eislaufen:
Gisela Michalski · Stiftsbogen 112 · 81375 München ·
E-Mail: gmichals@web.de

Extrem-Trekking:
Prof. Dr. Hansgeorg Frohn · Uhlandstraße 144 · 10719 Berlin ·
Telefon: 0 30/8 81 37 82

Fahrrad fahren:
Josef Schlosser · Maiergasse 12 · 89368 Winterbach ·
Telefon: 0 90 75/16 79 · E-Mail: Josef.Schlosser@moeller.net

Fallschirmspringen:
Martina Grote · Syltkuhlen 36 · 2846 Norderstedt · Telefon: 0 40/5 22 53 93

Fußball:
Holger Appel · Schopenhauerstraße 53 · 63069 Offenbach ·
Telefon/Telefax: 0 69/84 34 92 · E-Mail: holgerapp@aol.com

Golf:
Dr. Rolf Porsche · Habenschadenstraße 54 · 82049 Pullach/München ·
Telefon: 0 89/79 36 08 08

Inlineskaten:
Dr. med. Felicitas Altenhöfer · Argelanderstraße 88 · 53115 Bonn ·
E-Mail: f_altenhoefer@yahoo.de

Ironman-Triathlon:
Peter Riemer · Mühlenstrasse 35 · 12247 Berlin · Telefon: 0 30/7 74 99 50

Kampfsport:
Detlev Kraft · – Sportcenter Kraft – · Auenstraße 74 ·
02829 Neisseaue-Deschka · Telefon: 03 58 20/6 05 97

Kraftdreikampf:
Romy Schreiber · E-Mail: romy.schreiber62@gmx.de

Laufen:
Beate Fleischmann · Bertastraße 8 U · 13467 Berlin ·
E-Mail: beate.fleischmann@idaa.de

Nordic Walking:
Astrid Lauck · Mauritiusring 22 · 66636 Tholey · Telefon: 0 68 53/43 54

Race across America mit kontinuierlicher Glukosemessung:
Monique Hanley · 4277 Waterford Way · Gurnee IL 60031 · Australien · Telefon +1/619/888531
Präsidentin von HypoActive (eine Organisation, die sich für ein aktives Leben von Typ-1-Diabetikern einsetzt): www.hypoactive.org
Information über Team Type 1: www.teamtype1.org

Reiten:
Katrin Hoefer · Lulu-Beck-Weg 8 · 82131 Gauting ·
Telefon: 0 89/89 34 09 20 · E-Mail: HoeferK@READGmbH.de

Rollhockey:
Karin Wolff · Dorfstraße 5 · 82544 Egling ·
Telefon: 0 81 76/15 67 · E-Mail: IB.WOLFF@t-online.de

Schwimmen:
Peter Hornig · Döbelner Straße 30 · 59425 Unna ·
Telefon/Telefax: 0 23 03/6 66 15 · E-Mail: peter.hornig@idaa.de

Skisport:
Eva Ludwigs · Lenzenpfad 27 · 41366 Schwalmtal

Snowboarden:
Götz Budiner · Samweg 15 · 85375 Neufahrn ·
Telefon: 01 77/2 50 51 50 · E-Mail: goetz.budiner@gmx.de

Spazierengehen:
Gaby Dombek · Schützenstraße 13 · 94486 Osterhagen

Sprint:
Andreas Koch · Uwe-Beyer-Straße 80 · 55128 Mainz · Telefon: 0 61 31/33 83 41

Squash:
Elke Frye · Bodenstedtstraße 22 · 81241 München ·
Telefon: 0 89/8 34 75 96 · E-Mail: elke.frye@gmx.de

Surfen:
Fabian u. Tobias Engler · Brahmstrasse 7 · 63179 Obertshausen ·
Telefon: 0 61 04/4 53 25

Tandemfahren:
Diana Drossel · Hubertusstraße 14 · 52249 Eschweiler ·
Telefon: 02 40 37/8 52 02 · E-Mail: diana.drossel@web.de

Tauchen:
Barbara Seibold · Im Himbeergrund 13 · 63864 Glattbach ·
Telefon: 0 60 21/48 01 16 · Telefax: 0 60 21/48 01 93

Geschäftsstelle der GTÜm e. V.
(Gesellschaft für Tauch- und Überdruckmedizin) · Dunantring 58 ·
65936 Frankfurt/Main · Telefon: 0 69/34 24 98 · Telefax: 0 69/34 82 85 69

Tennis:
Ingrid Nassir · Mönkeweg 3 · 25813 Husum ·
Telefon/Telefax: 0 48 41/8 23 18 · E-Mail: Ingrid.Nassir@idaa.de

Tischtennis:
Marc Weinstrauch · Gerstenstraße 9 · 70599 Stuttgart ·
E-Mail: weinmarc@uni-hohenheim.de

Wandern:
Karin Bauer · Maistraße 20 · 80337 München ·
Telefon: 0 89/53 78 42 · E-Mail: bauer@zi.biologie.uni-muenchen.de

Wildwasser-Kanuslalom:
Dieter Keck · Garmischer Straße 16 · 86163 Augsburg · Telefon: 08 21/6 52 34

Sport während der Remissionsphase: Skitourengehen:
Regine Schmutterer · Hauptstraße 99 · 82008 Unterhaching ·
Telefon: 0 89/61 19 97 86 · E-Mail: r.schmutterer@dozler.de

Trainings- und Wettkampfpause bei Leistungssportlern: Marathonlauf
Herbert Hausmann · Madrider Ring 16 · 97084 Würzburg ·
Telefon: 09 31/7 16 66 · E-Mail: herbert.hausmann@idaa.de

Extrembelastung Schichtdienst:
Dr. med. Michael Gomer · Innere Medizin, Diabetologe DDG, Sportmedizin ·
Klinikum Karlsbad-Langensteinbach · 76307 Karlsbad

b) Kinder und Jugendliche:

Schulsport:
Katharina Staudinger · Richard-Wagner-Straße 1 ·
59872 Meschede-Freienohl ·
Telefon: 0 29 03/18 33 · Telefax: 0 29 03/85 00 01 ·
E-Mail: Katharina.Staudinger@t-online.de

Handball:
Roland Baude · Tassilostrasse 30 · 82131 Gauting ·
Telefon: 0 89/8 50 78 85 · E-Mail: roland_baude@hotmail.com

Radrennsport:
Andreas Alt · Rossinistraße 15 · 90455 Nürnberg ·
Telefon: 0 91 22/7 18 74 · Telefax: 0 91 22/7 18 74

c) Diabetes-Sportgruppen:

Teilnehmer einer Diabetes-Sportgruppe:
Manfred Graup · Ehlersstrasse 10 · 81547 München ·
Telefon: 0 89/6 90 33 83 · Telefax: 0 89/6 90 74 13 · E-Mail: graup@debitel.net

Leitung einer Diabetes-Sportgruppe:
Ingrid Buschkühle · Nussbaumalle 4 · 59557 Lippstadt ·
Telefon/Telefax: 0 29 41/1 75 21

Aufbau eines Netzes von Diabetes-Sportgruppen:
Dr. Peter Zimmer · Dr. Albrecht Dapp ·
s. Kap. 15.4. (Kontaktadressen zur Suche nach Diabetes-Sportgruppen und zur Übungsleiterausbildung)

15.4. Kontaktadressen zur Suche nach Diabetes-Sportgruppen und zur Übungsleiterausbildung

Wenn Sie eine Diabetes-Sportgruppe in Ihrer Nähe suchen oder sich zum Übungsleiter ausbilden lassen wollen, sollte die Arbeitsgemeinschaft Diabetes und Sport der Deutschen Diabetes-Gesellschaft (siehe Kap. 15.2.) erster Ansprechpartner sein. Die Arbeitsgemeinschaft bemüht sich darum, ein Verzeichnis aller in Deutschland aktiven Diabetes-Sportgruppen zu erstellen. Zumindest die über die Landessportverbände und Behindertensportverbände organisierten Gruppen der meisten Bundesländer sind auf diesem Wege zu lokalisieren. Viele Kontaktadressen können im Internet abgerufen oder telefonisch bei der Geschäftsstelle erfragt werden:

Homepage: www.diabetes-sport.de
Arbeitsgemeinschaft Diabetes und Sport der Deutschen Diabetes-Gesellschaft e.V.
Geschäftsstelle · Jaqueline Braun · Okenstraße 290c · 77652 Offenburg
Telefon: 07 81 / 3 20 54, Telefax: 07 81 / 9 26 78 74
E-Mail: info@diabetes-sport.de

Ein Hinweis für Übungsleiter: Sollte Ihre Diabetes-Sportgruppe noch nicht registriert sein, melden Sie sich bitte bei der Geschäftsstelle der Initiativgruppe. Nur wenn Sie selbst aktiv werden und Ihre Sportgruppe melden, können Interessierte in Zukunft schneller und einfacher Kontakt zu Ihnen herstellen.

Falls Ihnen die Initiativgruppe bei der Suche nach einer Diabetes-Sportgruppe in Ihrer Nähe nicht weiterhelfen konnte, werden Ihnen die folgenden Kontaktadressen gerne Auskunft geben:

Baden-Württemberg:
120 Diabetes-Sportgruppen
Badischer Behinderten- und Rehabilitationssportverband e. V. ·
Hauptstraße 32 · 76549 Hügelsheim ·
Telefon: 0 72 29/31 33 · Telefax: 0 72 29/31 22 · E-Mail: BBS.EV@t-online.de

Dr. Albrecht Dapp · Kreiskrankenhaus, Innere Abteilung ·
78549 Spaichingen ·
Telefon: 0 74 24/95 03 21 · Telefax: 0 74 24/95 03 08 · E-Mail: A.Dapp@khspa.de

Bayern:
119 Diabetes-Sportgruppen
Behinderten- und Versehrten-Sportverband Bayern e.V. ·
Fachverband für Rehabilitationssport im Bayerischen Landessportverband ·
Kapuzinerstraße 25a · 80337 München · Telefon: 0 89/54 41 89 20 ·
Telefax: 0 89/54 41 89 99 · E-Mail: heger@bvs-bayern.com

Dr. Peter Zimmer · II. Medizinische Klinik · Klinikum Ingolstadt ·
Krumenauerstraße 25 · 85049 Ingolstadt ·
Telefon: 08 41/8 80 21 66 · Telefax: 08 41/8 80 21 59 ·
E-Mail: peter.zimmer@klinikum-ingolstadt.de

Berlin:
2 Diabetes-Sportgruppen
Landessportbund Berlin · Jesse-Owens-Allee 2 · 14053 Berlin ·
Telefon: 0 30/3 00 02 0

Brandenburg:
Integration in andere Sportgruppen
Behindertensportverband Brandenburg e. V. · Turowerstraße 25 ·
03048 Cottbus · Telefon: 03 55/42 69 21

Manfred Fischer · Jetherstraße 11 · 03058 Ferrgen · Telefon: 03 56 05/4 16 85

Bremen:
2 Diabetes-Sportgruppen
Deutscher Diabetiker Bund, Landesverband Bremen e. V. ·
Eduard-Grunow-Straße 24 · 28203 Bremen ·
Telefon: 04 21/6 16 43 23 · Telefax: 04 21/6 16 86 07

Hamburg:
10 Diabetes-Sportgruppen
Inhaltliche Betreuung der Diabetes-Sportgruppen:
Herz InForm – Arbeitsgemeinschaft Herz-Kreislauf Hamburg
Humboldtstraße 56 · 22083 Hamburg · Telefon: 0 40/22 80 23 64
E-Mail: info@herzinform.de · Homepage www.herzinform.de

Formale Betreuung der Diabetes-Sportgruppen:
Behinderten- und Rehabilitationssportverband Hamburg
Schäferkampsallee 1 · 20357 Hamburg · Telefon: 0 40/85 99 33
E-Mail: mail@brs-hamburg.de

Hessen:
22 Diabetes-Sportgruppen
Landessportbund Hessen e. V. · „Sport und Gesundheit" · Gundi Friedrich · Otto-Fleck-Schneise 4 · 60528 Frankfurt ·
Telefon: 0 69/67 89 2 85 · Telefax: 0 69/67 89 2 09 ·
E-Mail: breiten@landessportbund-hessen.de

Mecklenburg-Vorpommern:
Integration in andere Sportgruppen
Verband für Behinderten- und Rehabilitationssport
Mecklenburg-Vorpommern e. V. · Henrik-Ibsen-Straße 20 · 18106 Rostock ·
Telefon: 03 81/72 17 51 · Telefax: 03 81/72 17 53

Übungsleiterausbildung (Sporttherapeut):
Parkklinik Greifswald GmbH · Zentrum für ambulante Rehabilitation ·
z. Hd. Dr. F. Nüske · Pappelallee 1 · 17489 Greifswald · Telefon: 0 38 34/80 21 11

Niedersachsen:
124 Diabetes-Sportgruppen
Behindertensportverband Niedersachsen e. V. · Maschstraße 18 ·
30169 Hannover · Telefon: 05 11/9 89 36 0 · Telefax: 05 11/9 89 36 39

Nordrhein-Westfalen:
292 Diabetes-Sportgruppen
Landessportbund Nordrhein-Westfalen · Friedrich-Alfred-Straße 25 ·
47055 Duisburg · Telefon: 02 03/7 38 10 · Telefax: 02 03/7 38 16 16 ·
Internet: http//www.lsb-nrw.de · E-Mail: lsb-nrw@t-online.de

Rheinland-Pfalz:
8 Diabetes-Sportgruppen
Behindertensportverband Rheinland-Pfalz e. V. · Rheinau 10 · 56075 Koblenz ·
Telefon: 02 61/13 52 50 · Telefax: 02 61/13 52 59 · E-Mail: bsv-rlp@t-online.de

Saarland:
4 Diabetes-Sportgruppen
Deutscher Diabetiker Bund, Landesverband Saarland e. V. ·
Hemmersweiher 5 · 66386 St. Ingbert ·
Telefon: 0 68 94/16 98 98 · Telefax: 0 68 94/16 98 99

Übungsleiterausbildung:
Landessportverband für das Saarland · Sportschule Gebäude 54 ·
66123 Saarbrücken · Telefon: 06 81/38 79 0 · Telefax: 06 81/3 87 91 54

Sachsen:
27 Diabetes-Sportgruppen
Sächsischer Behinderten- und Versehrtensportverband e. V. ·
Friedrich-Ebert-Straße 130 · 04105 Leipzig ·
Telefon: 03 41/2 11 38 65 · Telefax: 03 41/2 11 38 93

Sachsen-Anhalt:
25 Diabetes-Sportgruppen
Behinderten- und Rehabilitations-Sportverband Sachsen-Anhalt e. V. ·
Ludwig-Wucherer-Straße 86 · 06108 Halle/S. ·
Telefon: 03 45/5 17 08 24 · Telefax: 03 45/5 17 08 25 ·
E-Mail: bs-sachsen-anhalt@t-online.de

Schleswig-Holstein:
22 Diabetes-Sportgruppen
RBSV · Moltkestraße 25 · 24837 Schleswig · Telefon: 0 46 21/2 76 89

Thüringen:
24 Diabetes-Sportgruppen
Thüringer Behinderten- und Rehabilitations-Sportverband e. V. ·
Schützenstraße 4 · 99096 Erfurt · Telefon: 03 61/3 46 05 39

Landessportbund Thüringen e. V. · Arnstädter Straße 37 · 99096 Erfurt ·
Telefon: 03 61/3 40 54 35 · Telefax: 03 61/3 45 98 82 ·
E-Mail: breitensport@thueringen-sport.de

Ansprechpartner für das DiSko-Projekt (siehe Kap. 12.6):
Dr. med. Wolf-Rüdiger Klare
Krankenhaus Radolfzell · Hauserrenstraße 12 · 78315 Radolfzell
E-Mail: wolf-ruediger.klare@hbh-kliniken.de

Informationen zur Gründung einer Diabetes-Sportgruppe:
Die nützliche Informationsschrift „Empfehlungen zum Aufbau einer Diabetes-Reha-Sportgruppe" kann von der Internetseite der „Initiativgruppe Diabetes und Sport" heruntergeladen werden (www.diabetes-sport.de).
Exakter Link: http://www.diabetes-sport.de/images/sportgruppen/flyer_gruendung_einer_reha_sportgruppe.pdf

16. Anhang

16.1. Leitlinien der Fachgesellschaften zum Thema Diabetes und Sport

In Leitlinien geben Experten ihres Fachs den aktuellen Stand der Wissenschaft zu häufigen Problem in der Medizin wieder, teils fließt auch der Kosten-Nutzen-Effekt in die Beurteilung mit ein. Ein haftungs- oder sozialrechtlich bindender Charakter besteht nicht. Leitlinien haben in der Regel den Anspruch, „evidenzbasiert" zu sein, d. h. ihre Information aus möglichst glaubwürdigen Quellen zu beziehen. Zahlreiche konkurrierende Leitlinien beschäftigen sich mit dem Thema Diabetes und Sport. Im Folgenden geben wir einen Überblick über die Leitlinien, die das Thema Bewegung berühren.

Leitlinien der Deutschen Diabetes-Gesellschaft (DDG)

Die DDG entwickelt seit dem Jahr 2000 ein ganzes System von Leitlinien. Neben den „wissenschaftlichen evidenzbasierten" Leitlinien werden zu jedem Thema auch Praxisleitlinien, d. h. Kurzversionen für den Diabetes-Profi und allgemein verständliche Patientenversionen erstellt. Die Leitlinien der DDG sind über die Homepage **www.deutsche-diabetes-gesellschaft.de** zugänglich. Zahlreiche der bisher veröffentlichten Leitlinien berühren das Thema körperliche Aktivität.

Im Jahr 2006 wurde die **Praxisleitlinie „Diabetes, Sport und Bewegung"** veröffentlicht (Aktualisierung 5/2007) [24]. Auf zwei Seiten ist das aus Sicht der DDG Wesentliche zum Thema Typ-1-Diabetes und Sport zusammengefasst, weitere knapp zwei Seiten beschäftigen sich mit dem Thema Typ-2-Diabetes. Naturgemäß kann eine so komprimierte Abhandlung kein Detail- oder Praxiswissen enthalten, aber als erster Überblick für „Neueinsteiger" in die Diabetesberufe ist die Praxisleitlinie gut geeignet.

Zwei Jahre später folgte die **wissenschaftliche Leitlinie „Körperliche Aktivität und Diabetes mellitus"** [27]. Sie umfasst 28 Seiten Text und beleuchtet das Thema körperliche Aktivität bei Typ-1- und Typ-2-Diabetes insbesondere unter dem Aspekt der gesundheitlichen Vorteile. Ausgedehnte Passagen weisen eine frappierende Ähnlichkeit zu Kapiteln der Diabetes- und Sportfibel auf, fast ein Drittel der wissenschaftlichen Leitlinie ist nahezu wortgleich (die Themen Ausdauerbelastung, Sportarten mit besonderen Gefahren, Sport bei Folgeerkrankungen, veränderte Laborwerte nach Sport, Hinweise für Sport bei Kindern und Jugendlichen, Countdown; insgesamt ca. acht Seiten). Zweifelsohne spricht dies für die Qualität der Sportfibel.

Die **Patientenleitlinie zum Thema Diabetes und körperliche Aktivität** wurde von der DDG noch nicht fertig gestellt (Stand 11 / 2008).

In der 2003 erstmals veröffentlichten wissenschaftlichen **Leitlinie „Therapie des Diabetes mellitus Typ 1"** der DDG [25] ist eine Seite zum Thema Sport enthalten. Wir möchten darauf hinweisen, dass diese eine irreführende Behauptung enthält. Nach Meinung der DDG sollte „bei Blutglucosewerten über 250 mg/dl … nicht mit Sport … begonnen werden, da schwere Stoffwechselentgleisungen möglich sind". Das ist falsch. Nicht die Höhe des Blutzuckerspiegels, sondern alleine Ketontest und körperliches Befinden entscheiden darüber, ob mit körperlicher Aktivität begonnen werden darf oder nicht. [1, 27]

Zum Thema Typ-2-Diabetes hat die DDG keine allgemeine Therapie-Leitlinie veröffentlicht (wie zum Typ-1-Diabetes), sondern sich auf eine **Leitlinie zur medikamentösen antihyperglykämischen Therapie** beschränkt [26]. In dieser Leitlinie kommt das wichtigste Therapieprinzip des Typ-2-Diabetes und seiner Vorstufen, nämlich die körperliche Aktivität, nur am Rande vor (acht stichpunktartige Erwähnungen auf 71 Seiten Text). Pragmatische Hinweise, z. B. zum einfachen und effizienten Mittel der DiSko-Schulung (siehe Kap. 12.6.) oder zur Existenz von mehr als 800 Diabetes-Sportgruppen in Deutschland (siehe Kap. 12.7. und 12.8.), fehlen.

Nationale Versorgungsleitlinien

Auf der Basis der Leitlinien der einzelnen Fachgesellschaften erstellen Bundesärztekammer (BÄK), Kassenärztliche Bundesvereinigung (KBV) und Arbeitsgemeinschaft der Wissenschaftlichen Medizinischen Fachgesellschaften (AWMF) so genannte „Nationale Versorgungsleitlinien" (NVL). Dadurch soll die Vielzahl der sich überschneidenden Leitlinien verschiedener Urheber auf ein übersichtliches und in der Praxis anwendbares Maß reduziert werden. Zudem dienen die NVL als Grundlage für Empfehlungen des Gemeinsamen Bundesausschusses, dürften also langfristig Auswirkungen auf den Leistungskatalog der gesetzlichen Krankenkassen haben. An der Erarbeitung der NVL Typ-2-Diabetes sind insgesamt 31 Fachgesellschaften und weitere Organisationen beteiligt (abrufbar unter **www.versorgungsleitlinien.de**). Ein Modul zum Thema „Bewegung" ist trotz der epidemiologischen Bedeutung und der bewiesenen Wirksamkeit bisher nicht geplant.

Leitlinien der Amerikanischen Diabetes-Gesellschaft (ADA)

Beim Thema Leitlinien lohnt sich ein Blick über den Tellerrand. Die Leitlinien der U.S.-Amerikanischen Diabetes-Gesellschaft (ADA) sind äußerst informativ, klar formuliert und werden häufig aktualisiert. Das Thema Typ-1-Diabetes und Sport ist in der Leitlinie „Standards of Medical Care in Diabetes" [2] enthalten. Das Thema Typ-2-Diabetes und körperliche Aktivität wird in einer unabhängigen Leitlinie ausführlicher behandelt („Physical Activity/Exercise and Type 2 Diabetes") [1]. Die Leitlinien sind über die Homepage **www.diabetes.org/diabetescare** abrufbar (Link: Clinical Practice Recommendations).

16.2. Informationen für Sportlehrer

Merkblatt für Lehrer und Betreuer von Kindern und Jugendlichen mit Diabetes

1. Was ist Diabetes?

Der Diabetes mellitus – die „Zuckerkrankheit" – betrifft in Deutschland auch etwa 20 000 Kinder und Jugendliche. Bei ihnen liegt bis auf seltene Ausnahmen der Typ-1-Diabetes vor, bei dem das Hormon Insulin nicht mehr zur Verfügung steht. Das fehlende Insulin wird durch täglich mindestens zwei Injektionen ersetzt. Mit unterschiedlich wirkenden Insulinen wird versucht, die Blutzuckerhöhe im Bereich eines gesunden Menschen (70 bis 140 mg/dl beziehungsweise 3,9 bis 7,8 mmol/l) zu halten. Die hierfür erforderliche Insulinmenge kann von Tag zu Tag schwanken. Gut geschulte und zu einer flexiblen Stoffwechselführung angeleitete Menschen mit Diabetes – Kinder natürlich mit Unterstützung ihrer Eltern – werden bei der Dosierung die aktuelle Blutzuckerhöhe, die folgende Mahlzeit und beabsichtigte körperliche Betätigung berücksichtigen.

Die Wirkungsweise des gespritzten Insulins muss mit Nahrungszufuhr und körperlicher Aktivität in Einklang gebracht werden. Je nach Therapieart und verwendeten Insulinen wird die Nahrungsmenge auf bis zu acht Portionen über den Tag verteilt. Häufig sind also Zwischenmahlzeiten erforderlich. Dabei hängt der Zeitpunkt des Essens von der Wirkung der verwendeten Insulinpräparate ab und fällt deshalb nicht immer in eine Unterrichtspause. Aus diesem Grund müssen diabetische Schüler unter Umständen auch während des Unterrichts essen dürfen.

Anders als früher sind normale Süßigkeiten nicht grundsätzlich verboten, sofern sie im Rahmen des Ernährungsplans gegessen werden. Zusätzliche kohlenhydrathaltige Nahrungsmittel würden dagegen den Blutzucker unkontrolliert ansteigen lassen.

Essensplan
Der Schüler/die Schülerin _____
benötigt Mahlzeiten zu folgenden Zeiten:
2. Frühstück um _____
3. Frühstück um _____
Mittagessen um _____
Vesper um _____

2. Körperliche Betätigung

Körperliche Aktivitäten – Sport, Radfahren, Wandern, aber auch körperliche Arbeit – erhöhen den Energieverbrauch und die Insulinempfindlichkeit. Damit es nicht zu einer Unterzuckerung kommt, wird deshalb vorher weniger Insulin gespritzt und/oder mehr gegessen. Kinder und Jugendliche mit Diabetes können und sollen am Schulsport teilnehmen; eine generelle Sportbefreiung ist nicht gerechtfertigt.

Gefahren können entstehen, wenn der erhöhte Energieverbrauch nicht durch erhöhte Kohlenhydratzufuhr ausgeglichen wird oder die körperliche Betätigung größer ausfällt als geplant. Bei längeren Aktivitäten, zum Beispiel mehrstündigen Radtouren oder Wanderungen, können deshalb kurze Pausen für zusätzliche Zwischenmahlzeiten erforderlich werden.

Wenn es wegen unvorhersehbarer Stundenplanänderungen zu nicht geplanter sportlicher Betätigung kommt, müssen Schüler oder Schülerinnen mit Diabetes die Gelegenheit zu vorheriger Nahrungsaufnahme erhalten.

Spitzensportler mit Diabetes in nahezu allen Disziplinen belegen, daß bei konsequenter Stoffwechselführung auch Extremleistungen möglich sind. Wie weit sich Schüler oder Schülerinnen mit Diabetes an sehr belastenden sportlichen Aktivitäten – wie zum Beispiel Langstreckenlauf, Radtouren oder Skilanglauf über große Distanz – beteiligen, sollte rechtzeitig und gegebenenfalls unter Hinzuziehung des betreuenden Arztes abgestimmt werden.

3. Selbstkontrolle

Um zu überprüfen, ob sich die Blutzuckerwerte in den angestrebten Grenzen bewegen, ist eine regelmäßige Stoffwechselkontrolle durch den Betroffenen selbst erforderlich. Die meisten Kinder und Jugendlichen mit Diabetes können ihren Blutzucker selbst messen. Nach einem kaum spürbaren Pikser in Fingerbeere oder Ohrläppchen mit Hilfe einer kleinen automatischen Stechhilfe wird ein Blutstropfen auf einen Teststreifen oder einen Sensor aufgetragen. Die Auswertung erfolgt mit Hilfe kleiner Testgeräte, die die Blutzuckerhöhe digital anzeigen. Die meisten Kinder und Jugendlichen bestimmen viermal täglich ihren Blutzucker. Darüber hinaus können jedoch weitere Tests erforderlich werden
- bei sehr labilem Stoffwechselverlauf,
- zur besseren Vorbereitung auf sportliche Aktivitäten,
- sowie immer dann, wenn der Schüler nicht sicher ist, ob sich eine Unterzuckerung anbahnt.

Eine Blutzuckerbestimmung kann somit auch während des Schulbesuchs sinnvoll sein. Sie läßt sich unauffällig durchführen, dauert einschließlich aller Vorbereitungen höchstens zwei Minuten und wird den Unterricht kaum stören.

Das Ergebnis der Selbstkontrolle kann eine sofortige Maßnahme erforderlich machen, bei zu niedrigen Werten die Aufnahme von Kohlenhydraten, bei hohen Werten das Verschieben, Weglassen oder Reduzieren einer Mahlzeit oder eine zusätzliche Insulininjektion. Alle Testergebnisse werden protokolliert. Sie sind Grundlage für die tägliche Stoffwechselführung und die Betreuung durch den Arzt.

4. Akute Komplikationen

4.1. Hoher Blutzucker
Trotz des gespritzten Insulins kann es zu einem überhöhten Blutzucker kommen – zum Beispiel durch Spritz- und Ernährungsfehler, Erkrankungen oder zuwenig Bewegung.

Häufige Anzeichen eines hohen Blutzuckers:
- starker Durst,
- häufiger Harndrang,
- rasche Ermüdbarkeit,
- Übelkeit,
- Azetongeruch.

Der Geruch von Azeton erinnert an Nagellackentferner oder überreifes Obst. Treten mehrere dieser Zeichen gemeinsam auf, weist das auf eine beginnende Stoffwechselentgleisung hin. Wird jetzt nicht eingegriffen, kann es zu einer Ketoazidose (Stoffwechselentgleisung mit Übersäuerung des Blutes) und schließlich zu einem diabetischen Koma kommen.

Dieses Koma ist ein lebensbedrohlicher Zustand – es muss sofort auf der Intensivstation des nächsten Krankenhauses behandelt werden. Allerdings wird ein Koma während des Schulbesuchs wohl so gut wie nie vorkommen, denn bei regelmäßigen Selbstkontrollen lässt sich eine Entgleisung rechtzeitig erkennen und durch geeignete Maßnahmen auffangen.

4.2. Niedriger Blutzucker
Wesentlich häufiger als zu hoher Blutzucker kann eine Unterzuckerung zu Zwischenfällen führen.
Häufige Anzeichen einer Unterzuckerung:
- Blässe um Mund und Nase,
- Schweißausbrüche,
- schneller Puls,
- Heißhunger,
- Verhaltensänderungen,
- Konzentrationsstörungen.

In fortgeschrittenen Stadien:
- Kopfschmerzen,
- Seh- und Sprachstörungen,
- Schläfrigkeit,
- Verwirrtheit,
- Krampfanfall,
- Bewusstlosigkeit.

Leichtere Formen können mehrmals pro Woche auftreten; sie sind auch bei noch so genauer Einhaltung der Therapieregeln nicht völlig zu vermeiden. Sie bleiben aber harmlos, wenn Betroffene sie rechtzeitig erkennen und sich selbst helfen können. Die Unterzuckerung tritt plötzlich auf.

Ursachen können sein:
- fehlende Abstimmung von Insulin, Nahrung und Sport,
- eine vergessene oder falsch berechnete Mahlzeit,
- Magen-Darm-Infekte.

Abhilfe schaffen schnell ins Blut gehende Kohlenhydrate. Dabei stehen Traubenzuckertäfelchen – von denen jedes diabetische Kind stets einen Vorrat bei sich tragen sollte –, normale Cola-/Limo-Getränke (keine Light-Produkte!) oder Gummibärchen an erster Stelle. Nicht ganz so schnell wirksam sind Würfelzucker, Brot oder Obst – notfalls kann aber hierauf ausgewichen werden.

Die Kohlenhydratzufuhr muss sofort bei den ersten Anzeichen einer Unterzuckerung erfolgen; von allein wird dieser Zustand nicht besser. Keinesfalls darf bis zur nächsten Pause gewartet werden! Bereits bei beginnender Unterzuckerung muß jede körperliche Tätigkeit unterbrochen werden.

Lehrer sollten wissen, dass während einer Unterzuckerung vorübergehend auch die geistige Leistungsfähigkeit eingeschränkt sein kann. Nach Kohlenhydratzufuhr wird sich dieser Zustand innerhalb weniger Minuten wieder bessern. Auf keinen Fall darf der Schüler oder die Schülerin bei einer Unterzuckerung aus der Klasse oder gar nach Hause geschickt werden.

4.3. Unterzuckerungsschock

Unterbleibt bei einer Unterzuckerung die Kohlenhydratzufuhr, kann es zu Bewusstlosigkeit und Krampfanfällen kommen. In dieser Situation können auch Laien durch eine Injektion mit dem blutzuckeranhebenden Hormon Glukagon helfen.

Hierfür kann der Arzt ein Spritzen-Set verschreiben. Die Anwendung erfordert keinerlei medizinische Fachkenntnisse und kann nach Lesen des Beipackzettels von Eltern, Betreuern, Lehrern und Trainern durchgeführt werden. Ist diese schnelle Form der Hilfe nicht möglich, muss ein Arzt oder Notarzt mit der Information „Unterzucker bei Diabetes!" gerufen werden, damit er Traubenzuckerlösung in die Vene spritzt. Eine derartige schwere Unterzuckerung ist so selten, daß die meisten Kinder sie nie erleben. Der Betroffene erholt sich in der Regel innerhalb weniger Stunden und ohne bleibende Schäden.

5. Schulausflüge, Klassenfahrten

Als Teilnehmer an Ausflügen und mehrtägigen Klassenfahrten erfordern Kinder mit Diabetes etwas mehr Aufmerksamkeit als ihre gesunden Klassenkameraden. Insbesondere sollte der Lehrer darauf achten, dass die jeweiligen Zeiten für Mahlzeiten und Injektionen eingehalten werden.

Ungewohnte körperliche Belastungen wie Wanderungen, Ski- oder Badetage können eine Umstellung des Therapieplans erforderlich machen. Das Programm sollte deshalb spätestens am Vortag mit dem Kind und seinen Eltern besprochen werden, damit sowohl die Insulindosis als auch die Ernährung mit der körperlichen Belastung abgestimmt werden können.

Dann kann ein mit seiner Stoffwechselkrankheit vertrautes Kind an Ausflügen und Klassenfahrten genauso selbstverständlich teilnehmen wie am Schulsport. Wenn der Lehrer oder die Lehrerin außerdem zur Sicherheit noch eine Packung Traubenzuckertäfelchen dabei hat, dürfte es eigentlich zu keinen Schwierigkeiten kommen.

6. Unbedingt beachten!

1. Kinder und Jugendliche mit Diabetes sind nicht mehr und nicht weniger begabt, faul oder fleißig als andere Schüler auch. Sie erfordern keine Nachsicht, nur etwas mehr Aufmerksamkeit des Lehrers.
2. Jede Sonderstellung sollte vermieden werden. Man muss nur wissen, dass schnelle Blutzuckerschwankungen – vor allem aber Unterzuckerungen – kurzzeitig die körperliche und geistige Leistungsfähigkeit beeinträchtigen und gleichzeitig eine besondere Reizbarkeit bewirken können.
3. Kommt dies häufiger vor, so stimmt die Therapie nicht. Eine Rücksprache mit den Eltern oder dem behandelnden Arzt ist erforderlich.
4. Jeder Lehrer sollte darüber informiert sein, dass es diabetischen Schülern oder Schülerinnen jederzeit möglich sein muss, zu essen oder zu trinken, damit Zwischenfälle gar nicht erst eintreten.
5. Manche Kinder benötigen Insulin vor dem Mittagessen. Bei Ganztagsunterricht muss dann auch während des Schulbesuchs gespritzt werden. Die Einnahme der Mahlzeit erfolgt bis zu 30 Minuten später.
6. Eine Blutzuckerbestimmung kann auch während des Schulbesuchs sinnvoll sein und einer Entgleisung vorbeugen; sie muss deshalb dem betreffenden Kind mit Diabetes gestattet werden.

7. Eine Dose Cola beim Lehrer, im Klassenzimmer, im Schulsekretariat, vor allem aber in der Sporthalle – jeweils zusätzlich zu dem mitgeführten Traubenzuckervorrat des Kindes – erhöht die Sicherheit.
8. Mit dem Glukagon-Spritzen-Set (rezeptpflichtig!) können auch Laien eine schwere Unterzuckerung mit Bewußtlosigkeit und Krämpfen behandeln. Wichtig: Nach dem Aufwachen 2-3 BE Traubenzucker o. ä. zuführen.
9. Bei ernsten Komplikationen oder dem Verdacht auf eine beginnende Stoffwechselentgleisung verständigen Sie bitte sofort den Arzt und anschließend die Eltern:

Für den Notfall

Schüler/Schülerin:

Betreuender Arzt:

Telefon:

Eltern Telefon privat   Eltern Telefon dienstl.

© by Wort und Bild Verlag
Herausgegeben von:
Diabetiker Ratgeber, Wort & Bild Verlag, 82065 Baierbrunn
Das Merkblatt kann bezogen werden über: www.wortundbild.de

16.3. Molekularbiologie: Regulation der Glukoseaufnahme in die Zelle

Wie kommt Glukose in die Zelle, und was haben Insulin und Muskelarbeit damit zu tun?

Bestimmend für die Geschwindigkeit der Glukoseaufnahme in die Zelle ist die Geschwindigkeit ihres Transports durch die Zelloberfläche. In der Zelloberfläche gibt es Glukosetransporter-Moleküle, die man sich als kleine, spezifische Löcher in der Zelloberfläche vorstellen kann, durch die Glukose in die Zelle einströmt. Ohne diese „Löcher" ist es der Glukose fast unmöglich, in die Zelle zu gelangen. In den unterschiedlichen Körperzellen des Menschen gibt es fünf verschiedene Typen von Glukosetransporter-Molekülen. Die Muskelzellen – sie entnehmen dem Blut am meisten Glukose – haben vorwiegend Glukosetransporter vom Typ 4 („GLUT 4"), dem einzigen Typ, der insulinabhängig ist. Was heißt insulinabhängig?

In den Muskelzellen gibt es einen Vorrat an Glukosetransportern, der im Zellinneren gespeichert ist. Erst wenn die Glukosetransporter zur Zelloberfläche gelangen, kann Glukose durch sie in die Zelle einströmen. Der GLUT-4-Vorrat liegt in der Zelle in Form vieler kleiner „Seifenblasen" (so genannte Vesikel) mit Glukosespezifischen „Löchern" vor.

Die Verlagerung der Glukosetransporter an die Zelloberfläche geschieht in Abhängigkeit von Insulin und zahlreichen anderen Faktoren. Es gelangt eine große Zahl von GLUT 4 an die Zelloberfläche und erhöht die Glukoseaufnahme
- sowohl bei einem erhöhten Insulinspiegel nach einer kohlenhydratreichen Mahlzeit,
- als auch bei einem durch Muskelarbeit erniedrigten Insulinspiegel.

Wie die Verlagerung der GLUT 4 gesteuert wird, ist größtenteils noch ungeklärt. Der Mechanismus ist sehr komplex, nur auf diese Weise kann er so gegensätzlichen Situationen gerecht werden wie eben geschildert.

Die Funktionsweise von Insulin ist bisher nur zum Teil erforscht. Insulin bindet an einen speziellen Insulinrezeptor an der Außenseite der Zelloberfläche. Daraufhin wird im Zellinneren eine komplizierte Signalkaskade in Gang gesetzt. Die Folge: Die GLUT-4-haltigen, „durchlöcherten" Vesikel wandern zur Zelloberfläche und verschmelzen mit der Zellmembran. Das kann man sich vorstellen wie kleine „durchlöcherte" Seifenblasen, die eine größere Seifenblase – in diesem Fall die Muskelzelle – berühren und mit dieser verschmelzen. Durch die nun in der Zelloberfläche integrierten „Löcher" kann Glukose ins Zellinnere einströmen. Anschließend gelangen die GLUT 4 auf demselben Weg wieder ins Zellinnere, wie sie gekommen sind: Von der großen Seifenblase werden kleine, durchlöcherte „Seifenblasen" abgeschnürt, und die Glukosetransporter kehren zum zelleigenen GLUT-4-Vorrat zurück. Dieser Kreislauf ist in der Abbildung dargestellt.

Muskelarbeit erhöht die Insulinempfindlichkeit. Über den zugrundeliegenden Mechanismus gibt es bislang jedoch nur Spekulationen. Eine Theorie ist, dass Muskelarbeit – ähnlich wie Insulin – die Wanderung von GLUT-4-Vesikeln zur Zelloberfläche fördert, evtl. ausgelöst durch Kalzium, dessen Konzentration bei Muskelkontraktionen stark ansteigt. Der Rücktransport der Vesikel ins Zellinnere wird durch Insulin gehemmt. Das bedeutet: Muskelarbeit erhöht die Zahl der Glukosetransporter („Löcher") in der Zellmembran, und Insulin hemmt ihre Wiederaufnahme.

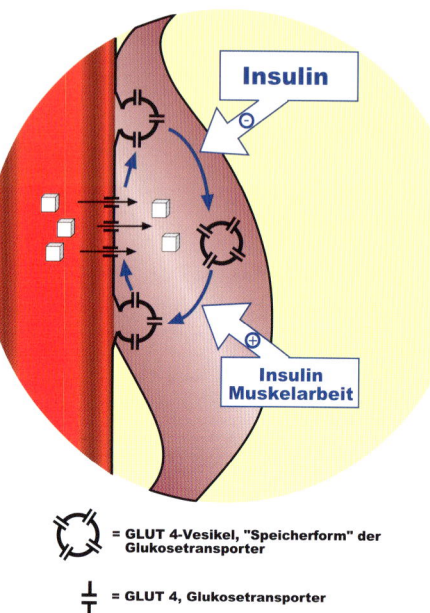

Unter dem Strich würde sich somit eine höhere Zahl von GLUT 4 an der Zelloberfläche befinden, ohne dass mehr Insulin vorhanden ist: Die Insulinempfindlichkeit wäre höher, und mit weniger Insulin könnte bei Muskelarbeit mehr Glukose in die Zelle gelangen [41, 112]*.

Eine andere Theorie geht davon aus, dass die GLUT-4-Vesikel in der Muskelzelle mit dem gespeicherten Glykogen zusammenhängen. Solange sie an Glykogen „gebunden" wären, könnten sie nicht zur Oberfläche gelangen. Bei Muskelarbeit wird Glykogen verbraucht, nach dieser Theorie würden dann bei Muskelarbeit mehr freie Glukosetransporter-Vesikel zur Verfügung stehen. Eine höhere Zahl von verfügbaren GLUT-4-Vesikeln wiederum erhöht erwiesenermaßen die Insulinempfindlichkeit. Mit dieser Theorie wäre auch der „Muskelauffülleffekt" nach körperlicher Aktivität (s. Kap. 8.1.4) erklärbar: Solange die Glykogenspeicher der Muskelzelle nicht wieder aufgefüllt sind, gäbe es mehr freie Glukosetransporter in der Zelle. Bis die Glykogenreserven wieder aufgefüllt sind, bliebe die Insulinempfindlichkeit nach Sport weiterhin erhöht [62].

Doch bisher sind das alles nur Theorien, es bleibt also noch einiges zu erforschen. In der Tat wird mit Hochdruck an der Aufklärung des Mechanismus, wie Muskelarbeit die Insulinempfindlichkeit erhöht, gearbeitet. Die Forscher versprechen sich davon vor allem wichtige Erkenntnisse und Ideen zur Entwicklung neuer Medikamente für Menschen mit Typ-2-Diabetes.

* Literaturverzeichnis s. Kap. 16.6.

16.4. Historisches: R. D. Lawrence zum Thema Diabetes und Sport (1926)

The British Medical Journal, 26. April 1926

Effekt von Körperarbeit auf die Insulinwirkung bei Diabetes

VON
R. D. LAWRENCE, M. D.
CHEMICAL PATHOLOGIST,
KING'S COLLEGE HOSPITAL

Dass Körperarbeit den Harn- und Blutzucker bei Diabetikern verringert, ist schon seit vielen Jahren bekannt. [...] Kurz nach der Entdeckung des Insulins stellten Dr. G. A. Harrison und ich fest, dass Körperarbeit die blutzuckersenkende Wirkung des Insulins verstärkt, und dass an Tagen, an welchen körperliche Aktivität betrieben wurde, häufiger Hypoglykämie-Symptome auftraten. Weil Patienten unter Insulinbehandlung rasch zu neuen Kräften kommen und wieder körperlich aktiv werden, wurde dieser Sachverhalt in letzter Zeit immer offensichtlicher. Die Wirkung von Körperarbeit ist so bedeutend [...], dass mehr praktische Betrachtungen zu diesem Thema nötig scheinen.

FALL I.
Dieser Patient ist während der Woche körperlich wenig aktiv, spielt aber am Wochenende regelmäßig Tennis. Im Winter 1924-25 benötigte er 16 Einheiten Insulin, um die [...] Kohlenhydrate seines Frühstücks auszugleichen. [...] Er fand heraus, dass er an Sonntagen, an welchen er drei oder vier Sätze Tennis spielte, am Morgen nicht mehr als 10 Einheiten Insulin spritzen durfte, um nicht in der Mitte des Spiels Symptome einer Hypoglykämie zu entwickeln; 8 Einheiten Insulin anstatt von 16 reichten aus, nach der Körperarbeit eine negative Harnzuckerprobe zu erhalten. [...] Wenn er dagegen am Morgen die gewohnte Menge Insulin spritzte und nur am Nachmittag Tennis spielte, kam es nie zu Symptomen einer Hypoglykämie, wie stark er sich auch verausgabte, vermutlich weil zu dieser Zeit die Aktivität des Insulins nachgelassen hatte. Wenn er dann zum Abendessen die gewohnte Dosis von 12 Einheiten Insulin injizierte [...], nahm er nicht selten drei Stunden später Symptome einer Hypoglykämie wahr. Nach ganztägiger ungewöhnlich anstrengender Körperarbeit [...] löste die gewohnte Insulindosis sogar noch am folgenden Tag manchmal leichte Hypoglykämien direkt vor dem Mittagessen aus. [...]
Derselbe Patient berichtete über weitere Beobachtungen, die er während eines dreiwöchigen anstrengenden Urlaubsaufenthalt gemacht hatte. [...] Um die vermehrte Körperarbeit während seines Urlaubs zu berücksichtigen, [...] erhöhte er seine Kohlenhydrataufnahme von 45 auf 80 und 100 Gramm. Morgens, mittags und abends betrieb er teilweise sehr anstrengende Körperarbeit. Trotz der stark erhöhten Kohlenhydratauf-

nahme war sein Harn den ganzen Tag zuckerfrei, und gelegentlich bemerkte er sogar Anzeichen von Hypoglykämien, welche er mit Keksen oder Limonade behob. [...]

EIN EXPERIMENT MIT INSULIN UND KÖRPERARBEIT BEI EINEM DIABETIKER
Die Ergebnisse eines Experiments, das ich an Patient I durchgeführt habe, sind in der begleitenden Tabelle und dem Diagramm dargestellt. An einem Tag wurde die Wirkung von Körperarbeit und Insulin auf den Blutzucker beobachtet, einige Tage später die Wirkung von Insulin alleine. [...]
Die Abbildung beweist, dass Körperarbeit die Insulinwirkung verstärkt. Der Unterschied zwischen den beiden Tagen übertrifft meine Erwartungen bei weitem. [...]

SCHLUSSFOLGERUNGEN UND PRAKTISCHE ANWENDUNG
I. Muskelarbeit verstärkt den unmittelbaren Blutzuckerabfall durch Insulin in sehr großem Ausmaß. Dieses Phänomen tritt nur zu den Zeiten der maximalen Insulinwirkung auf. [...]

II. Zusätzlich zum sofortigen Blutzuckerabfall führt Körperarbeit dazu, dass [...] mehr Kohlenhydrate als üblich verbrannt und die Kohlenhydratspeicher des Körpers entleert werden [...]. Aus diesem Grund ist die Insulinwirkung nach einer körperlichen Aktivität oft ungewöhnlich stark, was leicht Unterzuckerungen auslösen kann.

III. Die Steigerung körperlicher Aktivität über Tage oder Wochen erlaubt, die Insulindosis zu reduzieren, wenn die Kohlenhydratzufuhr nicht erhöht wird.

Time. Minutes.	A. Insulin + Exercise.	B. Insulin, no Exercise.
2 p.m.	240 Insulin 10 units	254 Insulin 10 units
20	245	—
30	—	242
45	219	—
60	175	239
90	116	230
120	73*	211
150 4.30 p.m.	51*	181

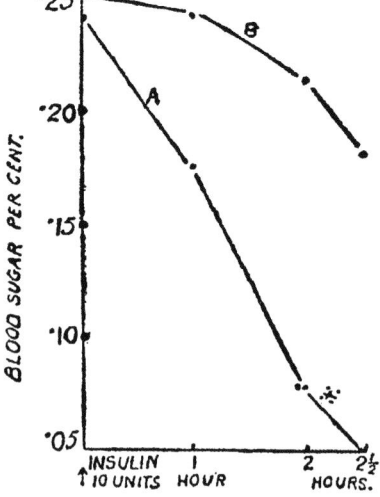

The effect of 10 units of insulin on diabetic blood sugar. A, with exercise; B, no exercise.
* Symptoms of hypoglycaemia.

Das ist eine der Ursachen dafür, warum die Insulindosis bei Patienten, die das Krankenhaus verlassen haben und ein körperlich aktiveres Leben führen, reduziert werden kann. [...] Wenn die zusätzliche Körperarbeit nicht mehr durchgeführt wird, muss die Insulindosis wieder erhöht werden.

IV. Es sollte das Ziel jeder Therapie sein, den Diabetiker zu befähigen, ein normales und abwechslungsreiches Leben zu führen und ihn seine Krankheit - außer bei den Mahlzeiten - vergessen zu lassen. [...] Patienten sollten und können auf einfache Weise erlernen, wie sie ihre Insulindosis an körperliche Aktivität anpassen müssen [...]. Sogar nach Körperarbeit, wenn die Kohlenhydratspeicher des Körpers teilweise entleert sind, ist es im Normalfall ratsam, die folgende Insulininjektion zu reduzieren. Wenn Körperarbeit tage- oder wochenlang vermehrt durchgeführt wird, ist es offensichtlicherweise physiologischer, die Kohlenhydratzufuhr zu erhöhen, als die Insulindosis zu reduzieren. [...] [61]

The Sunday Times
DR. ROBIN LAWRENCE
Authority on diabetes

Dr. R. D. Lawrence, einer der weltweit führenden Diabetologen, starb am Dienstag, 29. August 1968, im Alter von 75 Jahren.

Robert Daniel (Robin) Lawrence wurde am 18. November 1892 geboren [...]. Im Jahr 1919 erhielt er eine Stelle als Chirurg am King's College Hospital in London. [...] Ein außergewöhnlicher Unfall bei einer HNO-Operation, bei dem ein Knochensplitter seine Netzhaut verletzte, hätte ihm fast das Augenlicht geraubt. Bei den folgenden Untersuchungen im Krankenhaus stellte sich heraus, dass er Diabetes hatte. Da es dafür zu dieser Zeit noch keine spezielle Behandlung gab, waren seine [...] Zukunftsaussichten sehr schlecht.

Im Jahr 1923 wurde er [...] als einer der ersten in Großbritannien mit dem erst kurz zuvor entdeckten Insulin behandelt. Aus Dankbarkeit, dass sein Leben gerettet war, beschloss er, sich von nun an ganz der Diabetologie zu widmen. [...] In den folgenden Jahren entwickelte er sich zum führenden Spezialisten im Bereich Diabetes und seiner Behandlung. [...] Im Jahr 1935 gründete er die „British Diabetic Association", Großbritanniens erste Selbsthilfe-Vereinigung. [...] [75]

16.5. Legende: Erklärung aller Symbole, die in den Grafiken verwendet werden

☐ = **Glukose**

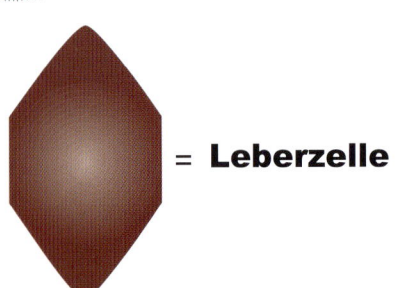 = **Insulin**

= **Glykogen**

= **Glukagon**

FETT = **Fett**

KETON = **Ketonkörper**

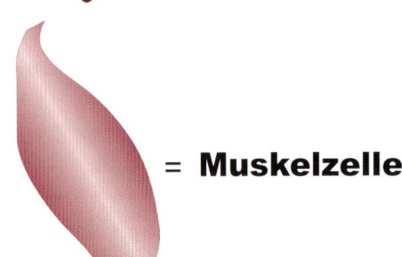 = **Leberzelle**

= **Muskelzelle**

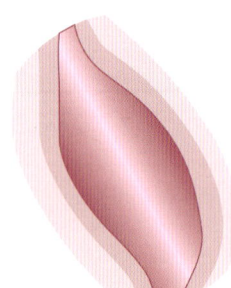 = **Muskelzelle in Bewegung**

16.6. Literaturverzeichnis

[1] Sigal RJ, Kenny GP, Wasserman DH, Castaneda-Sceppa CC, White RD: Physical Activity/Exercise and Type 2 Diabetes – A consensus statement from the American Diabetes Association. *Diabetes Care*, 29(6):1433-8 (2006)

[2] American Diabetes Association: Standards of Medical Care in Diabetes 2008 – Position Statement. *Diabetes Care*, 31:S12-54 (2008)

[3] Admettla J, Leal C, Ricart A: Management of diabetes at high altitude. *British Journal of Sports Medicine*, 35(4):282-3 (2001)

[4] Persönliche Korrespondenz von Bernhard Gehr mit Jordi Admetlla, Barcelona, Spanien, im November 2008

[5] Aigner A: Insulintherapie und Sport, *Wiener Medizinische Wochenschrift*, 147:222-5 (1997)

[6] Alvarez C, Mir J, Obaya S, Fragoso M: Hematuria and microalbuminuria after a 100 kilometer race, *American Journal of Sports Medicine*, 15:609-11, 1987

[7] American Diabetes Association: Tests of Glycemia in Diabetes – A position statement from the American Diabetes Association. *Diabetes Care*, 27:S91-3 (2004)

[8] Persönliche Korrespondenz von Bernhard Gehr mit Prof. Angelo Avogaro, Padua, Italien, im November 2008

[9] Barreau PB, Buttery JE: Effect of hematocrit concentration on blood glucose value determined on Glucometer II. *Diabetes Care*, 11(2):116-8 (1988)

[10] Barnett C, Ryan F, Ballanoff L: Effect of altitude on the self-monitoring of blood glucose. *Diabetes*, 36:117A (1987)

[11] Bartus B: Wie zuverlässig ist die Hypoglykämie-Erkennung während sportlicher Betätigung?, „*Diabetes Dreiländertagung Basel 1996*", 1996

[12] Berger M: Diabetes Mellitus, *Urban & Fischer* (2000)

[13] Berger M: Typ-1-Diabetes und Sport, *Mellitus-Lauf*, 1/1991, S. 4

[14] Berger M: Metabolic and Hormonal Effects of Muscular Exercise in Juvenile Type Diabetes, *Diabetologia* 13:355-365 (1977)

[15] Bernbaum M, Albert SG, Cohen JD, Drimmer A: Cardiovascular conditioning in individuals with diabetic retinopathy, *Diabetes Care*, 12: 740-2 (1989)

[16] Bilen H, Kilicaslan A, Akcay G, Albayrak F: Performance of glucose dehydrogenase (GDH) and glucose oxidase (GOX) based blood glucose meter systems at moderately high altitude. *Journal of Medical Engineering & Technology*, 31(2):152-6 (2007)

[17] Bognetti E, Neschi F, Pattarini A, Zoja A, Chiumello G: Post-exercise albuminuria does not predict microalbuminuria in type 1 diabetic patients, *Diabetic Medicine*, 11:850-5, 1994

[18] Boyce ML, Robergs RA, Avasthi PS, Roldan C, Foster A, Montner P, Stark D, Nelson C: Exercise training by individuals with predialysis renal failure: Cardiorespiratory endurance, hypertension, and renal function. *American Journal of Kidney Diseases*, 30:180-92 (1997)

[19] Brubaker PL: Adventure Travel and Type 1 Diabetes – The complicating effects of high altitude. *Diabetes Care*, 28(19):2563-72 (2005)

[20] Chantelau E: Zur Pathogenese der diabetischen Podopathie, *Internist*, 40:994-1001 (1999)

[21] Charles RA, Bee YM, Eng PHK, Goh SY: Pont-of-care blood ketone testing: screening for diabetic ketoacidosis at the emergency department. *Singapore Medical Journal*, 48(11):986-9 (2007)

[22] Chmielewski SA, Kurtock DK, Jennings SA, Bohannon JA, Taylor KA, McMannis JL, Miller EE: Precision and Accuracy of the Accu-Chek® Advantage® Blood Glucose Monitoring System at High Altitude. *Clinical Chemistry*, 42(1):115-7 (1996)

[23] Type 1 Climber Conquers Everest on Historic Ascent. Juvenile Diabetes Research Foundation *Northwest Chapter News*, winter 2006: pg. 1 and 3

[24] Kemmer FW, Halle M, Stumvoll M, Thurm U, Zimmer P: Diabetes, Sport und Bewegung – Praxisleitlinie der DDG. *Diabetologie*, 3 (Suppl. 2):S191-194 (2008)

[25] Martin S, Dreyer M, Kiess W, Lüdecke H-J, Müller U.A, Schatz H, Waldhäusl W: Therapie des Diabetes mellitus Typ 1 (Mai 2007). *online* unter: http://www.deutsche-diabetes-gesellschaft.de/redaktion/mitteilungen/leitlinien/Uebersicht_leitlinien_evidenzbasiert.php

[26] Matthaei S, Bierwirth R, Fritsche A, Gallwitz B, Häring HU, Joost HG, Kellerer M, Kloos C, Kunt T, Nauck M, Schernthaner G, Siegel E, Thienel F: Medikamentöse antihyperglykämische Therapie des Diabetes mellitus Typ 2 (Update 10/2008). *online* unter: http://www.deutsche-diabetes-gesellschaft.de/redaktion/mitteilungen/leitlinien/Uebersicht_leitlinien_evidenzbasiert.php

[27] Kemmer FW, Halle M, Stumvoll M, Thurm U, Zimmer P: Körperliche Aktivität und Diabetes mellitus - Wissenschaftliche Leitlinie der DDG. (Oktober 2008) *online* unter: http://www.deutsche-diabetes-gesellschaft.de/redaktion/mitteilungen/leitlinien/Uebersicht_leitlinien_evidenzbasiert.php

[28] Diabetes Prevention Program Research Group: Reduction in the incidence of type 2 diabetes with lifestyle intervention or metformin. *New England Journal of Medicine*, 346:393-403 (2002)

[29] Fanghänel G, Sanchez-Reyes L, Morales M, Torres E, Chavira J, Sotres D, Valles V: Comparative Accuracy of Glucose Monitors. *Archives of Medical Research*, 29(4):325-9 (1998)

[30] Gautier JF, Bigard AX, Douce P, Duvallet A, Cathelineau G: Influence of Simulates Altitude on the Performance of Five Blood Glucose Meters. *Diabetes Care*, 19(12):1430-3 (1996)

[31] Giordano BP, Thrash W, Hollenbaugh L, Dube WP, Hodges C, Swain A, Banion CA, Klingensmith G: Performance of Seven Blood Glucose Testing Systems at High Altitude. *Diabetes educator*, 15(5):444-8 (1989)

[32] Gutt B, Wiesmeth A, Thurm U, Siegmund T, Fischer R, Schumm-Draeger PM: Der Diabetiker in der Höhe: Pathophysiologie und praktische Konsequenzen. *Unveröffentlichtes Manuskript* (2008)

[33] Danne T: Kinder mit Diabetes in der Schule – Informationen für Lehrer von Kindern und Jugendlichen mit Diabetes, *Informationsbroschüre der Fa. Novo Nordisk GmbH*

[34] Deutscher Diabetiker Bund (DDB), Landesverband Bayern e.V.: Kinder mit Diabetes – Informationen für Lehrer und Erzieher (Tel.: 089/227341)

[35] Kemmer FW, Halle M, Stumvoll M, Thurm U, Zimmer P: Körperliche Aktivität und Diabetes mellitus – Wissenschaftliche Leitlinie der Deutschen Diabetes-Gesellschaft. **Online** unter: http://www.deutsche-diabetes-gesellschaft.de/redaktion/mitteilungen/leitlinien/Uebersicht_leitlinien_evidenzbasiert.php (2008)

[36] nach Dirix A, Knuttgen HG, Tittel K: Olympiabuch der Sportmedizin, **Deutscher Ärzte-Verlag**, Köln (1989)

[37] Fanelli C: Long-term intensive therapy of IDDM patients with clinically overt autonomic neuropathy – effects on hypoglycaemia awareness and counterregulation, **Diabetes**, 46:1172-81 (1997)

[38] Feldman B, MacGarraugh G, Heller A, Bohannon N, Skyler J, DeLeeuw E, Clarke D: Freestyle: a small-volume electrochemical glucose sensor for home blood glucose testing. **Diabetes Technology & Therapeutics**, 2:221-9 (2000)

[39] Feldt-Rasmussen B, Baker L, Deckert T: Exercise as a provocative test in early renal disease in type 1 (insulin-dependent) diabetes: albuminuric, systemic and renal haemodynamic responses, **Diabetologia**, 28:389-96, 1985

[40] Fujinuma H: Effects of exercise training on doses of oral agents and insulin, **Diabetes Care**, 22:1754-5 (1999)

[41] Goodyear LJ: Exercise, glucose transport, and insulin sensitivity; **Annual Review of Medicine**, 49: 235-61 (1998)

[42] Guerci B, Benichou M, Floriot M, Bohme P, Fougnot S, Franck P, Drouin P: Accuracy of an Electrochemical Sensor for Measuring Capillary Blood Ketones by Fingerstick Samples During Metabolic Deterioration After Continuous Subcutane Insulin Infusion Interruption in Type 1 Diabetes Patients, **Diabetes Care**, 26:1137-41 (2003)

[43] Guerci B, Tubiana-Rufi N, Bauduceau B et al.: Advantages to using capillary blood ß-hydroxybutyrate determination gor the detection and treatment of diabetic ketoacidosis, **Diabetes & Metabolism**, 31:401-6 (2005)

[44] Graham C, Lasko-McCarthey P: Exercise options for persons with diabetic complications, **Diabetes Educator**, 16: 212-20 (1990)

[45] nach Grossklaus R: **Ernährungs-Umschau**, 7: 277 (1990)

[46] Gudat U, Gerhard H, Heinemann L: Was bieten die Diabetikersportgruppen in NRW? **Diabetes und Stoffwechsel**, 8: 56-60 (1999)

[47] Gudat U: The blood glucose lowering effects of exercise and glibenclamide in patients with type 2 diabetes mellitus, **Diabetic Medicine**, 15:194-8 (1998)

[48] Gudat U: Metformin and exercise: No additive effect on blood lactate levels in healthy volunteers, **Diabetic Medicine**, 14: 138-42 (1997)

[49] Haber P: Grundlagen und Praxis einer zielorientierten Trainingsplanung bei Patienten mit diabetischer Nephropathie und Dialysepatienten, **Wiener Medizinische Wochenschrift**, 138:350-2 (1988)

[50] Hackfort D: Bewegungs- und Spielstunden für Diabetiker vom Typ II, *Kirchheim-Verlag* (1996)

[51] Hiratsuka A, Fujisawa K, Muguruma H: Amperometric Biosensor Based on Glucose Dehydrogenase and Plama-polymerized Thin Films. *Analytical Sciences*, 24:483-6 (2008)

[52] Hönes J, Müller P, Surridge N: The Technology Behind Glucose Meters: Test Strips. *Diabetes Technology & Therapeutics*, 10:S10-26 (2008)

[53] nach Issekutz B: The role of hypoinsulinemia in exercise metabolism, *Diabetes*, 29: 629-35 (1980)

[54] Janand-Delenne B: Silent myocardial ischemia in patients with diabetes: Who to screen. *Diabetes Care*, 22:396-400 (1999)

[55] Jung K: Anpassungen des Kohlenhydratstoffwechsels an körperliche Belastung, *Mellitus-Lauf*, 1/1992

[56] Kassenärztliche Bundesvereinigung, Bundesarbeitsgemeinschaft für Rehabilitation: Gesamtvereinbarung über den Rehabilitationssport und das Funktionstraining; *Deutsches Ärzteblatt*; 91, Heft 10, S. B520-523 (11. März 1994)

[57] Kirk J, Kilpatrick ES: Do some blood glucose meter really read differently to others? *Practical Diabetes International*, 17(1):13-14 (2000)

[58] Laffel LM, Wentzell K, Loughlin C, Tovar A, Moltz K, Brink S: Sick day management using blood-3-hydroxybutyrate (3-OHB) compared with urine ketone monitoring reduces hospital visits in young people with T1DM: a randomized clinical trial. Diabetic Medicine, 23(3):278-84 (2006)

[59] Landgraf R, Hierl F: Allgemeine Therapie der Menschen mit diabetischem Fußsyndrom (DFS), Internist, 40:1018-23 (1999)

[60] Larsen JJ: Interaction of sulfonylureas and exercise on glucose homeostasis in type 2 diabetic patients, *Diabetes Care*, 22:1647-54 (1999)

[61] Lawrence RD: The Effect of Exercise on Insulin Action in Diabetes, *British Medical Journal*, 10. April 1926, S. 648-50

[62] Leturque A: Improvement of insulin action in diabetic transgenic mice selectively overexpressing GLUT 4 in skeletal muscle; *Diabetes*, 45: 23-27 (1996)

[63] López Siguero JP, Moreno Molina JA, Borrás Pérez MV, Pinzón Martin JL, Brea Molina JI, del Pino de la Fuente A, Parramón Pons M: Glicemia y acetonemia en diabéticos tipo 1 en el ambiente controdado de una colonia de verano. *Anales de pediatria* (Barcelona), 66(4):387-92 (2006)

[64] Persönliche Korrespondenz von Bernhard Gehr mit Dr. David Maldonado, La Paz, Bolivien, im Oktober 2008

[65] Matsuoka K, Nakao T, Atsumi Y, Takekoshi H: Exercise regimen for patients with diabetic nephropathy, *Journal of diabetic complications*, 5:98-100 (1991)

[66] Meas T, Taboulet P, Sobngwi E, Gautier JF: Is capillary ketone determination useful in clinical practice? In which circumstances? *Diabetes & Metabolism*, 31:299-303 (2005)

[67] Meyer C: Effects of autonomic neuropathy on counterregulation and awareness of hypoglycemia in type 1 diabetic patients, **Diabetes Care**, 21:1960-1966 (1998)

[68] Miethling WD, Brettschneider WD, Grüneklee D: Sport mit Diabetikern – eine Modellmaßnahme des Kultusministers des Landes Nordrhein-Westfalen, **Materialien zum Sport in Nordrhein-Westfalen**, Heft 17 (1988)

[69] Moore K, Thompson C, Hayes R: Diabetes and extreme altitude mountaineering. **British Journal of Sports Medicine**, 35(2):83 (2001)

[70] Moore K, Vizzard N, Coleman C, McMahon, Hayes R, Thompsan CJ: Extreme altitude mountaineering and Type 1 diabetes; the Diabetes Federation of Ireland Kilimanjaro Expedition. **Diabetic Medicine**, 18:749-755 (2001)

[71] Gesetz über Medizinprodukte (Medizinproduktegesetz – MPG) in der Fassung der Bekanntmachung vom 7. August 2002 (BGBl. I S. 3146), zuletzt geändert durch Artikel 1 des Gesetzes vom 14. Juni 2007 (BGBl. I S. 1066), **Download** z. B. unter http://bundesrecht.juris.de/mpg

[72] Murray DP: Autonomic dysfunction and silent myocardial ischaemia on exercise testing in diabetes mellitus, **Diabetic Medicine**, 7:580-4 (1990)

[73] Nusser J, Landgraf R: Bedeutung und Diagnostik der autonomen Neuropathie bei Diabetes, **Fortschritte der Medizin**, 35:674-7 (1990)

[74] O'Brien SF, Watts GF, Powrie JK, Shaw KM: Exercise testing as a long-term predictor of the development of microalbuminuria in normoalbuminuric IDDM patients, **Diabetes Care**, 18:1602-5 (1995)

[75] Obituaries: Dr. Robin Lawrence, **The Sunday Times**, London, 3.9.1968

[76] Öberg D, Östenson CG: Performance of Glucose Dehydrogenase- and Glucose-Oxidase-Based Blood Glucose Meters at High Altitude and Low Temperature. **Diabetes Care**, 28(5):1261 (2005)

[77] Panofsky DS: Handling Type 1 Diabetes in the Mountains – Notes From a Diabetes Climber. **Unveröffentlichtes Manuskript** (2005)

[78] Pavan P, Sarto P, Merlo L, Casara D, Ponchia A, Biasin R, Noventa D, Avogaro A: Estreme Altitude Mointaineering and Type 1 Diabetes- The Cho Oyu Alpinisti in Alta Quota Expedition. **Diabetes Care**, 26(11):3196-7 (2003)

[79] Persönliche Korrespondenz von Bernhard Gehr mit Daniel Öberg, MD, Department of Pediatrics, Västervik Hospital, Sweden im November 2008.

[80] Painter P: Exercise in end-stage renal disease, **American Journal of Kidney Diseases**, 7:386-94 (1986)

[81] Pecchio O, Maule S, Migliardi M, Trento M, Veglio M: Effects of Exposure at an Altitude of 3.000 m on Performance of Glucose Meters. **Diabetes Care**, 23(1):129-31 (2000)

[82] Peter R, Luzio SD et al.: Effects of Exercise on the Absorption of Insulin Glargine in Patients With Type 1 Diabetes. **Diabetes Care**, 28(3):560-5 (2005)

[83] Raile K, Kornmann-Hecker B: Kinder mit Diabetes: Was Lehrerinnen und Lehrer wissen sollten, **Schulreport**, 2/1999

[84] Raile K: Physical activity and competitive sports in children and adolescents with type 1 diabetes, *Diabetes Care*, 22(11): 1904-5 (1999)

[85] Richtlinie 98/79/EG des Europäischen Parlaments und des Rates vom 27. Oktober 1998 über In-vitro-Diagnostika, *Amtsblatt der Europäischen Gemeinschaften* vom 7.12.1998

[86] Ryder RE: Unawareness of hypoglycaemia and inadequate hypoglycaemic counterregulation: No causal relation with diabetic autonomic neuropathy, *British Medical Journal*, 301:783-7 (1990)

[87] Sawicki PT, Muhlhauser I, Didjurgeit U, Baumgartner A, Bender R, Berger M: Intensified antihypertensive therapy is associated with improved survival in typ 1 diabetic patients with nephropathy, *Journal of Hypertension*, 13:933-8 (1995)

[88] nach Scheibe, Israel, Buhl, Köhler: Der Einfluss extremer Ausdauerläufe auf einzelne Organsysteme und Schlussfolgerungen für die sportmedizinische Tauglichkeitsuntersuchung, *Medizin und Sport*, 137-40 (1979)

[89] Scheiner G: Exercise options for people with diabetic eye complications, *Journal of ophtalmic nursing and technology*, 13:267-9 (1994)

[90] Sheik-Ali M, Karon BS, Basu A, Kudva YC, Muller LA, Xu J, Schwenk WF, Miles JM: Can Serum ß-Hydroxybutyrate Be Used to Diagnose Diabetic Ketoacidosis? Diabetes Care 31:643-7 (2008)

[91] Siegrist M et al.: Einmalige Übungsstunde verändert das Aktivitätsverhalten bei Typ-2-Diabetikern. Diabetes, *Stoffwechsel und Herz*, 4:257-261 (2007)

[92] Storch A: Eröffnungsrede Symposium „Sport und Diabetes", Sportschule Oberhaching, 31.03.1998

[93] nach Strauzenberg, Gürtler, Hannemann, Titel: Sportmedizin. Grundlagen der sportmedizinischen Betreuung, *Barth-Verlag*, Leipzig (1990)

[94] Taboulet P, Haas L, Procher R, Manamani J, Fontaine JP, Feugeas JP, Gautier JF: Urinary acetoacetate ode capillary beta- hydroxybutyrate for the diagnosis of ketoacidosis in the Emergency Department setting. *European journal of emergency medicine*, 11(5): 251-8 (2004)

[95] Juvenile Diabetes Research Foundation Continuous Glucose Monitoring Study Group, Tamborlane WV, Beck RW, Bode BW, Buckingham B, Chase HP, Clemons R, Fiallo-Scharer R, Fox LA, Gilliam LK, Hirsch IB, Huang ES, Kollman C, Kowalski AJ, Laffel L, Lawrence JM, Lee J, Mauras N, O'Grady M, Ruedy KJ, Tansey M, Tsalikian E, Weinzimer S, Wilson DM, Wolpert H, Wysocki T, Xing D: Continuous glucose monitoring and intensive treatment of type 1 diabetes. *New England Journal of Medicine*, 359:1464-76 (2008)

[96] Tang Z, Lee JH, Louie RF, Kost GJ: Effects of Different Hematocrit Levels on Glucose Measurements With Handheld Meters for Point-of-Care Testing. *Archives of Pathology and Laboratory Medicine*, 124:1135-40 (2000)

[97] Tang Z, Du X, Louie RF, Kost GJ: Effects of Drugs on Glucose Measurements With Handheld Glucose Meters and a Portable Glucose Analyzer. *Am J Clin Pathol*, 113:75-86 (2000)

[98] Tang Z, Du X, Louie RF, Kost GJ: Effects of pH on Glucose Measurements With Handheld Glucose Meters and a Portable Glucose Analyzer for Point-of-Care Testing. *Archives of Pathology and Laboratory Medicine*, 124:577-82 (2000)

[99] Thurm U: Talk vom Thurm – Editorial, **Mellitus-Lauf**, 1/2000, S. 4-5

[100] Thurm U: Diabetes mellitus und Schulsport, **Staatsexamensarbeit**, Universität Münster, Sportwissenschaftliches Institut (1986)

[101] Thurm U: Diving on Insulin – der erste internationale Tauchkurs für Diabetiker, **Diabetes-Journal Schulungsprofi**, S. 16-25 (1/1996)

[102] Thurm U, Hausmann H, Hornig P: Monte-Rosa-Tour 1996, **Diabet. Schulungsprofi**, 1:13 (1997)

[103] Tsujimura S, Kojima S, Kano K, Ikeda T, Sato M, Sanada H, Omura H: Novel FAD-Dependent glucose Dehydrogenase for a Dioxygen-Insensitive Glucose Biosensor. **Biosci. Biotechnol. Biochem.**, 70(3):654-9 (2006)

[104] Tuomilehto J, Lindstrom J, Eriksson JG et al.: Prevention of type 2 diabetes mellitus by changes in lifestyle among subjects with impaired glucose tolerance. **New England Journal of Medicine**, 344:1343-50 (2001)

[105] Tuominen JA: Exercise-induced hypoglycaemia in IDDM patients treated with a short-acting insulin analogue, **Diabetologia**, 38:106-11 (1995)

[106] Wagner G, Peil J, Schröder U: Trink Dich fit – Handbuch für das richtige Trinken im Sport, **pala-Verlag**, (2000)

[107] Wagner G, Schröder U, Peil J: Empfehlungen der Flüssigkeitszufuhr in Abhängigkeit von Alter, Geschlecht, Beruf und Lebenssituation, **Aktuelle Ernährungsmedizin**, Sonderheft 1: 14-21 (1996)

[108] Wagner G, Schupp G: Essen Trinken Gewinnen, **pala-Verlag** (1998)

[109] Wallace TM, Meston NM, Gardner SG, Matthews DR: The hospital use of a 30-second hand-held blood ketone meter: guidelines for clinical practice. **Diabetic Medicine**, 18(8):640-5 (2001)

[110] Persönliche Korrespondenz von Bernhard Gehr mit Geri Winkler, Wien, Österreich im November 2008

[111] nach Worm N: Richtig Essen Richtig Fit – Eine Sport-Ernährungs-Schule, **Sportinform Verlag**

[112] Young DA: Reversal of the exercise-induced increase in muscle permeability to glucose; **The American Journal of Physiology**, 253: E331-5 (1987)

[113] Zick R, Brockhaus KE: Diabetes mellitus: Fußfibel: Leitfaden für Patienten, **Kirchheim-Verlag** (2000)

[114] Kalorien mundgerecht, **Umschau Brauns Verlag**, S. 28 (1999)

[115] Nationale Versorgungsleitlinie Diabetes mellitus Typ 2. Herausgeber: Bundesärztekammer, Deutsche Gesellschaft für Innere Medizin, Deutsche Diabetes-Gesellschaft u. a.; http://www.leitlinien.de/versorgungsleitlinien/diabetes/pdf/nvldiabetes (2003)

[116] Kronsbein P, Jorgens V et al.: Evaluation of a structured treatment and teaching programme on non-insulin-dependent diabetes; **Lancet**, 8625:1407-11 (1988)

16.7. Stichwortverzeichnis

Acarbose 197
Acetazolamid 111
Acetoazetat 120
Acetylsylicylsäure 111
Aconcagua 115
Adrenalin 74
Aerobic 58, 228
Alkoholkonsum 146
Altersdiabetes siehe Typ-2-Diabetes 190
Analoginsuline, lang wirkende 99
Analoginsuline, schnell wirkende 96
Antidiabetika, orale 196
Arbeitsgemeinschaft Diabetes und
Sport der DDG 407
ASS 111
Augenerkrankung 168
Ausdauersportarten 58
Ausgangsblutzucker 36, 86
Ausrüstung zur Diabetestherapie unterwegs 46
Ausrüstungstransport bei großer Hitze 49
Ausrüstungstransport bei großer Kälte 48
Autonome Neuropathie 174

Badminton 54, 232
Basalinsulin 99
Basis-Bolus-Therapie siehe Intensivierte Insulintherapie
Basketball 54, 236
Beachvolleyball 239
Belastungs-EKG 165
Bergwandern 351
Beta-Hydroxybutyrat 120
Biguanide 197
Blind 329
Blutdruck 195
Blutketontest 43, 120
Blutzuckerkorrektur bei Sport 40
Blutzuckermessen 36
Blutzuckermessen bei großer Hitze 107
Blutzuckermessen in großer Höhe 108
Blutzuckermessen bei großer Kälte 103

Blutzuckermessen, Routine 112
Blutzucker-Messtechnologie 109
Blutzuckertendenz 36, 132
Body-Mass-Index (BMI) 226

CGM siehe Kontinuierliche Glukosemessung
Cho Oyu 115
Cold Weather Pump and Supply Bag 48
Countdown vor Sport 22
CSII siehe Insulinpumpentherapie
CT siehe Konventionelle Insulintherapie

Dehydrierung 157
Diabetes- und Sport-Jahrbuch 403
Diabetes- und Sport-Tagebuch siehe Sporttagebuch
Diabetesausrüstung 46
Diabetes-Sportgruppen 204, 207, 391, 415
Diabetischer Fuß 172
DiSko-Projekt 200
Drachenfliegen 61

Eisen 213
Eislaufen 244
Eiweiß 71, 211
Ernährung 210
Everest 116

Fahrradfahren 53, 58, 251
Fahrradrennen 287
Fahrradtagebuch 60
Fallschirmspringen 61, 255
Feldhockey 298
Fette 70, 80, 211
Fischer, Carsten 362
Flüssigkeitsverlust 157
Folgeerkrankungen, diabetische 165
Funktionelle Insulintherapie siehe Intensivierte Insulintherapie
Fuß, diabetischer 172
Fußball 54, 258
Fußballtagebuch 56

Gefährliche Sportarten 61
Gestörte Glukosetoleranz 191

Stichwortverzeichnis   441

Glitazone 197
Glukagon 74
Glukagon-Spritze 149
Glukose-Dehydrogenase 109
Glukose-Oxidase 109
Glukosesensor siehe Kontinuierliche Glukosemessung
Glukosetransporter 427
Glukosetrend 132
GLUT siehe Glukosetransporter
Glykogen 66, 80
Golf 261

Hämatokrit 111, 157
Handball 54, 383
Hausputz 53
Hitze, Ausrüstungstransport 49
Hitze, Blutzuckermessung bei 107
Hockey 54, 298, 362
Höhe, Blutzuckermessung in großer 108
Höhe, kontinuierliche Glukosemessung in großer 119
Höhenkrankheit 111
Hyperglykämie 152
Hyperglykämie, Behandlung 156
Hyperglykämie, Flüssigkeitsverlust. 157
Hyperglykämie, Ursachen 154
Hypoglykämie 137
Hypoglykämie, Behandlung 147
Hypoglykämie, Ursachen 141
Hypoglykämiesymptome und Sport 138

Ibuprofen 111
ICT siehe Intensivierte Insulintherapie
IDAA 403
IGT siehe Gestörte Glukosetoleranz
Inkretine 198
Inline-Skaten 58, 265
Insulin 23, 49, 72
Insulinempfindlichkeit 80, 427
Insulinpumpe ablegen 97
Insulinpumpentherapie 92
Insulinsensitizer 197
Insulinspiegel 78, 88
Insulinversorgung siehe Insulinspiegel

Intensivierte Insulintherapie 91
International Diabetic Athletes Association 403
Ironman-Triathlon 268

Jahrbuch 403
Jod 213
Joggen 53, 58, 279
Jugendliche 180

Kalium 213
Kälte, Ausrüstungstransport 48
Kälte, Blutzuckermessung bei 103
Kalzium 213
Kampfsport 272
Kanu 358
Karate 272
Ketoazidose 159
Ketoazidose, Behandlung 162
Ketonkörper 70, 120
Ketontest 42, 120
Ketontest vor Sport 42, 164
Ketonwerte nach Sport 179
Kickboxen 272
Kilimanjaro 114
Kinder 180
Klettern 61
Kohlenhydrate 30, 66, 211
Kontinuierliche Glukosemessung 124, 287
Kontinuierliche Glukosemessung: Alarmgrenzen 130
Kontinuierliche Glukosemessung: Sportprofil 130
Kontinuierliche Glukosemessung: Vergleich der Systeme 127
Kontinuierliche Glukosemessung in extremer Höhe 119
Konventionelle Insulintherapie 90
Körpergewicht 226
Kraftdreikampf 275
Kraftsport 195, 275
Krafttraining 195
Kurze körperliche Belastung 53

Lang wirkende Analoginsuline 99
Laufen siehe Joggen
Lawrence, Robert Daniel 429
Legende zu den Grafiken 432

Leitlinien 419
Literaturverzeichnis 433

Magnesium 213
Mannschaftssport 54
Marathonlauf 372
Mikroalbuminurie nach Sport 177
Mineralstoffe 213
Mount Everest 116
Muskelauffülleffekt 28, 32, 144

Nephropathie 170
Nervenerkrankung 172, 174
Neuropathie, autonome 174
Neuropathie, periphere 172
Nierenerkrankung 170
Noradrenalin 74
Nordic Walking 284
Normalgewicht 226
Normalinsulin 96

Olympische Goldmedaille 362
Orale Antidiabetika 196

Periphere Neuropathie 172
Prädiabetes siehe Gestörte Glukosetoleranz
Psychische Entwicklung und Sport 184

Race across America 287
Radfahren siehe Fahrradfahren
Radrennsport 386
Rehabilitationssport, Verordnung 206
Reiten 58, 294
Remissionsphase 366
Resorptionsverzögerer 197
Retinopathie 168
Rollhockey 298
Rollschuhfahren siehe Inline-Skaten
Routine beim Blutzuckermessen 112
Rückschlagspiele 54

Schichtdienst 377
Schlittschuhlaufen siehe Eislaufen

Schnell wirkende Analoginsuline 96
Schulsport 187, 189, 380
Schwimmen 53, 58, 301
Sensorunterstützte Insulintherapie 93
Sicherheitsblutzucker 39
Skifahren 305
Skitourengehen 58, 366
Snowboarden 309
SOS-Sportset 46
Spätschäden siehe Folgeerkrankungen
Spazierengehen 53, 58, 314
Sport-BE 221
Sporternährung 210
Sportgruppen siehe Diabetes-Sportgruppen
Sportlehrer 187, 421
Sporttagebuch 51, 56, 60, 62
Sprint 318
Squash 54, 321
Stoffwechselentgleisung siehe Ketoazidose
Stoffwechselgesunder Sportler 64
Sulfonylharnstoffe 196
SuP siehe Sensorunterstützte Insulintherapie
Surfen 324

Tablettentherapie 196
Tageszeit 25, 26, 85
Tandemfahren 329
Tauchen 61, 335
Tauchtagebuch 62
Tennis 54, 345
Tischtennis 54, 348
Trainingspause 372
Trainingszustand 37, 85
Trekking 247
Triathlon 58, 268
Trinken 34, 157, 214
Typ-2-Diabetes 190
Typ-2-Diabetes, Insulintherapie 199

Überzuckerung siehe Hyperglykämie
Übungsleiter 207, 395, 415
Ultramarathonlauf 372
Ultramarathon-Schwimmen 101

Untersuchung vor Trainingsbeginn. 165
Unterzuckerung siehe Hypoglykämie
Urinketontest 43, 120

Vereinssport 383
Verordnung von Rehabilitationssport 206
Vitamine 212
Volleyball. 54, 239
Voraussetzungen für Sport. 165

Wandern 58, 351
Wechselhafte körperliche Belastung 54
Wildwasser-Kanufahren 61, 358
Windsurfen 324
Winkler, Geri 116

Zink. 214